医学遗传学

Medical Genetics

第6版

原　著　Lynn B. Jorde
　　　　John C. Carey
　　　　Michael J. Bamshad

主　译　卢光琇

副主译　林　戈

秘　书　谭跃球

人民卫生出版社
·北 京·

图书在版编目（CIP）数据

医学遗传学 /（美）林恩·B. 乔德（Lynn B. Jorde）
原著；卢光琇主译 . —北京：人民卫生出版社，
2023.2

　ISBN 978-7-117-33637-6

　Ⅰ. ①医…　Ⅱ. ①林…②卢…　Ⅲ. ①医学遗传学
Ⅳ. ①R394

中国版本图书馆 CIP 数据核字（2022）第 181242 号

人卫智网　www.ipmph.com	医学教育、学术、考试、健康，	
	购书智慧智能综合服务平台	
人卫官网　www.pmph.com	人卫官方资讯发布平台	

图字：01-2021-0236 号

医学遗传学
Yixue Yichuanxue

主　　译：卢光琇
出版发行：人民卫生出版社（中继线 010-59780011）
地　　址：北京市朝阳区潘家园南里 19 号
邮　　编：100021
E - mail：pmph @ pmph.com
购书热线：010-59787592　010-59787584　010-65264830
印　　刷：北京华联印刷有限公司
经　　销：新华书店
开　　本：889×1194　1/16　印张：24.5
字　　数：742 千字
版　　次：2023 年 2 月第 1 版
印　　次：2023 年 2 月第 1 次印刷
标准书号：ISBN 978-7-117-33637-6
定　　价：259.00 元
打击盗版举报电话：010-59787491　E-mail：WQ @ pmph.com
质量问题联系电话：010-59787234　E-mail：zhiliang @ pmph.com
数字融合服务电话：4001118166　E-mail：zengzhi @ pmph.com

医学遗传学
Medical Genetics

第 6 版

原　　著　Lynn B. Jorde
　　　　　John C. Carey
　　　　　Michael J. Bamshad

主　　译　卢光琇

副主译　林　戈

秘　　书　谭跃球

译者名单（按姓氏笔画排序）

卢光琇　刘　刚　刘　薇　杜　娟　李　汶

李秀蓉　张前军　林　戈　罗克莉　周　莳

郑　伟　胡　亮　钟昌高　聂双双　聂洪川

曾思聪　谢平原　谭跃球

人民卫生出版社
·北　京·

Elsevier (Singapore) Pte Ltd.

3 Killiney Road, #08-01 Winsland House I, Singapore 239519

Tel: (65) 6349-0200; Fax: (65) 6733-1817

Medical Genetics, Sixth Edition

Copyright © 2020 by Elsevier, Inc. All rights reserved.

Previous edition copyrighted 2016, 2010, 2006, 2003, 2000, 1995

ISBN: 9780323597371

1951 年，J. B. S. Haldane 将他一些关于消化不良的著作选集命名为 "Everything Has a History"（《万物皆有历史》），这一创想显然也适用于医学遗传学领域。200 多年前，Buffon、Lamarck、Goethe 和 Kielmeyer 等科学家就曾思考过每种生物的进化史是如何与地球上的生命史相联系的。基于这些思想，18 世纪在欧洲诞生了生物学，19 世纪以形态学和比较解剖学的形式进入青春期，20 世纪以遗传学的形式进入成年期。19 世纪末期将遗传学（遗传）定义为变异（及其原因）的科学，目前来看依然是合适的。因此，人类遗传学是研究人类变异的科学，医学遗传学是研究人类不正常变异的科学，而临床遗传学是医学的分支，致力于关注结构和功能出现变异的个体和家庭。

19 世纪，变异与进化的关系成为生物学关注的中心，从 Galton（1877 年、1889 年）的连续变异和 Bateson（1894 年）的间断变异开始，一直持续到现在。1900 年后，术语"变异"或"变化性"自然而然地被纳入表型分析。但早在人类学家和人口遗传学家进行定量遗传学研究之前，医生们一直为阻止明显的遗传病（如血友病、红发或多指畸形）的家族传递以及家族性畸形（如腭裂或脊柱裂）的发生而不懈努力。在重新发现孟德尔（Gregor Mendel）的工作大约 120 年后，现在我们有了单细胞、类型特异性的转录组学用于检验系统发育假说，并在整个生命周期中研究剪接和转录的变化。在几乎所有方面，从代谢生化、细胞遗传学到分子水平，医学遗传学同样已经变得积极、富有成效，甚至令人振奋，并且在诊断上更加可靠。

1945 年，犹他大学建立了遗传和代谢疾病研究实验室（后改称人类遗传学实验室）。在这里，杰出的科学家团队对唇腭裂、肌萎缩、白化病、耳聋、遗传性结肠息肉症（Gardner 综合征）和家族性乳腺癌进行了开创性研究。前辈们会为犹他大学现在的同行们感到无比自豪，他们成功推动了遗传学领域各个方面知识的发展。

本书的作者们综合讲述遗传学知识及其在人类表型多样性、健康和疾病、发育和癌症的应用，并取得了令人钦佩的成功。本书简明扼要、文笔优美、图文并茂，且有精心编辑的索引，强烈推荐给本科生、研究生、医学生、遗传咨询学生、护理学生和健康科学领域的学生。重要的是，执业医生（初级保健提供者和专科医生）若想要了解现代遗传学应用于人类健康和发育的基础和原则，本书给予了权威的介绍。本书是由领域内杰出的、享誉国际且热爱教学的同事和朋友所写，读起来充满了热情和惊奇，正如亚里士多德所说："认识自己是一切智慧的开端。"

爱因斯坦曾经说过："这个世界最不可理解的就是它竟然是可以理解的。"当我开始在医学遗传学领域工作时，基因被广泛地视为晦涩难懂。事实上，尽管伟大的美国生物学家 E. B. Wilson 早在 100 多年前就预测到了它的化学性质，一些科学家，如 Goldschmidt，仍对基因的存在表示怀疑。在我的一生中，看到了遗传学或多或少有效地进入医学所有的核心学科，Hippocrates 的学生也成了孟德尔的学生。本书中，基因及其在健康和疾病上的功能，以一种有着广泛吸引力的方式被描述和解释。很荣幸将第 6 版推荐给大家。

John Opitz, MD
Salt Lake City, Utah

医学遗传学是一个快速发展的领域。任何一本教科书都不可能长久地维持现状,因此我们试图强调遗传学的核心原理及其临床应用。特别地,这本教科书将分子遗传学和基因组学的最新进展与临床实践相结合。

这个新版本保留了先前 5 个版本中广受好评的形式和陈述方式。分子生物学的基本原则在本书的前面部分进行了介绍,并在随后的章节进行讨论和应用。常染色体和 X- 连锁疾病的章节中更新了讨论主题,例如基因组印迹、遗传早现以及生殖细胞和体细胞嵌合。在细胞遗传学章节中荟萃了这个领域的重要进展,包括细胞基因组微阵列芯片和新近描述的微缺失综合征。全基因组 DNA 测序和致病基因鉴定是现代医学遗传学的焦点,在本书中进行了详细描述。一些章节中还包括了快速发展的领域,如免疫遗传学和癌症遗传学。常见的成年人疾病遗传学也进行了大篇幅的讨论,例如心脏病、糖尿病、脑卒中和高血压。为了更好地描述潜在的致病基因,对常见多基因疾病的风险评估进行了讨论。本书以基因诊断(再一次突出了新近的方法,例如,无创产前检查、全外显子组和全基因组测序)、基因治疗、个体化医疗、临床遗传学和遗传咨询作为结尾章节。

几个教学辅助纳入这本书中:

- “临床评述”框详细介绍了最重要的遗传性疾病,并提供了现代临床管理的示例。
- 短小的总结,以金色字体突出显示标示于每页,帮助读者理解和总结重要的概念。
- 章节问题,提供在每一章末尾,有助于读者理解和回顾。
- 书的最后有一个详细的词汇表。
- 关键术语以黑体字强调。
- 重要的推荐阅读列在每章的结尾。

此外,第 6 版还保持了以下重要的特征:

- 所有的章节都彻底更新,对于快速发展的主题给予了特别的关注,例如:高通量 DNA 测序、遗传学诊断、基因治疗、癌症遗传学和其他常见疾病的遗传学。

本书从医学生、护理本科生、遗传咨询学生以及人类遗传学系的本科生和研究生的课程演变而来,这些学生也是这本书的主要读者,本书也适合于希望熟悉医学遗传学的住院医生、内科医生和其他的保健专业人员。

致 谢

我们许多同事在阅读和评论本书的某些章节时都慷慨地献出了自己的时间和专业知识。我们衷心感谢 Erica Andersen, PhD; Diane Bonner, PhD; Arthur Brothman, PhD; Peter Byers, MD; William Carroll, MD; Karin Chen, MD; Jessica Chong, PhD; Debbie Dubler, MS; Ruth Foltz, MS; Ron Gibson, MD, PhD; Susan Hodge, PhD; Rajendra KumarSingh, PhD; James Kushner, MD; Christina Lam, MD; Claire Leonard, MD; William McMahon, MD; Lawrence Merritt, MD; Dan Miller, MD, PhD; Sampath Prahalad, MD; Gary Schoenwolf, PhD; Leslie R. Schover, PhD; Sarah South, PhD; Maxine J. Sutcliffe, PhD; Carl Thummel, PhD; Thérèse Tuohy, PhD; Scott Watkins, MS; John Weis, PhD 和 H. Joseph Yost, PhD。另外，一些同事提供了照片，在图形标题中单独感谢。我们要感谢 Peeches Cedarholm, RN; Karin Dent, MS; Bridget Kramer, RN 和 Ann Rutherford, BS，感谢他们在获取和整理照片方面的帮助。第六章中的核型由 Arthur Brothman, PhD 和 Bonnie Issa, BS 提供。我们还要感谢 Tara Wenger 为本文网络版所包含的案例所做的工作。

感谢我们 Elsevier 的编辑，Humayra Khan 给了我们充分的鼓励和理解。

最后，我们要感谢过去 30 年来与我们互动过的成千上万名学生。教学涉及双向交流，毫无疑问的是我们从学生那里学到的东西和他们从我们这里学到的东西一样多。

Lynn B. Jorde
John C. Carey
Michael J. Bamshad

献　词

致我们的家人

Debra, Eileen 和 *Alton Jorde*
Leslie, Patrick 和 *Andrew Carey*
Dana, Marlowe, Jerry 和 *Joanne Bamshad*

目　录

第一章　背景和历史　/　1

第二章　细胞生物学基础：基因、染色体的结构和功能　/　6

第三章　遗传变异的来源和检测　/　28

第四章　常染色体显性遗传和隐性遗传　/　63

第五章　性连锁和非传统遗传模式　/　84

第六章　临床细胞遗传学：人类疾病的染色体基础　/　110

第七章　生化遗传学：代谢紊乱　/　142

第八章　疾病基因鉴定　/　164

第九章　免疫遗传学　/　191

第十章　发育遗传学　/　207

第十一章　癌症遗传学　/　229

第十二章　多因子遗传和常见病　/　252

第十三章　遗传检测和基因治疗　/　278

第十四章　遗传学与精准医学　/　307

第十五章　临床遗传学与遗传咨询　/　316

章节问题解答　/　339

词汇表　/　350

索引　/　371

第一章　背景和历史

遗传学在临床医学实践中发挥着越来越重要的作用。医学遗传学,曾经主要限定于少数专家见到的相对罕见的疾病,现在正成为我们了解大多数主要疾病的中心内容。这些疾病不仅包括儿科疾病,还包括常见的成人疾病,如心脏病、糖尿病、一些癌症和许多精神疾病。由于人体的所有组成部分都受到基因的影响,所以遗传病与所有的医学专业都有关系。今天的医疗保健从业人员必须了解医学遗传学这一门科学。

什么是医学遗传学?

医学遗传学涉及遗传学在医学实践中的所有应用。因此,它包括研究家族中疾病的传递,将疾病基因映射到染色体上的特定位置,分析基因导致疾病的分子机制以及遗传病的诊断和治疗。由于分子遗传学的飞速发展,基于 DNA 的诊断可应用于数千种遗传病,而基因治疗 - 改变基因来纠正遗传病 - 在一些疾病中见到了成效。医学遗传学还包括遗传咨询,将有关疾病风险、预后和治疗的信息与患者及其家人进行交流。

为什么对于今天的医疗从业者来说,医学遗传学的知识是重要的?

对医学从业者来说,必须了解医学遗传学有几个理由。遗传病在儿童和成人疾病中占很大比例(表 1.1)。随着我们对疾病遗传基础理解的加深,这个比例将继续增长。此外,现代医学越来越重视疾病预防。因为遗传学提供了理解组成有机体基本生物学要素的基础,自然而然地导向了对疾病过程更深入的了解。在一些情况下,这些知识能够指导疾病的预防以及开发更有效的治疗方法。预防和有效治疗都在医学的最高目标之列。接下来的章节提供了案例,以说明遗传学为实现这些目标所作出的贡献。但首先,让我们对实践的基础进行回顾。

简史

数千年来,个体性状的遗传一直是一个新奇有趣的话题。古希伯来人和希腊人以及后来的中世纪学者们,描述了许多遗传现象并提出理论来解释。这些理论中有许多是错误的。孟德尔(Gregor Mendel)(图 1.1)是一位奥地利僧侣,通常被认为是遗传学之父。他通过一系列精心设计的生物体(豌豆)实验,大大促进了这一领域的发展。他基于这些实验获得的信息制定了一系列遗传的基本原则。

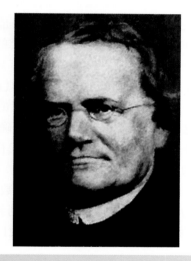

图 1.1　孟德尔(Gregor Johann Mendel)
(引自 Raven PH, Johnson GB. *Biology*. 3rd ed.
St Louis: Mosby; 1992.)

1865 年,孟德尔在一个相对不出名的期刊上发表了他的实验结果。他的发现至今仍是遗传学的基础,但在长达 35 年时间里没有得到认识,这也是生物科学界具有讽刺性的事件之一。大约与此同时,Charles Darwin 提出了进化论,他的表弟 Francis Galton 进行了一系列广泛的家系研究(尤其是双胞胎研究),以了解遗传对人类不同性状的影响。然而,两位科学家都没有意识到孟德尔的工作。

今天我们所了解的遗传学,大部分是 20 世纪研究的结果。1900 年,孟德尔定律由不同国家的、独立的三位科学家重新发现。也就在这一年,Landsteiner 发现了 ABO 血型系统。1902 年,Archibald Garrod 描述的黑尿酸尿症,成为第一个"先天性代谢缺陷"病。1909 年,Johannsen 创造了**基因(gene)**这个词来表示遗传的基本单位。

接下来的几十年是大量实验和理论工作涌现的时期。一些生物,包括黑腹果蝇(*Drosophila melanogaster*,**也称果蝇**)和粗糙脉孢菌(*Neurospora crassa*,**也称面包霉**)作为有用的实验系统来研究基因的行为和相互作用。例如,H.J.Muller 证明了离子辐射对果蝇的遗传影响。在此期间,群体遗传学的许多理论基础由 3 个中心人物开创:Ronald Fisher、J.B.S.Haldane 和 Sewall Wright。此外,还建立了苯丙酮尿症(phenylketonuria,PKU)、镰状细胞病(sickle cell disease,SCD)、亨廷顿病(Huntington disease)、囊性纤维化(cystic fibrosis)等几种重要遗传疾病的遗传模式。1944 年,Oswald Avery 证明了基因是由**脱氧核糖核酸(deoxyribonucleic acid,DNA)**组成。

20 世纪 50 年代,最有意义的成就可能是 James Watson 和 Francis Crick 在 1953 年进行的对 DNA 物理结构的阐述。他们的文章虽然只有短短一页,但是奠定了我们现在所知的**分子遗传学(molecular genetics)**(分子水平上基因结构和功能的研究)的基础。在这十年中的另一项重大成就是确定了人类染色体的正确数目。自 20 世纪 20 年代初以来,人们一直认为人类细胞中有 48 条染色体。直到 1956 年,才确定了正确的数字——46 条。计数和识别染色体的能力带动了细胞遗传学的一系列新发现,包括 1959 年发现唐氏综合征是由多余的 21 号染色体引起。

自 1960 年以来,科技发展日新月异,并取得了重大成就。最引人瞩目的进展发生在分子遗传学领域。数以千计的基因已经定位于特定的染色体位置。人类基因组计划是一项大型合作项目,始于 1990 年,到 2003 年提供了几乎完整的人类 DNA 序列[术语**基因组(genome)**是指生物体中的所有 DNA]。计算机技术领域的重要进展有助于破译此项目和相关项目所生成的大量数据。除了定位基因,遗传学家已经准确地找到隐藏于数千种遗传病中的分子缺陷。这项研究极大地帮助了我们理解基因缺陷导致疾病的机制,为更有效地治疗和发现潜在的治疗方法开辟了道路。

遗传病的分类

人类有大约 21 000 个蛋白质编码基因,这些基因或者基因组合的改变可导致遗传病。这些疾病主要分为以下几个类别:

- **染色体病(chromosome disorders)**:整条染色体(或大片段染色体)丢失、重复或其他改变。这样的疾病包括唐氏综合征和 Turner 综合征等。
- 单个基因改变导致的疾病:这些常被称为孟德尔遗传病或**单基因病(single-gene disorder)**。常见的例子包括囊性纤维化、镰状细胞贫血和血友病(hemophilia)。
- **多因子疾病(multifactorial disorders)**:它起因于多个遗传因素与环境联合作用,很多先天缺陷,例如唇裂和腭裂,以及许多成人疾病,包括心脏病和糖尿病,均属于此类。
- **线粒体病(mitochondrial disorders)**:这是相对数目较少的疾病,由细胞质中的线粒体基因组改变引起。

表 1.1 提供每一种类型的疾病举例。

在疾病的主要类别中,单基因病获得的关注最多。这些疾病根据它们在家族中的遗传方式进行分类:常染色体显性、常染色体隐性或 X-连锁。这些遗传模式在第四、五章中展开讨论。1966 年,McKusick 的《*Mendelian Inheritance in Man*(人类孟德尔遗传)》第一版发行,列举了仅 1 368 个常染色体性状和 119 个 X-连锁性状。目前,网上在线版本的 Mckusick 纲要中列举了近 24 000 个基因及其性状,其中近 23 000 个常染色体,超过 1 200 个 X-连锁,60 个 Y-连锁和 68 个涉及线粒体基因组。DNA 变异对应超过 6 000 种性状,大部分已经被确认为遗传病。随着研究进展,这些数字肯定会继续增加。

虽然一些遗传疾病,尤其是单基因病,很大程度上是由基因决定的,但更多的疾病是多基因遗传或非遗传因子的结果。因此,人们可以认为遗传病因呈连续性分布(图 1.2),如囊性纤维化和杜氏肌营养不良(Duchenne muscular dystrophy,DMD)位于一端(由基因决定),而如麻疹一类的疾病则位于另一端(很大程度上受环境影响)。很多最普遍的疾病,包括一些出生缺陷和常见的疾病,例如糖尿病、高血压、心脏病和癌症,位于中间,这些疾病受遗传因素和环境因素不同程度的影响。

表 1.1 一些重要遗传病的发病率举例

疾病	大概发病率
染色体病	
唐氏综合征	1/1 000~1/700
Klinefelter 综合征	1/1 000 男性
13- 三体	1/10 000
18- 三体	1/6 000
Turner 综合征	1/10 000~1/2 500 女性
单基因病	
家族性腺瘤性息肉病	1/6 000
成人多囊肾	1/1 000
α_1- 抗胰蛋白酶缺乏症	1/10 000~1/2 500（白人）*
囊性纤维化	1/4 000~1/2 000（白人）
杜氏肌营养不良	1/3 500 男性
家族性高胆固醇血症	1/500
脆性 X 综合征	1/4 000 男性，1/8 000 女性
血色素沉着病（遗传）	1/300 白人为纯合子；大约 1/2 000~1/1 000 受累
A 型血友病	1/10 000~1/5 000 男性
遗传性非息肉病性大肠癌	1/200
亨廷顿病	1/20 000（白人）
Marfan 综合征	1/20 000~1/10 000
强直性肌营养不良	1/20 000~1/7 000（白人）
神经纤维瘤病 I 型	1/5 000~1/3 000
成骨不全症	1/10 000~1/5 000
苯丙酮酸尿症	1/15 000~1/10 000（白人）
视网膜母细胞瘤	1/20 000
镰状细胞贫血	1/600~1/400 美国黑人*，非洲中部高达 1/50
Tay-Sachs 病	1/3 000 德系犹太人
地中海贫血	1/100~1/50（南亚和环地中海地区）
多基因病	
先天性畸形	
唇裂和唇腭裂	1/1 000~1/500
畸形足（马蹄内翻足）	1/1 000
先天性心脏病	1/500~1/200
神经管缺陷（脊柱裂、无脑畸形）	1/1 000~1/200
幽门狭窄	1/300
成人性疾病	
酗酒	1/20~1/10
阿尔茨海默病	1/10（65 岁以上美国人）
双相情感障碍	1/200~1/100
癌症（所有类型）	1/3
糖尿病 I 型和 II 型	1/10

续表

疾病	大概发病率
心脏病或脑卒中	1/5~1/3
精神分裂症	1/100
线粒体病	
Kearns-Sayre 综合征	罕见
Leber 遗传性视神经萎缩	罕见
线粒体肌病 - 脑病 - 高乳酸血症 - 卒中样发作	罕见
Merrf syndrome	罕见

注：*"白人"一词主要是欧洲血统的人；术语"黑人"是指主要是撒哈拉以南非洲裔的个体。这些术语是为了方便起见；在第十四章中讨论了准确描述人群的一些挑战。

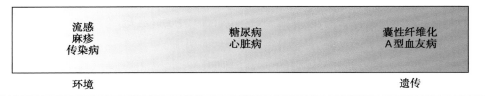

图 1.2　病因从遗传到环境的连续性。某些疾病（例如：囊性纤维化）是由基因决定的，而其他疾病（例如：传染性疾病）则是由环境决定的

遗传病的临床影响

不到一个世纪以前，大量的非遗传性原因（即营养不良、卫生环境差和病原体）造成了儿童的高死亡率。然而，在 20 世纪，公共卫生在世界范围内得到了极大的改善。因此在发达国家，因遗传病导致儿童死亡的比例大大增加。例如，在英国的医院中，由于遗传原因造成的儿童死亡百分比由 1914 年的 16.5% 上升到 1976 年的 50%（表 1.2）。

表 1.2　非遗传和遗传原因在英国医院造成的儿童死亡百分比

原因	伦敦 1914	伦敦 1954	纽卡斯尔 1966	爱丁堡 1976
非遗传的 *				
所有原因	83.5	62.5	58.0	50.0
遗传的				
单基因	2.0	12.0	8.5	8.9
染色体	-	-	2.5	2.9
多因子	14.5	25.5	31.0	38.2

注：引自 Rimoin DL, Connor JM, Pyeritz RE, Korf BR. *Emery and Rimoin's Principles and Practice of Medical Genetics*. London: Churchill Livingstone; 2007.

* 例如，感染。

遗传病除了占儿童死亡原因的很大比例，也占儿科入院患者的很大一部分。几项调查显示，30%~70% 的儿科住院患者的症状与遗传有关［例如：单基因病、染色体病或**先天性（congenital）**畸形］。据估计，仅单基因病就占婴儿死亡率的约 20% 和儿童住院率的约 10%。

另一种评估遗传病重要性的方法是了解"人群中有多少人被发现患有遗传病？"许多因素会影响这个问题的答案，例如，某些疾病在特定种族群体中更为常见。囊性纤维化在欧洲裔人群中更常见，而镰状细胞贫血在非洲人后裔中常见。有些疾病在老年人中更常见。例如，小部分（5%~10%）结肠癌、乳腺癌和阿尔茨海默病病例是由显性基因引起的，但通常要到生命的后期才显现出来，因此这些遗传病的患病率估计在老年人群中会更高。诊断和记录方法的变化也会导致患病率评估的变化。因此，表 1.3 所示的预测数字给出了相当大的范围。知道造成数据变动的原因后仍值得关注的是，至少 3%~7% 的人口将在某个时候被诊断出遗传病。这个列表不包括大多数常见的成人疾病，如心脏病、糖尿病和癌症，尽管这些疾病也有遗传成分。如果将这些疾病包括在内，遗传病在临床的影响是相当大的。

表 1.3　一般人群中遗传病的大概患病率

遗传病的类型	每 1 000 人的终生患病率
常染色体显性	3~9.5
常染色体隐性	2~2.5
X 连锁	0.5~2
染色体疾病	6~9
先天性畸形 *	20~50
总计	31.5~73

注：*先天性是指"出生时出现"。大多数先天性畸形被认为是多因素的，因此可能同时受遗传和环境因素影响。

推荐阅读

Baird PA, Anderson TW, Newcombe HB, Lowry RB. Genetic disorders in children and young adults: a population study. *Am J Hum Genet.* 1988;42:677–693.

Bell CJ, Dinwiddie DL, Miller NA, et al. Carrier testing for severe child-hood recessive diseases by next-generation sequencing. *Sci Transl Med.* 2011;3(65):65ra4.

Dunn LC. *A Short History of Genetics.* New York: McGraw-Hill; 1965.

McCandless SE, Brunger JW, Cassidy SB. The burden of genetic disease on inpatient care in a children's hospital. *Am J Hum Genet.* 2004;74:121–127.

McKusick VA, Harper PS. History of medical genetics. In: Rimoin DL, Pyeritz RE, Korf BR, eds. *Emery and Rimoin's Principles and Practice of Medical Genetics.* 6th ed. Academic Press; 2013.

Passarge E. *Color Atlas of Genetics.* 3rd ed. Stuttgart: Georg Thieme Verlag; 2007.

Rimoin DL, Pyeritz RE, Korf BR. *Emery and Rimoin's Principles and Practice of Medical Genetics.* 7th ed. Academic Press; 2013.

Scriver CR, Sly WS, Childs G, et al. *The Metabolic and Molecular Bases of Inherited Disease.* 8th ed. New York: McGraw-Hill; 2001.

Stevenson DA, Carey JC. Contribution of malformations and genetic disorders to mortality in a children's hospital. *Am J Med Genet A.* 2004;126A:393–397.

Watson JD, Crick FHC. Molecular structure of nucleic acids: a structure for deoxyribose nucleic acid. *Nature.* 1953;171:737.

网络资源

Dolan DNA Learning Center, Cold Spring Harbor Laboratory (a useful online resource for learning and reviewing basic principles): https://www.dnalc.org/

Genetic Science Learning Center (another useful resource for learning and reviewing basic genetic principles): http://learn.genetics.utah.edu/

Landmarks in the History of Genetics: http://cogweb.ucla.edu/EP/DNA_history.html

National Human Genome Research Institute Educational Resources: http://www.genome.gov/Education

Online Mendelian Inheritance in Man (OMIM) (a comprehensive catalog and description of single-gene conditions): http://www.ncbi.nlm.nih.gov/Omim/

University of Kansas Medical Center Genetics Education Center (a large number of links to useful genetics education sites): http://www.kumc.edu/gec/

第二章　细胞生物学基础：基因、染色体的结构和功能

——曾思聪 译

遗传病均涉及细胞层面的缺陷。因此,我们需要了解细胞生物学的基本知识来理解遗传病。遗传物质在复制期间或基因翻译成蛋白质的阶段均可能出错,这些错误常常导致单基因病。此外,在细胞分裂期间发生的错误还可导致染色体的异常。本章侧重于讲述基因复制及翻译成蛋白质和细胞分裂的过程,为理解错误的产生及后果提供基础。

19 世纪,细胞微观结构的研究促使科学家们猜测,细胞核(图 2.1)包含重要的遗传物质。他们发现在非分裂细胞的核中可观察到**染色质(chromatin)**,一种给予细胞核颗粒外观的物质。在细胞开始分裂之前,染色质凝集形成显微镜下可见的细长结构,称为**染色体(chromosome**,来自希腊语意"有色体")。20 世纪初重获关注的孟德尔杂交实验使人们很快意识到,染色体包含有**基因(gene)**。基因从父母传递到子代,是遗传的基本单位。正是通过基因的传递,个体特征得以在家族中延续,如眼睛的颜色。疾病也可以通过遗传传递。

在物理特性上,基因由**脱氧核糖核酸(deoxyribonucleic acid,DNA)**组成。DNA 提供了体内所有蛋白质的遗传蓝图。因此,是基因最终影响了身体结构和功能的各个方面。人类大约有 21 000 个

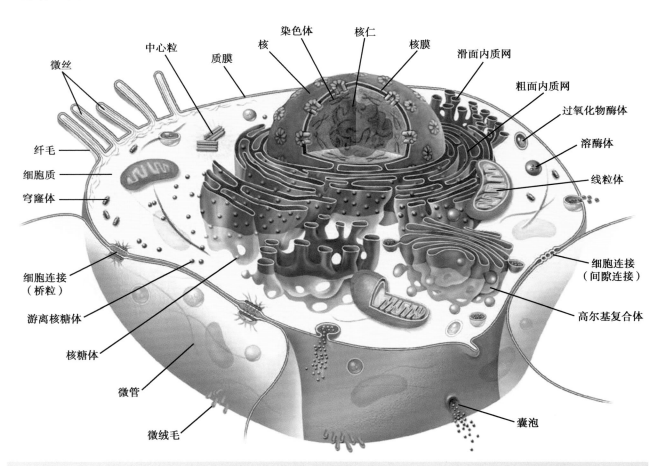

图 2.1　细胞的解剖学结构

（引自 McCance KL, Huether SE. *Pathophysiology*: *The Biologic Basis for Disease in Adults and Children*. 8th ed.
St. Louis: Elsevier Mosby; 2019. ）

基因（编码蛋白质的 DNA 序列），这些基因中的错误（或**突变**，**mutation**）通常导致可表征的遗传病。此外，还有数千个基因编码核糖核酸（RNA）产物，而不是蛋白质。

基因，遗传的基本单位，存在于染色体中，由 DNA 组成。

人类的**体细胞**[**somatic cell**，不同于（配子，**gamete**）、精子或卵子细胞]含有 23 对不同的染色体，总共 46 条。每对染色体中的一条来自父亲，另一条来自母亲。其中有一对为**性染色体**（**sex chromosome**）。在正常男性中，性染色体是遗传自父亲的 Y 染色体和遗传自母亲的 X 染色体。在正常女性中为两条 X 染色体，分别遗传自父亲和母亲。其余 22 对染色体为**常染色体**（**autosome**）。每对常染色体互相称为**同源染色体**（**homologous chromosome**）或**同源物**（**homolog**），因为它们的 DNA 非常相似。X 和 Y 染色体不是彼此的同源染色体。

体细胞是**二倍体**（**diploid**）细胞，包含成对的染色体。人类配子只有**单倍体**（**haploid**）数目的染色体，23 条。染色体二倍体通过**有丝分裂**（**mitosis**）在体细胞的连续世代中维持，而单倍体则通过**减数分裂**（**meiosis**）实现。这两个过程稍后在本章详细讨论。

体细胞是二倍体，有 23 对染色体（22 对常染色体和一对性染色体）。配子是单倍体，有 23 条染色体。

DNA、RNA 和蛋白质：遗传的分子基础

DNA

DNA 的组成和结构

DNA 分子包括 3 个基本成分：脱氧核糖，一种戊糖；一个磷酸基团；4 种类型的含氮**碱基**（**base**，命名的来源是由于它们可以在酸性溶液中与氢离子结合）。**胞嘧啶**（**cytosine**）和**胸腺嘧啶**（**thymine**）这两个碱基，是称为**嘧啶**（**pyrimidine**）的单碳 - 氮环。另两个碱基，**腺嘌呤**（**adenine**）和**鸟嘌呤**（**guanine**）是称为

嘌呤（**purine**）的双碳 - 氮环（图 2.2）。4 个碱基通常由名称的第一个英文字母表示：C、T、A 和 G。

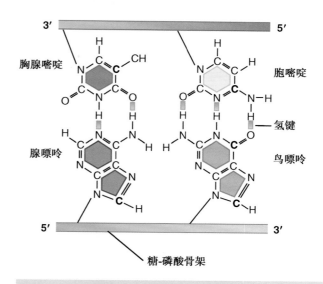

图 2.2　4 个碱基的化学结构，碱基对之间的氢键已标注。在胞嘧啶 - 鸟嘌呤之间形成 3 个氢键，在腺嘌呤 - 胸腺嘧啶之间形成 2 个氢键

Watson 和 Crick 在 20 世纪中叶的杰出贡献之一是阐述了这 3 个基本成分如何组装形成 DNA。在他们闻名遐迩的**双螺旋**（**double helix**）模型中，DNA 蜿蜒形成一个旋转的梯子，化学键是其中的梯级（图 2.3）。梯子的两条边由糖和磷酸组分组成，之间通过磷酸二酯键稳固地连接起来。含氮碱基规则间隔着从梯子的两条边突出。一条边突出的碱基与另一条边突出的碱基通过相对较弱的氢键连接，成对的含氮碱基构成梯级。

图 2.2 展示了碱基之间的化学键，可见梯子的末端终止于 3′ 或 5′ 端。这些标记来自组成脱氧核糖的 5 个碳原子顺序编号。由一个脱氧核糖、一个磷酸盐基团和一个碱基组成的 DNA 亚基称为**核苷酸**（**nucleotide**）。

核苷酸碱基排列（例如，ACCAAGTGC）的变化指定不同的蛋白质。体内蛋白质的多样性决定了必须要庞大的遗传信息确定。事实上，人类每个二倍体细胞含大约 30 亿个核苷酸对，足够用来指定所有蛋白质的组成信息。

DNA 最重要的成分是 4 个核苷酸碱基：腺嘌呤、胸腺嘧啶、胞嘧啶和鸟嘌呤。DNA 是双螺旋结构。

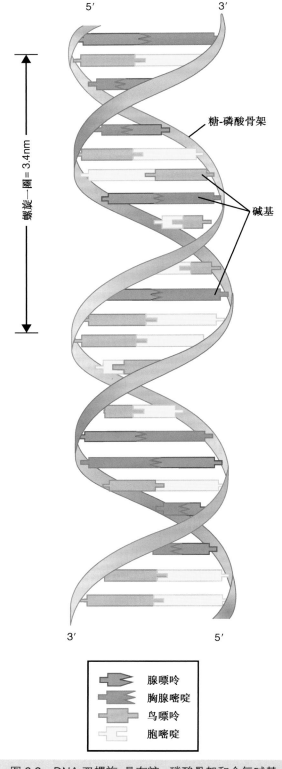

图 2.3   DNA 双螺旋，具有糖 - 磷酸骨架和含氮碱基

DNA 螺旋

教科书插图通常将 DNA 描绘为长长的、伸展的连续双螺旋分子。如果单个细胞中的 DNA 以这种方式伸展，可长达约 2m。为了将这些 DNA 打包到一个小小的细胞核中，需经历几个水平的螺旋折叠。首先，DNA 以**组蛋白（histone）**为核心缠绕形成**核小体（nucleosome）**（图 2.4）。每个组蛋白核心周围缠绕约 140~150 个 DNA 碱基，核小体复合物之间 20~60 个碱基为间隔元件。核小体约每 6 个一圈螺旋形成**螺线管（solenoid）**。螺线管组成**染色质环（chromatin loops）**附着到蛋白质支架上。每一个染色质环包含大约 100 000 个**碱基对（base pairs，bp）**或 100 **千碱基对（kilobase，kb）**的 DNA。这种卷绕和环化的最终结果是，DNA 在最大压缩下只有它完全拉伸长度的约 1/10 000。

DNA 是高度螺旋的结构。这种螺旋发生在几个层级：核小体，螺线管和 100kb 染色质环。

DNA 的复制

当细胞分裂以产生自身的拷贝时，必须复制自身 DNA 并掺入到新的细胞中。考虑到 DNA 是遗传的基本物质，这一步是必不可少的。DNA **复制（replication）**开始于碱基之间的弱氢键断裂，产生具有未配对碱基的单链 DNA。腺嘌呤与胸腺嘧啶、鸟嘌呤与胞嘧啶的相互配对，称为**碱基互补配对（pairing）**，是精确复制的关键。碱基互补配对的原则下，未配对碱基会吸引有适当互补碱基的游离核苷酸。例如，具有 ATTGCT 碱基序列的单链将与具有 TAACGA 碱基的一系列游离核苷酸结合。在构建互补链时，该单链称为**模板（template）**。复制完成后，将形成与原始 DNA 双链相同的新双链分子（图 2.5）。

几种不同的酶参与了 DNA 复制。一种酶解开双螺旋，一种使双链保持分开，还有另一种酶，**DNA 聚合酶（DNA polymerase）**，沿着单个 DNA 链移动，将游离核苷酸添加到新链的 3′ 端。核苷酸仅可以添加到单链的 3′ 末端，因此复制总是从 5′ 端到 3′ 端行进。因此，当提及基因序列的方向时，5′ 端为**上游（upstream）**，3′ 端为**下游（downstream）**。

除了添加新的核苷酸，DNA 聚合酶还执行**校对（proofreading）**程序的一部分，检查新添加的核苷酸碱基是否与模板碱基互补。如果不是，该核苷酸将被切除并且被含正确互补碱基的核苷酸替代。这一过程大大提高了 DNA 复制的准确性。若 DNA 复制错误未成功修复，就产生了突变。在第三章中将会看到，许多这样的突变导致了遗传病。

图注（图中标注）：
5′   3′
螺旋一圈 = 3.4nm
糖-磷酸骨架
碱基
3′   5′

腺嘌呤
胸腺嘧啶
鸟嘌呤
胞嘧啶

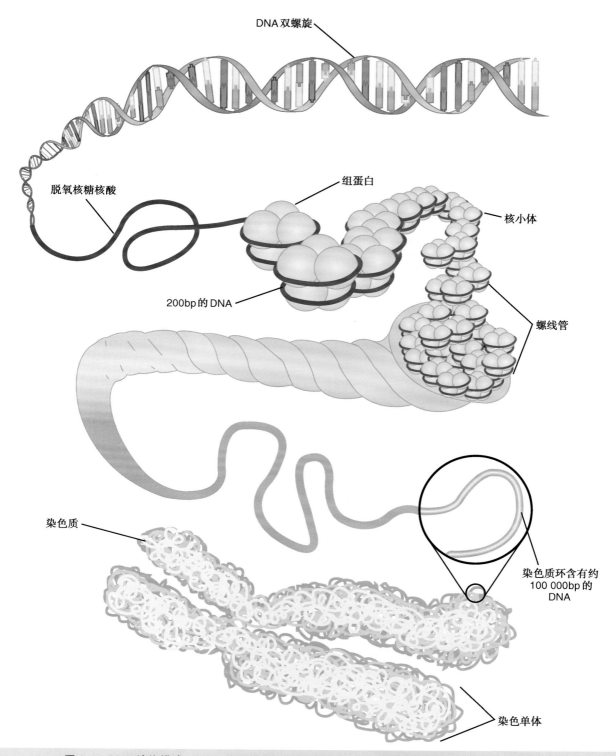

图 2.4 DNA 缠绕模式。DNA 缠绕组蛋白以形成核小体，再组装成螺线管，然后形成染色质环

DNA 复制严格遵守碱基互补配对的原则（A 与 T；C 与 G）。这使得双链 DNA 分子可以以其中一条单链作为模板，用于合成新的互补链。

人类 DNA 复制的速率大约每秒 40~50 个核苷酸，相对较慢。在细菌中则要快得多，每秒达到 500~1 000 个核苷酸。人类一些染色体具有多达 2.5 亿个核苷酸，如果复制从染色体的一端到另一端连续地进行，将是一个极其耗时的过程：这样大小的染色体，复制一轮将需要近 2 个月。为解决这一问题，复制沿着染色体的不同位点开始，每一个点称为

复制起始点(replication origin)。这样也造成 DNA 链的多点分离并形成**复制泡**(replication bubble)结构(图 2.6)。通过沿着染色体的多个位点同时进行,可以极大地加快复制进程。

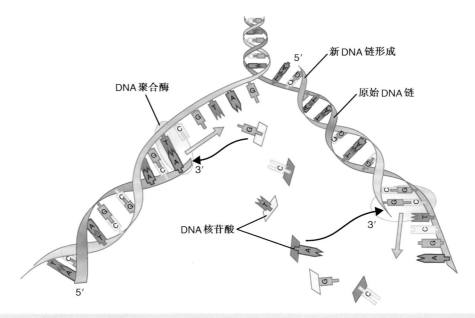

图 2.5　DNA 复制。两条原始链之间的氢键断裂,每条链中的碱基与游离碱基进行碱基互补配对。该过程在每条链上以 5′ 至 3′ 方向进行,形成两条新的 DNA 双链

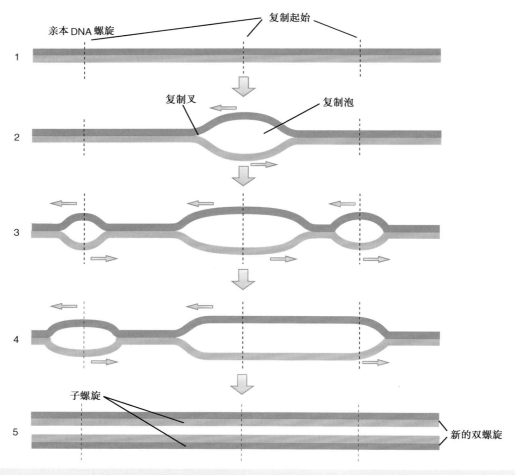

图 2.6　沿着 DNA 链多个点形成的复制泡,使复制进程加快

复制泡允许 DNA 复制发生在染色体上的多个位置，极大地加快了复制的进程。

从基因到蛋白质

DNA 在细胞核中组装和复制，蛋白质的合成则发生在细胞质中。DNA 中的信息必须传送到细胞质中用于指导蛋白质的合成。这包含两个过程：转录和翻译。简而言之，DNA 密码被**转录**（**transcribed**）成信使 RNA，然后离开细胞核去指导蛋白质**翻译**（**translated**）。这些过程，总结在图 2.7 中，本章稍后详细讨论。转录和翻译都由**核糖核酸**（**ribonucleic acid，RNA**）介导，这是一种化学性质与 DNA 相似的核酸。像 DNA 一样，RNA 由糖、磷酸基团和含氮碱基组成。不同点在于，它由核糖而不是脱氧核糖组成，四种碱基中有尿嘧啶而没有胸腺嘧啶。尿嘧啶在结构上类似于胸腺嘧啶，因此，也可以与腺嘌呤配对。RNA 和 DNA 之间的另一个区别是，DNA 通常以双链形式存在，而 RNA 常以单链形式存在。

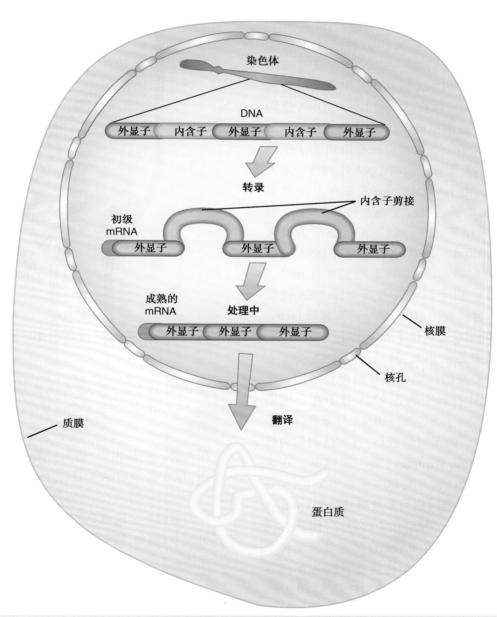

图 2.7　DNA 到蛋白质的步骤。复制和转录发生在细胞核中。mRNA 被转运至细胞质，
在那里 mRNA 翻译成组成蛋白质的氨基酸序列

DNA 序列通过转录和翻译的过程编码蛋白质。这些过程都涉及 RNA，一种类似于 DNA 的单链分子，它具有核糖而不是脱氧核糖，以及碱基包含尿嘧啶而不是胸腺嘧啶。

转录

转录（transcription）是从 DNA 模板形成 RNA 序列的过程（图 2.8）。通过转录产生的 RNA 类型为**信使 RNA（messenger RNA，mRNA）**。为了启动 mRNA 转录，**RNA 聚合酶（RNA polymerase）**之一（RNA 聚合酶Ⅱ）与 DNA 上的**启动子（promoter）**位点结合（启动子是位于基因上游的特定核苷酸序列）。然后，RNA 聚合酶将一部分 DNA 双链彼此分开，暴露未配对的 DNA 碱基。其中一条链作为 mRNA 核苷酸序列的模板。原则上任一 DNA 链均可用作 mRNA 合成的模板，但一般在染色体的给定区域中仅选择其中一条。这种选择由启动子序列确定，并指导 RNA 聚合酶沿着 DNA 序列按特定方向合成 mRNA。由于 mRNA 分子只能在 5′ 至 3′ 方向合成，所以启动子通过特定的方向性，确定了哪条 DNA 链作为模板，该模板 DNA 链也称为**反义链（antisense strand）**。RNA 聚合酶沿着 DNA 模板链的 3′ 到 5′ 方向移动，从 5′ 到 3′ 组装互补 mRNA 链（参见图 2.8）。由于碱基互补配对，mRNA 核苷酸序列与不作为模板的 DNA 链——**有义链（sense strand）**相同，除尿嘧啶取代了胸腺嘧啶。

RNA 合成开始后不久，转录中的 RNA 分子 5′ 末端添加化学修饰的鸟嘌呤核苷酸进行封闭。这种 **5′ 端帽（5′cap）**有助于防止 RNA 分子在合成期间被降解，还有助于指示后期 mRNA 分子翻译成蛋白质的起始位置。转录继续进行，直到达到称为**终止序列（termination sequence）**的一组碱基。在该位点附近，100~200 个腺嘌呤碱基被添加至 RNA 分子的 3′ 末端。这种结构称为**多聚腺苷酸尾（poly-A tail）**，可能参与维持 mRNA 分子的稳定，使其在到达细胞质时不被降解。RNA 聚合酶通常继续转录几千个额外的 DNA 碱基，但连接在 poly-A 尾部后的 mRNA 碱基最终会丢失。最后，DNA 链和 RNA 聚合酶与合成的 RNA 链分离，释放转录的 mRNA 单链。此种形式的 mRNA 分子称为**初级转录物（primary transcript）**。

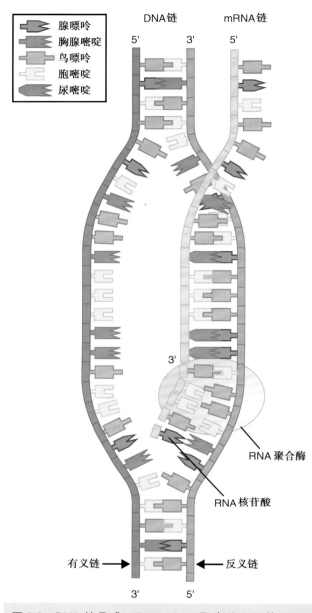

图 2.8　DNA 转录成 mRNA。RNA 聚合酶Ⅱ沿着 DNA 链 3′ 至 5′ 方向行进，组装与 DNA 模板链互补的 mRNA 核苷酸链

在人类一些基因中，例如引起杜氏肌营养不良的基因，存在几个启动子且位于基因的不同位置。因此，基因的转录可以在不同位点开始，最终产生稍有差异的蛋白质。这就允许了同一基因序列可以在不同组织中（例如，肌肉组织、脑组织）产生不同的蛋白质变体。

在转录过程中，RNA 聚合酶Ⅱ识别有义链上基因 5′ 端附近的启动子位点，并通过互补碱基配对原则从反义 DNA 链合成 mRNA 链。

转录和基因表达的调控

一些基因在身体的所有细胞中转录，被称为**管家基因**（housekeeping gene），编码的产物是细胞维持结构和新陈代谢所必需的。然而，大多数基因只在特定组织的特定时间点转录。因此，在大多数细胞中，只有小部分基因有转录活性。这也就解释了为什么即使几乎所有的细胞具有完全相同的 DNA 序列，但存在广泛差异的细胞类型并产生不同的蛋白质产物。例如，珠蛋白基因在红细胞祖细胞中转录（有助于形成血红蛋白），而低密度脂蛋白受体基因在肝细胞中转录。

许多蛋白质参与转录过程。一些是所有基因的转录所需的，被称为**通用转录因子**（general transcription factor）。其他，称为**特异性转录因子**（specific transcription factor），仅在发育的某些阶段特异地激活特定基因的表达。RNA 聚合酶 Ⅱ 是一个关键的转录元件，如前所述，它通过结合启动子在起始转录中起重要作用，但它并不能独立定位到启动子区。此外，它本身不能产生大量的 mRNA。高效的转录复合体需要大约 50 种蛋白质的相互作用。其中包括通用（基础）转录因子，其结合 RNA 聚合酶和启动子区域中的特定 DNA 序列（诸如 TATA 序列以及启动转录所需的其他序列）。通用转录因子介导 RNA 聚合酶结合到启动子区域，使其在转录中有效地发挥作用（图 2.9）。

增强子（enhancer）序列可以使一些特定基因的转录活性大幅提升，它们可能坐落于基因上游或下游数千个碱基。增强子不直接与基因相互作用，而是与被称为**激活子**（activator）的一类特异性转录因子结合。激活子结合第二类特异性转录因子**共激活子**（activator），后者再与前述的通用转录因子复合物结合（参见图 2.9）。从增强子、激活子、共激活子到通用转录因子复合物，最终到基因的相互作用链，提高了特异性基因在特定时间点的转录。增强子有助于增加基因的转录活性，而一些 DNA 序列，称为**沉默子**（silencer），则通过类似的方式帮助抑制基因的转录。

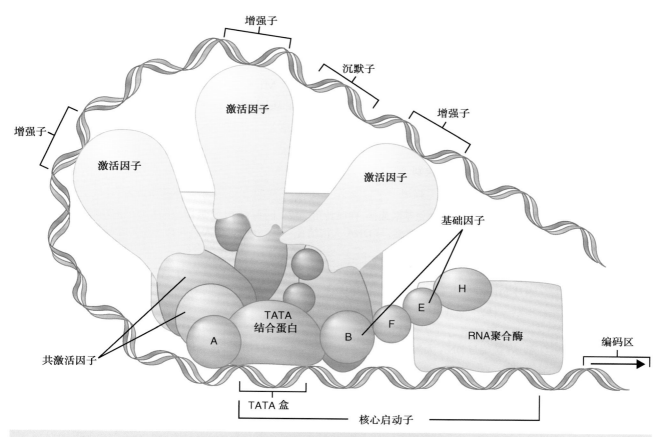

图 2.9　转录调控的关键要素包括通用（基础）转录因子、特异性增强子和沉默子。增强子的活性由激活子和共激活子介导，它们是特异性转录因子

（引自 Tjian R. *Molecular machines that control genes. Sci Am.* 1995; 272 [2]: 54-61.）

增强子、沉默子或启动子序列突变，以及编码**转录因子（transcription factor）**的基因突变均可导致重要基因的表达异常，引起遗传病。一些疾病的实例将在后续章节中讨论。

转录因子是 DNA 到 mRNA 的转录所必需的。通用转录因子被所有基因使用，特异性转录因子有助于基因在特定的时间和细胞类型中转录。转录还受增强子和沉默子序列调节，它们可以位于距离被转录基因数千碱基的位置。

数量众多、功能复杂的转录因子对基因表达进行精细的调节。但是转录因子如何定位特定的 DNA 序列呢？这是通过 **DNA 结合基序（DNA-binding motif）**实现的：转录因子蛋白的各种构型，使其能够紧密、稳定地适应 DNA 双螺旋的特殊结构。几个结合基序列举于表 2.1，图 2.10 展示了其中一个基序与 DNA 的结合。每个主要基序类别又包含各种变异以实现 DNA 结合的特异性。

高速泳动族（HMG）蛋白中包含一种有趣的 DNA 结合基序。这些蛋白质能够弯曲 DNA，并可以促进位于远处的增强子与适当的基础转录因子和启动子之间的相互作用（参见图 2.9）。

转录因子的 DNA 结合基序可以与特定的 DNA 序列相互作用。在某些情况下，它们弯曲 DNA，使远处的增强子序列可以靠近靶基因发挥作用。

基因活性也可能与染色质缠绕或凝集的模式有关（**染色质，chromatin**，DNA 以及 DNA 所缠绕的组蛋白）。去凝集或开放的染色质区域，称为**常染色质（euchromatin）**，特征在于组蛋白乙酰化（**acetylation**），即乙酰基与组蛋白中的赖氨酸残基的连接。组蛋白的乙酰化减少其与 DNA 的结合，使染色质去凝集，转录因子更容易进入。因此，常染色质具有转录活性。相反，**异染色质（heterochromatin）**通常乙酰化水平较低，更紧密，并且转录不活跃。

转录沉默也与启动子区域的**甲基化（methylation）**，即甲基基团连接到 DNA 分子有关。甲基化使启动子不利于转录因子接近。甲基化修饰、组蛋白修饰等因素会改变基因的表达，但不会改变 DNA 序列本身，都属于**表观遗传学（epigenetic，"over" genetics）**修饰。在发育和癌症中起关键作用的表观遗传学将在第八章和第十一章中进一步讨论。

基因表达也受到 **microRNA（miRNA）**的影响。miRNA 是不翻译成蛋白质的小 RNA 分子（17~27 个核苷酸），它们可以结合并下调 mRNA 水平。MicroRNAs 也是表观遗传修饰的一种形式，在基因调控和多种癌症中起重要作用（参见第十一章）。

表 2.1　转录因子中 DNA 结合基序的主要类别

基序	描述	人类疾病实例
螺旋 - 转角 - 螺旋	两个 α 螺旋通过短链氨基酸连接，构成转角。羧基末端螺旋是一种识别螺旋，与 DNA 大沟结合	同源结构域蛋白（HOX）：*HOXD13* 和 *HOXA13* 突变分别引起人类并指 / 趾多指 / 趾畸形和手 - 足 - 生殖器异常综合征
螺旋 - 环 - 螺旋	两个 α 螺旋（一个短，一个长）通过挠性环连接。该环允许两个螺旋折回并彼此作用。这一结构可以与 DNA 或其他螺旋 - 环 - 螺旋结构结合	*TWIST* 基因突变导致 Saethre-Chotzen 综合征（尖头并指 / 趾Ⅲ型）
锌指	锌分子用于稳定氨基酸结构（例如 α 螺旋，β 折叠），α 螺旋与 DNA 大沟结合	*BRCA1*（乳腺癌基因）；*WT1*（肾母细胞瘤 1 型基因）；*GLI3*［Greig 头畸形 - 多（并）指 / 趾综合征基因］；维生素 D 受体基因（突变导致维生素 D 依赖性佝偻病）
亮氨酸拉链	两个富含亮氨酸的 α 螺旋通过氨基酸侧链维持在一起。α 螺旋形成一个 Y 形结构，其侧链与 DNA 大沟结合	*RB1*（视网膜母细胞瘤基因）；*JUN* 和 *FOS* 癌基因
β 片层	双链 β 片层延伸出侧链形成与 DNA 螺旋的接触	TBX 基因家族：*TBX5*（Holt-Oram 综合征）；*TBX3*（尺骨 - 乳腺综合征）

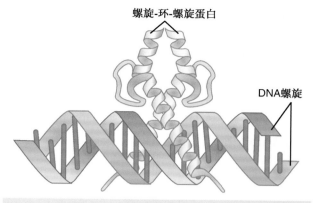

图 2.10　螺旋 - 环 - 螺旋基序紧密结合特异性 DNA 序列

高度凝集和低乙酰化的异染色质倾向于转录失活，而乙酰化和较低凝集度的常染色质倾向于转录活跃。转录也受甲基化和 **micorRNA** 与 mRNA 结合的调节。这些都属于**表观遗传学修饰**的范畴。

基因剪接

mRNA 初级转录物与 DNA 模板的碱基序列完全互补。**真核生物***（**eukaryote**）中，RNA 转录物离开核之前还需经历一系列重要的步骤。RNA 的一部分序列被核酶去除，剩余部分剪接在一起形成功能性 mRNA 迁移到细胞质中。切除的序列为**内含子**（**intron**），剩余用于编码蛋白质的序列为**外显子**（**exon**）（图 2.11）。只有在基因剪接完成后，**成熟转录本**（**mature transcript**）才会离开细胞核，进入细胞质。一些基因含有**可变剪接位点**（**alternative splice site**），允许相同的初级转录物以不同方式剪接，最终从同一基因产生不同的蛋白质产物。基因剪接的错误，如剪接序列复制出错，也是可导致遗传病的突变形式。

在成熟转录本离开细胞核之前，内含子从初级 mRNA 转录物中剪接去除。外显子包含指定蛋白质的 mRNA 序列。

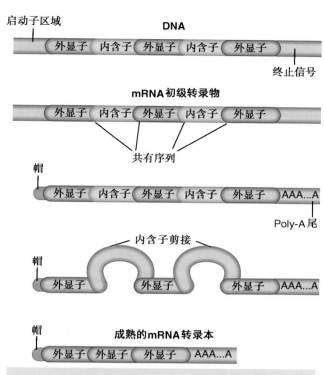

图 2.11　基因剪接。内含子从 mRNA 初级转录物中精确地除去，以产生成熟的 mRNA 转录物。共有序列标记发生剪接的位点

遗传密码

蛋白质由一种或多种**多肽**（**polypeptide**）组成，而多肽又由**氨基酸**（**amino acid**）序列组成。人体含有 20 种不同类型的氨基酸，组成多肽的氨基酸序列由 DNA 转录成的 mRNA 指定。

因为存在 20 种不同的氨基酸和仅 4 种不同的 RNA 碱基，所以由单个碱基对应指定单个氨基酸是远远不够的。同理类推，特定氨基酸也不能由一对碱基（例如，腺嘌呤与鸟嘌呤，或尿嘧啶与腺嘌呤）指定，因为只有 16（4×4）个不同的组合。如果用三联的碱基来指定翻译氨基酸，则可以实现 64（4×4×4）个组合，足以指定每种氨基酸。通过进行人工合成核苷酸序列体外指导多肽形成的实验，已经得出确凿的证据证明氨基酸是由三联体碱基，**密码子**（**codon**）来指定。特定密码子和氨基酸之间的对应关系，称为**遗传密码**（**genetic code**），如表 2.2 所示。

在 64 个可用的密码子中，三个**终止密码子**（**stop codon**）UAA、UGA 和 UAG 用来指示基因的结束。剩余的 61 个密码子都编码特定的氨基酸。这意味着大多数氨基酸可以由多于一个密码子指定，如表 2.2 所示。遗传密码因此被认为是**简并的**

---

*真核生物定义为细胞核有核膜包被的生物，而原核生物没有真正的细胞核。

（degenerate）。尽管特定氨基酸可以由多于一个密码子指定，但每个密码子仅可以指定一种氨基酸。

> 组成蛋白质的单个氨基酸由 3 个 mRNA 碱基编码，称为密码子。由于存在 64 个可用的密码子，但只有 20 个氨基酸，所以遗传密码是简并的。

遗传密码的一个重要特征是它的通用性：绝大多数生物使用相同的 DNA 密码子来指定氨基酸。该规则的一个重要的例外情况发生在**线粒体（mitochondria）**，它位于细胞质中，是细胞进行呼吸的部位（参见图 2.1）。线粒体具有自己的核外 DNA 分子，并且线粒体 DNA 的几个密码子编码的氨基酸与核 DNA 密码子不同。

表 2.2 遗传代码*

第一位（5′端）		第二位			第三位（3′端）
↓	U	C	A	G	↓
U	Phe	Ser	Tyr	Cys	U
U	Phe	Ser	Tyr	Cys	C
U	Leu	Ser	STOP	STOP	A
U	Leu	Ser	STOP	Trp	G
C	Leu	Pro	His	Arg	U
C	Leu	Pro	His	Arg	C
C	Leu	Pro	Gln	Arg	A
C	Leu	Pro	Gln	Arg	G
A	Ile	Thr	Asn	Ser	U
A	Ile	Thr	Asn	Ser	C
A	Ile	Thr	Lys	Arg	A
A	Met	Thr	Lys	Arg	G
G	Val	Ala	Asp	Gly	U
G	Val	Ala	Asp	Gly	C
G	Val	Ala	Glu	Gly	A
G	Val	Ala	Glu	Gly	G

注：Ala，丙氨酸；Arg，精氨酸；Asn，天冬酰胺；Asp，天冬氨酸；Cys，半胱氨酸；Gln，谷氨酰胺；Glu，谷氨酸；Gly，甘氨酸；His，组氨酸；Ile，异亮氨酸；Leu，亮氨酸；Lys，赖氨酸；Met，甲硫氨酸；Phe，苯丙氨酸；Pro，脯氨酸；Ser，丝氨酸；Thr，苏氨酸；Trp，色氨酸；Tyr，酪氨酸；Val，缬氨酸。

*示例：UUG 翻译成亮氨酸；UAA 是终止密码子；GGG 翻译成甘氨酸。在一些情况下，UGA 密码子可以翻译为硒代半胱氨酸，一种特殊氨基酸，通常称为第 21 个氨基酸。

翻译

翻译（translation）是以 mRNA 为模板合成多肽的过程。然而，mRNA 不能直接与氨基酸结合，而是与**转运 RNA（transfer RNA，tRNA）**分子相互作用，后者是约 80 个核苷酸的三叶草状 RNA 链。如图 2.12 所示，每个 tRNA 分子在 3′端都有一个位点，通过共价键连接特定氨基酸。在三叶草的另一端是**反密码子（anticodon）**三核苷酸序列，该序列与 mRNA 中的密码子进行碱基互补配对，然后将连接的氨基酸转移到正在合成的多肽链上。由此，mRNA 通过 tRNA 指定合成氨基酸的序列。

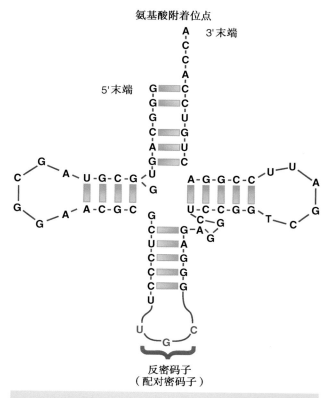

图 2.12 tRNA 分子的结构。在二维层面,tRNA 呈三叶草状。注意氨基酸的 3′ 连接位点。反密码子与互补 mRNA 密码配对

核糖体(ribosome)是细胞质中蛋白质合成的位置,由大致相当的酶蛋白和**核糖体 RNA(ribosomal RNA,rRNA)**组成。rRNA 的功能是帮助 mRNA 和 tRNA 结合到核糖体。在翻译的过程中,如图 2.13 所示,核糖体首先与 mRNA 序列的起始位点结合。该位点为特定的密码子 AUG,编码甲硫氨酸(该氨基酸通常在多肽合成完成之前被去除)。然后,核糖体将 tRNA 结合到其表面,使得碱基配对可以发生在 tRNA 和 mRNA 之间。核糖体沿着 mRNA 序列 5′ 至 3′ 方向逐个密码子地移动。随着每个密码子的处理,氨基酸通过 mRNA 和 tRNA 的相互作用被翻译。

在该过程中,核糖体提供了一种酶来催化相邻氨基酸之间共价肽键的形成,使多肽链延伸。当核糖体到达 mRNA 序列上的终止密码子时,翻译和多肽合成停止。多肽的氨基(NH$_2$)末端对应 mRNA 链的 5′ 末端,羧基(COOH)末端对应 3′ 末端。合成完成后,mRNA、核糖体和多肽彼此分离。随后多肽被释放到细胞质中。

在翻译过程中,mRNA 序列充当指定氨基酸序列的模板。形成的这些氨基酸序列的多肽由核糖体组装。tRNA 和 rRNA 分子在翻译过程中与 mRNA 相互作用。

新合成的多肽成为功能性蛋白质之前,通常会经历进一步的加工,称为**翻译后修饰(post-translational modification)**。这些修饰有多种形式,包括切割成较小的多肽单元或与其他多肽组合以形成更大的蛋白质。其他的修饰还包括将碳水化合物侧链添加至多肽。这样的修饰可能是必需的,例如,使成熟蛋白能正确折叠或稳定其结构。临床上的重要蛋白质,I 型胶原就经历了相当大的翻译后修饰(临床评述 2.1)。

翻译后修饰包括翻译后不久蛋白质发生的各种化学变化。

非编码 RNA

从 DNA 到 RNA 再到蛋白质是分子生物学和遗传学"中心法则"的一部分。然而,几种类型的 RNA 从未被翻译为氨基酸,但仍可能具有重要的功能。例如,**microRNA(miRNA)**是一种短的 RNA 序列,长度为 17~27 个核苷酸。它们与特定的 mRNA 序列互补,可结合并下调这些 mRNAs,从而降低其表达水平。目前已经鉴定出超过 1 000 种人类的 miRNAs,其中一些在调节与癌症相关的 mRNA 中起着重要作用(请参阅第十一章)。每个 miRNA 可以结合多个 mRNA 靶标,因此可以调节不同的基因转录。**小干扰 RNA(small interfering RNA,siRNA)**是另一种短 RNA 序列,结合单个特异性靶标,用于癌症治疗和某些形式的基因治疗(请参阅第十三章)。非编码 RNA 的另一种类型长度>200 个核苷酸,被分类为**长链非编码 RNA(long noncoding RNA,lncRNA)**。人类基因组包含超 10 000 个 lncRNA。大多数 lncRNA 的功能仍是未知的,有一些参与了基因的调控。最好的例子也许是 *XIST* 基因编码的 lncRNA,它使女性胚胎基因组中的一条 X 染色体失活(参见第五章)。

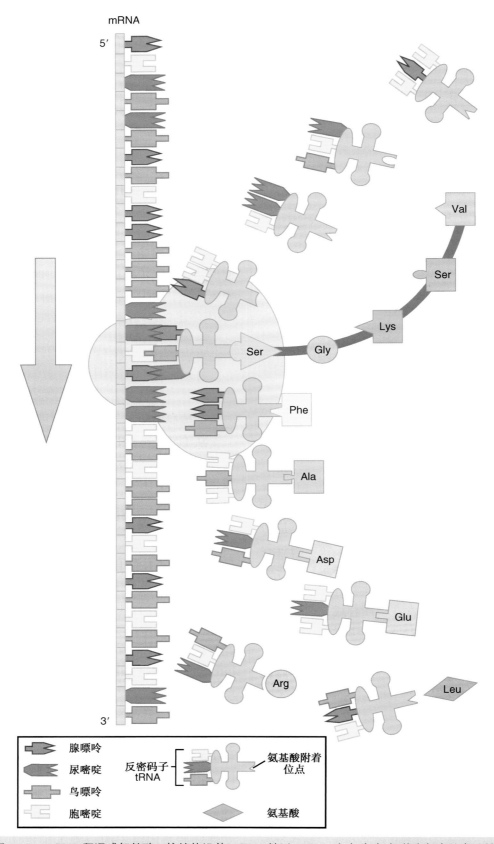

图 2.13 mRNA 翻译成氨基酸。核糖体沿着 mRNA 链以 5′ 至 3′ 方向移动，组装生长中的多肽链。
在该实例中，mRNA 序列 GUG AGC AAG GGU UCA 已将氨基酸（分别为 Val、Ser、Lys、Gly 和 Ser）组装成多肽

临床评述 2.1 成骨不全，一种先天性胶原病

顾名思义，成骨不全（osteogenesis imperfecta, OI）是由于骨形成缺陷引起的疾病。这种疾病，又被称为脆性骨病，在所有族裔群体中，发病率为 1/20 000~1/15 000。

大约 90% 的成骨不全病例由 I 型胶原蛋白的缺陷引起，I 型胶原蛋白是骨骼的主要成分，维持骨结构的稳定性。骨中胶原蛋白的功能类似于钢筋混凝土中的钢筋。

当 I 型胶原蛋白发生异常时，骨骼强度下降，易骨折。成骨不全的患者可能会遭受数百次骨折（图 2.14），也可能仅经历少数几次，这使得疾病表现出高度异质性（这种异质性的原因将在第四章中讨论）。除了骨折，患者可能还有身材矮小、听力受损、牙齿发育异常（牙本质发生不全）、蓝色巩膜和各种骨畸形，包括脊柱侧弯。骨畸形和胶原蛋白异常导致肺功能下降，是该病严重危害身体机能和导致死亡的主要原因。成骨不全传统上分为四种主要类型，都是两个编码 I 型胶原的基因其中之一突变引起。由其他基因突变引起的另外几种类型列于下表（表 2.3）。目前该疾病尚无法治愈，治疗主要包括骨折的修复，在某些情况下，使用外部或内部骨支撑物（例如手术植入骨棒）。其他的治疗包括施用双膦酸盐以减少骨萎缩和人生长激素以促进骨生长。双膦酸盐降低骨折发生率的有效性是一个有争议的话题。康复治疗也在临床管理中发挥重要作用。

表 2.3 成骨不全亚型

类型	疾病特征
I	骨质轻度脆弱，蓝色巩膜，60% 的患者听力减退，身材正常或接近正常，骨畸形少见，部分病例牙本质发生不全
II	最严重的形式，具有极度骨脆性，长骨畸形，压缩股骨，灰蓝色巩膜；产前或围产期致死性（大多在生命的第一周内死于呼吸衰竭，生存超过一年是极不寻常的）
III	严重骨脆性，身材矮小，可能为蓝色巩膜，进行性骨畸形，80% 患者的听力减退，常见牙本质发生不全
IV	身材矮小，正常偏灰色的巩膜，轻度 - 中度骨畸形，一些患者听力下降，常见牙本质发生不全；骨脆性差异大
V	类似于 IV 型，还包括前臂骨间膜的钙化、桡骨头脱位和增生性愈伤组织形成
VI	类似于 IV 型，但不是由 I 型胶原突变引起；无骨间膜的钙化；无牙本质发生不全
VII	白色巩膜，早期下肢畸形，四肢短小，先天性骨折，骨质减少
VIII	严重，通常致死的表型，与 II 型相似，但不是由 I 型胶原突变引起；严重骨质疏松，长骨短，白色巩膜

注：I - IV 型是由编码 I 型胶原蛋白的两个基因突变引起。V - VIII 型根据不同的骨组织学鉴别，由参与基因产物翻译后加工的基因突变引起。VII 型和 VIII 型为常染色体隐性遗传，其他几种罕见成骨不全的常染色体隐性和常染色体显性遗传方式也已发现（见 Forllin and Marini，2016，Table 1）。这些成骨不全症的类别之间存在一定的表型重叠。

I 型胶原是具有三股螺旋结构的三聚体蛋白质（即，具有 3 个亚单位）。它由前体蛋白，I 型前胶原形成。I 型前胶原的 3 个亚基中的 2 个为 pro-α1（I）链，由 17 号染色体上一个 18kb（kb = 1 000 个碱基对）的基因编码；第三个亚基，即 pro-α2（I）链，由 7 号染色体上一个 38kb 的基因编码。这些基因每一个都包含超过 50 个外显子。在转录和剪接后，每个基因形成的成熟 mRNA 仅有 5~7kb 长。成熟的 mRNA 进入细胞质后，在核糖体翻译成多肽链。

此时，多肽链经历一系列翻译后修饰。许多脯氨酸和赖氨酸残基*被羟基化（即添加羟基），分别形成羟脯氨酸和羟赖氨酸（几种罕见形式的成骨不全，包括 VII 型，由参与羟基化过程中的基因突变引起）。三种多肽，两个 pro-α1（I）链和一个 pro-α2（I）链开始在其 COOH 末端彼此缔合。这种缔合通过在 COOH 末端附近的链之间形成的二硫键得以稳定。然后三股螺旋以拉链样方式从 COOH 端开始并朝向 NH_2 端形成。一些羟赖氨酸被糖基化（即，添加糖基），这种修饰通常发生在粗面内质网中（参见图 2.1）。羟脯氨酸中的羟基通过形成氢键帮助连接 3 个链，从而稳定了三股螺旋。螺旋正确折叠的关键是多肽的每三位存在一个甘氨酸。

一旦蛋白质折叠成三股螺旋，它就会从内质网移动到高尔基复合体（参见图 2.1），并从细胞中分泌出来。然后发生另一种修饰：蛋白酶在前胶

临床评述 2.1   成骨不全，一种先天性胶原病 - 续

原三股螺旋的 NH₂ 和 COOH 末端附近进行切割，除去每个末端的一些氨基酸。这些氨基酸在蛋白质早期执行必要的功能（例如，有助于形成三股螺旋结构，有助于使蛋白质通过内质网），但是后期不再需要。这种切割产生成熟的蛋白质，为Ⅰ型胶原。胶原随后自身组装成原纤维，其与细胞外的相邻分子反应形成共价交联键，从而赋予原纤维抗拉强度。

从 DNA 序列到成熟胶原蛋白的过程涉及多个步骤（图 2.15）。这一途径的复杂性为可能导致疾病的错误（复制、转录、翻译或翻译后修饰）提供了大量机会。现在已知超过 1 500 种Ⅰ型胶原突变导致的成骨不全，最常见的类型为甘氨酸替换成了另一个氨基酸。因为只有甘氨酸小到足以容纳在三股螺旋结构的中心，其他氨基酸的取代导致结构的不稳定，从而形成不良原纤维。这种类型的突变常见于严重的成骨不全症。其他突变可能导致多肽链过度地翻译后修饰，产生异常的原纤维。本章末尾的推荐阅读中提供了其他引起疾病的突变示例。

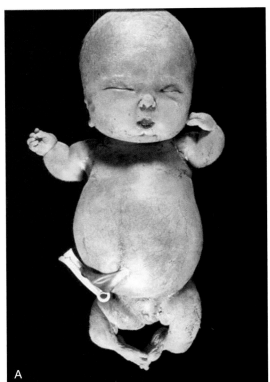

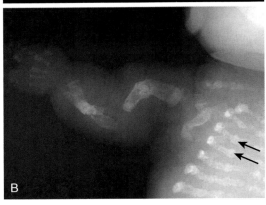

图 2.14   A. Ⅱ型成骨不全症（围产期致死形式）的死产婴儿。婴儿Ⅰ型前胶原突变，短、轻微扭曲的肢体。B. 具有Ⅱ型成骨不全的婴儿的放射照片。注意来自肋骨骨折的愈伤组织，其可以作为肋骨上的"珠子"（箭头）观察到

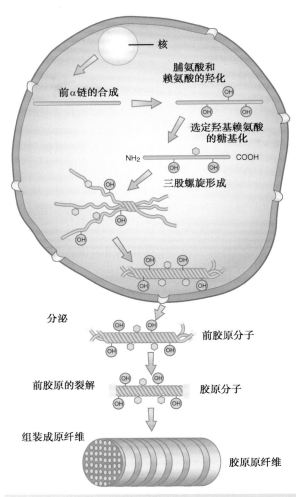

图 2.15   胶原蛋白形成的过程。在 pro-α 多肽链形成后，发生一系列翻译后修饰，包括羟基化和糖基化。3 个多肽链组装成三螺旋，分泌到细胞外。每个前胶原分子的末端部分被切割，得到成熟的胶原分子。然后这些分子组装成胶原原纤维

注：* 残基是已经并入多肽链中的氨基酸。

基因和基因组的结构

前面已经提及基因结构的某些方面，如内含子

和外显子的存在。就遗传病而言，基因不同部分的改变可能会产生截然不同的后果。因此，有必要更全面地描述基因结构的细节。基因结构示意如图2.16 所示。

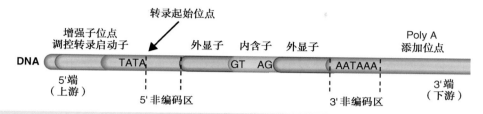

图 2.16　基因结构的细节，显示启动子和上游调节（增强子）序列以及 poly-A 添加位置

内含子和外显子

1977 年发现基因的内含子 - 外显子结构是区分真核生物与**原核生物（prokaryote）**的特征之一。内含子占大多数真核基因的主要部分。如前所述，内含子在 mRNA 离开核之前被剪接出来，这种剪接必须非常精确地控制。进行剪接的酶通过称为**共有序列（consensus sequences）**（如此命名，是因为它们在所有真核生物中都很常见）的 DNA 序列导向恰当的位点，共有序列位于每个外显子附近。

大多数真核基因中，内含子序列占比更大，因此，自然而然地引起了关于内含子可能具有功能的猜测。一种有趣的假设是，当同源染色体在减数分裂过程中交换物质时，内含子通过延长基因促进了交换的发生（参见后面的讨论）。内含子也被认为可能参与调节 DNA 复制和转录所需的时间。

令人惊讶的是，一些内含子包含可转录的基因，且明显与其所在的基因无关。例如，人类神经纤维瘤病Ⅰ型（*NF1*）基因的内含子中包含 3 个与 *NF1* 基因转录方向相反的基因，这些基因似乎与 *NF1* 基因没有功能上的关系。在人类 X 染色体上的Ⅷ因子基因（*F8*）中也发现了类似的现象。

DNA 的类型

虽然大多数时候遗传学都关注于编码蛋白质的 DNA，但是人类基因组 30 亿个核苷酸对中只有 1%~2% 发挥了这一作用。据估计，75% 的人类 DNA 在特定的细胞和阶段被转录成 mRNA，大多数这种 mRNA（或许有少数例外）的功能尚不清楚。为了更好地理解各种类型的 DNA，我们简要回顾以下几个类别（图 2.17）。

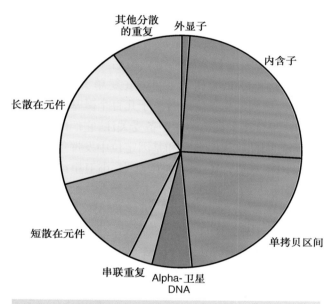

图 2.17　人类基因组的组成结构。由于定位重复序列的局限性，这些数据是近似值。此外，在类别之间存在一些重叠（例如，有时在内含子中发现重复序列）。"其他分散的重复"类别包括 DNA **转座子（transposon）**、LTR（长末端重复）、反转录转座子和低拷贝重复

第一类也是最重要的一类 DNA 是**单拷贝 DNA（single-copy DNA）**。顾名思义，单拷贝 DNA 序列在基因组中仅出现一次（或几次）。单拷贝 DNA 约占基因组的 1/2，并包括了蛋白质编码基因。但是，蛋白质编码 DNA（外显子）仅代表所有单拷贝 DNA 的小部分，其余大部分存在于内含子或位于基因之间的 DNA 序列中。

基因组的另 1/2 由**重复 DNA（repetitive DNA）**组成，这些序列通常在基因组中重复数千次。重复 DNA 的两个主要类别：**散在重复 DNA（dispersed repetitive DNA）**和**卫星 DNA（satellite DNA）**。卫星重复在某些染色体位置聚集在一起，呈串联重复形

式（即，一个重复的开始紧邻另一个的末端）。分散重复，顾名思义，倾向于在整个基因组中单独分散；它们不会串联出现。

之所以使用卫星一词，是因为这些序列由于其组成可以很容易地通过氯化铯密度梯度离心进行分离。这一部分 DNA 与梯度中的其他 DNA 分开，呈卫星状分布。请勿将此术语与可在显微镜下观察到的某些染色体的随体（satellite）混淆（请参阅第六章）。卫星 DNA 约占基因组的 8%~10%，并可进一步细分为几类。**α 卫星 DNA（alpha-satellite DNA）**以 171bp 的串联重复序列出现，可延伸至数百万个碱基对甚至更长。这种类型的卫星 DNA 位于染色体的中心粒附近。**小卫星（small satellite）**是串联重复的片段（每个片段 11bp 或者更长），其总长度要小得多，通常为几千个碱基对。最后一个类别，**微卫星（micro-satellite）**，相对更小，重复单元的长度为 1~10bp，序列的总长度通常少于几百个碱基对。小卫星和微卫星在人类遗传学中备受关注，它们的长度因人而异，因此在法医鉴定和基因定位中发挥重要作用（请参阅第八章）。在人类基因组中，小卫星或微卫星的平均频率约为每 2kb 一个，总共约占基因组的 3%。

散在重复 DNA 约占基因组的 45%，主要分为几个大类（图 2.18）。两种最常见的类别是**短散在重复元件（short interspersed element，SINE）**和**长散在重复元件（long interspersed element，LINE）**。单个 SINE 的大小范围为 90~500bp，单个 LINE 的大小可以高达 7 000bp。人类最重要的 SINE 类型之一是 300bp 的 *Alu* 元件，之所以如此命名是因为每个重复序列都包含一个可被 *Alu* 限制酶切割的 DNA 序列（更多有关讨论，请参见第三章）。*Alu* 重复序列是一个 DNA 元件**家族（family）**，具有高度相似的 DNA 序列。大约 100 万个 *Alu* 重复分散在整个基因组，约占人类 DNA 的 10%。LINE 重复构成人类基因组的另外 20%。*Alu* 序列以及 LINE 的显著特征是它们中的一些可以产生自身的拷贝，然后插入基因组的其他部分，这就是他们获得如此惊人数目的方式。这些插入有时会打断蛋白质编码基因，从而导致遗传病（示例将在第四章中讨论）。

几种主要类型的 DNA：单拷贝 DNA、卫星 DNA 和散在重复 DNA。后两种都是重复 DNA 序列。实际上人类 DNA 只有约 1%~2% 编码蛋白质。

细胞周期

在发育过程中，每个人从单细胞**合子（zygote）**（受精的卵细胞）发育成为约 30 万亿（3×10^{13}）个体细胞[a]组成的复杂而又奇妙的生物体。由于很少的细胞能够在个体的整个生命周期持续存活，因此必须生成新细胞替代死亡的细胞。生命的两个过程——发育和更替，都需要新细胞的生成。从现有的二倍体细胞产生新的二倍体细胞的细胞分裂过程为**有丝分裂（mitosis）**（核分裂）和胞质分裂（cytokinesis，细胞质分裂）。分裂前，细胞必须复制其内容物，包括 DNA，其在**分裂间期（interphase）**进行。分裂期和间期的更迭称为**细胞周期（cell cycle）**。

如图 2.19 所示，典型的情况下，细胞大部分的时间处于分裂间期。细胞周期这一部分被分成 3 个阶段：**G1、S 和 G2**。在 **G1** 期（第一间隔期，有丝

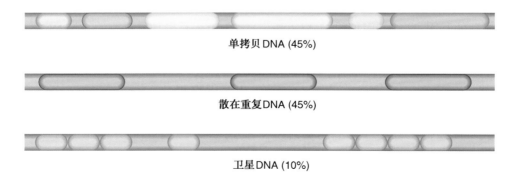

单拷贝 DNA (45%)

散在重复 DNA (45%)

卫星 DNA (10%)

图 2.18 单拷贝 DNA 序列是独特的，并且分散在整个基因组中。卫星 DNA 序列是一起成簇出现的重复元件。散在重复 DNA 序列彼此相似，但不聚集在一起

---

[a] 我们的身体还包含至少相同数量的微生物细胞（例如细菌和真菌）和非细胞遗传物质，例如病毒，其基因组统称为微生物组。

分裂与 DNA 复制开始之间的间隔），发生 RNA 和蛋白质的合成。DNA 复制发生在 S（合成）期。在 G2 期（S 期和下一个有丝分裂之间的间隔），一些 DNA 进行修复，并且为细胞有丝分裂作准备。到达 G2 期时，46 条染色体的每一个都在细胞中有相同拷贝。这些相同的染色体被称为**姐妹染色单体**（**sister chromatid**）。姐妹染色单体通常在间期交换物质，称为**姐妹染色单体交换**（**sister chromatid exchange**）。

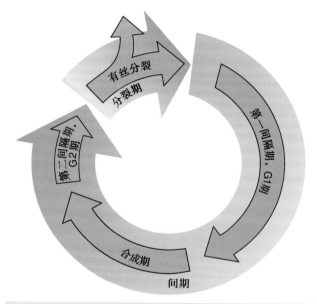

图 2.19　有丝分裂细胞周期的主要阶段，间期和有丝分裂（分裂）的交替

细胞周期由细胞分裂（核分裂和胞质分裂）和间期交替组成。DNA 复制和蛋白质合成发生在间期。

不同细胞类型之间，细胞周期差异巨大。在快速分裂的细胞，例如上皮组织中（例如，在肠壁和肺中发现），周期可以在 10 小时内完成。其他细胞，如肝脏细胞，大约每年分裂一次。一些细胞类型，例如骨骼肌细胞和神经元，在成年人中大大丧失其分裂和复制的能力。尽管细胞周期所有阶段的时间长度都可以发生变化，但最主要的差异来自于 G1 期的变化。当细胞长时间停止分裂时，通常被称为处于 G0 阶段。

细胞分裂响应于重要的内部和外部信号。例如，在细胞进入有丝分裂之前，DNA 复制必须是精确和完整的，并且细胞必须已经达到适当的大小。

细胞还必须对需要加快或减缓分裂速度的外部刺激作出反应。复杂的分子相互作用介导这种调节。在所涉及的分子中最重要的是细胞**周期蛋白依赖性激酶**（**cyclin-dependent kinases，CDKs**），这是一种在细胞周期的关键阶段磷酸化其他调节蛋白的激酶家族。为了执行功能，CDKs 必须与各种**细胞周期蛋白**（**cyclin**）形成复合物，这些蛋白在特定的细胞周期阶段合成，然后在不再需要与 CDK 作用时被降解。细胞周期蛋白和 CDKs 以及与之相互作用的许多蛋白，由于在细胞周期中发挥重要作用且功能障碍常导致癌症发生，因此，成为了研究的热点（参见第十一章）。

细胞周期的时间长短在不同的细胞类型中有差别。CDKs 对细胞周期的调节至关重要，它磷酸化与 CDKs 形成复合物的细胞周期蛋白和其他蛋白。细胞周期调节错误可导致癌症。

有丝分裂

尽管有丝分裂通常只需要 1~2 个小时即可完成，但涉及许多关键且复杂的过程。有丝分裂分为几个阶段（图 2.20）。在**前期**（**prophase**），有丝分裂的第一个阶段，染色体由于凝集和缠绕在光学显微镜下变得可见（染色体在间期不清晰）。每个染色体的两个姐妹染色单体在一起，由称为**着丝粒**（**centromere**）的点相连。在此阶段，包围核的核膜消失。**纺锤丝**（**spindle fiber**）开始形成，从细胞中方向相对的两个**中心粒**（**centriole**）辐射出来。纺锤体联结每个染色体的着丝粒，最终以相反的方向牵拉分离姐妹染色单体。

在有丝分裂的下一阶段，**中期**（**metaphase**），染色体达到最高凝集状态。这个阶段在显微镜下最清晰，因此，染色体疾病的临床诊断通常基于中期染色体。在中期，纺锤体开始收缩并拉动染色体的着丝粒，使其排列在纺锤体的中间［细胞的**赤道板**（**equatorial plate**）］。

下一个有丝分裂阶段为**后期**（**anaphase**），每个染色体的着丝粒分裂，允许姐妹染色单体分离。然后，纺锤体纤维拉动染色单体，从着丝粒开始，向细胞的相对侧分离。后期结束时，细胞含有 92 条单独的染色体，分别位于细胞两侧。如果所有步骤正确进行，两组染色体是相同的。

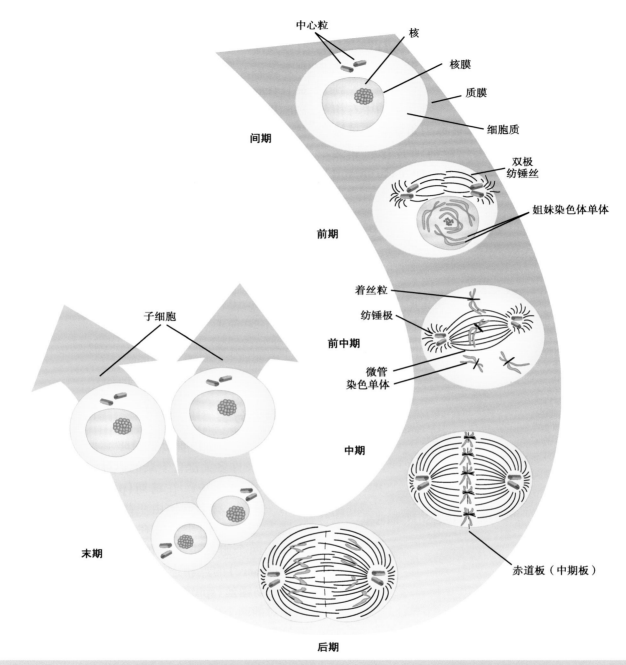

图 2.20　有丝分裂。在此期间一个原始二倍体细胞分裂成两个相同的二倍体细胞

末期（telophase）是有丝分裂的最后阶段，其特征在于，两组各 46 条染色体，周围分别形成新的核膜。此外，纺锤体消失，染色体开始去凝集。胞质分裂通常发生在核分裂后，细胞质大致相等地分成两部分。随着末期的完成，将形成两个与原始细胞相同的二倍体**子细胞**（daughter cell）。

有丝分裂是单个二倍体细胞形成两个相同二倍体子细胞的过程。

减数分裂

当卵细胞和精细胞结合形成合子时，它们的染色体合并入一个单细胞。人类是二倍体生物，因此必须有一种机制来将配子中染色体的数量减少成单倍体状态。否则，合子将具有 92，而不是正常的 46 条染色体。从二倍体细胞形成单倍体配子的主要机制是**减数分裂**（meiosis）。

减数分裂期间发生两次细胞分裂。减数分裂

也分为与有丝分裂同名的阶段，但一些阶段涉及的过程是完全不同的（图2.21）。在减数分裂Ⅰ期间，通常称为**减数分裂期（reduction division phase）**，一个二倍体细胞形成两个单倍体细胞。这个二倍体细胞在雌性中对应**卵原细胞（oogonium）**，雄性中对应**精原细胞（spermatogenous cell）**。在减数分裂Ⅰ后，发生第二次减数分裂，即**均等分裂（equational division）**，此期间产生相同的单倍体细胞。

减数分裂细胞周期的第一阶段是**间期Ⅰ（interphase Ⅰ）**，期间发生重要的过程如染色体DNA

的复制。减数分裂Ⅰ的第二阶段，**前期Ⅰ（prophase Ⅰ）**，是相当复杂的，包含区分减数分裂与有丝分裂的许多关键事件。前期Ⅰ开始于染色质凝集和缠绕，使得染色体可见。**联会（synapsis）**过程中，同源染色体配对，肩并肩、完美地并列在一起（在男性中，X和Y染色体大部分序列是非同源的，因此以端对端形式排列）。同源染色体配对这一细胞周期的重要事件在有丝分裂中不发生。随着前期Ⅰ的进行，两条染色体的染色单体相互缠绕。每对相互缠绕的同源染色体称为**二价体（bivalent）**（指的是组合中的2

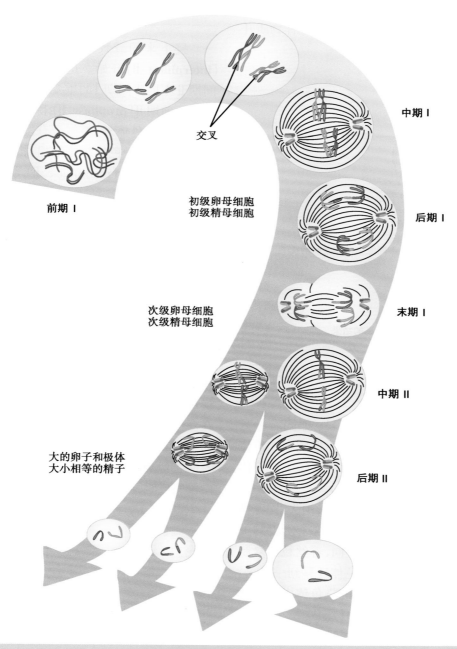

交叉

前期Ⅰ

初级卵母细胞
初级精母细胞

中期Ⅰ

后期Ⅰ

次级卵母细胞
次级精母细胞

末期Ⅰ

中期Ⅱ

大的卵子和极体
大小相等的精子

后期Ⅱ

图 2.21 减数分裂的各个阶段，二倍体细胞形成单倍体配子。为了简洁，未显示前期Ⅱ和末期Ⅱ。
示意减数分裂与精子、卵子发生之间的关系

条染色体),或**四分体(tetrad)**(指的是组合中的 4 个染色单体)。

前期Ⅰ的第二个关键特征是形成**交叉(chiasmata)**(chiasma 的复数),十字形结构标记同源染色体之间的连接(图 2.22)。每个交叉都指示同源染色体交换遗传物质的位置。这个过程称为**交换(crossing over)**,产生由原始染色体的各个部分组成的新染色体。这种染色体改组非常重要,因为它极大地增加了每个配子中可能的基因组合,从而增加了人类不同性状组合的数量。另外,如第八章所述,这种现象对于推断染色体上的基因顺序至关重要。在前期Ⅰ结束时,二价体开始向赤道平面移动,纺锤样物质开始在细胞质中形成,核膜消散。

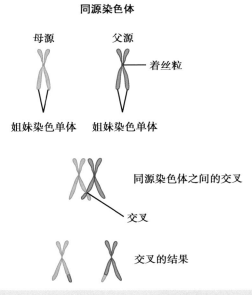

图 2.22　同源染色体之间交换遗传物质的交叉形成及过程

接下来是**中期Ⅰ(metaphase Ⅰ)**。如同有丝分裂中期,该阶段的特征是完成纺锤体形成和二价体在赤道板排列,二价体交叉仍然存在。每个二价体的两个着丝粒位于赤道板的相对侧。

在**后期Ⅰ(anaphase Ⅰ)**期间,交叉消失,同源染色体被纺锤体拉向细胞的相反极。这个阶段的关键特征与有丝分裂的相应阶段不同,着丝粒不复制和分裂,因此原始数量 1/2 的染色体迁移到一极,另1/2 迁移到另一极。向两极移动的染色体由每对常染色体的一个成员和一个性染色体组成。

当染色体到达细胞的相对侧时,下一阶段,**末期Ⅰ(telophase Ⅰ)**开始。染色体轻微解凝集,新的核膜开始形成。两个子细胞各自包含单倍数目染色

体,且每条染色体含两个姐妹染色单体。人类胞质分裂也发生在这个阶段。男性配子的细胞质在两个子细胞之间大致平均地分开。而女性,几乎所有的细胞质都进入其中一个子细胞,该子细胞随后将形成卵。另一个子细胞形成**极体(polar body)**,这是一个小的、无功能的细胞,最终将退化。

减数分裂Ⅰ(减数分裂期)的前期Ⅰ阶段包括同源染色体配对和交换(交叉)。后期Ⅰ,着丝粒不进行复制和分裂。因此,每对染色体中只有一个成员迁移到子细胞。

接下来的减数分裂Ⅱ是均等分裂,从**间期Ⅱ(interphase Ⅱ)**开始。这是一个非常简短的阶段。间期Ⅱ不同于间期Ⅰ的重要特征,是不发生 DNA 的复制。**前期Ⅱ(prophase Ⅱ)**,除了细胞核仅含有单倍体数目的染色体外,类似于有丝分裂前期。在前期Ⅱ期间,随着染色体缠绕增粗,核膜消失,形成新的纺锤体。**中期Ⅱ(metaphase Ⅱ)**,纺锤体将染色体拉向赤道板平面对齐。

后期Ⅱ(anaphase Ⅱ)紧随其后。这个阶段类似于有丝分裂后期,着丝粒分裂,携带单个染色单体分别向细胞的两极移动。染色单体现在已经分离,但是由于交叉形成和交换的发生,新分离的姐妹染色单体可能并不相同(参见图 2.21)。

末期Ⅱ(telophase Ⅱ),类似于末期Ⅰ,当染色体到达细胞的相反极时开始解凝集。每组染色体周围形成新的核膜,并发生胞质分裂。在男性配子中,细胞质再次在两个子细胞之间平均分配,最终结果是形成 4 个功能子细胞,每个都具有相等量的细胞质。在女性配子中,细胞质的不均等分裂再次发生,形成卵细胞和另一个极体。减数分裂Ⅰ期间形成的极体有时会经历第二次分裂,因此当减数分裂的第二个阶段完成时,可能出现 3 个极体。

减数分裂是特殊的细胞分裂过程,通过进行仅一轮 DNA 复制与两轮分裂,二倍体细胞产生单倍体配子。

大多数染色体病由减数分裂期间的错误引发。配子可能包含染色体数目的缺失或增加,或染色体结构的变异。此外,在生命的早期,胚胎发生的有丝分裂错误也可影响足够量的身体细胞并产

生临床疾病症状。在生命的任何时候发生的有丝分裂错误，某些情况下将会导致癌症。癌症遗传学将在第十一章中讨论，而染色体疾病则是第六章的主题。

减数分裂与配子发生

减数分裂的各个阶段与**配子发生（gametogenesis）**，即配子的形成，直接关联（参见图 2.21）。在成年男性中，睾丸的生精小管分布着大量二倍体精原细胞。经过几次有丝分裂后，精原细胞产生**初级精母细胞（primary spermatocyte）**。初级精母细胞也是二倍体，经历减数分裂Ⅰ产生一对**次级精母细胞（secondary spermatocyte）**，每个细胞包含 23 条染色体，每条染色体由两条染色单体组成。它们经历减数分裂Ⅱ，每个细胞产生一对含有 23 条单个染色体的**精细胞（spermatid）**。精细胞随后失去大部分的细胞质，并形成用于游动的尾巴，成为成熟的**精子（sperm）**。这个过程，被称为**精子发生（spermatogenesis）**，在成年男性的整个生命周期中持续。

在精子发生中，每个二倍体精原细胞产生 4 个单倍体精子细胞。

卵子发生（oogenesis）是女性配子形成的过程，有几个重要的方面与精子发生不同。精子发生周而复始，但女性卵子发生大部分在出生前完成。胚胎发育的第 3 个月，二倍体卵原细胞有丝分裂以产生**初级卵母细胞（primary oocyte）**。在妊娠期间形成超过 600 万个初级卵母细胞，出生时阻滞在前期Ⅰ，只有当成熟的初级卵母细胞被排出时减数分裂才会继续。减数分裂Ⅰ，初级卵母细胞产生一个次级卵母细胞（含有细胞质）和一个极体。然后，**次级卵母细胞（secondary oocyte）**从卵泡中排出，并沿着输卵管下行，极体附着其上。减数分裂Ⅱ仅在次级卵母细胞受精后才开始。一旦开始，将产生含有细胞质的一个单倍体成熟**卵子（ovum）**和另一个单倍体极体。极体最终崩解。受精后约 1 小时，精子细胞核

和卵子细胞核融合，形成二倍体合子。然后，合子通过有丝分裂开始向胚胎发育。

在卵子发生中，一个单倍体卵和 3 个单倍体极体由二倍体卵母细胞产生。与成年男性整个生命中持续的配子发生不同，卵子发生的第一阶段在女性出生之前完成，然后停止直至排卵。

章节问题

1. 下列双链 DNA 序列：5′-CAG AAG AAA ATT AAC ATG TAA-3′，3′-GTC TTC TTT TAA TTG TAC ATT-5′，如果考虑第二条链用作模板，通过该 DNA 序列转录产生的 mRNA 序列是什么？通过翻译 mRNA 序列产生的氨基酸序列是什么？

2. 根据它们彼此的层级关系对以下词汇排序：基因，染色体，外显子，密码子，核苷酸，基因组。

3. 在人类基因组中，少于 2% 的 DNA 编码蛋白质。此外，在给定的细胞类型中，仅 10% 的编码 DNA 活跃地编码蛋白质。解释这种情况。

4. 有丝分裂和减数分裂之间的主要区别是什么？

5. 人体含有约 3×10^{13} 个细胞。从单细胞合子开始，平均需要多少次有丝分裂细胞分裂来产生这个数量的细胞？

6. 由 100 个初级精母细胞产生多少个成熟的精子？100 个初级卵母细胞会产生多少成熟卵子？

推荐阅读

Alberts B, Johnson A, Lewis J, et al. *Molecular Biology of the Cell*. 6th ed. New York: Garland Science; 2015.

Forlino A, Marini JC. Osteogenesis imperfecta. *Lancet*. 2016;387:1657–1671.

Krebs JE, Goldstein ES, Kilpatrick ST. *Lewin's Genes XII*. Burlington, MA: Jones & Bartlett Learning; 2018.

Strachan T, Read AP. *Human Molecular Genetics*. 4th ed. London: Garland Science; 2011.

网络资源

Mitosis and meiosis animation: https://www.youtube.com/watch?v=5kVVaRcEI1Y

Tutorials and animations of DNA replication, transcription, and translation: http://www.hhmi.org/biointeractive/

第三章　遗传变异的来源和检测

—谢平原　译

人类有大量的遗传变异,这反映在如身高、血压和肤色等性状上。同时一些疾病状态也是由遗传变异引起,例如囊性纤维化或神经纤维瘤病 I 型(参见第四章)。这一类的遗传变异是医学遗传学关注的重点。

所有的遗传变异源自一个称为**突变(mutation)**的过程,即 DNA 序列的改变。突变可能发生在**种系细胞(germline**,产生配子的细胞)或**体细胞(somatic cell**,种系细胞以外的细胞类型)。体细胞突变能引起肿瘤,因此备受关注。不过,本章主要探讨种系突变,因为这种突变能在世代间传递。

突变导致基因 DNA 序列在个体间存在差异。染色体同一位置上不同的 DNA 序列被称为**等位基因(allele)**。基因在染色体的位置称为**基因座(locus**,来自拉丁文"位置"一词)。比如,可以说某一个体在 11 号染色体 β-globin 基因座有某一等位基因。如果个体中同源染色体上相同位点的等位基因相同,称为**纯合子(homozygote)**。如果等位基因 DNA 序列不同,则称为**杂合子(heterozygote)**。给定基因座上存在的等位基因组合称为**基因型(genotype)**。

在人类遗传学中,"突变"一词通常用于描述引起遗传病的 DNA 序列改变,这种改变相对罕见,人群频率不到 1%。在人群中更常见的 DNA 序列变异称为**多态性(polymorphisms,**即多种形式,用于描述同一位点的多个等位基因),含有多个等位基因的位点被称为多态位点。然而,现在发现人群频率低于 1% 的等位基因也可能为遗传多态性。此外,已发现大量常见的多态位点导致了复杂疾病的易感性,比如糖尿病和先天性心脏病(参见第十二章),因此突变(罕见、致病)和多态位点(常见、良性)在传统意义上的区别越来越模糊。

孟德尔对遗传学最重要的贡献之一是他证明了一个等位基因的作用可以掩盖同一基因座上另一个等位基因的作用。他在拥有纯合"高个"等位基因(即有两个相同的等位基因拷贝,我们将其标记为 *H*)的豌豆和拥有纯合"矮个"等位基因(两个同样拷贝,标记为 *h*)的豌豆间进行了**杂交(crosses)**实验(交配),这种杂交,只能产生为 *Hh* 的杂合子后代,如图 3.1 **庞纳特方格(Punnett square)**所示。孟德尔发现,尽管产生的后代都是杂合的,但表现出的性状都是高个的。这是由于 *H* 等位基因表现为**显性(dominant)**,而 *h* 等位基因表现为**隐性(recessive)**(通常用大写字母表示显性,小写字母表示隐性)。隐性一词源自拉丁字母"隐藏"的意思。这很好地描述了隐性等位基因的表型:在杂合状态时,隐性的表型被隐藏。显性等位基因在纯合状态(*HH*)和杂合状态(*Hh*)都发挥作用,而隐性等位基因的表型只有在纯合状态(*hh*)才呈现出来。因此,矮个豌豆只有在亲代双方都含有至少一个 *h* 等位基因的情况下才能产生。图 3.2 所示为杂合子与杂合子进行杂交的例子。

在本章中,我们检测遗传变异来源的突变,对突变的类型、原因和后果进行讨论,并介绍目前在人群中检测遗传变异的生化手段和分子生物学技术。

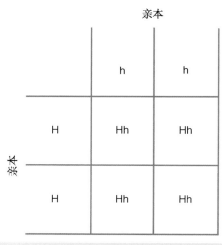

图 3.1　庞纳特方格显示亲本为纯合的 *HH* 和 *hh* 时,杂交产生子代的类型

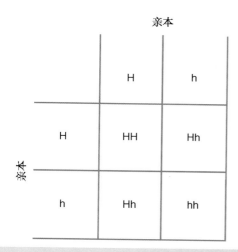

亲本

	H	h
H	HH	Hh
h	Hh	hh

亲本

图 3.2　庞纳特方格显示亲本均为杂合的 *Hh* 时，
产生子代的类型

突变：遗传变异的来源

突变的类型

　　有些突变由细胞内染色体数目或结构的改变引起。大多数的染色体异常可以在显微镜下观察到（第六章的主题）。本章着重探讨单个基因的突变，这些突变不能在显微镜下观察获得。基因组其他部位的突变通常不造成临床后果，因此本章将集中讨论在 DNA 编码或调控序列中发生的突变。

　　碱基对替换（base-pair substitution） 是单基因突变的一种重要类型，即一个碱基对被另一个碱基对替换*，可以导致氨基酸序列的改变。然而，由于遗传密码的冗余，许多这种类型的突变不改变氨基酸序列，一般情况下不影响表型，这样的突变称为**沉默替换（silent substitution）**。改变氨基酸序列的碱基对替换包括两种基本类型：**错义突变（missense mutation）**，可引起单个氨基酸改变；**无义突变（nonsense mutation）**，造成信使 RNA（mRNA）中产生 3 个终止密码子（UAA、UAG 或 UGA）之一（图 3.3）。终止密码子可停止 mRNA 的翻译，因此，一个提前的无义突变，也称为**终止子获得突变（stop-gain）**，将导致多肽链翻译的提前终止或通过**无义介导的 mRNA 降解（nonsense-mediated mRNA decay）** 过程破坏转录。相反，如果终止密码子被改变成编码另外的氨基

---

*　在分子遗传学中，碱基对替换也称为**点突变（point mutation）**，不过，在经典遗传学中，"点突变"被用于定义在显微镜下观察不到的任何小的突变。

酸（**终止子丢失突变，stop-loss**），则产生异常延伸的多肽。氨基酸序列的改变可以导致深远的后果，后面讨论的许多严重的遗传病与这一类改变有关。

　　第二种主要的突变类型由一个或多个碱基对的**缺失（deletion）** 或插入（**insertion**）造成。这些突变可以导致蛋白质中氨基酸数目的增加或减少，通常有害。在大多数囊性纤维化患者中发现的 3bp 碱基缺失是这种突变的一个实例（参见第四章）。当缺失或增加的碱基对的数目不是 3 的倍数时，缺失和插入往往有害。这是因为密码子是由相邻的 3 个碱基组成，非 3 的倍数的插入或缺失将导致下游密码子的改变，称为**移码突变（frameshift mutation）**（图 3.4）。例如，单碱基（第二密码子中的 A）的插入将 5′-ACT GAT TGC GTT-3′ 的 DNA 阅读框架变为 5′-ACT GAA TTG CGT-3′。翻译产物的氨基酸序列从 Thr-Asp-Cys-Val 改变为 Thr-Glu-Leu-Arg。通常，在插入或缺失移码突变的下游出现终止密码子，产生截短的多肽。

　　在更大的范围，整个基因的**重复（duplications）** 也可导致遗传性疾病。Charcot-Marie-Tooth 病就是一个很好的例子。这种疾病，以一个世纪前描述它的三位医生命名，是一种导致远端肢体肌肉进行性萎缩的周围神经系统疾病。它在人群中的发生率约 1/2 500，并以几种不同的形式存在。大约 70% 的患者具有最常见形式（1A 型），即 17 号染色体上的一个片段存在 1.5MB 的重复，结果导致该区域中的基因具有 3 个而不是 2 个拷贝。这些基因之一，*PMP22*，编码外周髓鞘的一个组分，其产物剂量增加会引起脱髓鞘，也就是该病症的特征。有意思的是，这一区域的缺失会产生遗传性压力易感性周围神经病。因为基因产物的减少（至 50%）或增加（至 150%）都会产生疾病，所以该基因呈现**剂量敏感性（dosage sensitivity）**。*PMP22* 自身点突变可产生另一种疾病：Dejerine-Sottas 综合征，主要临床症状是远端肌无力、感觉性失调、远端肌肉萎缩和脊髓神经根肿大。

　　其他类型的突变可能影响转录或翻译的调控。**启动子突变（promoter mutation）** 可降低 RNA 聚合酶对启动子位点的亲和力，造成 mRNA 的产生减少，从而降低蛋白质的产生。编码转录因子的基因或增强子序列的突变具有类似的后果。

　　成熟 mRNA 由初始 mRNA 剪接获得，突变也可以干扰内含子的剪接。**剪接位点突变（splice-site mutation）** 发生在内含子 - 外显子边界，改变了正确切除内含子所必需的剪接信号。剪接位点突变可以

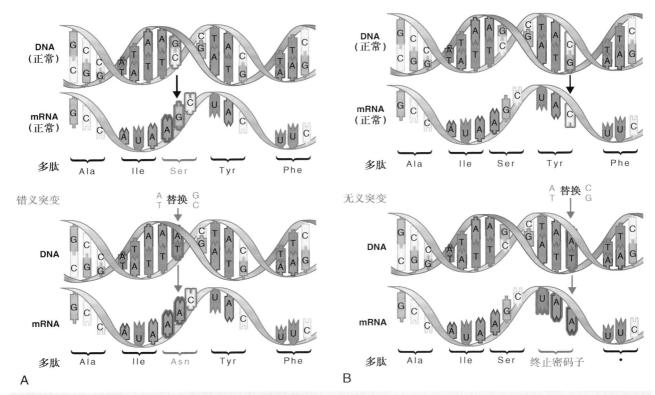

图 3.3 碱基对替换,错义突变(A)引起单个氨基酸的改变,而无义突变(B)引起 mRNA 产生终止密码子,终止肽链的翻译

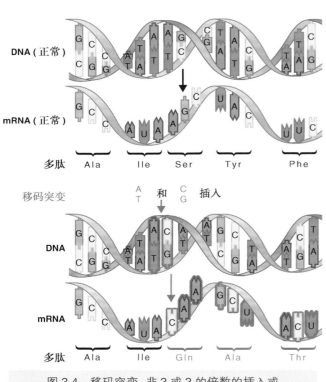

图 3.4 移码突变:非 3 或 3 的倍数的插入或缺失引起下游密码子的改变

发生在 5′ 端剪接位点(供体位点,donor site)的 GT 序列或 3′ 端剪接位点(受体位点,acceptor site)的 AG 序列。它们还可以发生在位于供体和受体位点

附近的序列中。当发生这种突变时,剪切常常发生在下一个外显子内部的剪接位点。这些剪接位点(其 DNA 序列与正常剪接位点略有不同)通常未被使用并隐藏在外显子内。因此它们被称为**隐匿剪接位点(cryptic splice site)**。如果隐匿剪接位点发挥作用会导致外显子的部分缺失,或在一些情况下,导致整个外显子的缺失。如图 3.5 所示,剪接位点突变也可导致成熟 mRNA 包含部分或是全部的内含子。反之,突变也可以发生在隐匿剪接位点,导致其作为正常剪接位点出现,从而与正常剪接位点竞争。

某些类型的 DNA 序列能够复制其自身的拷贝,然后将这些拷贝插入染色体上的其他位置(这样的例子包括 LINE 和 Alu 重复,在第二章中讨论)。这种插入可引起移码突变。已有零散病例报道发现**可移动元件(mobile element)**的插入引起神经纤维瘤病 I 型、杜氏肌营养不良、β- 地中海贫血、家族性乳腺癌、家族性息肉病(结肠癌)和血友病 A 和 B(凝血障碍)等。

这里讨论的最后一种突变类型为在某些疾病相关基因内部或附近位置(参见第二章)的串联重复 DNA 序列的改变。这些重复单元通常为 3bp,例如典型的 CAGCAGCAG 重复。正常人在特定染色体位置具有相对较少数的串联重复数(例如,10~30 个 CAG 连续元件)。偶尔,在减数分裂期间或可能在

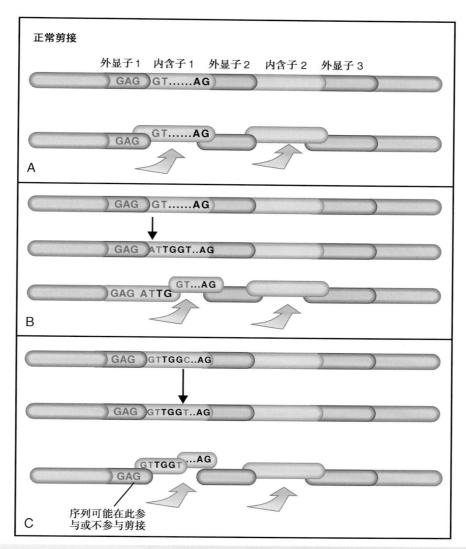

图 3.5　A. 正常剪接；B. 剪接位点突变。供体序列 GT 被 AT 替换，结果导致不正确的剪接从而使部分内含子出现在 mRNA 中。C. 第二个 GT 供体位点在第一内含子出现，从而形成一个正常剪接 mRNA 和异常剪接 mRNA 产物的组合

早期胎儿发育期间发生重复数目增加，使得新生儿可能具有数百甚至数千**串联重复（tandem repeat）**。当这种改变发生在基因组的某些区域时，就会引起遗传病。与其他突变一样，这些**重复序列扩增（expanded repeats）**可以传递给患者的后代。现在已知超过 20 种遗传疾病是由重复序列扩增引起的（参见第四章和第五章）。

突变是遗传变异的最终来源。一些突变导致遗传病，但大多数对身体无影响。突变的主要类型包括错义、无义、移码、启动子和剪接位点突变。突变也可以由可移动元件的随机插入以及重复序列的扩增引起。

突变的分子生物学后果

通常可根据突变对蛋白质产物的影响来推测其后果。概括地说，突变可以导致蛋白质产物的**功能获得（gain of function）**或**功能缺失（loss of function）**（图 3.6）。功能获得突变偶尔会导致一种全新的蛋白质产物。更普遍的是，它们导致产物过表达或不适当的表达（即，在错误的组织中或在错误的发育阶段表达）。功能获得突变引起显性疾病。如 Charcot-Marie-Tooth 病，被认为是功能获得性突变引起的蛋白质产物过表达导致。亨廷顿病（在第四章讨论）是功能获得突变的另一个例子。

功能缺失突变通常见于隐性疾病，当突变导致 50% 的蛋白质产物（例如代谢酶）表失时，若保留的

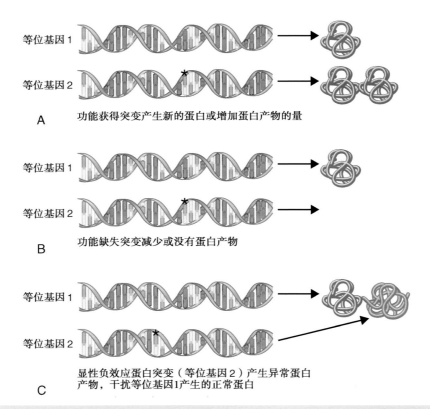

A 功能获得突变产生新的蛋白或增加蛋白产物的量

B 功能缺失突变减少或没有蛋白产物

C 显性负效应蛋白突变（等位基因2）产生异常蛋白产物，干扰等位基因1产生的正常蛋白

图 3.6　A. 功能获得突变产生新的蛋白产物或是增加蛋白产物的量；B. 功能缺失突变降低蛋白产物的量；C. 显性负效应突变产生异常的蛋白产物，其干扰杂合子中正常等位基因产生蛋白的正常功能

50% 足以维持正常功能，杂合子不受影响，但是具有很少或没有蛋白质产物的纯合子会受到影响。然而，在一些情况下，50% 基因的蛋白质产物不足以维持正常功能（**单倍剂量不足，haploinsufficiency**），将呈现显性遗传。例如，常染色体显性遗传的家族性高胆固醇血症。在该疾病中，单一拷贝的突变（杂合子）导致低密度脂蛋白（LDL）受体的数量减少 50%。杂合子中的胆固醇水平约为那些正常纯合子的 2 倍，造成患心脏病的风险增加。与涉及单倍剂量不足的大多数病症一样，受影响的纯合子（其功能性 LDL 受体很少或没有功能）的表型要比杂合子更严重。

显性负效应（dominant negative）突变不仅导致蛋白质产物异常，而且抑制杂合子中正常等位基因产生的蛋白质功能。通常，在编码多聚体蛋白质（即由 2 个或多个亚基组成的蛋白质）的基因中可见显性负效应突变。由 3 个螺旋亚基组成的 I 型胶原（参见第二章）就是这种蛋白质的一个实例。由单个突变产生的异常螺旋可以与其他螺旋结合，使它们变形并产生严重受损的三股螺旋蛋白。

突变可导致蛋白质产物的功能获得或功能缺失。功能获得突变有时可见于显性疾病。功能缺失突变常涉及隐性疾病和单倍剂量不足疾病（是由于 50% 的基因产物不足以维持正常功能）。显性负效应突变中，异常蛋白质产物干扰正常蛋白质产物的功能。

突变的临床后果：血红蛋白病

遗传性的人类血红蛋白病是最常见的单基因病：估计全世界 7% 的人携带一个或多个参与血红蛋白合成的基因突变。之所以列举这些疾病来介绍突变的临床后果，是因为在本章中描述的几乎所有类型的突变都已在血红蛋白病中观察到。

血红蛋白分子是由 4 条多肽链组成的四聚体，两条 α 链和两条 β 链。β 链由 11 号染色体上的基因编码，α 链由 16 号染色体上彼此非常相似的两个基因编码。通常，正常个体具有 2 个正常 β 基因和 4 个正常 α 基因（图 3.7）。这些基因的表达被严格调控以确保产生数量大致相等的 α 和 β 链。每一条**珠蛋白（globin）**链都与**血红素（heme）**基团缔合，血红素基团含有的铁原子与氧结合。这种特性使血红蛋白能在红细胞（red blood cells）中执行转运氧气的重要功能。

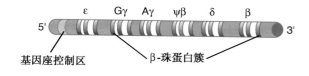

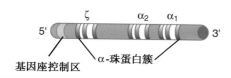

图 3.7 定位在 16 号染色体上的 α- 珠蛋白基因簇和 11 号染色体上的 β- 珠蛋白基因簇。β- 珠蛋白基因簇包含 ε- 珠蛋白基因和 γ- 珠蛋白基因，ε 编码胚胎期的珠蛋白，而 γ 编码胎儿时期的珠蛋白。Ψ β 基因不表达。α- 珠蛋白基因簇包括 ζ- 珠蛋白基因，其编码胚胎 α- 珠蛋白

血红蛋白病广义上可分为两大类：一类为血红蛋白分子改变所致的结构异常，另一类是 α- 或 β- 珠蛋白链结构正常但数量减少所致的地中海贫血。在特殊情况下，由 α- 珠蛋白基因和称为 $^A\gamma$ 和 $^G\gamma$ 的两个 β- 球蛋白样基因（参见图 3.7）编码的胎儿血红蛋白在出生后继续产生，导致遗传性持续性胎儿血红蛋白（HPFH）增多症（通常在出生以后，γ 链生产停止且 β 链开始合成），HPFH 不引起疾病，反而可以补偿正常成人血红蛋白的缺乏。

目前已经鉴定了许多不同的血红蛋白病。下面简单地讨论这几类疾病的症状、引起它们的突变和主要特征。表 3.1 总结了主要的血红蛋白病，引起这些疾病的突变及其主要特征。

镰状细胞病

由于血红蛋白结构异常导致的镰状细胞病，在非裔美国新生儿中的发生率约为 1/600~1/400。它在非洲部分地区更为常见，发生率可达 1/50，而且在地中海和中东人群中也偶尔见到。镰状细胞疾病通常由单个错义突变引起，该突变导致 β- 肽链第 6 位氨基酸谷氨酸被缬氨酸所取代（图 3.8）。在纯合子中，这种氨基酸替换改变了血红蛋白分子的结构，使其形成聚集体，导致红细胞在氧分压下降时呈现特征性镰刀形状（参见图 3.8，A）。这些改变在毛细血管中发生时，由于毛细血管直径小于红细胞直径，正常的红细胞（见图 3.8，B）可以挤压通过，但镰状红细胞变形性差不能通过。除此之外，异常红细胞还倾向于黏附于血管内皮（血管的最内层）。

这将造成血管阻塞并导致局部缺氧、镰状细胞危象疼痛和各种组织包括骨、脾、肾、脑和肺的梗死形成（梗死是由于低氧血症引起的组织死亡）。镰状红细胞的过早破坏减少了血液循环中红细胞的数量和血红蛋白水平，引起**贫血（anemia）**。脾脏变大（脾大），梗死最终将破坏这个器官，造成免疫功能受损。这导致了镰状细胞病患者中常见的复发性细菌感染，有时甚至是致命性的（特别是肺炎）。约 10% 的镰状细胞病患者在 20 岁之前发生脑卒中。在北美，镰状细胞病患者的预期寿命减少约 30 年。

镰状细胞病：导致贫血、组织梗死和多种感染，是由于 β- 珠蛋白链编码基因单个错义突变引起氨基酸替换所致。

表 3.1 主要血红蛋白病汇总

疾病	突变类型	表型
镰状细胞病	β- 珠蛋白基因错义突变	贫血，组织梗死，感染
HbH 疾病	4 个 α- 珠蛋白基因中有 3 个异常或缺失	中度重度贫血，脾大
胎儿水肿（Hb Barts）	所有 4 个 α- 珠蛋白基因均异常或缺失	严重贫血或低氧血症，充血，心脏衰竭；死产或新生儿死亡
β^0- 珠蛋白生成障碍性贫血	通常是无义突变，移码突变或剪接位点的供体或受体突变所致；无 β 珠蛋白产生	严重贫血，脾大，骨骼异常，易感染；如果不及时治疗，通常在 10 岁前死亡
β^+- 珠蛋白生成障碍性贫血	通常是错义的，调控序列、剪接位点共有序列或隐蔽剪接位点突变；产生少量的 β 珠蛋白	表型与 β^0- 地中海贫血相似，但通常较轻

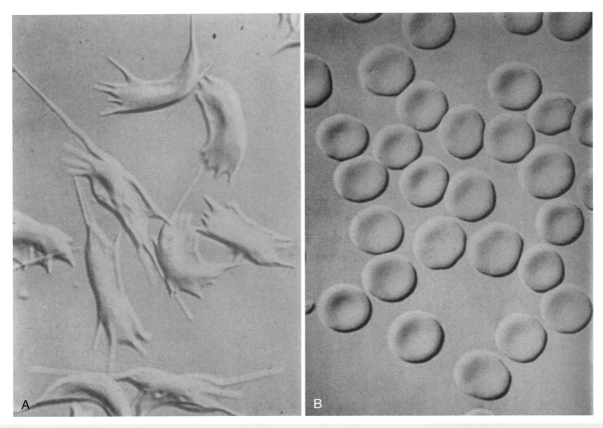

图 3.8 镰状细胞贫血患者中红细胞在氧分压下降时呈现特征性形状（A）。B. 与正常红细胞比较

地中海贫血

地中海贫血源自希腊语 thalassa（"海"）；在地中海附近的居民中首次描述，这种病在非洲、中东、印度和东南亚的部分地区也很常见。与突变导致血红蛋白分子结构改变的镰状细胞病不同，地中海贫血是由于基因突变导致 α- 珠蛋白或 β- 珠蛋白的数量减少。依据数量减少的珠蛋白链的类型，地中海贫血可以分为两大类：α- 地中海贫血和 β- 地中海贫血。当一种类型链的数量减少时，另一种链由于数量过剩而形成自身四聚体，称为**同源四聚体（homotetramers）**，不同于通常由 α 和 β 链形成的**异源四聚体（heterotetramers）**。在 α- 地中海贫血中，由于 α- 珠蛋白链有缺陷，β 链（或胎儿中的 γ 链）过剩，形成的同源四聚体的氧结合能力大大降低，从而产生低氧血症。在 β- 地中海贫血中，过量的 α 链形成同源四聚体并破坏红细胞前体（即形成红细胞的细胞）的细胞膜，破坏未成熟红细胞导致贫血。

大多数 α- 地中海贫血病例是由 α- 珠蛋白基因的缺失引起的。这些基因缺失 1 个或 2 个没有临床症状。而 3 个 α 基因的缺失或异常将产生中等程度的贫血和脾大（HbH 疾病）。所有 4 个 α 基因的缺失，主要见于东南亚地区，引起胎儿低氧血症和胎儿水肿（细胞外液体过量积聚）。严重的胎儿水肿常常导致死胎或新生儿死亡。

> α- 地中海贫血症通常由 α- 珠蛋白基因的缺失引起。这些基因中缺失 3 个导致中度贫血，如果缺失 4 个则是致命的。

仅携带一个 β- 珠蛋白基因（位于 11 号染色体）突变（杂合子）的个体通常被认为是 β- 地中海贫血轻型患者，这种人没有或轻微贫血并且通常不需要临床治疗。如果染色体的 2 个拷贝都携带 β- 珠蛋白突变，则发生重型 β- 地中海贫血（也称为 Cooley 贫血）或中间型 β- 地中海贫血，β- 珠蛋白可能完全缺失（β⁰- 地中海贫血），或者减少到正常量（β⁺- 地中海贫血）的约 10%~30%。理论上，β⁰- 地中海贫血会产生更严重的疾病表型，但是因为疾病特征是由过量的 α- 珠蛋白链引起的，所以当患有 β⁰- 地中海贫血的患者同时伴随 α- 珠蛋白突变引起的 α- 珠蛋白链的量减少时，其症状会减轻。

β- 珠蛋白出生后才开始合成,通常在出生后 2~6 个月才开始出现临床症状。发生严重贫血的患者,如果不治疗,则可能造成明显的生长发育迟缓。贫血导致骨髓扩张,进一步引起骨骼变化,包括突出的上颌和长骨的变薄(导致易于骨折)。β 地中海贫血常引起脾大(图 3.9)和感染,如不加以治疗,患儿多在 10 岁前死亡。根据突变位点的不同,β- 地中海贫血患者症状的严重程度有很大差异。

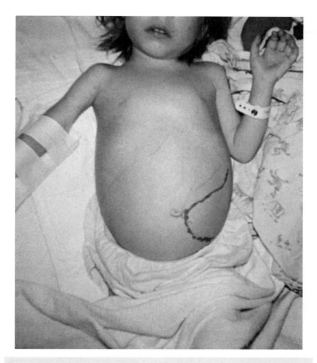

图 3.9 一个 β- 地中海贫血患儿有严重的脾大

与 α- 地中海贫血不同,β- 地中海贫血中基因缺失相对较少,大多数情况下是由单碱基突变引起的。无义突变,导致 β- 珠蛋白链的翻译过早终止,通常产生 β⁰- 地中海贫血。移码突变也可产生 β⁰ 形式。除了 β- 珠蛋白基因本身的突变之外,突变还可能发生在调控序列。β- 珠蛋白转录受到启动子、2 个增强子和上游称为**基因座控制区(locus control region,LCR)**的调节(参见图 3.7)。这些调节区中的突变通常导致 mRNA 的合成减少和 β- 珠蛋白的减少,但不是完全缺失(β⁺- 地中海贫血)。此外还观察到几种类型的剪接位点突变。例如点突变发生在供体或受体位点,正常剪接被完全破坏,产生 β⁰- 地中海贫血;周围共有序列中的突变通常产生 β⁺- 地中海贫血。突变也发生在 β- 珠蛋白基因内含子或外显子区域的隐匿剪接位点,这些额外形成的剪接位点与正常剪接位点竞争,产生一些正常和一些异常的 β- 球蛋白链,通常导致 β⁺- 地中海贫血。

β- 地中海贫血可以由不同类型的突变产生:其中无义、移码和剪接供体位点和受体位点突变倾向于产生更严重的表型。调控区域突变和涉及剪接位点共有序列和隐匿剪接位点的突变倾向于产生相对温和的表型。

β- 珠蛋白基因已发现有 100 多种突变,因此,大多数 β- 地中海贫血患者不是严格意义上的纯合子:它们通常在 11 号染色体的 2 个拷贝上具有不同的 β- 珠蛋白突变,即**复合杂合子 compound heterozygotes**(图 3.10),尽管突变不同,但 2 个 β- 珠蛋白基因都被改变,因此会产生症状。广义上,术语中的纯合子包含了复合杂合子。

具有镰状细胞病或 β- 地中海贫血的患者有时需要进行输血和铁螯合剂治疗,采用铁螯合剂可除去由输血引入的过量铁。预防性使用抗生素和抗肺炎球菌疫苗有助于预防患者的细菌感染,可在镰状细胞危象期间使用镇痛药以缓解疼痛。对严重的 β- 地中海贫血或镰状细胞病的患者可进行骨髓移植,但需要提供能产生正常红细胞的供体干细胞。然而,通常匹配的合适供体难以找到,并且该过程的死亡率仍然相当高(约 5%~30%),这取决于疾病的严重性和患者的年龄)。正常成人 β- 珠蛋白的缺乏可以通过重新激活编码胎儿 β- 珠蛋白的基因(前面讨论的 γ- 珠蛋白基因)来补偿。通过诸如羟基脲和丁酸酯类这一类的药物重新活化这些基因的研究正在进行。将 *BCL11A* 编码的转录因子(该基因可沉默出生后 γ- 珠蛋白表达)作为药物或基因治疗的靶点来治疗镰状细胞病的策略也正在开发。此外,β- 地中海贫血也是开展基因治疗的重要候选病种(参见第十三章)。

突变的原因

大量已知因素可引起**诱发突变(induced mutation)**。这一类突变与**自发突变(spontaneous mutation)**,在细胞中天然产生的,例如在 DNA 复制期间偶尔出现错配所产生的突变,形成相对的概念。引起诱发突变的因素统称为**诱变剂(mutagen)**。动物研究表明,辐射是一类重要的诱变剂(临床评述 3.1)。

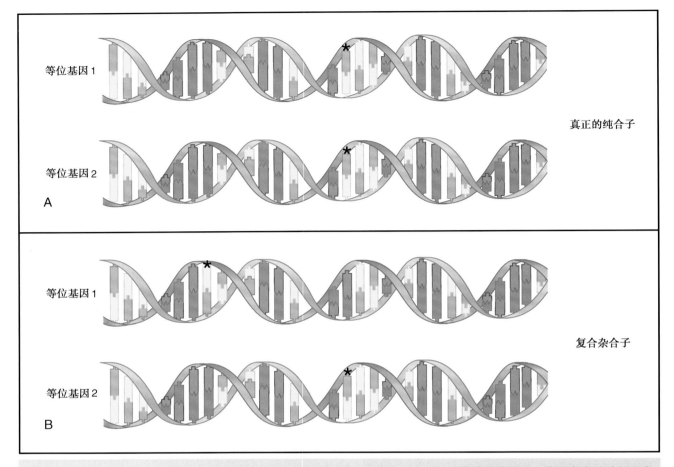

图 3.10 真正的纯合子即两个等位基因具有相同的 DNA 序列。图示的纯合子的 2 个拷贝均是同一位置存在单碱基突变（A 图星号所示）。2 个突变（等位基因 1 和 2）具有功能丢失效应，导致隐性疾病。B. 在复合杂合子中可看到相同的效果，其在基因 DNA 序列中的 2 个不同位置具有不同的突变（星号）。每个等位基因均具有功能丢失效应，同样导致隐性疾病

电离辐射（ionizing radiation），例如由 X 射线和核辐射，可以从原子喷射电子，形成带电荷的离子。当这些离子位于 DNA 分子内或附近时，它们可以促进改变 DNA 碱基的化学反应发生。电离辐射也可以破坏双链 DNA 的共价键。这种形式的辐射可以到达身体的所有细胞，包括种系细胞。

非电离辐射（nonionizing radiation） 不形成带电离子，而是可以在原子内将电子从内轨道移动到外轨道，使原子化学性质变得不稳定。在阳光中天然存在的紫外线（UV）辐射就是非电离辐射。UV 辐射导致在相邻嘧啶碱基（即胞嘧啶或胸腺嘧啶）之间形成共价键。这些嘧啶**二聚体（dimer）**（二聚体是具有 2 个亚基的分子）在 DNA 复制期间不能与嘌呤配对，引起碱基对替换（图 3.11）。紫外线辐射被皮肤吸收，不会到达种系细胞，但可以引起皮肤癌（临床评述 3.2）。

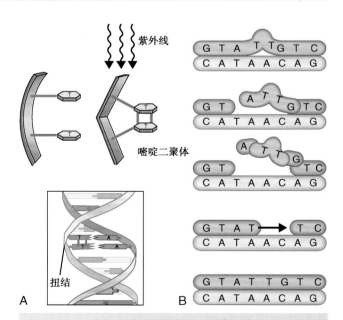

图 3.11 A. 当相邻嘧啶（胞嘧啶或胸腺嘧啶）碱基之间形成共价键时会导致嘧啶二聚体形成。这使 DNA 变形，影响正常的碱基配对。B. 以互补 DNA 链用作模板，通过去除和替换其两侧的二聚体和碱基来修复这种缺陷

临床评述 3.1 辐射对突变率的影响

突变是罕见事件,难以在人体直接检测到,因此辐射暴露和突变之间的关系难以评估。对于生活在发达国家的人来说,一般个体一生接受电离辐射暴露约为 6~7rem*。其中约 1/3~1/2 的辐射源自医疗和牙科 X 线检查过程。

不幸的是,部分人群接受了更大的辐射剂量。研究最透彻的人群包括在第二次世界大战结束时发生在日本广岛和长崎的原子弹爆炸事件的幸存者。许多暴露于高剂量辐射的人死于辐射病。但也有一些人幸存下来,一部分还生育了后代。

为了研究辐射暴露对这一人群的影响,日本和美国科学家组成的团队对一些幸存者进行的医学和遗传学调查发现癌症发生率和体细胞中染色体异常比例显著提高,这可能与辐射暴露有关。为了评估辐射暴露对受试者种系细胞的影响,科学家将遭受大量辐射暴露的幸存者的后代与没有辐射暴露人群的后代进行比较。尽管难以精确地确定辐射剂量,但是毫无疑问的是,一般来说,更接近爆破位点的那些人遭受的辐射水平更高。据估计,暴露者接受了大约 30~60rem 的辐射,是正常人一生接受辐射暴露的许多倍。

研究人员对这些幸存者的 77 000 多名后代进行了抽样调查,评估了大量的因素,包括死产、染色体异常、出生缺陷、20 岁前患癌、26 岁前死亡以及各种生长发育指标(如智商)。暴露于辐射的人和未暴露于辐射的人的后代之间统计学上没有显著差异。此外,还利用微卫星多态性和蛋白质电泳对突变进行了直接的遗传研究,这是一种检测导致氨基酸变化的突变检测技术(在本章的其他部分讨论)。比较亲本和子代,以确定是否在不同的位点发生了种系突变。暴露组和未暴露组检测到的突变数量在统计学上是相当的。

最近,对那些暴露于切尔诺贝利核电站事故辐射的人的研究证实,暴露于辐射会导致儿童甲状腺癌发生率显著增加。这反映了辐射对体细胞突变的影响。然而,是否增加了种系细胞中蛋白编码基因突变频率仍不清楚。其他一些关于辐射对人类影响的研究也有报道,包括对那些住在核电站附近的人的调查。这些人所接受的辐射剂量大大少于先前讨论的人口,研究的结果也尚不明确。

值得注意的是,尽管在广岛和长崎的研究中有大量的证据表明辐射对体细胞的影响,但在种系细胞中却没有发现可检测到的影响。这该怎么解释呢?由于大剂量的辐射是致命的,许多本来会受到最强烈影响的人不会被纳入这些研究。此外,由于种系细胞突变率非常小,即使辐射暴露者的较大样本也可能不足以检测突变率的增加。并且,DNA 修复也有可能补偿某些辐射诱导的种系损伤。

这些结果表明,与体细胞突变明显相关的辐射暴露不应轻视。在美国西南部进行的地面核试验使一部分人患上白血病和甲状腺癌的概率增加。氡是一种放射性气体,是由自然生成的铀衰变产生的,在一些家庭中,氡的含量达到危险值,增加了患肺癌的风险。应避免任何不必要的辐射,特别是对性腺或正在发育中的胎儿。

注:*1rem 是测量辐射暴露的标准单位。它大致等于每千克组织吸收能量 0.01J。亲本暴露也用戈瑞(Gray)来估算,这是另一种测量组织中辐射沉积的方法。在微卫星突变研究中,"辐射暴露"的亲本的性腺中平均辐射沉积剂量为 1.47Gy,是普通人群一生暴露剂量的数倍。

多种化学物质也能引起突变,有时是因为它们的化学性质与 DNA 碱基相似。由于这种相似性,这些**碱基类似物(base analog)**,如 5- 溴尿嘧啶,可以在复制过程中代替真正的 DNA 碱基。但该类似物与它所代替的碱基并不完全相同,因此在随后的复制过程中可能会导致配对错误。其他化学诱变剂,如吖啶染料,可以插入现有的碱基之间,扭曲 DNA 螺旋并引起移码突变。还有一些诱变剂可以直接改变 DNA 碱基,导致复制错误。后者的一个例子是亚硝酸,它从胞嘧啶中去除一个氨基,将其转化为尿嘧啶。尿嘧啶通常存在于 RNA 中,它模仿了胸腺嘧啶在 DNA 中的配对作用。因此,它与腺嘌呤配对,而不是鸟嘌呤。最终的结果是碱基对发生替换。

临床评述 3.2　着色性干皮病（xeroderma pigmentosum，XP）：一种 DNA 修复缺陷疾病

　　暴露于 UV 辐射不可避免的后果是在皮肤细胞的 DNA 中形成潜在危险的嘧啶二聚体。幸运的是，高效的核苷酸切除修复（NER）系统能在正常人中去除这些二聚体。在罕见的常染色体隐性遗传病着色性干皮病（XP）患者中，该系统不能正常工作，导致 DNA 复制错误，皮肤细胞中的碱基对发生替换。XP 在严重程度上可变，但早期症状通常出现在 1~2 岁。患者皮肤干燥、鳞状（干皮病），并伴有广泛的雀斑和异常的皮肤色素沉着（色素沉着病）。皮肤肿瘤，可以是多个，通常出现在 10 岁左右。据评估，XP 患者患皮肤肿瘤的风险增加了约 1 000 倍。这些癌症主要集中在暴露于阳光下的部位。建议患者避免紫外线（如阳光）的照射，并通过手术切除癌细胞。大约 30% 的人出现神经系统异常。严重的情况下，20 岁前死于恶性肿瘤。

　　NER 系统至少有 28 种不同的基因参与编码，其中 7 种基因中的任意一种发生遗传突变均可以产生 XP。这些基因编码核苷酸修复关键酶，包括解开双链 DNA 螺旋的解旋酶；切割 DNA 二聚体的核酸内切酶；去除二聚体及附近核苷酸的核酸外切酶；填补 DNA 碱基缺口（使用互补 DNA 链作为模板）的聚合酶和重新连接 DNA 的校正部分与原始链的连接酶。

　　需要强调的是，XP 的发生需要 NER 基因的遗传种系突变以及随后的皮肤细胞中发生未纠正的体细胞突变。其中一些体细胞突变可以影响驱动癌症发展的基因（参见第十一章），导致肿瘤形成。皮肤细胞突变属于体细胞突变，因此不会传给下一代。NER 只是一种类型的 DNA 修复。下表提供了由各种类型的 DNA 修复缺陷引起的疾病实例（图 3.12）（表 3.2）。

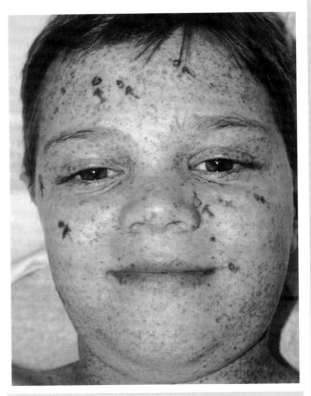

图 3.12　着色性干皮病。这位患者的皮肤有多个色素沉着的病变，前额的皮肤肿瘤已经被标记为可以切除

表 3.2　由 DNA 修复缺陷引起的疾病实例

疾病	特征	修复缺陷类型
着色性干皮病	皮肤肿瘤，光过敏，白内障，神经系统异常	核苷酸切除修复缺陷，包括解旋酶和内切酶的基因突变
Cockayne 综合征	身材矮小，骨骼异常，视力萎缩，耳聋，对光敏感，精神发育迟缓	DNA 转录活跃；相当多的病因和症状与着色性干皮病和毛发低硫营养不良重叠
范可尼贫血	贫血；白血病易感；肢体、肾脏和心脏畸形；染色体不稳定	多达 8 种不同的基因可能参与其中，但它们在 DNA 修复中的确切作用尚不清楚
Bloom 综合征	发育不良，免疫缺陷，染色体不稳定，癌症发病率增加	reqQ 解旋酶家族突变
Werner 综合征	白内障、骨质疏松、动脉粥样硬化、皮肤弹性丧失、身材矮小、糖尿病、癌症发病率增加；有时被称为"早衰"	reqQ 解旋酶家族突变
共济失调毛细血管扩张症	小脑共济失调，毛细血管扩张 *，免疫缺陷，癌症发病率增加，染色体不稳定	DNA 损伤后，正常的基因产物可能参与细胞周期的终止
遗传性非息肉病性结直肠癌	近端肠肿瘤，其他肿瘤风险增加	六种 DNA 错配修复基因中的任何一种突变

　　注：* 毛细血管扩张是由小血管扩张引起的血管病变。通常导致皮肤变色。

实验室动物验证的结果显示目前已知有数百种化学品诱发突变。如氮芥、氯乙烯、烷化剂、甲醛、亚硝酸钠和糖精等。这些化学物质的致突变能力各异。例如,氮芥是强有力的诱变剂,而糖精则是一种相对较弱的诱变剂。虽然有些诱变化学物质是人为产生的,但许多诱变剂在环境中天然存在(如黄曲霉毒素 B_1,一种常见的食品污染物)。

已知环境中有许多诱变剂,包括电离和非电离辐射以及数百种不同的化学物质。这些诱变剂能够引起碱基替换、缺失和移码突变。电离辐射可引起双链 DNA 断裂。有些诱变剂是自然存在的,有些是人工合成的。

DNA 修复

考虑到在每次细胞分裂中必须复制 30 亿个 DNA 碱基对,且诱变剂广泛存在,DNA 复制的准确性令人吃惊。保持高准确性主要依赖于 **DNA 修复**(**DNA repair**)过程,其存在于在高等生物体的所有正常细胞中。几十种酶参与 DNA 损伤修复,它们共同识别改变的碱基,通过切割 DNA 链,用正确的碱基(以互补链为模板)替换改变的碱基。据估计,这些修复机制至少能纠正 99.9% 的初始错误。

由于 DNA 修复对于 DNA 的精确复制至关重要,因此 DNA 修复系统缺陷可导致许多疾病。例如,负责 **DNA 错配修复**(**DNA mismatch repair**)的基因发生可遗传突变使得复制错误(即**错配,mismatches**)细胞持续存在,从而导致某些类型的癌症(参见第十一章)。修复**双链 DNA 断裂**(**double-stranded DNA breaks**)的能力降低可导致卵巢癌和/或乳腺癌。**核苷酸切除修复**(**nucleotide excision repair**)对于去除 DNA 螺旋中较大的变化(如嘧啶二聚体)是必需的,切除修复中的缺陷导致许多疾病,着色性干皮病为典型案例(见临床评述 3.2)。

DNA 修复有助于通过纠正复制错误(错配)、修复双链 DNA 断裂和切除受损的核苷酸来确保 DNA 序列的准确性。

突变率

自发突变发生频率有多高呢?在核苷酸水平,每一代单个碱基突变发生率约为 1.3×10^{-8}(代表已逃脱 DNA 修复过程的突变)。因此,每个配子包含约 35 个新突变,其中绝大多数发生在非编码 DNA 中。在基因水平,基因座突变率变化很大,从 10^{-4} 到 10^{-7}/细胞分裂。引起这种差异至少有两个原因:基因的大小和某些核苷酸序列的易感性。

首先,基因的大小差异巨大。例如,生长抑素基因相当小,只有 1480bp。相比之下,杜氏肌营养不良(Duchenne muscular dystrophy,DMD)的基因跨度超过 200 万 bp。正如所料,较大的基因有更多的突变靶点,通常比较小的基因更容易发生突变。DMD 基因、A 型血友病和神经纤维瘤病 I 型的基因都非常大,突变率很高。

其次,某些核苷酸序列尤其容易发生突变。这些被称为**突变热点**(**mutation hot spot**)。最著名的例子是双碱基(**二核苷酸,dinucleotide**)序列 CG。在哺乳动物中,大约 80% 的 CG 二核苷酸被**甲基化**(**methylated**);甲基附着于胞嘧啶碱基[这些二核苷酸序列也被标记为 CpG(胞嘧啶-磷酸-鸟嘌呤),以区别于未甲基化的 CG]。甲基化的胞嘧啶,5-甲基胞嘧啶,容易失去氨基,转换为胸腺嘧啶。最终结果是从胞嘧啶到胸腺嘧啶的突变(图3.13)。对人类

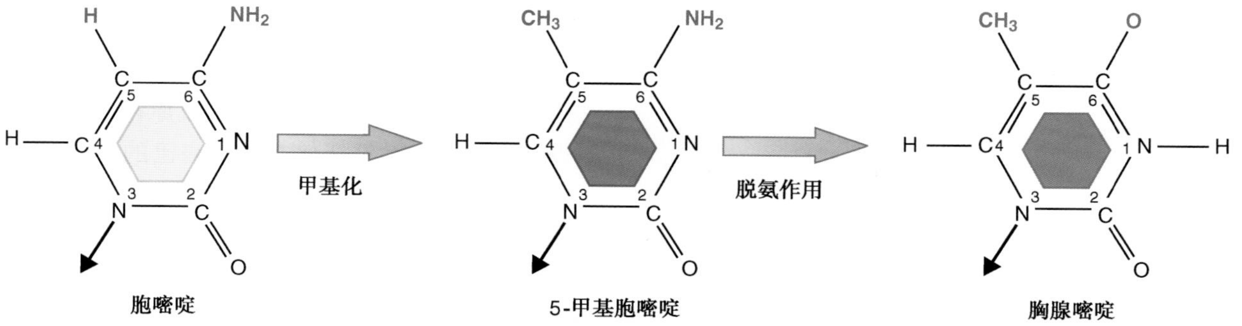

图 3.13 胞嘧啶甲基化。在胞嘧啶 C5 处添加甲基(CH 3)形成 5- 甲基胞嘧啶。随后氨基的丢失(脱氨基)形成胸腺嘧啶。从而导致胞嘧啶被胸腺嘧啶替换

框3.2　遗传工程, 重组 DNA 和克隆

在过去的 20 年里, 普通大众至少对"重组 DNA""克隆"和"基因工程"这些术语有了初步的了解。事实上, 这些技术是所谓的"新遗传学"的核心。

遗传工程 (genetic engineering) 是指在实验室内对基因进行修改。在医学遗传学中一个特别重要的改变是克隆的产生。简单来说, **克隆 (clone)** 是相同 DNA 序列的拷贝。下面概述克隆人类基因的一种方法。

我们的目标是将人类 DNA 序列插入快速繁殖的生物体中, 从而可以快速制备 DNA 的拷贝 (克隆)。通常用于此目的的一个系统是**质粒 (plasmid)**, 质粒是存在于许多细菌中的小的、环状的、自我复制的 DNA 片段。质粒可以从细菌中除去或插入, 而不会严重干扰细菌的生长或繁殖。

为了将人类 DNA 插入质粒, 我们需要一种将 DNA 切成片段的方法, 以便对其进行操作。本文前面讨论的限制性内切酶能有效地发挥这一功能。限制酶 EcoRI 识别的 DNA 序列 GAATTC 为操作带来了便利, 其互补序列 CTTAAG 与反向序列相同, 这种序列被称为**回文序列 (palindrome)**。当质粒或人 DNA 用 EcoRI 切割时, 所得片段具有黏性末端。如果人类 DNA 和质粒 DNA 都用该酶切割, 则两种类型的 DNA 片段都含有进行碱基互补配对的暴露末端。然后, 当人 DNA 和质粒 DNA 混合在一起时, 它们发生重组 (因此称为**重组 DNA, recombinant DNA**)。这样所得质粒中含有人 DNA 的插入片段。质粒被重新插入细菌,

在那里它们通过细胞分裂快速繁殖。与其他质粒 DNA 一起复制的人类 DNA 序列由此被克隆 (图 3.21)。

质粒被称为**载体 (vector)**。其他几种载体也可作为克隆载体, 包括**噬菌体 (bacteriophage)** (感染细菌的病毒)、**cosmid (黏粒)** (能够携带相对大的 DNA 插入片段的噬菌体 - 质粒杂交体)、**酵母人工染色体 (yeast artificial chromosomes, YACs**, 插入酵母细胞中的载体, 并且表现得像普通酵母染色体)、**细菌人工染色体 (bacterial artificial chromosome, BAC**) 和**人类人工染色体 (human artificial chromosome**) (参见第八章和第十三章)。虽然质粒和噬菌体只能容纳相对较小的插入物 (分别约 10 和 20kb), 但是黏粒可以携带大约 50kb 的插入片段, YAC 可以携带长度达 1 000kb 的插入片段。

克隆可产生用于 Southern 印迹和其他实验所需的成千上万拷贝的人类 DNA。此外, 这种方法目前还用于生产遗传工程治疗产品, 如胰岛素、干扰素、人类生长激素、凝血因子Ⅷ (用于治疗血友病 A、凝血障碍) 和组织纤溶酶原激活剂 (一种血凝块溶解蛋白, 有助于预防心脏病发作和脑卒中)。当这些基因被克隆到细菌或其他生物体中时, 生物体将产生人基因产物以及其自身的基因产物。在过去, 这些产品的获得来自供体血液或来自其他动物, 获取和净化它们的过程缓慢且成本昂贵, 产生的产品有时含有污染物。遗传工程产品正在迅速成为一种更便宜、更纯净、更高效的替代品。

Southern 印迹可以应用于很多方面。例如, 它可以检测由于 DNA 序列中的插入或缺失导致的特定片段变大或变小。如果引起疾病的突变改变了特定的限制位点, 如在镰状细胞病中 (图 3.23), 该技术可以作为经济有效的诊断工具。但是大多数致病突变并不影响限制性位点, 所以该方法使用有限, 可使用其他更新的技术。最后, Southern 印迹在分析**限制性片段长度多态性 (restriction fragment length polymorphism, RFLP)** 中是有用的, 其作为正常 DNA 序列的变异在整个人类基因组中普遍存在。这些序列的变异体已用于定位许多重要的致病基因, 包括囊性纤维化病 (cystic fibrosis, CF)、亨廷顿病 (huntington disease) 和神经纤维瘤病Ⅰ型 (neurofibromatosis type 1, NT1) 的基因 (参见第八章)。

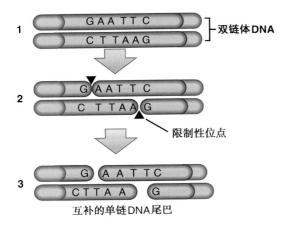

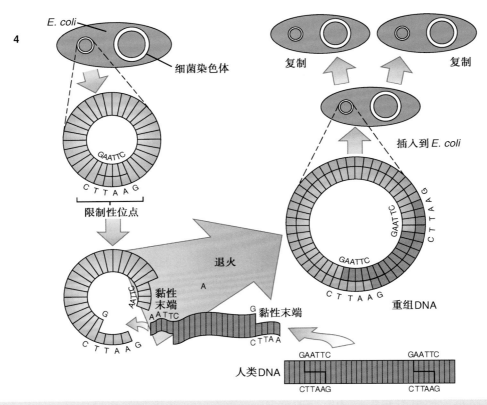

图 3.21 重组 DNA 技术。人类 DNA 和环形质粒 DNA 都被限制酶切割,产生黏性末端(1~3)。这种黏性末端可以使人类 DNA 退火并与质粒 DNA 重组。将带有人 DNA 的质粒插入大肠埃希氏菌后,人类 DNA 得到复制(4)

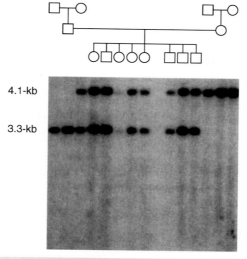

图 3.22　显示 4.1kb 和 3.3kb 位置的放射自显影图。每条泳道分别代表家系中各个体的 DNA

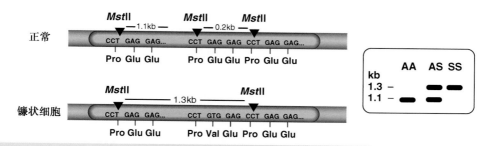

图 3.23　通过 Mst Ⅱ 限制性酶切割 β- 珠蛋白 DNA。正常个体在 β- 珠蛋白多肽的位置 6 具有谷氨酸。谷氨酸由 DNA 序列 GAG 编码。镰状细胞突变导致在该位点处的 GAG 突变为 GTG 序列，缬氨酸取代谷氨酸。限制酶 Mst Ⅱ 识别 DNA 序列 CCTNAGG（N 表示该酶将识别该位置的任何 DNA 碱基，包括 G）。因此，Mst Ⅱ 在该位点以及在其任一侧的限制性位点识别和切割正常染色体的 DNA 序列。镰状细胞突变导致 Mst Ⅱ 识别位点减少了一个，从而产生更长的 1.3kb 片段。正常 DNA 序列包括限制性位点（即，序列 CCTGAG 而不是 CCTGTG），只产生较短的 1.1kb 的片段。因此，在放射自显影图上，镰状细胞纯合子只有一个 1.3kb 的条带，正常纯合子只有一个 1.1kb 的条带，杂合子既有 1.1kb 的条带，也有 1.3kb 的条带。因为较短的片段在凝胶上移动速率较快，所以在印迹与含有来自 β- 珠蛋白基因的 DNA 的探针杂交后，可容易地区分两个片段大小。注意，这里的条带模式基于 DNA 序列差异，类似于图 3.15 中所示的条带模式，其基于通过蛋白质电泳检测的血红蛋白氨基酸序列

　　限制酶可将 DNA 切成片段，然后根据其长度通过电泳分选，转移至固体膜（Southern 印迹），并通过标记的探针使目标成像。该过程可以检测 DNA 的缺失或重复，以及 RFLP。

运用聚合酶链反应进行 DNA 扩增

　　因为 DNA 分子很小，所以不能直接观察 DNA 变异（即碱基对的不同）。几乎所有可视化 DNA 变异的方法都需要间接标记 DNA。要观测这种标记，必须进行大量的拷贝。例如，细菌可以用于制备 Southern 印迹中标记探针的成千上万个克隆。然而，这个过程（参见框 3.1）是耗时的，通常需要几天或更长时间，并且它通常需要来自受试者的相对量较大的 DNA（几微克）。另一种方法，20 世纪 80 年代中期开发的**（聚合酶链反应 polymerase chain reaction，PCR）**，大大提高了 DNA 水平检测遗传变异的效率。从本质上讲，PCR 是快速复制短的、特异性 **DNA 序列（DNA sequence）**（几个 kb 或更少）的人工方法，可产生数百万个拷贝。

如图 3.24 所示,PCR 过程需要四种成分:

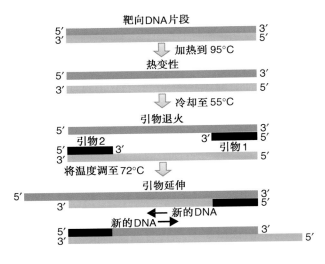

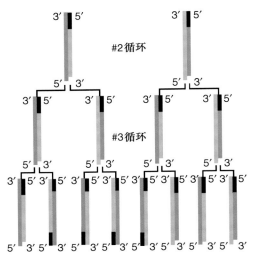

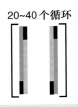

20~40 个循环

图 3.24 聚合酶链反应过程。首先加热基因组 DNA 并使其变性以形成单链。在退火阶段,冷却 DNA,引物序列与需扩增区域的两侧进行杂交。然后将反应加热至引物延伸温度,并且在该步骤中,DNA 聚合酶从引物端开始沿着每条单链在 3′ 方向添加游离碱基。随后形成平口末端的 DNA 片段,这些 DNA 片段可以作为用于加热和冷却的下一循环的模板。重复此循环过程产生大量两端由引物序列组成的 DNA 片段

● 两个**引物(primer)**,每个由 15~20 个碱基的 DNA 组成。这些小的 DNA 序列称为**寡核苷酸 (oligonucleotide)**(oligo 是"几个 / 寡")。引物与需扩增的 DNA 序列紧密相连(例如含有串联重复多态性或引起疾病的突变的序列)。寡核苷酸引物是在实验室内人工合成的。

● DNA 聚合酶。一种热稳定酶,最初来自水生栖热菌,执行 DNA 复制的重要过程(这里称为**引物延伸,primer extension**)。

● 大量游离 DNA 单核苷酸。

● 个体的基因组 DNA。由于 PCR 的极端敏感性,DNA 的量可以非常小。

首先将基因组 DNA 加热至相对高的温度(约 95℃),使其变性为单链。随后将单链 DNA 冷却至约 35~65℃,并暴露于大量单链引物中,这些单链引物与基因组 DNA 中包含相同互补碱基对的特定位置杂交或退火。然后将 DNA 加热至中间温度(70~75℃),在存在大量游离 DNA 碱基的条件下,DNA 聚合酶将从引物序列端开始添加合成新的 DNA 链。新合成的 DNA 为含有 5′ 端引物的双链。将该双链 DNA 再次加热至高温,使其变性,然后重复加热和冷却循环,新合成的 DNA 将成为下一步合成的模板。当重复冷却和加热循环时,引物结合的 DNA 产物以几何级数放大:每个循环中拷贝数翻倍(即 2、4、8、16 等)。这就是为什么该过程被称为链式反应。通常,上述循环重复 20~30 次,产生数百万 DNA 拷贝。总之,PCR 过程由 3 个基本步骤组成:DNA 高温变性,引物低温杂交和引物中间温度延伸,形成的是一种几乎完全由特定 DNA 序列组成的产物。

因为每个加热和冷却循环仅需要几分钟或更短时间,单个 DNA 分子可以在几个小时内扩增出数百万个拷贝。由于这一过程简单且完全独立,因此开发出了完全自动化的扩增仪器。一旦 DNA 被放大,就可以用多种方式进行分析。

PCR 技术有其自身优点。首先,它可以对极少量的 DNA(通常为纳克量,而不是克隆所需的微克数)进行扩增分析。几年以上的血迹、一根毛发甚至是被舔过的邮票背面的 DNA 都足以用于分析。第二,因为它不需要克隆,故其扩增时间短。例如,对镰状细胞病的遗传测试可以在一天内通过 PCR 完成。最后,因为 PCR 可以制备大量非常纯的 DNA,所以现在很少使用放射性探针检测特定的 DNA 序列或突变。取而代之使用更安全、非放射性的物质,例如生物素。

同时,PCR 也存在着一些缺点。首先,引物的

合成需要明确感兴趣的 DNA 两侧的特定序列。如果此序列不明确,则必须使用其他技术。第二,PCR 的极端敏感性使其在实验室中容易受到污染。通常采取一些预防措施来防止污染。最后,因为难以将 PCR 应用于超过几千碱基的序列上,所以其通常不用于检测更大的缺失(即很难或不可能扩增更长的正常序列),对于此种情况,可以使用 Southern 印迹或其他技术。

由于 PCR 是一种功能强大、用途广泛的技术,目前已广泛应用于遗传病诊断、法医学和进化遗传学等领域。PCR 反应是如此敏感,以至于它被用来分析古代木乃伊的 DNA,甚至是 10 万多年前的尼安德特人标本 DNA。对这些标本的分析表明,现代人类在遗传上与尼安德特人不同,但是,平均而言,大多数现代人基因组的 1%~3% 来自尼安德特人的祖先。

PCR 提供了一种可以制备短 DNA 序列数百万拷贝的方便高效的方法。其加热和冷却循环可以使 DNA 变性,然后构建特异性引物结合序列的新拷贝。由于快速、简便,这项技术现在被广泛用于评估遗传变异,诊断遗传疾病,并进行法医调查。

DNA 测序

在许多遗传学研究中,主要的目标是确定组成一个基因或基因一部分的 DNA 碱基对的实际序列。这样的 **DNA 序列(DNA sequence)** 可以在很大程度上表明一个特定突变的性质、一个基因的功能以及该基因与其他已知基因的相似程度。我们首先讨论一种广泛用于测定 DNA 序列的技术。

由 Frederick Sanger 发明的 DNA 测序**双脱氧法(dideoxy method)** 是利用双脱氧核苷酸的链终止特性。双脱氧核苷酸与普通的脱氧核苷酸相比缺少一个羟基,其他性质相似。这种性质会阻止其与游离 DNA 碱基形成磷酸二酯键。因此,尽管双脱氧核苷酸可以掺入延伸的 DNA 螺旋结构中,但是其一旦添加进去,其后就不能再添加其他的核苷酸。

四种不同的双脱氧核苷酸,分别对应 4 个核苷酸(A、C、G 和 T)。将待测序的单链 DNA 与引物、DNA 聚合酶、普通核苷酸和一种类型的双脱氧核苷酸混合(图 3.25),引物与单链 DNA 中的互补位置杂交,并且 DNA 聚合酶向延伸的 DNA 分子中加入游离碱基,类似 PCR 过程,可以在任何位置添加普通核苷酸或相应的双脱氧核苷酸,这是一个随机过程。然而,一旦双脱氧核苷酸掺入到新合成的寡核苷酸链,PCR 链延伸反应终止。因此,该方法可以产生不同长度的 DNA 片段。

如前所述,由于产物长度不同,可以通过电泳分离这些 DNA 片段。将每一种双脱氧核苷酸混合进 4 个不同的测序反应中,将从每个反应获得的片段在同一凝胶上并排电泳,从而可以比较每个片段的位置。因为每条带对应于特定双脱氧核苷酸终止的 DNA 链,所以可以通过在放射自显影或其他检测方法观察凝胶上条带的顺序来读取 DNA 序列。在一个测序反应中,可以对几百个碱基对进行测序。

DNA 测序可以使用双脱氧法完成。该方法的基本原理是,双脱氧核苷酸有类似于普通脱氧核苷酸的化学性质,但一旦它们被掺入 DNA 链中,则会终止该链的延伸反应。因此可以用它们标记特定碱基的位置。

显而易见,这种 DNA 测序方法是一个相对缓慢、费力且易出错的过程。现在,大多数 DNA 测序已实现自动化的过程,并且使用荧光、化学发光或比色检测系统。使用荧光染料标记的引物或双脱氧核苷酸是最常用的方法,部分原因是它容易适应快速自动化的特性。

通常来讲,DNA 测序的原理与 PCR 中的引物延伸原理类似,用发射不同光谱的荧光染料标记 4 种不同核苷酸。将荧光染料标记的反应产物通过非常薄的聚丙烯酰胺凝胶或毛细管进行电泳时,当它们移动通过窗口时,荧光染料会被来自激光器的光束激发,发射的光由数码相机捕获后转化成电子信号,并合成凝胶图像(图 3.26)。对凝胶图像进行分析,生成一个图,图中 4 个不同的核苷酸用不同颜色的峰表示。DNA 自动测序仪还可以用于测定 STR,单核苷酸多态性和其他类型的多态性。

通过使用计算机和先进的自动化技术,诸如此类的方法极大地提高了 DNA 测序的潜在速度。这些技术已完成了共 30 亿 bp 的人类 DNA 序列。

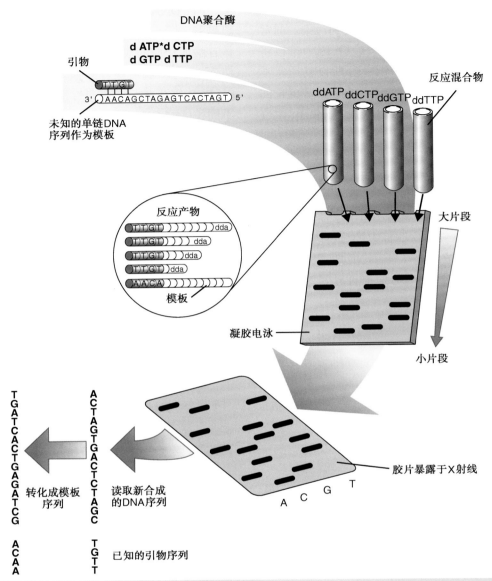

图 3.25　双脱氧（Sanger）DNA 测序法。将标记的引物与序列未知的单链 DNA 混合。DNA 聚合酶采用互补碱基配对原则向单链添加游离碱基。使用四种双脱氧核苷酸（ddATP、ddCTP、ddGTP 和 ddTTP）进行四种不同的反应，每当它们代替正常脱氧核苷酸（dATP、dCTP、dGTP 和 dTTP，分别对应于碱基 A、C、G 和 T）时，它们终止 DNA 序列反应。应用该方法可产生不同长度的片段，其可以通过电泳分离。每个片段的位置由标记物发射的放射性粒子来显示，这样就可以直接读取 DNA 序列

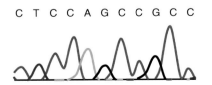

图 3.26　运用自动化 DNA 测序仪对单个 DNA 模板进行测序的分析数据。不同颜色的峰图代表 DNA 序列中不同核苷酸和其相对位置。例如，最左边的峰是蓝色的并且标识胞嘧啶的位置。下一个峰是红色，表明存在胸腺嘧啶。这种碱基序列峰图可以一直持续直到 DNA 模板的末端（通常几百个碱基对）

使用荧光标记和激光检测进行 DNA 序列自动化测序,大大提高了测序技术的速度和效率。

高通量 DNA 测序

在过去几年中,新的**高通量 DNA 测序(high-throughput DNA sequencing)**技术使得 DNA 测序的成本呈数量级下降(该技术有时也称为"下一代"或"二代"测序)。较常见的做法是,将基因组 DNA 随机切成小段,通常为 100 至几百 bp 大小(图 3.27),然后将称为接头的短 DNA 合成序列连接到基因组 DNA 片段的末端。将这些双链 DNA 片段分离成单链,然后连接到固体表面,例如载玻片。使用连接接头作为引物序列(多个拷贝能提供足够强烈的信号被摄像机捕获到,如下所述),将每个单独的 DNA 片段通过 PCR 扩增成数千个相同拷贝的簇。然后进行测序反应,其中这些片段簇用作合成互补序列的模板,与先前所述的 Sanger 测序方法类似,依次添加新的互补碱基(碱基上连接有特异性的荧光标记),然后由相机记录每个簇的荧光信号,对应转化为每个片段上的碱基对序列。这种方法的关键优点是可以同时对数百万种不同的 DNA 片段进行测序,而较传统的方法只能一次对几十个片段进行测序。

当测序反应完成后,数百万个短的 DNA 序列片段需连接在一起以形成完整的 DNA 序列。将每个短序列与参考序列(通常是第一个公布的人类基因组或多个基因组的共有序列)进行比较(比对),参考基因组的每个碱基对都可以被多个短序列("读长")涵盖其中,所以每个碱基对都可以达到 30~60 次或更多次的测序。从短读长序列中将一致的碱基检出(比如在某一特定位置多数信号值提示为 T,这个位置被认定为 T)。由于个别位置会出现测序错误,因此这些错误读长将被剔除掉,但与参考序列的呈现差异的真正的突变和多态性将显示出并被保留。这种测序方法对 SNVs 的准确性非常高,完成分析的序列的错误率低于 1/100 000,但对于更复杂的变异,如 indels、CNVs 和可移动元件(见第二章),准确性较低。

虽然二代测序方法涉及对许多小 DNA 片段副本的 PCR 扩增,但其他一些方法,有时统称为"三代测序",可针对单个 DNA 分子进行直接测序(图 3.28 为例)。由于不需要 PCR 扩增,这些方法避免了 PCR 引起的复制错误以及由于基因组的某些区域比其他区域更容易和更准确地扩增而引起的偏

差。此外,三代测序方法通常产生更长的测序读长(>10kb),这对分析二代测序存在挑战的、大的及重复的结构变异有帮助,但三代测序目前成本昂贵。

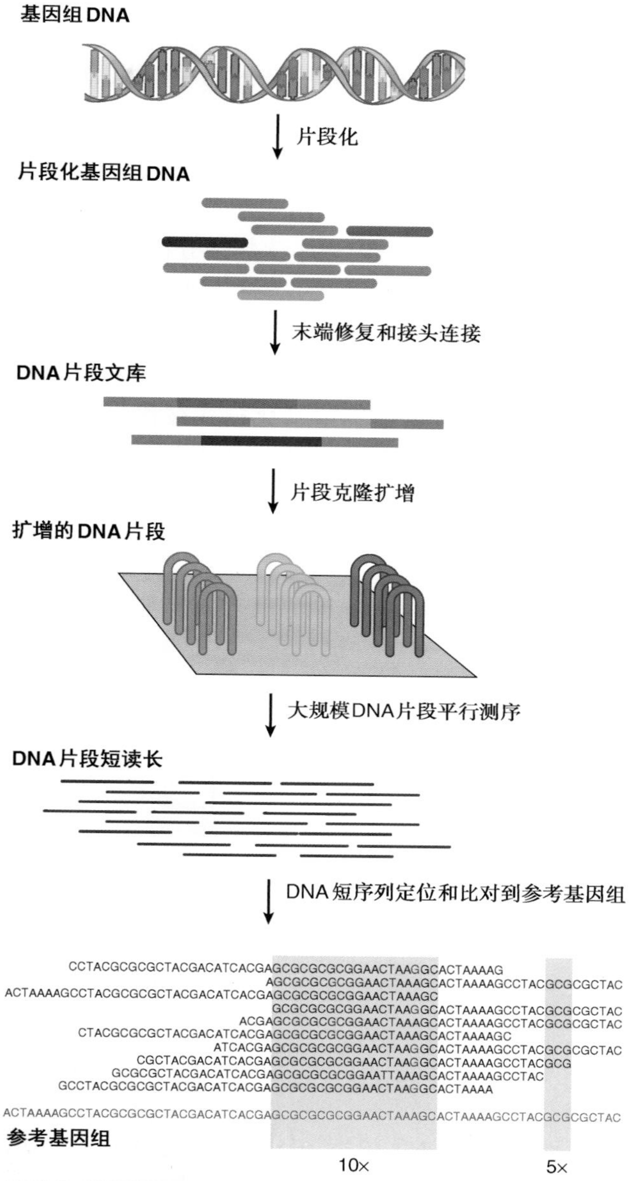

图 3.27　DNA 高通量测序。比较常用的方法是将从血液或唾液样品获得的全基因组 DNA 剪切成小片段(一百至几百 bp)。将测序接头连接到 DNA 片段的末端,然后将其从双链形式转化成单链形式并连接到载玻片上。将所连接的接头序列用作 PCR 扩增的引物,将每个 DNA 片段扩增至数千个拷贝。每个 DNA 片段的数千个拷贝是一个测序簇,将其作为测序反应的模板,按互补配对原则合成其互补链。这些互补链上的碱基由特异的荧光染料标记,其荧光信号经过成像后可以对碱基序列可视化。每一簇的测序反应都可以同时平行进行,故可以快速产生数百万个短序列"读数"。每个测序的读长(通常包括40~50 个碱基对)都与参考序列进行比对,然后再生成一个个体特异性的基因组序列

在 DNA 测序的大量应用中(参见第十三章),编码蛋白的外显子是人们最感兴趣的 DNA 序列,因此可以只针对外显子区域设计探针,这些探针与外显子区域形成互补碱基对,而单链非编码 DNA 被洗去,不进行测序,只得到外显子的测序数据(**exome,外显子组**)。这些技术并不仅仅局限于 DNA 测序,例如,它们可用于评估特定组织中的 mRNA 转录水平,以确定基因何时何地表达(**transcriptome,转录组**)。由于组织样本中 mRNA 转录本的数量可以采用测序读数来分析,因此这种方法(称为 RNA 测序或 RNAseq)可以定量一个基因的表达水平。一些测序方法可用于检测 DNA 的化学修饰,如甲基化,从而进一步评估基因调控和表达的模式。全基因组的甲基化模式被称为**甲基化组(methylome)**。这些方法也可用于分析影响基因表达的全基因组染色质可及性变异图谱(例如,调控基因表达的 DNA 转录因子更倾向接近开放的染色质)。

因为有了这项新技术,人类基因组测序,几年前需要几个月的时间和数百万美元的花费,现在可以在几个小时内完成,而其成本则降到了数百美元。利用高通量测序技术已完成了上百万个人类基因组的测序,发现了更多新的致病基因,提高了基因检测的效率(参见第八章和第十三章)。

高通量 DNA 测序已使成千上万的人类基因组测序成为可能。第二代测序采用大规模平行处理以实现快速测序,而第三代测序则针对单个 DNA 分子,避免了扩增偏差并提供了较长的测序读长。这些技术还可用于分析 RNA 表达、甲基化模式和染色质可及性分析等。

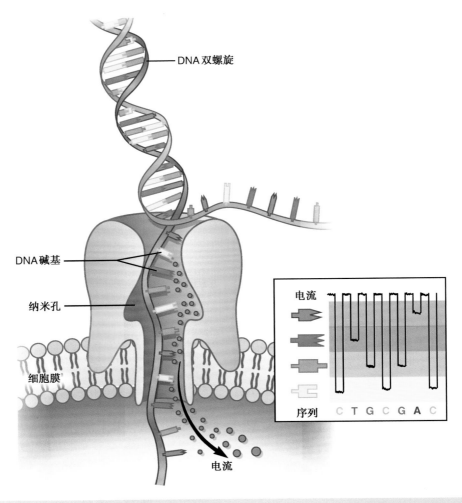

图 3.28 单分子(三代)DNA 测序。在该实例中,单链 DNA 分子穿过膜中的纳米孔。不同的 DNA 碱基(A、C、G、T)以特定方式改变膜中的电流,从而可以推断出 DNA 序列

在 DNA 水平检测突变

DNA 序列中突变或多态性的检测是理解基因如何引起特定疾病的关键步骤。新的分子生物学方法产生了许多检测 DNA 序列变异的新技术。表 3.4 中总结了许多可快速和有效筛选基因突变的技术。其中一些方法可以间接（和便宜）检测突变的存在和位置，随后还可以对指定区域中的 DNA 进行测序以鉴定特定突变。DNA 的直接测序是准确有效检测突变的手段，被认为是识别和验证突变的权威方法。随着测序成本的下降，DNA 的直接测序得到越来越多的应用。

在 **DNA 微阵列（DNA microarray）**（也称为 **DNA 芯片，DNA chips**）的制作和检测 DNA 变异方面取得了很大的进展（图 3.29）。为了制作 DNA 微阵列，即将单链寡核苷酸放置在小载玻片上。单个载玻片（1cm²）可以含有数百万个不同的寡核苷酸链。这些寡核苷酸由正常 DNA 序列以及包含已知的致病突变 DNA 序列组成。用荧光标记受试者的单链 DNA 与载玻片上的寡核苷酸杂交，以确定

DNA 与正常或含有突变的寡核苷酸杂交，并且通过计算机分析杂交信号的模式，即可确定其是否含有突变。目前的技术，可在单个微阵列上放置足够的探针来分析单个个体中 100 万到几百万个 SNP 的变化。微阵列还可用于检查拷贝数的变异，人基因组中的甲基化模式和各种病原生物体中的遗传变异。微阵列与前述段落中总结的方法的关键差异在于微阵列通常测试已知突变。而罕见的，以前未被鉴定的突变不能通过常规的微阵列检测。

DNA 微阵列的另一个应用是确定哪些基因在给定组织样品（例如，来自肿瘤）中表达（即转录）。提取来自组织的 mRNA，并将其用作模板以合成互补 DNA 序列，然后将其与代表许多不同基因的寡核苷酸载玻片杂交，阳性杂交信号即表示该基因有表达。虽然如前一节所述，它正逐渐被 RNA 测序所取代，但是 DNA 微阵列提供了快速、微型和基于计算机的准确的突变检测方法。遗传诊断中另一个重要方面，即特定突变的检测将在第十三章进一步讨论。

表 3.4　检测突变的方法

技术	简介	应用
Southern blotting（印迹法）	首先用限制酶消化待测 DNA；然后用琼脂糖凝胶电泳分离片段；DNA 转移到尼龙膜；DNA 片段和标记的探针杂交	检测插入，缺失，重排；将 DNA 碎片进行排序后形成物理图谱
PCR 产物片段大小的分析	在琼脂糖或聚丙烯酰胺凝胶上按大小分选 PCR 产物	检测小插入，缺失和三核苷酸重复扩增
DNA 直接测序	对 DNA 的核苷酸序列进行线性测定；通过双脱氧核苷酸的链终止反应或带荧光染料的单核苷酸检测碱基序列	检测插入，缺失，点突变，重排
DNA 错配切割法	将待测 DNA 与标记探针杂交，在错配的位点发生切割	检测小的插入或缺失；点突变
等位基因特异寡核苷酸（ASO）杂交	标记探针与待测 DNA 中特异互补的碱基序列优先杂交	检测已知组成序列的等位基因
MLPA（多重连接探针扩增技术）	将 DNA 片段与区域特异性探针杂交后进行连接反应并对其进行扩增	检测外显子区域或整个基因的缺失和重复
质谱	检测待测 DNA 有义链和反义链的物理质量	检测小的插入或缺失；点突变
DNA 微阵列杂交	将待测 DNA 与在硅胶片或载玻片上排列的寡核苷酸阵列杂交	检测 SNP，CNV，表达差异
蛋白截短	通过 RT-PCR 反应利用含有 T7 启动子的 5′ 引物制备与待测 DNA 互补的 cDNA；cDNA 翻译成蛋白质后并通过 SDS-PAGE 分离	通过截短蛋白质产物来检测移码突变，剪接位点的突变或无义突变

RT-PCR：逆转录 - 聚合酶链式反应；SDS-PAGE：十二烷基硫酸钠聚丙烯酰胺凝胶电泳。

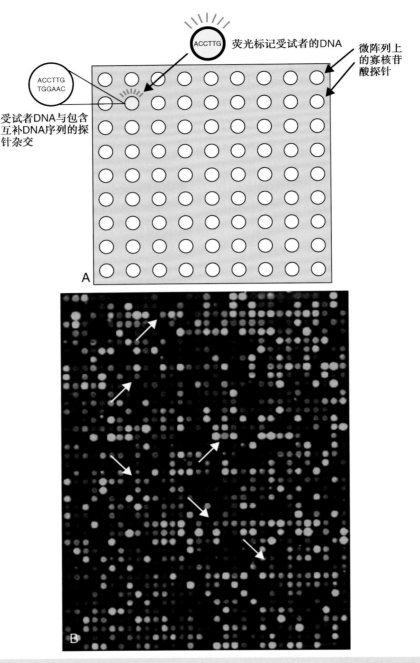

图 3.29 A. 微阵列的示意图。寡核苷酸被放置或合成在芯片上。然后将它们与受试者带标记的 DNA 混合。只有当寡核苷酸含有与受试者 DNA 序列互补的 DNA 序列时，才发生杂交。荧光标签标记了芯片上互补寡核苷酸序列的位置。B. 含有 36 000 个寡核苷酸的微阵列。将该微阵列暴露于来自正常成纤维细胞(红色,参见箭头)和来自 C 型(绿色)的尼曼 - 皮克病患者的成纤维细胞的 DNA。箭头指向其中与正常或疾病 DNA 存在强杂交信号的区域。该微阵列用于搜索在患者的成纤维细胞中高度表达的基因

许多技术,包括微阵列分析和直接测序,可以用来检测 DNA 序列水平上的突变。测序和微阵列也被用于基因表达分析和其他各种应用。

人群中的遗传变异

虽然突变是遗传变异的最终来源,但它不能单独解释不同人群中许多遗传疾病发病率的实质性差

异。例如,为什么在每 600 名非洲裔美国人中约有 1 人患镰状细胞病,但在北欧人很少见到? 为什么囊性纤维化发病率在欧洲比亚洲高 40 倍? 在本节中,将引入一些概念来解释这些差异。群体遗传变异的研究是群体遗传学的一个重要焦点。

概率的基本概念

概率是遗传学的一个重要概念,它有助于我们了解基因在世代间的传递,解释和分析人群的遗传变异。还有助于进行风险评估,这是医学遗传学的重要组成部分,例如,遗传咨询师在告知夫妻俩生育某种遗传疾病患儿的风险信息时常用到概率。**概率(probability)**被定义为特定结果在一系列事件中发生次数的比例。因此,我们可以说在掷骰子时获得 4 的概率,或者夫妇将生儿子而不是女儿的概率。因为概率是比例,所以它在 0 和 1 之间,包括 0 和 1。

减数分裂期间,染色体对将其中的一组成员分配给每个精子或卵细胞。一对染色体中的一个传递给后代的概率是 1/2,并且这对染色体中的另一个传递给后代的概率也是 1/2(注意,对于任何给定的实验,所有可能事件的概率的总和必须为 1)。因为这种情况直接类似于硬币抛投,其中获得正面或反面的概率均为 1/2,我们将使用抛硬币进行例证。

当硬币被反复抛掷时,每次抛掷的结果对随后的结果没有影响。每次抛掷可以说是**独立的(independent)**。即使我们已经连续 10 次抛掷都是正面,在下一次投掷获得正面或反面的概率仍然是 1/2。类似地,亲本在一次生育事件中将一个基因座的两个等位基因之一传递给后代的概率与前一生育事件无关。

独立性原则允许我们推导出概率的两个基本概念:**乘法法则(multiplication rule)**和**加法法则(addition rule)**。乘法法则规定,如果两个试验是独立的,则在两个试验中获得给定结果的概率是每个结果的概率的乘积。例如,我们可能希望知道在抛掷硬币时两次均获得正面的概率。因为抛掷是独立的事件,所以这个概率由每个独立抛掷中获得正面的概率的乘积给出:1/2 × 1/2 = 1/4。类似地,获得两个反面的概率是 1/2 × 1/2 = 1/4。

乘法法则适用于任何次数的试验。假设一对夫妇想知道他们计划生育的 3 个孩子都是女孩的概率。因为生女孩的概率为大约 1/2,并且因

为生殖事件彼此独立,所以生 3 个女孩的概率为 1/2 × 1/2 × 1/2 = 1/8。然而,如果这对夫妇已经生产了 2 个女孩,然后想知道生第 3 个女孩的概率,它只是 1/2。这是因为前两个事件不再是概率;他们实际上发生了。由于独立性,这些过去的事件对第三次事件的结果没有影响。

加法法则规定,如果我们想知道一个结果或另一个结果的概率,我们可以简单地将各个概率相加。例如,在投掷中获得 2 个正面的概率是 1/2 × 1/2 或 1/4,而获得 2 个反面的概率是相同的。在总共 2 次抛掷中获得 2 个正面或 2 个反面的概率是概率的总和:1/4 + 1/4 = 1/2。再举一个例子,假设一对夫妇计划要 3 个孩子,他们非常讨厌生 3 个同性别的孩子。如果知道生 3 个女孩或 3 个男孩的概率只有 1/8 + 1/8 即 1/4,他们就可以稍微放心一些。男孩和女孩组合的概率是 3/4,因为所有可能结果的概率之和必须是 1。

概率使我们能够理解和评估遗传风险,以及了解人群中的遗传变异。乘法法则用于估计两个事件将一起发生的概率。加法法则用于估计一个或另一个事件将发生的概率。

基因和基因型频率

许多遗传病在不同人群的发生率有很大差异。**基因型频率(genotype frequency)**和**基因频率(gene frequency)**的概念有助于我们衡量和了解遗传病发病率在人群中的变化。

想象一下,我们输入一个由 200 人组成的 MN 血型群体。该血型是由 2 号染色体上的一个位点编码,有 2 个主要的等位基因,分别标记为 *M* 和 *N*。在 MN 系统中,可以在杂合子中观察到 2 个等位基因的影响。因此,*M* 和 *N* 被认为是**共显性(codominant)**的:杂合子可以与两种纯合子区分开。群体中的任何个体可以具有三种可能的基因型之一(回想基因型是基因座处的遗传构成):他或她可以是 *M* 纯合(基因型 *MM*)、杂合(*MN*)或 *N* 纯合(*NN*)。对群体中的每个人进行分型后,我们发现基因型的分布如下:*MM*,64;*MN*,120;*NN*,16。通过将每个基因型计数除以受试者的总数简单地获得基因型频率。*MM* 的频率为 64/200,即 0.32;*MN* 的频率为 120/200,即 0.60;*NN* 的频率为 16/200,即

0.08。这些频率的总和必须等于1。

等位基因 M 和 N 的基因频率可以通过基因计数获得。每个 MM 纯合子具有 2 个 M 等位基因,并且每个杂合子具有一个 M 等位基因。类似地,NN 纯合子具有 2 个 N 等位基因,而杂合子具有一个 N 等位基因。在所描述的示例中,可得出:

M 等位基因的数目是 $64 \times 2 + 120 = 248$

N 等位基因的数目是 $16 \times 2 + 120 = 152$

在 MN 基因座处总共有 400 个等位基因(即受试者数目的 2 倍,因为每个受试者具有 2 个等位基因)。为了获得 M 的频率,我们将 M 等位基因的数量除以该基因座处的等位基因的总数:$248/400 = 0.62$。同样,N 的频率为 $152/400$,或 0.38。两个频率的和必须等于1。

> 基因和基因型频率分别指定群体中每个等位基因和每个基因型的比例。在简单条件下,这些频率可以通过直接计数评估。

Hardy-Weinberg 原则

上述的 MN 基因座的实例为基因频率估计提供了一种理想的情况,因为共显性,三种基因型可以容易地区分和计数。当一个纯合子与杂合子不能区分时(即,当存在显性关系时),会发生什么?概率的基本概念可以用来帮助我们理解基因频率和基因型频率。

想象一个具有 2 个等位基因,标记为 A 和 a 的基因座。假设在群体中,我们知道等位基因 A 的频率(我们称为 p)和等位基因 a 的频率,我们称为 q。从这些数据,我们希望确定每个基因型,AA、Aa 和 aa 的预期人群频率。我们假设,对于该等位基因的基因型,在一个大的群体中个体间进行随机交配(**random mating**)(随机交配也指在群体遗传学中**随机交配,panmixia**)。因此,基因型对配偶选择没有影响。如果男人和女人随机交配,那么独立的假设就会实现。这允许我们应用加法和乘法法则来估计基因型频率。

假设我们群体中等位基因 A 的频率 p 为 0.7。这意味着群体中 70% 的精子细胞具有等位基因 A,同时 70% 的卵细胞也一样。因为频率 p 和 q 的和必须为 1,30% 的卵细胞和精子细胞必须携带等位基因 a(即 $q = 0.30$)。在随机交配情况下,携带 A 的

精子细胞与携带 A 的卵细胞配对概率由基因频率的乘积给出:$p \times p = p^2 = 0.49$(乘法法则)。这是产生具有 AA 基因型的后代的可能性。使用相同的推理,产生具有 aa 基因型的后代的概率是由基因频率的乘积给出:$q \times q = q^2 = 0.09$。

人群中杂合子的频率怎么样?有两种方式可以形成杂合子。携带 A 的精子细胞可以与携带 a 的卵子结合,或者携带 a 的精子细胞与携带 A 的卵子结合。这两个结果中的每一个概率由基因频率 pq 的乘积给出。因为我们想知道获得杂合子(即第一事件或第二事件)的总概率,所以我们可以应用加法法则,加上概率以获得 $2pq$ 的杂合子频率。这些操作总结在图 3.30 中。基因频率和基因型频率之间的关系由 Godfrey Hardy 和 Wilhelm Weinberg 独立地建立,并且被称为 **Hardy-Weinberg 原则**(**Hardy-Weinberg principle**)。

男性群体

	A (p)	a (q)
A (p)	AA (p²)	Aa (pq)
a (q)	Aa (pq)	aa (q²)

图 3.30 Hardy-Weinberg 原则。基于基因频率(p 和 q)预测基因型 AA、Aa 和 aa 的群体频率,其假设男性和女性人群中基因频率相同

如上面提到的,当显性纯合子和杂合子不可区分时,该原理可以用于估计基因和基因型频率。这通常是隐性疾病如囊性纤维化的情况。只有受影响的纯合子,具有基因型 aa,是可区分的。Hardy-Weinberg 原理告诉我们 aa 的频率应该是 q^2。对于欧洲人群的囊性纤维化,$q^2 = 1/2\,500$(即疾病在新生儿中的流行率)。为了估计 q,我们对等式两边取平方根,$q = \sqrt{1/2\,500} = 1/50 = 0.02$。因为 $p + q = 1$,$p = 0.98$。然后我们可以估计 AA 和 Aa 的基因型频率。后一种基因型代表了携带者(杂合基因型 Aa)的频率,特别值得关注。因为 p 几乎是 1.0,我们可以通

过将 p 四舍五入到 1.0 来简化计算,而不会显著降低准确性。大家对人群中的携带者频率即杂合子基因型的频率特别感兴趣。然后我们认为杂合子的频率是 $2pq = 2q = 2/50 = 1/25$。这告诉我们类似囊性纤维化的隐性遗传病的人群携带者频率。受影响的纯合子的发生率只有 1/2 500,而疾病基因的杂合**携带者(carrier)** 更常见(25 个人中有 1 个)。这意味着绝大多数隐性疾病等位基因,有效地"隐藏"在杂合子的基因中。

在随机交配的前提下,Hardy-Weinberg 原则强调了基因频率和基因型频率之间的关系。这对于从疾病流行数据中估计基因频率和隐性疾病的携带者频率是有用的。

遗传变异的原因

突变是所有遗传变异的来源,新的遗传变异可能是有害的、有益的或没有任何效果。**自然选择(natural selection)** 通常被描述为遗传变异的"编辑者"。它增加了有利突变的群体频率(即携带突变的个体将产生更多存活的后代),降低了给定环境中不利突变的频率(即基因突变携带者产生更少存活的后代)。通常,通过上述谈到的错误过程将致病突变引入群体中。同时,自然选择去除这些突变。

然而,某些环境可以赋予疾病突变的选择优势。镰状细胞病就是一个范例。如前所述,对于镰状细胞突变而言,纯合的人更可能早期死亡。杂合子通常没有特别的优点或缺点。然而,研究证实镰状细胞杂合子在常发生恶性疟原虫疟疾的环境(例如,中西部非洲)中具有独特的存活优势(图 3.31)。因为疟疾寄生虫在镰状细胞杂合子的红细胞中不能很好地存活,所以这些人比正常纯合子更能抵抗疟疾,这种环境赋予了镰状细胞突变的选择优势。虽然存在针对镰状细胞纯合子的突变的选择,但是在杂合子中也存在突变的选择。结果是,在许多非洲和地中海人群中,疾病突变以相对较高的频率持续存在。在非疟疾环境(例如,北欧)中,镰状细胞突变没有优势,因此通过消除纯合子,对其产生强烈的抑制作用。这个例子说明了这样的概念,即群体中遗传病发病率的变化可以由环境差异所致的自然选择引起。

随着环境的变化,或者人类占据新的环境,自然选择可以增加更适应环境突变的频率。例如,当人类从较低的热带纬度转移到较高纬度时,自然选择作用于影响皮肤色素沉着的几个基因座。由于北欧和部分非洲人口在成年后开始喝牛奶,自然选择增加了遗传性乳糖酶持续的频率,使成年人能够有效代谢乳糖(在大多数人群中,乳糖酶水平在断奶后下降)。自然选择已经作用于低氧诱导因子途径的组分,使得一些人群能够成功地适应缺氧的高海拔环境,例如青藏高原和安第斯山脉。

自然选择是一个进化过程,在特定环境下能赋予存活或是繁殖优势的等位基因被正选择并增加频率,而不利于存活或繁殖的等位基因被负选择,并降低频率。

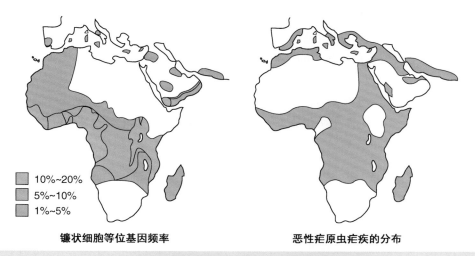

10%~20%
5%~10%
1%~5%

镰状细胞等位基因频率　　　　　　**恶性疟原虫疟疾的分布**

图 3.31　镰状细胞等位基因频率与恶性疟原虫分布的对应关系

遗传漂变(genetic drift)是另一种可以导致疾病基因频率在群体中发生变化的力量。为了理解遗传漂变的过程，以硬币投掷练习举例，其中10枚硬币被抛。因为正面和反面可能性相同，在这个练习中预期正面和反面的数量将是5。然而，偶然地可以观察到与该期望的实质偏离。例如，在10次投掷中看到7个正面和3个反面，这不奇怪。然而，如果1 000枚硬币被抛出，则从50%正面和50%反面的预期比率的偏离程度要小得多。1 000次投掷的合理结果可能是470正面和530反面，但是不太可能获得700正面和300反面。因此，在较大的样本中存在较少的随机波动。

同样的原则适用于人群中的基因频率。在非常小的群体中，基因频率从上一代到下一代可发生显著的偏离，但是在大的群体中不太可能。因此，在较小的群体中遗传漂变更大。结果，在小群体中可以相当频繁地看到其他罕见的遗传性疾病。例如，在宾夕法尼亚州的阿米什人群中，观察到埃利伟氏综合征，一种涉及身材矮小、多指和先天性心脏缺陷的罕见病症。阿米什人群在美国由约50对夫妇组建。由于这种群体小，遗传漂变具有巨大的潜力，导致某些致病等位基因的频率增加。

通常在一些小而孤立的群体中观察到遗传漂变的影响。在相对较大的人群，如果他们经历严重的人口瓶颈或是由少量奠基者(奠基者效应，founder effect)建立，也可能经历漂变效应。例如，在芬兰人群中发现了30多种罕见的遗传性疾病，其发生率高于西欧其他地区，主要原因被认为是芬兰在大约100代前由少数个体建立。在其他西欧人群中相对常见的苯丙酮尿症和囊性纤维化在芬兰相对罕见，说明了遗传漂移可以增加和减少疾病基因的频率的事实。几种遗传疾病(例如扭转性肌张力障碍、Tay-Sachs病、戈谢病)在德系犹太人中频繁发生(见第七章)。这可能是该种群在历史上出现了种群瓶颈的结果。

遗传漂移是一个随机进化过程，在较小的群体中产生较大的基因频率变化。奠基者效应是一种特殊的遗传漂变现象，即创始人群体越小，其基因频率变化越大。

当人群迁移，移民间婚配时，基因流(gene flow)发生。经过一段时间，种群间的基因流动往往使它们在基因上更加相似。镰状细胞贫血在非洲裔美国人中发生率比在非洲本土人群低的一个原因是非洲裔美国人和欧洲裔美国人之间的基因流动(同样的过程可能增加了非洲裔美国人囊性纤维化的携带率)。此外，因为在北美没有发现恶性疟原虫，自然选择不利于镰状细胞突变。

突变、自然选择、遗传漂变和基因流以复杂和意想不到的方式相互作用来影响人群中遗传病的分布和发生率。突变(不断引入新的变异)和自然选择(经常消除变异)间的相互作用是这种关系的重要实例。对突变和选择之间关系的简单分析有助于我们理解基因频率的变化。例如，遗传致死突变(genetic lethal mutation)即在生育后代之前就死亡的显性疾病。这种情况下即使个体可能存活一段时间，他或她也不会将突变传递给下一代。每次突变引入致死显性疾病等位基因的新拷贝到群体中，自然选择将它清除。在这种情况下，p，即群体中致死性等位基因频率等于突变率μ ($p = \mu$)。现在，假设那些携带突变等位基因的人可以存活到他们的生育年龄，但是，平均来说，他们比不含突变的人群产生的后代少30%。后代的减少代表等位基因的选择系数(selection coefficient)。在这种情况下，$s = 0.30$。当等位基因完全致死时，$s = 1$ (即，没有后代产生)。我们现在可以估计这个等位基因的基因频率为$p = \mu/s$。在$p = \mu/s = \mu$的情况下，正如我们所期望的，仅减少后代数量的等位基因的预测频率(完全给定突变率)比完全致命的等位基因的频率更高。突变和选择对基因频率的影响之间的这种可预测的关系称为突变选择平衡(mutation-selection balance)。

我们可以用同样的原理来预测隐性等位基因突变和选择之间的关系。Hardy-Weinberg principle原则表明，大多数有害的隐性等位基因都存在于杂合子中，因此不受自然选择的影响。因此，我们预期它们的基因频率高于那些具有相同突变率的显性有害等位基因。事实上，在突变选择平衡情形下，已知q纯合致死，则可知隐性等位基因频率$q = \sqrt{\mu}$ (由于$\mu < 1, \sqrt{\mu} > \mu$，这就导致致死性隐性等位基因的频率相对较高)。如果在该等位基因纯合子不致死，那么$q = \sqrt{\mu/s}$，其中s仍然是具有纯合基因型的患者的选择系数。因此，理解突变-选择平衡的原理有助于解释为什么一般来说，隐性致病等位基因的频率高于显性致病等位基因的频率。

当新突变引入有害等位基因时，突变选择平衡预测相对恒定的基因频率，而自然选择除去它们。

这一过程预测显性疾病的基因频率应该比隐性疾病的基因频率低，显性疾病中大多数等位基因暴露于自然选择，而隐性疾病中大多数等位基因存在于杂合子中避免了自然选择的影响。

本章前面描述的技术（例如，SNP 微阵列和高通量 DNA 测序）现已广泛用于测定个体和群体之间的变异。因为这些技术提供了关于个体的数百万个遗传变异的信息，这为我们研究现代人类起源的重要问题以及个体和群体之间的差异和相似性提供了前所未有的机会（参见第十四章）。此外，这些技术帮助研究者证实关于进化过程如自然选择、基因流和遗传漂移如何影响人类遗传疾病分布等问题。框 3.3 中提供了这些大规模测序工作的示例。

框 3.3　人类遗传变异的大规模研究

随着全基因组 DNA 测序速度的提升和成本的大幅下降，已经有可能对来自世界各地不同人群的 DNA 序列变异进行大样本测序。一个典型的例子是政府资助的 1 000 人基因组计划，其样本涵盖来自 26 个种群的 2 500 多个个体，基因组平均覆盖深度为 7（即平均每个核苷酸位置在 7 个不同的测序序列中被检出）。该计划证实世界范围内进行人类序列变异的大规模研究成为可能。这些数据证实了一个模型，在这个模型中，解剖学意义上的现代人首先出现在非洲，随着时间的推移积累了遗传变异之后，这个种群的一个子集离开非洲，移民欧洲和亚洲（大约 5 万年前），最后是美洲（大约 1.5 万 ~2 万年前）。我们的祖先（尤其是非洲以外的人）在他们早期的历史中经历了大量的瓶颈（人口规模的减少），然后在过去的 10 000 年左右的时间里，人口规模经历了巨大扩张。这一数据集也使科学家能够测试关于自然选择、遗传漂变和基因流等进化因素对种群内部和种群之间遗传多样性模式的影响的假设。

另一个大规模的测序数据集，Simons 的基因组多样性项目（SGDP），该项目使用了与千人基因组项目不同的采样方案。SGDP 没有从每个人群中抽取相对大量的样本，而是从全球 142 个人群中抽取了 300 人，平均测序覆盖深度为 43。这种方法可以对大量人口的多样性进行更广泛的抽样，结果显示 4 万 ~6 万年前非洲人口以外的人群出现了主要的瓶颈。

这些大型的 DNA 测序数据集，除了提供我们有关物种进化史的信息外，还可用于评估 DNA 变异是否可能引起疾病。如果在患者身上发现了一个潜在的致病变异，通常的做法是在"千人基因组计划"等数据库中评估其频率。如果候选变异在数据库中很少见，那么它更有可能致病，正如文中所讨论的，自然选择倾向于减少致病变异的频率。这类数据库的另一个例子是基因组聚集数据库（gnomAD），其中包含来自 12 万多人的外显子组序列和来自 1.5 万多人的全基因组序列。随着 DNA 测序变得越来越普遍，这些数据集的数量和多样性继续扩大。

章节问题

1. 在下面的列表中，首先给出的为正常的氨基酸序列，然后是由不同类型的突变产生的序列。找出最可能导致氨基酸序列改变的突变类型。

正常：Phe-Asn-Pro-Thr-Arg

突变 1：Phe-Asn-Pro

突变 2：Phe-Asn-Ala-His-Thr

突变 3：Phe-His-Pro-Thr-Arg

2. 错义和转录调控区域（启动子、增强子、转录因子）突变常常比移码、供体 / 受体位点和无义突变产生更温和的疾病表型。以珠蛋白基因为例，解释为什么会这样？

3. 突变导致产生的 α- 和 β- 珠蛋白同时降低的表型往往比突变只导致一种珠蛋白产量降低的表型要温和，为什么？

4. 概述 SNP、STR、插入缺失和 CNV 之间的主要区别。图 3.32 的放射自显影照片显示了这三种多态性中的哪一种？

5. α1-antitrypsin 两个等位基因都发生突变会导致 α1- 抗胰蛋白酶缺乏症，表型包括可能导致肝病、慢性肺气肿和肺衰竭。α1-antitrypsin 基因的第 3 个外显子突变会破坏限制性内切酶 BstE Ⅱ. 的识别位点。对一个家庭的 3 个成员进行 RFLP 分析，结果如图 3.33 所示。请确定每个人的疾病状态。

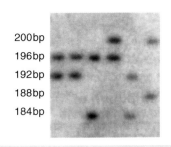

图 3.32 问题 4 对应的放射自显影图

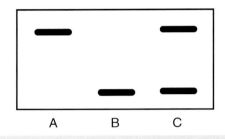

图 3.33 问题 5 对应的放射自显影图

6. 利用蛋白质电泳技术,对人群中 100 名个体进行了分析,以确定他们是否携带正常血红蛋白(HbA)或镰状血红蛋白(HbS)基因。观察到下列基因型:

HbA/HbA:88

HbA/HbS:10

Hbs/Hbs:2

HbA 和 HbS 的基因频率是多少? 观察到的基因型频率是多少? 假定 Hardy-Weinberg 比例,预期的基因型频率是多少?

7. 大约每 10 000 个欧洲人中就有一名苯丙酮尿症患者。致病等位基因的频率是多少? 人群中杂合携带者的频率是多少?

推荐阅读

Auton A, Brooks LD, Durbin RM, et al. A global reference for human genetic variation. *Nature*. 2015;526:68–74.

DiGiovanna JJ, Kraemer KH. Shining a light on xeroderma pigmentosum. *J invest dermatol*. 2012;132:785–796.

Higgs DR, Engel JD, Stamatoyannopoulos G. Thalassaemia. *Lancet*. 2012;379(9813):373–383.

Jordan BR. The Hiroshima/Nagasaki survivor studies: discrepancies between results and general perception. *Genetics*. 2016;203:1505–1512.

Jorde LB. Human genetic variation and disease. In: Meyers RA, ed. *Encyclopedia of Molecular Biology and Molecular Medicine*. 2nd ed. Weinheim, Germany: Wiley-VCH; 2005:323–337.

Kayser M, de Knijff P. Improving human forensics through advances in genetics, genomics and molecular biology. *Nat Rev Genet*. 2011;12(3):179–192.

Mallick S, Li H, Lipson M, et al. The Simons Genome Diversity Project: 300 genomes from 142 diverse populations. *Nature*. 2016;538:201–206.

Mardis ER. DNA sequencing technologies: 2006-2016. *Nat Protoc*. 2017;12:213–218.

Mouro I, Colin Y, Cherif-Zahar B. Molecular genetic basis of the human Rhesus blood group system. *Nat Genet*. 1993;5:62–65.

Piel FB, Steinberg MH, Rees DC. Sickle cell disease. *N Engl J Med*. 2017;376:1561–1573.

Piel FB, Weatherall DJ. The α-thalassemias. *N Engl J Med*. 2014;371:1908–1916.

Shendure J, Akey JM. The origins, determinants, and consequences of human mutations. *Science*. 2015;349:1478–1483.

Shendure J, Balasubramanian S, Church GM, et al. DNA sequencing at 40: past, present and future. *Nature*. 2017;550:345–353.

Strachan T, Read AP. *Human Molecular Genetics*. 4th ed. New York: Garland Science; 2010.

Yamamoto F, Clausen H, White T, et al. Molecular genetic basis of the histo-blood group ABO system. *Nature*. 1990;345:229–233.

网络资源:

Genetic Science Learning Center (tutorials on genetic variation, microarrays, PCR, and SNPs): http://learn.genetics.utah.edu/

Sickle Cell Information Center: http://www.scinfo.org/

Thalassemia (information on thalassemias and their management): http://sickle.bwh.harvard.edu/menu_thal.html

第四章　常染色体显性遗传和隐性遗传

——杜娟 译

许多广为人知的重要遗传病均是由单个基因发生突变所引起。McKusiek 教授主编的在线人类孟德尔遗传数据库（http://www.ncbi.nlm.nih.gov/Omim/）列出了迄今为止在人类中鉴定的近 16 000 个基因和 8 000 多种**单基因（single-gene、monogenic）**性状。在这 24 000 个基因和性状中，大概有 23 000 个位于常染色体上，近 1 300 个位于 X 染色体上，60 个位于 Y 染色体上。对引起单基因性状的基因的鉴定，不但使我们在遗传学上，同时也使我们在疾病的基础病理生理学上有了全新的认识。

本章主要关注由常染色体上的突变所引起的单基因疾病（性染色体上基因突变引起的单基因疾病参见第五章）。我们将讨论这些疾病在家系中的遗传模式和使这些模式复杂化的因素，也会讨论单基因遗传病传递给下一代的风险，这常常是高遗传风险夫妇最关注的问题。

经典遗传学基本概念

孟德尔的贡献

19 世纪，奥地利修道士孟德尔从精心设计的豌豆实验中推导出了数个重要的遗传定律，因此单基因性状也称为孟德尔［或**孟德尔的（mendelian）**］性状。孟德尔研究了豌豆的 7 对相对性状，每对性状都由单个基因所决定。这些性状包括高度（高茎和矮茎对比）和种子形状（圆粒和皱粒对比）。这些性状的变异是因为单个基因座上存在不同的等位基因。

孟德尔的研究得出了数个重要的定律。第一个是显性和隐性遗传定律，参见第三章。孟德尔还发现了**分离定律（principle of segregation）**，该定律指出有性繁殖生物具有成对出现的基因，且其中仅有一个会传递给下一代（即成对基因分离）。孟德尔时代，人们普遍认为父母双方的遗传因子混合存在于子代中。相反，分离定律认为基因保持着完整和独立。比如决定豌豆种子圆粒性状的等位基因可以从亲本传递给子代，子代又可以将同一个等位基因传递给子代。如果基因只是以某种方式混合存在于子代中而没有保持独立，那么，不可能追踪到基因从上一代遗传到下一代。因此，孟德尔的分离定律是现代遗传学的另一重要贡献。

孟德尔在遗传学上的另一个重要贡献是**自由组合定律（principle of independent assortment）**。这个定律指出不同基因座上的基因独立传递。以前面提到的 2 个基因座为例。一个基因座上具有控制圆粒或皱粒的等位基因，另一个基因座上具有控制高茎或矮茎的等位基因。在生殖过程中亲本一方会将每个基因座上的一个等位基因传递给后代。自由组合定律认为，一个基因座上某个特定等位基因（控制圆粒或皱粒）的传递不会影响另一个基因座上等位基因（控制高茎或矮茎）的传递。

分离定律描述了减数分裂中染色体的行为。在减数分裂时，染色体上的基因发生分离，并独立完整地传递给下一代。孟德尔在进行他的豌豆实验时，他还没有直接地认识到染色体、减数分裂和基因（事实上，基因一词直到 1909 年才被提出来，这时孟德尔已经逝世很久了）。尽管孟德尔的著作已于 1865 年发表并偶尔被引用，但其根本意义在随后的几十年里一直未被人们所意识到。直到 20 世纪初，其他研究人员重复了孟德尔的研究后，才确定孟德尔的研究奠定了现代遗传学的基础。

孟德尔的主要贡献是显性和隐性遗传定律、分离定律、自由组合定律。

表型的概念

基因型（genotype）定义为某一生物个体基因座上基因的组成。**表型（phenotype）**则是个体的外观或临床上所观察到的表现。基因型和表型并不一一对应。具有两种不同基因型（显性纯合子和杂合子)的个体,可能具有相同的表型。如囊性纤维化(见临床评述 4.1),一种常染色体隐性遗传病,只有隐性纯合子才受累。相反,同样的基因型在不同的环境中可以产生不同的表型。如常染色体隐性遗传病苯丙酮尿症(phenylketonuria,PKU,参见第七章),在欧洲新生儿的发生率近 1/10 000。编码苯丙氨酸羟化酶的基因突变导致纯合子个体不能代谢苯丙氨酸。尽管患苯丙酮尿症的婴儿出生时不受影响,但是代谢缺陷会导致苯丙氨酸及其有毒代谢产物堆积,这一过程强烈损害到中枢神经系统,最终导致严重的智力障碍。据估测,患病婴儿没有进行治疗的话,在一岁之前的 IQ 每周平均下降 1~2 个点。因此,PKU 基因型可以产生严重的疾病表型。但是,如果出生时对 PKU 进行筛查(参见十三章),在出生后的一个月内就给予低苯丙氨酸饮食,则可以避免大脑损伤;虽然小孩仍是 PKU 基因型,但是表型却随着环境的改变而发生了很大的改变。

上述例子说明表型是基因型和环境因素相互作用的结果。需要强调的是“环境”因素也包括遗传的环境因素(如:其他基因座上的基因产物可能会干扰某一特定基因或其产物)。

临床上观察到的表型是基因型和环境因素相互作用的结果。

临床评述 4.1 囊性纤维化

囊性纤维化(cystic fibrosis,CF)是北美最常见的一种单基因遗传病,欧裔美籍新生儿发生率接近 1/4 000~1/2 000,非裔美籍新生儿中约为 1/15 000,亚裔美籍新生儿中不超过 1/30 000。据统计,约 30 000 美国人患有这种疾病,全球患者数在 70 000 左右。

最早认识囊性纤维化这种疾病是在 1938 年,当时被称为“胰腺囊性纤维化”,即胰腺的纤维化病变,胰腺是这种疾病主要累及的器官之一(图 4.1)。近 85% 的 CF 患者会出现胰腺功能不全,胰腺不能分泌消化酶,而导致慢性营养吸收不良。肠道也是累及器官之一,约 15%~20% 的 CF 新生儿患者表现为胎粪性肠梗阻(肠内物质增稠发生阻塞)。CF 患者的汗腺功能紊乱,导致汗液中氯离子的浓度增高,这是汗液氯试验的基础,常用于本病的诊断。超过 95% 的男性患者因输精管缺如或梗阻而不育。

肺部病变是导致 CF 患者发病和死亡的主要原因。CF 患者表现出下呼吸道炎症和慢性支气管感染,进而发展为末期肺部病变,表现为广泛的呼吸道损伤和肺组织纤维化。气道表面脱水和黏液清除的减少引起气道阻塞和肺部受损,导致气道黏液增稠。这与细菌(如金黄色葡萄球菌和铜绿假单胞菌)感染有关。呼吸道阻塞、炎症和感染导致气管和肺部受损,使得超过 95% 的 CF 患者因为肺部疾病而死亡。

在过去的 30 年中,由于营养的改善、呼吸道清理技术和抗生素治疗的应用,CF 患者的存活率有了很大的提高。目前平均存活时间已接近 40 岁。CF 患者的临床表现存在很大差异,部分患者只有轻度呼吸困难,存活时间接近正常;而另一些患者表现出严重的呼吸问题,存活期不超过 20 年。

CFTR[*] 基因突变导致囊性纤维化。*CFTR* 基因编码囊性纤维化跨膜转导调节因子(cystic fibrosis transmembrane conductance regulator,CFTR,图 4.2)。*CFTR* 基因也编码特定组织(如小肠和肺)上皮细胞中的跨膜氯离子通道,这些通道受环腺苷酸(cAMP)调节。另外,CFTR 蛋白还参与了上皮细胞膜上钠离子的运输。CFTR 蛋白在钠离子和氯离子运输中所发挥的作用有利于我们理解 CF 基因座突变的多重效应。离子转运障碍会导致盐失衡,使得呼吸道中的水分过度消耗,进而在肺部出现黏稠的堵塞性分泌物。胰腺同样也会被黏稠的分泌物堵塞,导致纤维化和胰腺功能不全。CF 患者氯离子转运发生障碍解释了汗液中氯离子浓度异常增高的原因:氯离子不能通过汗管腔重吸收。

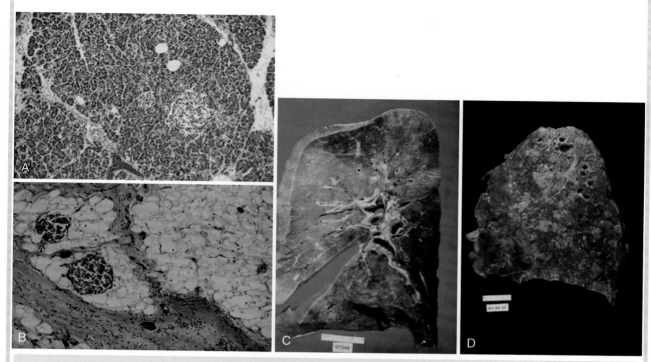

图 4.1 A. 正常胰腺。B. 囊性纤维化患者的胰腺,显示胰腺出现脂肪浸润和纤维化病变。C. 正常肺组织。D. 囊性纤维化患者的肺组织,显示由于支气管堵塞和感染引起的肺组织广泛破坏。(Courtesy Dr. Edwa.rd Klatt, Florida State University School of Medicine.)

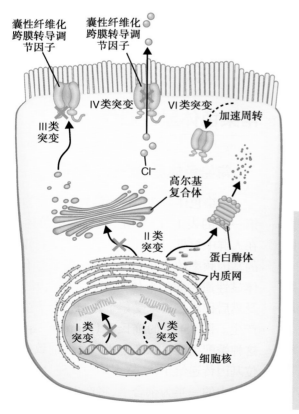

图 4.2 *CFTR* 基因突变类型及在细胞中的效应。Ⅰ类突变导致不能合成基因产物。Ⅱ类突变会产生有缺陷的蛋白产物,这种产物会在蛋白酶体中降解。Ⅲ类突变产生的蛋白能够到达细胞表面但是调控异常。Ⅳ类突变形成有缺陷的氯离子转运通道。Ⅴ型突变是一种典型的启动子或内含子-外显子剪接突变,从而减少 mRNA 转录物的数量,但是会产生部分正常的蛋白产物。Ⅵ类突变会增加细胞表面上氯离子通道的周转率(rates of turnover)

DNA 序列分析表明,*CFTR* 基因座有近 2 000 种不同的突变。其中最常见的突变是标记为 F508del 的三碱基缺失,导致 CFTR 蛋白上第 508 位的苯丙氨酸残基(F)丢失。F508del 约占所有导致 CF 突变的 70%。CF 的遗传诊断中需要对这个突变以及其他数十种相对常见的突变进行分析(参见第十三章)。

确定导致 CF 的突变能够帮助我们预测患者疾病的严重程度。比如,最严重的突变型(如 F508del)会导致氯离子通道产物的完全缺失或氯离子不能通过通道转运到细胞膜上。纯合子突变患者几乎都有胰腺功能不全。而其他突变型(如 R117H,一种错义突变)会导致进入细胞膜的离子通道对 cAMP 不敏感,使得离子通道在需要打开的时候不能保持打开状态。这类突变型患者表型相对轻微,很少出现胰腺功能不全。一些具有温和 *CFTR* 突变的男性患者仅表现为先天性双侧输精管缺失(CBAVD),很少有肺或胃肠道疾病。然而,基因型和表型的不完全关联说明基因座修饰和环境因素肯定也影响了疾病表型(见下文)。一般而言,基因型和胰腺功能之间具有较强关联性,而基因型和肺功能之间的关系则较为复杂。

因为能够鉴定 *CFTR* 突变,所以可以对尚未患囊性纤维化但是携带了一个(杂合子)或 2 个(纯合子)的人群进行调查研究。这类人群明显会增加患多种疾病的风险,包括 CBAVD、支气管扩张症(支气管慢性扩张或产生异常黏液)和胰腺炎。

通过对 CF 病理生理学的深入了解,*CFTR* 基因的鉴定为我们治疗这种疾病开辟了一条新的治疗途径。比如给药可以使核糖体跳过提前出现的终止密码子,这类提前出现终止密码子的突变约占 *CFTR* 突变的 7%。其他的药物能够提高III 或 IV 类突变型患者氯离子通道的活性。美国食品药品监督管理局(FDA)批准的第一种治疗 CF 的药物 ivacaftor 可提高 CFTR 离子通道对 ATP 的应答能力。美国食品药品监督管理局批准的第二种治疗 CF 的药物 lumacaftor,可用于和 ivacaftor 联合治疗,并已证明,对于常见的 F508del 纯合突变的 CF 患者,肺功能有显著改善。将正常的 *CFTR* 基因通过病毒载体或其他载体转入患者呼吸道内的基因治疗(参见十三章)也是目前研究的热点。但是病毒载体通常会引起炎症性的免疫应答,因此这种治疗方案在实际应用中还存在困难。

注:* 传统上,基因符号,如 *CFTR*,用斜体显示,蛋白质产物符号不用斜体。

家系或家系图

家系(pedigree)是医学遗传学中最常用的工具之一。家系说明了家族成员之间的关系,并显示了受累或未受累的家族成员。通常,箭头表示**先证者(proband)**,即家系中第一个诊断患病的成员。有时在英文中,先证者用**参考病例(index case)**表示,女性先证者一般不用 proband,而用 **propositus** 加以区分。图 4.3 给出了家系符号及含义。

当讨论家系中的亲属关系时,就要涉及到亲属关系的分级。一级亲属包括亲子关系(父母、子女)或同胞(兄弟、姐妹)。二级亲属是指隔了一代的亲属,包括祖父母和外祖父母、孙子女和外孙子女、叔叔或阿姨以及侄子女和甥子女。依此类推,三级亲属包括堂(表)兄弟姊妹和曾孙曾孙女。

常染色体显性遗传

常染色体显性遗传的特征

常染色体显性遗传病的发病率约为 1/200(参见第一章的表 1.3)。但是,单种常染色体显性遗传病在人群中罕见,其中,最常见的常染色体显性遗传病的基因频率约为 0.001。因此,两个患有相同常染色体显性遗传病的个体婚配的案例更加罕见。通常,受累后代均是由未受累个体与杂合子受累个体婚配产生。图 4.4 中的**庞氏表(Punnett square)**描述了这种婚配类型。双亲中受累个体把致病或正常的等位基因传递给子代,概率均为 0.5。因此,大体来说,子代中的一半为杂合子,将产生表型,一半为未受累正常纯合子个体。

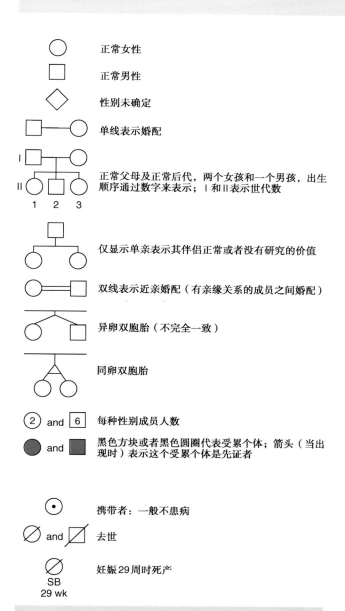

正常女性

正常男性

性别未确定

单线表示婚配

正常父母及正常后代，两个女孩和一个男孩，出生顺序通过数字来表示；Ⅰ和Ⅱ表示世代数

仅显示单亲表示其伴侣正常或者没有研究的价值

双线表示近亲婚配（有亲缘关系的成员之间婚配）

异卵双胞胎（不完全一致）

同卵双胞胎

每种性别成员人数

黑色方块或者黑色圆圈代表受累个体；箭头（当出现时）表示这个受累个体是先证者

携带者：一般不患病

去世

妊娠29周时死产
SB
29 wk

图4.3　基本家系图符号
（引自 Bennett RL, French KS, Resta RG, Doyle DL. Standardized human pedigree nomenclature: update and assessment of the recommendations of the National Society of Genetic Counselors. *J Genet Couns.* 2008; 17: 424-433. ）

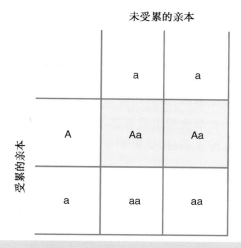

图4.4　庞氏表阐述了未受累个体（aa）与常染色体显性遗传病杂合子个体（Aa）婚配所产生的子代基因型。受累个体基因型如阴影部分所示

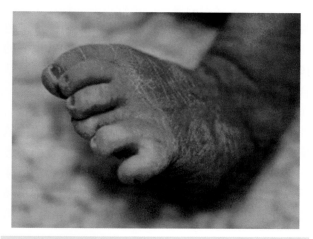

图4.5　轴后多指（趾）畸形。患者在第五个趾头旁边长出一个额外的趾头

轴后多指（趾）畸形（postaxial polydactyly）（图4.5）临床表现为在第五指/趾旁长出一个额外的指/趾头，是一种常染色体显性遗传病。图4.6 为其理想化的家系图，阐明了常染色体显性遗传的几个重要特性。第一，男女受累机会相等，遗传给子代的机会也相等。因为多指/趾症是一种常染色体遗传病（与 X 染色体基因突变造成的疾病相反，X 染色体连锁疾病的这些比率常有不同）。第二，连续遗传：假如一个人患有多指/趾症，那么他的父母中必有一人同样患有多指/趾症。这种疾病表型通常从一代

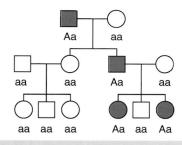

图4.6　家系图描述了常染色体显性遗传病轴后多指（趾）畸形的遗传模式。受累的个体用阴影表示

传至下一代，形成垂直传递。如果父母均没有表型，则他们的孩子也不会出现这种表型。第三，存在父亲传给儿子的现象。虽然父亲传递给儿子并不是

常染色体显性遗传的必然规律,但是它在家系图的存在可以排除其他一些遗传模式(特别是 X 连锁遗传;参见第五章)。最后,如我们所见,受累者将致病的等位基因传递给近 1/2 的子女。但是,因为配子传递就像抛硬币,可能出现随机波动,有可能受累者的所有子女都表现出或者都不表现出症状。当研究大量的这种家系时,受累子女的发生率大概为 1/2。

常染色体显性遗传具有以下特征:疾病表型垂直传递;每代均有患者,不会出现断层;男女受累机会大致相等;可观察到父亲传给儿子的现象。

复发风险

有生育遗传病患儿风险的父母通常想知道下一代的患病风险或患病概率。这种可能性称作**复发风险(recurrence risk)**。假如父母一方是某种常染色体显性遗传病的受累者,另一方为非受累者,他们的孩子患有此遗传病的风险为 1/2(假设受累方是杂合子,通常都是这样的情况)。需要牢记的是,每一次生育都是一次独立事件,就像抛硬币一样。所以,即使已经生育了一个患儿,这对父母的复发风险依旧为 1/2。即使已经生育的小孩都患病或者都不患病,根据独立分离规律,他们下一个孩子的患病风险仍然是 1/2。虽然这个概念很直观明了,但是很容易被普通民众误解。家系复发风险的其他内容详见第十五章。

常染色体显性遗传病的复发风险率为 50%。因为每次生育是独立事件,无论之前生育的小孩是否患病,新生儿的复发风险都是恒定的 50%。

常染色体隐性遗传

和常染色体显性遗传病一样,常染色体隐性遗传病也很罕见。如前所述,隐性遗传病等位基因的杂合子携带者比纯合子患者更常见。所以,常染色体隐性遗传病患者的父母通常是杂合子携带者。如图 4.7 所述,2 个杂合子携带者生育的后代中,大概 1/4 为未受累的纯合子正常个体,1/2 为不产生表型的杂合子携带者,另外 1/4 为产生表型的纯合子患者(一般情况下)。

图 4.7 庞氏表描述了 2 个常染色体隐性致病基因杂合子携带者婚配所产生的子代基因型。子代受累基因型如阴影部分所示

常染色体隐性遗传病的特征

图 4.8 的系谱图显示了常染色体隐性遗传白化病的遗传模式。这种白化病是由于编码酪氨酸酶(一种酪氨酸代谢酶)的基因突变所致 [*]。由此产生的酪氨酸酶缺乏导致黑色素合成代谢途径阻断。所以白化病患者的皮肤、毛发和眼睛中缺乏黑色素(图 4.9)。因为视网膜的正常发育同样需要黑色素,白化病患者通常会出现眼球震颤(不自主的眼球运动)、斜视(眼球偏离正常视轴)和视力下降的症状。表 4.1 中的系谱图描述了鉴定常染色体隐性遗传病的重要标准。第一,与常染色体显性遗传病世代都出现患者不同,常染色体隐性遗传病通常在一个或多个同胞中观察到,而在更早的世代中没有患者。第二,与常染色体显性遗传病一样,男女患病机会均等。第三,一般来说,两个致病基因杂合子携带者生育的后代中,将有 1/4 会患病。最后,相对于其他遗传方式的遗传病,在患有常染色体隐性遗传病的家系中,**近亲婚配(consanguinity)**更常见(见图 4.8)。近亲(拉丁语,有血统的)婚配是指有血缘关系的个体间通婚。因为有血缘关系的人可能会拥有相同的致病等位基因,这也是某些隐性遗传病的一个致病原因。近亲婚配将在本章后面会有更加详细的讨论。

---

[*] 这种类型白化病称为酪氨酸酶阴性眼皮肤白化病(OCA1),与第二种温和型的白化病,酪氨酸酶阳性眼皮肤白化病(OCA2)有所区别。OCA2 通常由 15 号染色体上的基因突变导致,该基因的蛋白产物与酪氨酸酶的运输和加工有关。

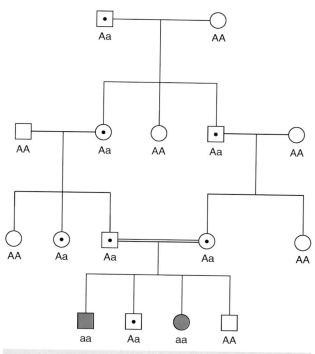

图 4.8 酪氨酸酶阴性白化病（一种常染色体隐性遗传病）系谱图。双横线表示受累个体的父母近亲婚配

表 4.1 常染色体显性遗传和常染色体隐性遗传模式主要特征的比较

特征	常染色体显性	常染色体隐性
一般复发风险	50%	25%
传递方式	垂直传递；每代均有患者	可能多个同胞均有疾病表型，但通常在更早的世代中未见患者
性别比例	通常受累的男女个体相等	通常受累的男女个体相等
其他	父亲可能将致病基因传给儿子	有时可见近亲婚配，尤其是罕见的常染色体隐性遗传病

常染色体隐性遗传病的特征：疾病常常在患者一辈的兄弟姐妹之间集中发生，而在父母或者更早的祖先中未发现。一般来说受累的男性和女性相当，近亲婚配可能会被观察到与疾病相关。

复发风险

正如前文所讨论，隐性遗传病中最常见的婚配涉及 2 个杂合子携带者父母。这反映了杂合子携带者的相对普遍性以及许多严重的常染色体隐性疾病患者不太可能成为父母。

图 4.7 的庞氏图表明这种婚配方式有 1/4 的后代将因致病基因纯合而受累。携带者后代的复发风险为 25%。和前文一样，此处仅指平均数。任何一个特定家系的复发风险可能会在 25% 上下波动，但对大量家系研究得出的数据非常接近这个比率。

特殊情况下，一个携带隐性遗传致病等位基因的杂合子个体可能与这个致病等位基因纯合子个体婚配。此情况下，子代约有 1/2 患病，1/2 为杂合子携带者，复发风险为 50%。因为此模式类似于常染色体显性遗传，所以也被称为**类显性**遗传（**quasidominant** inheritance）。通过对杂合子婚配的系谱图研究，发现类显性遗传和真实显性遗传（true dominant inheritance）仍有区别。

两个隐性遗传病患者婚配，其子女也必将患有此遗传病。这一情形有助于区分隐性和显性遗传，因为显性遗传的父母往往都为杂合子，一般而言，其子女中将有 1/4 不受影响。

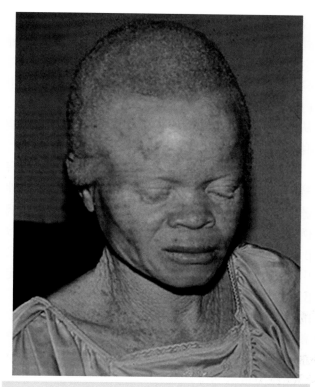

图 4.9 一个患有眼皮肤白化病的非洲妇女，显示她的头发和皮肤缺乏黑色素。因为她的眼睛较具有正常视网膜的人对光更敏感，所以她不能直视镜头

（引自 Courtesy Dr. Phil Fischer, Mayo Clinic.）

常染色体隐性遗传病复发风险常常为25%。当受累的纯合子和杂合子携带者婚配,这种类显性遗传复发风险为50%。

"显性"与"隐性":注意事项

前文我们讨论了显性遗传和隐性遗传,仿佛它们有严格的界限。然而,随着我们对这些疾病的不断了解,这些界限变得越来越不严格。多数显性遗传病纯合子症状相对于杂合子更加严重。软骨发育不全就是一个例子,这是一种常染色体显性遗传病,该病杂合子表现出身材矮小(图4.10)。杂合子寿命接近正常人,估计比平均年龄短约10年。纯合子症状则非常严重,通常在婴儿期死于呼吸衰竭(第十章会进一步讨论软骨发育不全)。

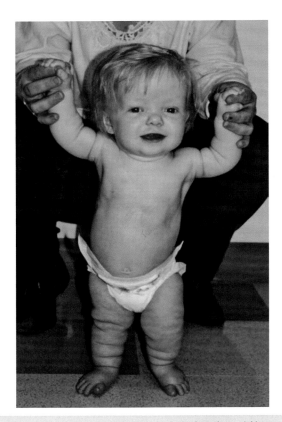

图4.10　软骨发育不全。这名小女孩具有四肢较短、前额突出、鼻根低、四肢皮褶多等特点

尽管隐性遗传病致病基因的杂合携带者临床表现正常,但是隐性基因的作用通常可以在杂合子携带者中检测到,如使酶活性降低。这通常作为用生化指标检测携带者的基础(参见第十三章)。一种有

效区分显性遗传病和隐性遗传病的方法就是,绝大部分显性遗传病杂合子是有临床表现的,而隐性遗传病杂合子则常常没有临床表现。

尽管显性遗传病和隐性遗传病的界限不是那么严格,但是显性遗传病杂合子通常会患病,而隐性遗传病杂合子则不患病。

另一个注意事项是某些疾病可能在某些情况表现为常染色体显性遗传,而在另一些情况却表现为常染色体隐性遗传。家族性单纯性生长激素缺乏症(familial isolated growth hormone deficiency,IGHD),一种导致身材矮小的疾病,就是这样的例子。位于17号染色体上的垂体生长激素基因(GH1)发生突变将导致IGHD。无义突变、移码突变或剪切位点突变具有引起蛋白功能缺失效应,从而不能合成成熟蛋白,导致隐性遗传性IGHD。因为有一份正常的GH1基因,所以杂合子仍能产生1/2的正常激素,这已能满足正常身材生长的需要。纯合突变因为不能产生正常的GH1蛋白,会导致身材矮小。

显性遗传性IGHD由GH1基因突变的显性负效应引起(参见第三章)。剪切位点突变导致第三外显子丢失是一种常见的显性遗传性IGHD,这种突变会产生一种分泌到分泌颗粒中的异常蛋白。异常的GH1基因产物与正常GH1基因编码的蛋白相互作用,异常分子干扰正常的生长激素分子,从而导致正常GH1基因产物显著减少,最终影响身高。

另一个例子是在第三章讨论过的β型地中海贫血。大多数β型地中海贫血病例是常染色体隐性遗传,但少数病例呈常染色体显性遗传,其中部分病例是由于β珠蛋白基因的无义突变或移码突变导致β珠蛋白基因3号外显子或下游外显子翻译终止所引起。由此产生的mRNA转至细胞质,形成不稳定β珠蛋白肽链。杂合子中,这些异常肽链会对正常的β珠蛋白肽链产生显性负效应。相反,移码突变和无义突变导致1号外显子或者2号外显子翻译终止,则仅有少量mRNA进入细胞质,而这些mRNA会翻译为正常等位基因的产物。在此情况下,杂合子则不受累。

这些例子充分说明"显性"与"隐性"的复杂性。它们也显示基因的分子检测有助于解释疾病的重要特征。

在某些病例中,判断疾病是常染色体显性遗传还是隐性遗传,需根据突变改变基因产物的性质来决定。

最后一个注意点是:显性还是隐性,严格来说,仅适用表型特征,而不适用于基因。其原因请参考第三章中讨论的镰状细胞突变。纯合突变导致镰刀型细胞贫血病。杂合子一般有镰刀型细胞性状,但是临床表型正常。但杂合子在高海拔地区发生脾梗死的风险大幅上升。突变基因是显性还是隐性?显然,将镰刀型细胞贫血病称为隐性遗传性疾病,而将镰刀型细胞性状称为显性性状更为合适。尽管如此,将显性和隐性应用于基因上仍是较为常见和方便的。

影响致病基因表达的因素

前面描述的疾病遗传方式都相当简单,例如多指、囊性纤维化、白化病等。但是,多数基因病的基因表达程度会有不同,甚至会出现有致病基因却无表型影响的情况。遗传病有时也没有家族史。接下来我们会讨论这些情况及它们产生的原因。

新发生的突变

如果小孩生下就患有某种他们家族从未出现过的遗传病,那么这种疾病可能就是一个**新发突变(de novo mutation)**或新突变所致。即父母一方的基因在传递过程发生了 DNA 序列上的改变,使正常基因转变为致病等位基因。但这个等位基因位点在父母的其他生殖细胞中仍然正常。此类情况父母后代的复发风险并不会高于普通人群。但是,受累孩子的后代复发风险将显著提高(例如,常染色体显性遗传病将有 50% 的复发风险)。大量案例观察显示多数常染色体显性遗传病都是新发生的突变的结果。例如,约 7/8 的软骨发育不全是由新发生的突变引起的,仅有 1/8 的患者从父母遗传而来。主要原因是这种疾病往往使患者难以结婚生子。为了提供准确的风险评估,了解某种遗传病是遗传的突变所致还是新发生的突变所致十分必要。只要有足够的家系资料,就能确定这一点。

新发生的突变是那些没有家族史的患者患有基因病的一个常见原因。患者的兄弟姐妹复发风险很低,但是患者后代的复发风险会显著上升。

生殖腺嵌合

少数情况下,虽然没有家族遗传史,但却有 2 个甚至更多的后代患有常染色体显性遗传病或 X-连锁疾病。因为突变是罕见事件,所以这种情况不太可能是由于在一个家庭中出现多个新突变导致的。最有可能的机制是**生殖腺嵌合(germline mosaicism)**[嵌合/嵌合体(mosaicism)是指体内存在不同基因型的细胞系]。父母一方在胚胎发育期间,发生的突变仅影响全部或部分的生殖腺细胞,对体细胞影响很少甚至没有影响(图 4.11)。因此,父母亲虽然在生殖细胞中携带有基因突变,但是在体细胞中没有携带该突变,所以不表现相关疾病。但父母可以将此突变遗传给多个后代。尽管此现象相对罕见,但是当嵌合体出现时会对复发风险产生显著影响。

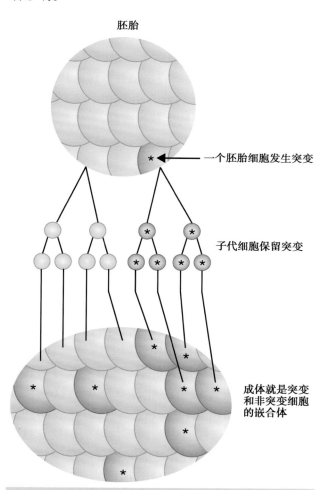

图 4.11　发育胚胎中的某个细胞发生了突变。这个细胞所有的子代细胞都携带此突变,从而形成嵌合体。如果第一个突变细胞为生殖细胞,就会导致生殖腺嵌合

在围产期致死性成骨不全（osteogenesis imperfect，OI Ⅱ型；详见第二章）病例中生殖腺嵌合的研究较为广泛，这一疾病由 1 型胶原基因突变所引起。未受累的父母有时会生育多个患有该病的后代，导致认为 OI Ⅱ型为常染色体隐性遗传。通过聚合酶链反应（polymerase chain reaction，PCR）对 2 个患儿父亲的精子 DNA 进行扩增，对 OI Ⅱ型为常染色体隐性遗传这一观点提出了质疑。将这个父亲精子 DNA 与体细胞 DNA（皮肤成纤维细胞）进行比较，发现成纤维细胞 DNA 中没有胶原基因突变，但是精细胞中约有 1/8 的细胞存在突变。这直接证明了这名父亲存在生殖腺嵌合。尽管 OI Ⅱ型的生殖腺嵌合已经被证明存在，但是研究显示约 95% 的非遗传性病例为新发生的突变所引起。某些成骨不全的病例是真实常染色体隐性遗传（true autosomal recessive inheritance），其致病基因已经被鉴定（临床评述 2.1，第二章）。

其他已被观察到的生殖腺嵌合相关疾病包括软骨发育不全、神经纤维瘤病 1 型、杜氏肌营养不良、A 型血友病（后两种疾病将在第五章讨论）等。据估计，约有 15% 的杜氏肌营养不良和 20% 的 A 型血友病属于没有家族史的生殖腺嵌合。

当父母生殖腺的全部或部分细胞发生致病的基因突变而体细胞未受影响时即为生殖腺嵌合。嵌合体父母后代的复发风险将有所增加。

外显率降低

许多遗传病的另一个特征是**外显率（penetrance）**降低或不完全外显：某人携带致病基因却可能没有任何临床表型，但他或她可以将这个致病的等位基因传递给下一代。视网膜母细胞瘤（临床评述 4.2）是一种恶性眼部肿瘤，可用来很好解释常染色体显性遗传病中的外显率降低。这一疾病的传递模型如图 4.12 所示。家系研究表明约有 10% 的视网膜母细胞瘤致病等位基因的**确定携带者（（obligate carrier），确定携带者的受累父母和受累子女也是该致病等位基因的携带者）不会患病。也就是说这种致病基因型的外显率为 90%。外显率可通过研究大量家系以及家系中确定携带者（隐性遗传则是确定纯合子）致病的比例来确定。

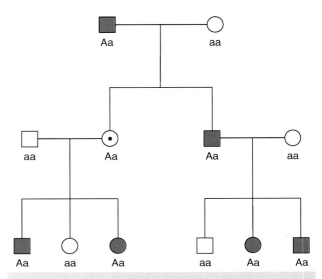

图 4.12　系谱图阐明具有外显率降低的视网膜母细胞瘤的遗传模式。用一黑点标注的未受累确定携带者与受累的先证者有相同的基因型

外显率降低是指具有致病基因型的个体未表现出疾病表型的情况。

年龄依赖性外显率

虽然部分遗传病在出生时或出生后不久即发病，但许多遗传病在成年之前表现并不明显。遗传疾病发病年龄的延迟称为**年龄依赖性外显率（age-dependent penetrance）**。最著名的例子之一是亨廷顿病，一种神经性疾病，主要特征是进行性痴呆和四肢不受控制地抖动（临床评述 4.3）。后一个特征被称为舞蹈症（源自希腊语的"舞蹈"，khoreia），所以亨廷顿病又被称为亨廷顿舞蹈症。乔治·亨廷顿博士（George Huntington）在 1872 年首次描述了这种疾病，因而这种常染色体显性疾病以乔治·亨廷顿博士的名字命名。疾病症状通常在 30 岁以后才出现（图 4.13）。所以患者常常在他们知道自己携带致病等位基因之前就生育了孩子。如果这种疾病在出生时就发生，那么几乎所有的患者都会在育龄之前死亡，这样这种疾病在人群中发生率就比较低。实际上，该疾病发病年龄的延迟减弱了自然选择淘汰致病等位基因的能力，因此增加了其在群体中的发生率。

一个个体从患有亨廷顿病的一方父母遗传致病等位基因的机会为 50%。成年后，这个人将面临一个痛苦的问题：获知自己有 50% 的概率遗传了这种突变，并会遗传给我 1/2 的孩子，那么我还应该要孩子吗？通过检测亨廷顿病的致病基因,现在可以确定高危的人是否携带致病等位基因。

如前所述,许多重要的遗传疾病表现出年龄依赖性外显率。这些包括血色素沉着症(hemochromatosis)、铁沉积隐性遗传病(参见第七章);家族性阿尔茨海默病(参见第十二章)和许多遗传性癌症,包括常染色体显性乳腺癌。[†]

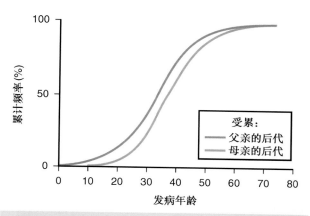

图 4.13　亨廷顿病发病年龄分布图。当父母中患病的一方是父亲时,个体发病的年龄往往要提早一些
(引自 Conneally PM. Huntington disease: genetics and epidemiology. *Am J Hum Genet*. 1984; 36: 520.)

在许多遗传病中都观察到年龄依赖性外显率。它使对家族性遗传模式的解释变得复杂化。

可变表达

外显率和表现度是不一样的概念。外显率是一种有或无的现象:一个人要么有疾病表型要么没有。**可变表达(variable expression)**是指疾病表型的严重程度。

许多遗传疾病表现度的严重程度可能有很大差异。一个研究可变表达得很好的实例是常染色体显性疾病神经纤维瘤病 1 型(临床评述 4.4)。一个具有轻微疾病表现度的亲本,症状轻微到他根本不知道,可能将该致病等位基因传递给孩子,孩子可能有严重的症状。许多因素可以影响遗传疾病表现度,包括环境(即非遗传的)影响,例如饮食、运动或暴露于烟草烟雾等有害物质。在缺乏某种环境因素的情况下,致病基因可能表达减弱或不表达(例如,在低苯丙氨酸饮食下 PKU 的表达减弱)。另一种影响疾病表现度的因素是与该致病基因相互作用的其他基因,也称为**修饰基因(modifier gene)**。最后,在同一个疾病基因座上不同类型的突变(即不同的等位基因)可以导致可变表达,称为**等位基因异质性(allelic heterogeneity)**。通常会根据患者的基因型,努力建立**基因型-表型的相关性(genotype-phenotype correlations)**,以更好地预测疾病的严重程度。在某些情况下,临床上不同的疾病可能是等位基因异质性的结果,如 β-珠蛋白基因的突变,可导致镰刀状细胞病或各种形式的 β-地中海贫血。

临床评述 4.2　视网膜母细胞瘤(retinoblastoma)

视网膜母细胞瘤是最常见的儿童眼肿瘤,约 1/20 000 的发病率。肿瘤通常发生在妊娠后 3 个月~4 岁期间,这个时期是视网膜细胞分裂和增殖活跃的时期。临床上视网膜母细胞瘤几乎都是在 5 岁的时候发现。

约 60% 的视网膜母细胞瘤病例由早期发育中体细胞突变所引起,因此不会传递给患者的后代。剩余的 40% 是由遗传突变引起的:其中约 3/4(总数的 30%)是新发生的突变导致的,大部分是父源等位基因发生突变。另外 1/4 的病例(总数的 10%)是遗传自所有细胞都携带视网膜母细胞瘤致病突变的亲本。约 10% 携带致病突变的个体不会发生成肿瘤(不完全外显)。值得注意的是,对于蛋白质产物完全丧失的突变(如无义突变),其外显率往往非常高,接近 100%;而对于许多错义、剪接位点和启动子突变(后者在约 10% 的视网膜母细胞瘤患者中可见),其外显率要低得多。

对致病基因 *RB1* 及其邻近 DNA 的变化分析解释了不完全外显的机制。简单地说,一个遗传了致病基因 *RB1* 突变的个体,他或她身体的每个细胞都会携带这种突变,但是这不足以导致肿瘤

[†] 流行病学调查显示:美国约 5% 乳腺癌是基因突变所致且呈常染色体显性遗传。进一步讨论参见第十一章和第十二章。

临床评述 4.2 视网膜母细胞瘤(retinoblastoma)- 续

形成(如果是的话,身体中的每个细胞都会产生肿瘤)。在任何一个细胞中,一个正常 *RB1* 等位基因的存在足以防止肿瘤形成。要在发育的视网膜细胞中引发肿瘤,必须发生第二次体细胞突变事件,使得另一个正常的 *RB1* 等位基因失效(这种"两次击打"过程在第十一章中进一步讨论)。第二个事件,可以认为是体细胞突变,在任何特定的细胞中发生的概率相对较低。然而,在发育中的胎儿中至少存在 100 万个视网膜细胞,每个都可能是这个事件的潜在靶标。通常,携带一个致病突变的个体会在几种不同类型的视网膜细胞中经历第二次体细胞突变,从而产生几种肿瘤。因此,遗传性视网膜母细胞瘤通常是多灶性的(由多个肿瘤病灶组成)和双侧的(影响两只眼睛)。因为第二次突变是随机事件,所以一小部分遗传致病等位基因的个体没有一个视网膜细胞发生第二次突变,因此他们不会发展成视网膜母细胞瘤。第二次体细胞突变是必要条件,这就解释了该疾病中观察到的不完全外显。

视网膜母细胞瘤基因 *RB1* 编码蛋白质产物 pRb,其在细胞周期调控中起关键作用。低磷酸化的 pRb 与核转录因子 E2F 家族成员结合而使其失活。细胞需要有活性的 E2F 使其从有丝分裂的 G1 期进入 S 期。通过使 E2F 失活,pRb 对细胞周期施以制动。当需要细胞分裂时,pRb 被细胞周期蛋白依赖性激酶复合物磷酸化(参见第二章),磷酸化的 pRb 与 E2F 解离而激活 E2F。pRb 功能缺失突变可导致 E2F 结合能力的永久丧失。丧失制动能力的细胞将经历重复的、不受控制的有丝分裂,可能导致肿瘤。由于其对细胞周期的调控作用,*RB1* 基因被归于一类称为肿瘤抑制基因的基因(参见第十一章)。

如果未治疗,视网膜母细胞瘤可以生长到相当大的尺寸,并且可以转移到中枢神经系统或其他器官系统。幸运的是,现在这些肿瘤通常可以在恶化之前被发现并治疗。如果通过眼科检查发现得足够早,就可以用冷冻疗法(冷冻)或激光光凝术成功治疗肿瘤。在许多病例中,可能需要对眼睛进行放疗、化疗或摘除手术。目前,高收入国家中视网膜母细胞瘤患者的 5 年存活率接近 95%。而全球视网膜母细胞瘤患者的存活率低于 30%。

因为家族性视网膜母细胞瘤患者体内的所有细胞都遗传了 *RB1* 突变,所以他们在之后的生命中也易患其他类型肿瘤。特别是约 15% 遗传了 *RB1* 突变的个体随后将发生骨肉瘤(恶性骨肿瘤)。其他常见的并发肿瘤包括软组织肉瘤和皮肤黑素瘤。因此,仔细监测并发的肿瘤和避免可能产生的第二次突变(例如 X 射线)是管理遗传性视网膜母细胞瘤患者的重要方面(图 4.14)。

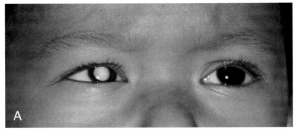

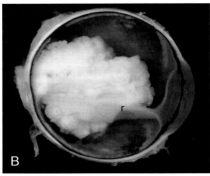

图 4.14 A. 这名患者在眼科检查中可以看到其右眼白色反射物(白瞳症)。B. 双侧视网膜母细胞瘤,显示肿瘤组织的存在

(引自 Huether S, McCance K. *Pathophysiology: The Biologic Basis for Disease in Adults and Children*. 8th ed. St Louis: Elsevier; 2014.)

临床评述 4.3　亨廷顿病

亨廷顿病（Huntington disease，HD）在欧洲血统人群中的发病率约为 1/20 000，但在大多数其他人群中明显较少见。该疾病症状通常在 30~50 岁之间表现出来，尽管最早在 1 岁时就观察到，但最晚可到 80 岁才表现出症状。

HD 的特征是运动控制力丧失、痴呆和精神紊乱。脑内的神经元大量损伤，这可以通过诸如磁共振成像（magnetic resonance imaging，MRI）等技术进行检测。脑中葡萄糖摄取减少是疾病的一种早期征兆，可以通过正电子发射断层扫描术（positron-emission tomography，PET）检测（但是，这些技术不足以准确地诊断病症）。虽然大脑的许多部位受到损伤，但损伤最显著的区域是纹状体。在一些患者中，疾病导致总脑重量的 25% 或更多的损失。

HD 的临床病程很长，从初诊到死亡的间隔通常为 15~20 年。与许多神经系统疾病一样，HD 患者吞咽困难；吸入性肺炎是最常见的死亡原因。心肺衰竭和硬膜下血肿（由于头部创伤）是其他常见的死亡原因。HD 患者的自杀率是一般人群的 5~10 倍。治疗包括诸如苯二氮䓬类药物，以帮助控制舞蹈样运动。近 1/2 患者有情感障碍，某些情况下可使用抗精神病药物和抗抑郁药治疗。虽然这些药物有助于控制 HD 的一些症状，但目前仍无法改变疾病的结局。

HD 是 1983 年使用 RFLP 标记定位到特定染色体的第一种遗传疾病。随后的致病基因测序显示，大多数 HD 病例是由 1 号外显子中 CAG 重复过度扩增引起（参见第三章）。90%~95% 患者的突变遗传自致病亲本。在一般人群中，CAG 串联重复的数目范围为 10~26。具有 27~35 个重复的个体不患病，但更可能将更大数目的重复遗传给其后代。36 或更多重复可能引起疾病，在具有 36~40 个重复的病例中可观察到疾病表型的不完全外显。与许多由三核苷酸重复扩增引起的疾病类似，更大数目的重复与更早的发病年龄相关。约 60%~70% 的 HD 发病年龄可以通过重复数来预测。CAG 重复数与疾病的临床病程之间几乎没有关系。源自父亲的致病基因突变在传递过程中较源自母亲的具有更多重复扩增的趋势，这有助于解释母源性和父源性遗传疾病发病年龄的差异，如图 4.13 所示。特别是 20 岁前发病病例（青少年型亨廷顿病），约

80% 是由父亲遗传而来的，这些病例的特征是具有特别大的重复扩增。目前仍然未知：为什么 HD 基因中的重复不稳定程度在父源性遗传中比在母源性遗传中更大（图 4.15）。

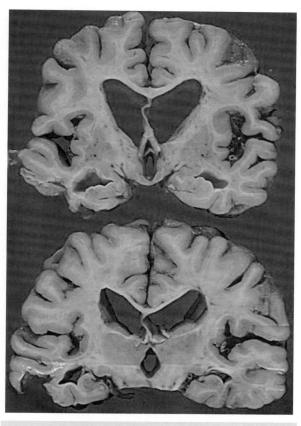

图 4.15　1 个亨廷顿病成年患者的 2 个大脑截面图，显示严重的尾状核萎缩和侧脑室增大
（引自 Courtesy Dr. Thomas Bird, University of Washington.）

被称为亨廷顿的蛋白产物参与细胞分泌途径中囊泡的转运。此外，有证据表明亨廷顿蛋白对脑源性神经营养因子的正常产生是必需的。CAG 重复扩增在亨廷顿蛋白氨基末端附近产生一系列延长的谷氨酰胺残基。虽然扩展的谷氨酰胺束在疾病病因中的确切作用仍不清楚，但它与神经元核内和附近的毒性蛋白质聚集体的积累相关。这些聚集体被认为是有毒的并且与早期神经元死亡有关。值得关注的是，HD 纯合子似乎显示出与杂合子非常相似的临床进程（这一点同其他大多数显性遗传疾病不同）。这个属性以及一个基因拷贝失活的小鼠模型完全正常的事实，支持突变导致获得性功能有害的假说（参见第三章）。

临床论述 4.4 神经纤维瘤病：一种高度多样性表达的疾病

神经纤维瘤病 I 型（neurofibromatosis type 1，NF1）也称为 von Recklinghausen 病，由德国医生 von Recklinghausen 在 1882 年首次对这种病进行描述。它是一种较常见的常染色体显性遗传病，约 3 000 人中就有 1 名患者。NF1 是一个关于遗传病多样性表达很好的例子。某些患者只有咖啡斑（café-au-lait，法语中的"牛奶咖啡"，形容色素沉着过度的皮肤斑块颜色），Lisch 结节（良性虹膜增生）和少量纤维瘤（良性的周围神经肿瘤），这些人有时并不知道他们患有这种疾病。另外一些患者则有更严重的表现，包括成千上万的纤维瘤、丛状的纤维瘤、视神经通路神经胶质瘤（视神经的良性肿瘤）、学习障碍、高血压、脊柱侧弯和恶性肿瘤。大约 2/3 的患者只有轻微的皮肤问题。大约 10% 丛状纤维瘤会发展成恶性周围神经鞘瘤（malignant peripheral nerve sheath tumors，MPNSTs）。在同一个家庭中疾病的表现有很大的差别：症状轻微的父母可以出生症状很严重的后代。

现在已经对 NF1 设立了一组标准的诊断标准，必须具备以下 2 种或 2 种以上的症状才能确诊：

1. 青春期前患者身上的咖啡斑直径>5mm，青春期后患者身上的咖啡斑直径>15mm，并且咖啡斑数量达到 6 个或 6 个以上。

2. 腋窝或腹股沟区上有斑点。

3. 2 个或 2 个以上任何类型的神经纤维瘤或一个丛状神经纤维瘤（即，沿着大神经鞘的广泛生长）。

4. 2 个或 2 个以上 Lisch 结节。

5. 视神经胶质瘤。

6. 独特的骨骼病变，特别是异常形成的蝶骨或胫骨假关节*。

7. 一位一级亲属诊断为神经纤维瘤（使用前面的 6 个标准）。

尽管 NF1 具有高度多样性表达的特点，但致病突变的外显率几乎是 100%。约 50% 的 NF1 患者是新发突变。事实上，*NF1* 基因是已知的特定基因座中突变率最高的基因之一，每一代中约 1/10 000 的概率，部分原因是 *NF1* 基因片段很大（大约 350kb），使其容易成为突变的靶目标。*NF1* 基因产物神经纤维瘤蛋白，是一种肿瘤抑制物（参见第十一章的详细讲解）。使用 DNA 测序、细胞遗传学分析、异常（截短的）产物分析等方法，超过 90% 的病例中可检测到 *NF1* 的突变。如果个体的整个 *NF1* 基因缺失，那他将严重受累，出现大量的神经纤维瘤，患 MPNSTs 风险增加。

NF1 突变如果发生在胚胎发育时期，便只会影响个体的某些细胞，形成体细胞嵌合。若是这种情况，疾病的特征可能仅出现在身体的某些部位（节段神经纤维瘤）。

神经纤维瘤病 II 型（NF2）较 NF1 少得多，其特征是出现前庭神经鞘瘤（肿瘤发生在 Schwann 细胞并影响第八脑神经），偶尔也有咖啡斑。但是，NF2 没有真正的神经纤维瘤，所以将其称为"神经纤维瘤病 2 型"其实是不恰当的。*NF2* 基因编码一种肿瘤抑制蛋白，称为 merlin 或 schwannomin。

轻微的神经纤维瘤病患者基本上不需要治疗。然而，如果发展成恶性肿瘤或者良性肿瘤干扰了正常功能，则需要进行手术。不到 5% 的病例可见脊柱侧弯、胫骨假关节和 / 或胫骨弯曲，可能需要整形外科的治疗。该疾病可以导致高血压，并且高血压通常是继发于成嗜铬细胞瘤或肾动脉狭窄（缩小）。对于儿童而言，最常见的临床问题是学习障碍（约 50% 的 NF1 患者存在这个问题）、身材矮小、视神经胶质瘤（可能导致失明）。密切跟踪可以帮助发现这些问题并把其影响降至最低。最近的临床试验旨在减少或消除 NF1 患者的肿瘤，为更好地治疗提供了希望（图 4.16）。

临床论述 4.4　神经纤维瘤病：一种高度多样性表达的疾病 - 续

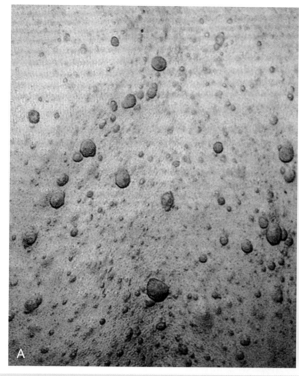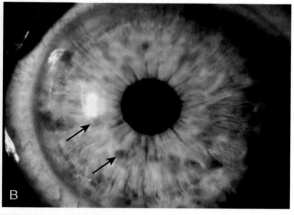

图 4.16　神经纤维瘤病 I 型（NF1）。A. 一个神经纤维瘤病 1 型成年患者的多个神经纤维瘤。B. 通过裂隙灯检查一个神经纤维瘤病 I 型患者的 Lisch 结节（一种虹膜良性错构瘤）
（A 引自 Habif T, Campbell J, Chapman M, et al. *Skin Disease: Diagnosis and Treatment.* 2nd ed. St. Louis: Mosby; 2005; B 引自 Jones KL. *Smith's Recognizable Patterns of Human Malformation.* 6th ed. Philadelphia: Mosby; 2006）

注：* 当长骨（如胫骨）的骨皮质丢失，导致虚弱和骨折时，会发生假关节病。形成异常的伤口愈合组织，骨骼中产生一个假关节。

在临床评述 4.1 关于囊性纤维化的讨论中，也说明了这些因素如何影响疾病的严重程度。与 *CFTR* 突变导致细胞表面氯离子通道功能只有部分活性相比，该基因突变导致氯离子通道活性完全丧失（等位基因异质性）会导致更严重的疾病。有相同 *CFTR* 基因型的 CF 患者中，他们的肺部疾病的不同严重程度可以通过 *TGFB1* 基因（转化生长因子 β 基因）的变异来解释，该修饰基因的表达增强也与哮喘以及慢性阻塞性肺疾病有关。另一个修饰基因，*DCTN4* 基因的突变可降低动力蛋白在气管中清除铜绿假单胞菌作用的有效性。CF 患者会更频繁、更严重地受到细菌感染，加速肺损伤。因此，这种疾病囊括了可变表达的 3 个主要原因：等位基因异质性，修饰基因和非遗传环境因素（细菌感染）。

由于许多因素可以影响遗传疾病的表现度，所以通常使用的术语"单基因疾病"有点过度简化了。虽然单个基因中的突变可能足以导致疾病，但其严重性通常受许多遗传和非遗传因素影响，一直被临床医生重点关注。

> 遗传病的可变表达可能是由环境、修饰基因或等位基因异质性所导致。

基因座异质性

同一种单基因遗传病在不同家系中常常由不同基因座上的基因突变引起，称为**基因座异质性（locus heterogeneity）**（与上一节中讨论的等位基因异质性相比，它是指同一致病基因座上的不同突变）。成人多囊肾病（adult polycystic kidney disease, APKD）是一个好的实例，这是一种表现为肾囊肿逐渐累积的常染色体显性遗传病。患者还可能出现肝囊肿、高血压、脑动脉瘤和心脏瓣膜缺陷。每1 000个欧洲血统个体中就有1名该病患者,在北美地区约8%~10%的终末期肾病由该病发展所致。APKD既可以由16号染色体上的*PKD1*基因,也可以由4号染色体上的*PKD2*基因发生突变造成。以上两个基因都编码跨膜糖蛋白,该蛋白相互作用并且参与细胞信号转导(当这种信号转导失败时,细胞生长调节就会受损,从而形成囊肿)。在一个APKD家族中,可能由*PKD1*突变引起;而在另一个APKD家族中,可能由*PKD2*突变引起。临床上难以通过疾病表型区分这两个基因突变。*PKD1*突变(80%~85%的APKD患者的致病原因)通常会使发病时间提前,且病情表现较严重。儿童期发病的多囊肾病比较少见,遵循常染色体隐性遗传方式。

成骨发育不全是与基因座异质性有关的另一个实例。我们回顾一下第二章中关于前胶原三股螺旋的章节,前胶原三股螺旋是由2个基因编码的,一个在7号染色体上,另一个在17号染色体上(图4.17)。这些基因突变可以改变正常的三螺旋结构,从而最终导致成骨发育不全。在其他遗传疾病中,包括家族性的老年痴呆症、乳腺癌、结肠癌、黑色素瘤等,也都可以发现基因座异质性。

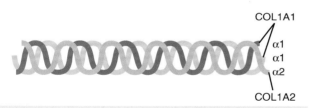

图4.17　三股螺旋Ⅰ型胶原蛋白的结构。17号染色体上的*COL1A1*基因编码两条α1链,7号染色体上的*COL1A2*基因编码α2链

不同家族不同基因座上的基因突变导致同一种疾病说明了基因座异质性。

基因多效性

某些基因对机体造成了不止一种的明显影响,我们称之为基因的多效性。马方综合征可以很好地说明基因**多效性(pleiotropic)**。法国儿科医生Antoine Marfan在1896年首次描述了这种疾病。马方综合征是一种常染色体显性疾病,主要影响眼睛、骨骼和心血管系统(见临床评述4.5)。大多数马方综合征病例中,可观察到的特征是由结缔组织异常伸缩引起的。绝大多数马方综合征病例是编码原纤维蛋白的基因发生突变引起的。原纤维蛋白是一种结缔组织成分,在大部分的马方综合征患者的受累组织和器官中表达(见临床评述4.5)。

我们讨论的其他几种单基因疾病,都可见基因多效性,包括囊性纤维化,它能影响汗腺、肺和胰腺;成骨发育不全,影响骨骼、牙齿、巩膜;以及白化病,影响色素沉着和视纤维的发育。

基因在生理学或解剖学多方面上产生的影响都是基因多效性。基因多效性是人类基因一种常见的特征。

人类的近亲婚配

虽然近亲婚配在西方人群相对罕见,但在世界许多人种中很常见。例如,在许多中东国家,20%~50%的婚姻是表亲结婚,印度某些地区也有叔侄结婚或者表兄妹结婚。因为亲属之间更可能从共同祖先遗传相同的致病基因,近亲婚配产生的后代更可能受到常染色体隐性疾病的影响。我们可以通过**亲缘系数(coefficient of relationship)**估算来自同一对亲源的DNA序列百分比(框4.1)。个体量化的估算结果显示,同胞平均有1/2的DNA序列是相同的,因为他们有共同的父母。叔叔和侄女有1/4的DNA序列是相同的,因为他们有共同的祖先。堂(表)兄弟姐妹有1/8相同,堂(表)兄弟姐妹的第一代有1/16相同,远房堂(表)兄弟姐妹则是1/32相同,以此类推[‡]。

近亲婚配和隐性遗传病的频率

回想一下,大约25个白人中有1个是囊性纤维化杂合突变携带者。如果一个携带有该突变等位基因的男性跟一般人群进行婚配,那么他有1/25的概率遇到另一个携带者。如果他跟他的堂(表)姐妹结婚,那么他遇到携带者的概率将会增加到3倍,即有1/8的概率携带相同基因。相比之下,一个相对罕见的隐性遗传病携带者,如典型性半乳糖血症(一种代

[‡] 一级表亲是两个兄弟姐妹的后代,他们有共同的祖父母。两个一级表亲之间互称为一级表亲。二级表亲是两个不同的一级表亲的后代,他们有共同的曾祖父母。

谢遗传病,将在第七章中讨论),在一般人群中只有 1/170 的概率碰到另一个携带者。可是因为他与其堂(表)姐妹有 1/8 相同的 DNA,所以他的堂(表)姐妹也有 1/8 的概率携带半乳糖血症基因突变。携带

这种相对罕见疾病的携带者,若跟他的堂(表)姐妹结婚,那么他遇到携带者的概率比跟一般人群结婚要高 21 倍。这说明了一个重要的原则:患有罕见隐性遗传病的个体,他的父母更有可能是近亲婚配。

临床论述 4.5　马方综合征:基因多效性的病例

马方综合征为常染色体显性遗传,在北美洲的发病率约为 1/10 000。患病特征为眼睛、骨骼和心血管三大系统的病变。眼睛病变包括近视和晶体状脱位。大部分的马方综合征患者为近视,约 1/2 的患者为晶状体脱位。骨骼病变包括细长四肢、漏斗胸、鸡胸、脊柱侧弯、蜘蛛样指、细长指(图 4.18)。此外,关节过度伸展也是马方综合征患者的典型特征。

马方综合征的主要危害是心血管病变。大部分马方综合征患者二尖瓣脱垂,导致血液回流(从左心室流向左心房的血会渗漏),而正常情况下心室收缩时二尖瓣的瓣尖是朝向心房的。不过,二尖瓣脱垂的发病率仅为 1%~3%,后果并不严重。严重的是 90% 的患者存在主动脉进行性扩张。特别是当心脏输出量很大时(剧烈运动或者妊娠时),随着扩张的加剧,主动脉容易受损或破裂。主动脉的扩张会引起左心室扩大,引发心肌炎(损伤心肌)。最后引起心脏供血失败,这是马方综合征患者常见的致死原因。

大多数马方综合征是由 *FBN1* 基因突变引起,该基因表达于多种组织,包括心脏、骨骼和结缔组织。因为 *FBN1* 编码结缔组织蛋白——原纤维蛋白,所以该基因突变将改变结缔组织蛋白的结构。因此该疾病会引起心血管和眼睛的病变。马方综合征患者中发现了上百种不同的 *FBN1* 突变。大多数为错义突变,但是也存在移码突变和无义突变引起的原纤维蛋白缩短。由于显性负效应的作用,很多患者会因错义突变引发更加严重的病症(杂合子患者异常的原纤维蛋白与正常等位基因产生的正常原纤维蛋白结合而使正常原纤维蛋白失活)。外显子 24-32 突变的患者症状更严重。至少已报道一例复合杂合子引发的马方综合征。这名新生儿的父母均是受累杂合子,它遗传了双方的致病等位基因,导致严重心脏供血障碍,出生 4 个月便死于心脏停搏。

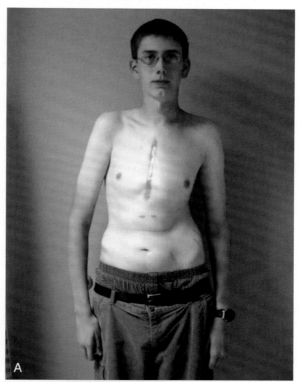

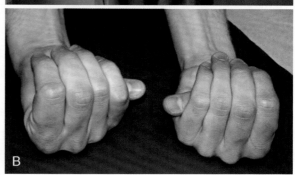

图 4.18　A. 一个患有 Marfan 综合征的年轻人,其特点是四肢长,脸窄。B. 患马方综合征的 8 岁女童,注意拇指的突出部分,远远超出手掌(斯坦伯格拇指手势)(A 引自 Jones KL. *Smith's Recognizable Patterns of Human Malformation*. 6th ed. Philadelphia: Saunders; 2006: 549. B 引自 Jones KL. *Smith's Recognizable Patterns of Human Malformation*. 6th ed. Philadelphia: Mosby; 2006.)

临床论述 4.5   马方综合征：基因多效性的病例 - 续

有些 *FBN1* 基因突变引发蜘蛛指（没有马方综合征的其他症状），而有些突变则引发晶状体脱位。有一种被称为先天性挛缩性蜘蛛样指征的疾病表现出马方综合征的许多骨骼特征，但不涉及心脏或眼部缺陷。这种疾病是另一个基因 *FBN2* 突变引发的，该基因编码其他形式的原纤维蛋白。

有小部分的马方综合征患者没有发生 *FBN1* 和 *FBN2* 的突变，而是编码转化生长因子 β 受体 2 的基因（*TGFBR2*）发生突变。这种突变增加了转化生长因子 β（TGF-β）的信号活性，引起主动脉扩张和异常骨骼生长。有趣的是，原纤维蛋白含有结合 TGF-β 的结构域，突变能破坏原纤维蛋白，增加 TGF-β 信号。*FBN1* 基因突变不但引起 TGF-β 活性异常，而且导致结缔组织结构的异常，这可以解释马方综合征表型的多样性。

马方综合征的治疗包括定期的眼科检查，对于主动脉扩张的患者，要避免剧烈运动和接触性运动。另外，使用 β- 肾上腺素阻断剂降低收缩时心脏的压力和冲击。尽管还不清楚 β- 肾上腺素阻断剂是否可以降低血管扩张，但是至少可以降低主动脉的压力。主动脉和主动脉瓣能通过手术置换为人工血管和人工瓣膜。借助这些治疗，马方综合征患者能达到正常人的生活标准。

马方综合征患者的治疗途径还包括增强 TGF-β 信号。在老鼠模型中，TGF-β 拮抗物能阻止主动脉扩张。氯沙坦是血管收缩素 1 型受体拮抗物，常用于治疗高血压。该药物已经完成了临床试验评估，可用于马方综合征患者降低主动脉扩张。很多历史名人可能患有马方综合征，包括小提琴演奏家 Niccolo Paganini、作家和钢琴家 Sergei Rachmaninoff 以及美国总统 Abraham Lincoln。Abraham Lincoln 存在马方综合征患者常见的骨骼特征，其医学检验报告显示他有主动脉扩张的症状。这表明他死于心脏供血失败，即使没有被刺杀，仍然会因工作劳累致死。

框 4.1   血缘关系的测量：亲缘系数

因为有血缘关系的两个人的祖先是共同的，所以了解他们 DNA 的同源比例有利于评估近亲婚配的后果。亲缘系数用百分比度量。显然，血缘关系越近，基因相同的比例越大。举一个例子，某个体获得父母各一半的基因。因此，父母与子女之间的亲缘关系为 1/2，也意味着父母和子女均有 1/2 的基因（例如致病等位基因）相同。

现在分析一个复杂情况，假定一个男性为半乳糖血症携带者，一种比较罕见的常染色体隐性代谢疾病。如果他和堂妹结婚，会怎么样？我们知道，第一代堂兄妹有共同的祖父母，所以他们同时携带致病基因的比率比一般人群高。祖父母将半乳糖血症致病基因遗传给已知携带者的同时，也遗传给了他的堂兄妹。亲缘关系可以计算这种可能性。第一代堂兄妹婚配的家系图（图 4.19）中的 A 图所示。男性携带者标记为 A，他的堂妹标记为 E。因为我们要研究他和他的堂妹，所以将家系图简化，如 B 图所示，仅包含他和他堂妹的血亲关系图。

我们从携带者和家系图开始评估亲缘关系。

已知携带者获得亲本（标记为 B）1/2 的遗传物质。其余 1/2 的遗传物质来自另一个亲本，这部分遗传物质与堂妹没有同源性，所以另一个亲本没有出现在图中。同理，个体 B 从个体 C 获得致病基因的概率也是 1/2。个体 C 将致病基因传递给个体 D 的概率是 1/2，个体 D 将致病基因传递给个体 E 的概率也是 1/2。只有四个事件同时发生时，E 和 A 才有共同的致病基因。我们运用乘法法则来计算四个事件同时发生的概率。因为每一个概率为 1/2，所以结果是 $(1/2)^4 = 1/16$。

如果个体 A 和 E 来自同一祖父母，亲缘关系就是 1/16。但是，大多数一代堂兄妹的祖父母是正常的。因此，致病基因的传递会有两条路径。我们用同样的方法获得致病基因在第二条路径遗传的概率为 1/16。现在，我们要评估基因通过第一条或者第二条途径遗传的概率（通过祖父母中的一个），运用加法原则得到 A 和 E 获得相同致病基因的总概率为：1/16+1/16=1/8。因为有共同的祖父母，所以携带者的堂妹和他有相同致病基因的概率为 1/8。这也是第一代堂兄妹的亲缘系数[*]。

框 4.1　血缘关系的测量：亲缘系数 - 续

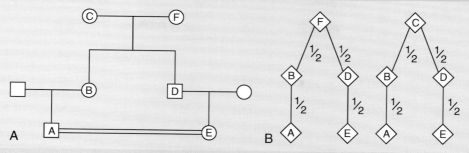

图 4.19　A. 第一代堂兄妹联姻的家系图。B. 与第一代堂兄妹有血缘关系的家系图

个体 E 有可能从祖先遗传一个致病基因，但这个基因不是来自路径 1 和路径 2 的任一条。然而，这种致病基因很少见，由于概率低，可以忽略。计算亲缘关系的法则可以总结如下：

1. 每个个体只能在路径中出现一次。

2. 从一个个体开始追溯到他们的共同祖先，再往下到另一个个体。

3. 亲缘关系为 $(1/2)^{n-1}$，n 为路径中的个体总数。

4. 如果有多条路径，就运用加法原则把每种概率相加。

注：* 近亲系数是一个常用于种群遗传学的系数。该系数是指个体因其父母的血缘关系，一个基因位点纯合的概率。对于给定的婚配类型，个体的近亲系数总是等于父母的亲缘系数乘以 1/2（例如，第一代表亲婚配后代的近亲系数为 1/16）。

这一原则已经被经验所证实。法国的一个研究表明，在法国一级表亲结婚比例不到 0.2%。囊性纤维化是一种相对常见的隐性遗传病，约 1.4% 患者是一代近亲婚配的后代。胱氨酸病的这个比例上升到 7.1%，全色盲则升为 12.5%，这两种病都是不常见的隐性遗传病。

近亲婚配会增加配偶双方携带相同致病突变的概率，这种情况在罕见隐性遗传病家系中比在一般隐性遗传病家系中更常见。

近亲婚配的后果

据估计，每一个人都携带 1~5 个隐性突变，携带这种隐性突变的人如果跟另一个具有相同突变的人结婚，那么他们的后代就会受累（即，纯合子）。因此可以预测近亲婚配会更容易产生有遗传疾病的后代。事实上，大多数研究表明，表亲结婚产生后代的死亡率远高于普通人群（表 4.2）。同样，表亲结婚后代遗传性疾病的患病率大约是非表亲结婚后代患病率的 2 倍。

表 4.2　不同国家 / 地区近亲婚配放入人群和非近亲婚配人群的死亡率

国家 / 地区	死亡类型	1.0 同源		1.5 同源 *		2.0 同源		3.0 同源	
		%	数量	%	数量	%	数量	%	数量
阿米什	童年期	14.4	1 218[†]	—	—	13.3	6 064	8.2	17 200
印度孟买	围产期	4.8	3 309	2.8	176	0	30	2.8	35 620
法国	童年期	17.7	282	6.7	105	11.7	240	8.6	1 117
日本福冈	0~6 岁	10.0	3 442	8.3	1 048	9.2	1 066	6.4	5 224
日本平户	童年期	18.9	2 301	15.3	764	14.7	1 209	14.3	28 569

续表

国家 / 地区	死亡类型	1.0 同源		1.5 同源 *		2.0 同源		3.0 同源	
		%	数量	%	数量	%	数量	%	数量
印度喀拉拉	童年期	18.6	391	—	—	11.8	34	8.7	770
巴基斯坦旁遮普	童年期	22.1	3 532	22.9	1 114	20.1	57	16.4	4 731
瑞典	童年期	14.1	185	13.7	227	11.4	79	8.6	625
犹他	童年期	22.4	1 048	15.3	517	12.2	1 129	13.2	302 454

注: 修改自 Jorde LB. Inbreeding in human populations. In: Dulbecco R, ed. *Encyclopedia of Human Biology*. Vol. 5. New York: Academic Press, 1997: 1-13.

* 标注为远房表亲

† 标注为包括 1.5 表亲。

目前,几乎没有同胞或父母子女之间(称为乱伦)婚配的数据。1/4~1/2 的血亲婚配出生的后代患严重疾病,最常见的症状是智力低下。因为研究样本数量小,所以很难分辨是环境因素还是遗传因素引起这些疾病。我们认为,遗传因素和环境因素共同作用导致血亲婚配的子代发生疾病。

人群中,近亲婚配增加了患遗传病的概率和死亡率。血缘关系越近,概率越高。

章节问题

1. 一名软骨发育不全的男性与表型正常的女性结婚。如果生育 4 个孩子,4 个孩子都没有这个疾病的概率是多少? 全部有这个疾病的概率是多少?

2. 家族性视网膜母细胞瘤的外显率约为 90%。如果患该病的男子和表型正常女子结婚,他们的子女患该病的风险是多少?

3. 某 30 岁女性,曾有一位姐妹,6 岁时死于 Tay-Sachs 病,一种常染色体隐性遗传病,请问这位女性为携带者的概率是多少?

4. 某人患有神经纤维素瘤病 I 型,他的母亲也患有该病。他的姐妹患病概率为多少? 如果他姐妹的情况未知,他姐妹的女儿患病概率为多少?

5. 已知某女性为 PKU 致病基因携带者,她的两个孙子均携带 PKU 致病基因的概率是多少? 假如她为 PKU 患者,那么她的两个孙子均携带 PKU 致病基因的概率是多少?

6. 图 4.20 中,A 和 B 有共同的曾祖父母。他们的亲缘关系是多少? 假如这对夫妻中有一个携带 PKU 致病基因。那么后代中患 PKU 疾病的概率为多少?

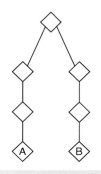

图 4.20   问题 6 的简图

7. 强奸嫌疑犯的 3 个 STR 基因座,与受害人体内精液样本完全匹配。他的前两个基因座为杂合子,第三个为纯合子。基因座 1 在人群中的概率为 0.05 和 0.10,基因座 2 为 0.07 和 0.02,基因座 3 的概率为 0.08。一般人群中,一个随机个体匹配证据样本的概率是多少?

8. 某人需要用 DNA 做亲子鉴定,来确定他是否是孩子的亲生父亲。需要检测他、孩子母亲和孩子的 4 个 STR 位点。结果是孩子和他的 4 个位点完全匹配。这些等位基因在人群中匹配概率为 0.05、0.01、0.01 和 0.02,请问其他人是孩子父亲的概率为多少?

推荐阅读

Bittles AH, Black ML. Consanguinity, human evolution, and complex diseases. *Proc Nat Acad Sci*. 2010;107:1779–1786.

Cutting GR. Cystic fibrosis genetics: from molecular understanding to clinical application. *Nat Rev Genet*. 2015;16:45–56.

Dimaras H, Kimani K, Dimba EAO, et al. Retinoblastoma. *Lancet.* 2012;379:1436–1446.

Dyson NJ. RB1: a prototype tumor suppressor and an enigma. *Genes Dev.* 2016;30:1492–1502.

Forsberg LA, Gisselsson D, Dumanski JP. Mosaicism in health and disease - clones picking up speed. *Nat Rev Genet.* 2017;18:128–142.

Holmans PA, Massey TH, Jones L. Genetic modifiers of Mendelian disease: Huntington's disease and the trinucleotide repeat disorders. *Hum Mol Genet.* 2017;26:R83–r90.

Kresak JL, Walsh M. Neurofibromatosis: a review of NF1, NF2, and schwannomatosis. *Jf pediatr gene.* 2016;5:98–104.

Nance MA. Genetic counseling and testing for Huntington's disease: a historical review. *Am J Med Genet B Neuropsychiatr Genet.* 2017;174: 75–92.

Ong AC, Devuyst O, Knebelmann B, Walz G. Autosomal dominant polycystic kidney disease: the changing face of clinical management. *Lancet.* 2015;385:1993–2002.

Pasmant E, Vidaud M, Vidaud D, Wolkenstein P. Neurofibromatosis type 1: from genotype to phenotype. *J Med Genet.* 2012;49:483–489.

Potter A, Phillips JA, Rimoin DL. Genetic disorders of the pituitary gland. In: Rimoin DL, Connor JM, Pyeritz RE, Korf BR, eds. *Emery and Rimoin's Principles and Practice of Medical Genetics.* 6th ed. Philadelphia: Churchill Livingstone; 2012.

Scriver CR, Waters PJ. Monogenic traits are not simple. Lessons from phenylketonuria. *Trends Genet.* 1999;15:267–272.

Verstraeten A, Alaerts M, Van Laer L, Loeys B. Marfan syndrome and related disorders: 25 years of gene discovery. *Hum Mutat.* 2016;37:524–531.

网络资源

Cystic Fibrosis Mutation Database (also contains links to other useful cystic fibrosis websites): http://www.genet.sickkids.on.ca/cftr/

National Center for Biotechnology Information: Genes and Disease (brief summaries of many of the genetic diseases discussed in this text): https://www.ncbi.nlm.nih.gov/books/NBK22183

National Institute of Neurological Diseases and Stroke: Huntington Disease Information Page: http://www.ninds.nih.gov/disorders/huntington/huntington.htm

National Marfan Foundation (basic information about Marfan syndrome, with links to other sites): http://www.marfan.org/

National Neurofibromatosis Foundation (many useful links to online resources): http://www.ctf.org/

—李汶 译

前面的章节讲述了呈现孟德尔遗传方式(乔治·孟德尔首先阐述的遗传方式)的疾病,本章我们讨论不以孟德尔遗传方式遗传的致病突变,即**非孟德尔遗传方式(nonmendelian)**。

第一类我们要讨论的突变是性染色体(X和Y染色体)上的DNA变异,即**性-连锁(sex-linked)**突变。人类X染色体较大,含有约5%的核基因组DNA[约1.55亿对碱基对,即155**兆碱基(megabase)**,155Mb],1 300多个基因被定位于X染色体上,由这些基因引起的疾病即为**X连锁(X-linked)**疾病。与X染色体比较,Y染色体就很小了(60Mb),只含有几十个基因。

另一类致病突变位于线粒体基因组,只能遗传自其母亲。因此线粒体疾病在家族中呈现一种单一的遗传模式。广泛的分析表明线粒体基因组中发现的致病突变正不断增加。

最后,我们讨论近20~30年才阐明的两种现象:早现和印迹。**早现(anticipation)**是指某些遗传病在家族中一代比一代发病年龄更早。**印迹(imprinting)**是指一些基因只在父源染色体表达而另一些基因只在母源染色体表达。通过对人类和模式生物分子生物学深入分析,极大地丰富了我们对这两种现象的理解。

X染色体失活

X染色体上含有许多重要的蛋白质编码基因,人们很久以前就知道女性有两条X染色体,而男性只有一条X染色体。因此X连锁的基因在女性有2个拷贝,而在男性只有一个拷贝。然而,这些基因中大多数基因的蛋白产物在数量上男性与女性并没有区别。这又是什么原因导致的呢?

20世纪60年代早期,Mary Lyon提出一个假设,即女性的每个体细胞有一条X染色体是失活的。由此产生**剂量补偿(dosage compensation)**,即无论男女其X连锁基因产物的数量是相等的。**里**

昂假说(Lyon hypothesis)认为**X染色体失活(X inactivation)**发生在女性胚胎发育早期,并且一些细胞中是父源X染色体失活,另一些细胞中是母源X染色体失活。因为每个细胞中,两条X染色体中的一条是随机选择性失活,所以在胚胎细胞中一半是父源X染色体失活,另一半是母源X染色体失活。在配子传递过程中,失活就好像类似于一个掷硬币的试验。一旦一个细胞的X染色体失活,该细胞增殖的所有后代细胞中这条X染色体均保持失活。因此,X失活是一个随机决定、决定后即被固定下来的过程。X染色体失活的结果之一是女性均有两类明显不同的细胞群:一类细胞群具有活性的父源X染色体,另一类细胞群具有活性的母源X染色体(图5.1总结了该过程)。因为女性有两个细胞群,其X染色体活性是嵌合的(参见第四章)。男性只有一条X染色体,其X染色体不是嵌合的,而是**半合子的(hemizygous)**(hemi译为"一半")。

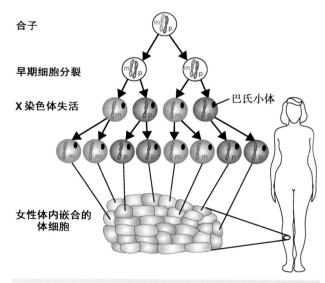

图5.1　X染色体失活过程。在合子和早期胚胎中母源X染色体(m)和父源X染色体(p)都是活化的。随后发生X染色体失活,导致细胞中或者有一条活化的父源X染色体,或者有一条活化的母源X染色体。因此女性活化的X染色体是嵌合的,如图下部所示的组织

里昂假说提出女性胚胎早期发育中每个细胞内有一条 X 染色体随机失活。这确保了拥有两条 X 染色体的女性与男性一样,有着数量基本相同的 X 连锁基因产物(剂量补偿)。

里昂假说立足于几个证据,大多为来源于动物实验研究的证据。首先,已知一些 X 连锁的特征在雌性是嵌合的,在雄性则不然。例如,雌性"玳瑁母猫或三花猫"的毛色呈黑色和橙色斑块混杂分布,这是由于存在两群细胞:一群细胞里含有橙色等位基因的 X 染色体是活化的,另一群细胞则是含有黑色等位基因的 X 染色体为活化的。这个品种的雄猫则不会出现变换的颜色,它们的毛色不是黑色就是橙色。另一个例证是人类的 X 连锁眼白化病。这是一种 X 连锁隐性遗传病,其特征表现为视网膜缺乏黑色素及一些眼的病变如眼球震颤(快速的不自主的眼球移动)、视敏度下降。遗传了突变的男性表现出视网膜相对均匀地缺乏黑色素,而女性杂合子则表现出有色素和无色素斑点状视网膜(图 5.2)。

生化证据也支持里昂假说。葡萄糖 -6- 磷酸脱氢酶(G6PD)是由 X 染色体上的一个基因编码,其酶活性在男性和女性表现相当(剂量补偿)。在含有 2 个常见的 G6PD 等位基因(标记为 A 和 B)女性杂合子,其一些皮肤细胞仅产生 A 变异的酶,另一些皮肤细胞仅产生 B 变异的酶。这是女性存在两种活性 X 染色体嵌合现象的进一步的证据。

最后,20 世纪 40 年代的细胞遗传学研究表明雌猫间期细胞核中常常含有凝缩的深染的染色质团。而这些染色质团在雄性猫中不可见。它们被称为**巴氏小体(Barr bodies)**,以描述它们的科学家之一巴尔(Murray Barr)的名字命名。Barr 和他的同事 Ewart Bertram 假设巴氏小体代表高度凝缩的 X 染色体。如今已知 Barr 和 Bertram 是对的,在正常女性体细胞中看到的巴氏小体就是失活的 X 染色体。它的凝缩状态与其转录活性减少相关,在 S 期的 DNA 复制也晚于其他染色体。

支持里昂假说的细胞遗传学证据:失活的 X 染色体形成的巴氏小体只在有 2 条 X 染色体或多条 X 染色体的细胞中见到。该假说也被生化和动物研究所支持,这些研究揭示了女性杂合子 X 连锁性状的嵌合现象。

进一步的研究更加证实了里昂假说。每一个正常女性体细胞中,mRNA 只从 1 条 X 染色体转录。X 染色体失活发生在受精后约 7~10 天,这时胚胎内细胞团仅几十个细胞。失活是从 X 染色体长臂的一个 1Mb 区域开始,该区域即为 **X 染色体失活中心(X inactivation center)**,然后沿着染色体扩展。尽管在形成胚胎的细胞中 X 失活现象随机发生着,但将来变为胚外组织(如胎盘)的细胞中只有父源 X 染色体失活。在所有女性体细胞中 X 染色体失活是永久的,但失活的 X 染色体以后在女性生殖细胞系中必须重新激活,这

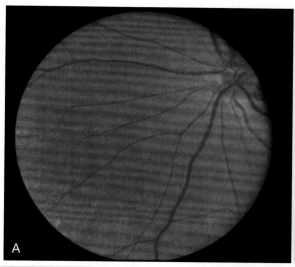
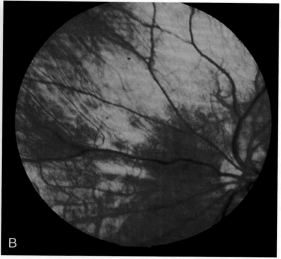

图 5.2　X 连锁眼白化病眼底图。A. X 连锁眼白化病女性杂合子携带者的眼底图像。其有色素和无色素斑点证明由于 X 染色体随机失活所致的 X 染色体嵌合状态。B. 为杂合子携带者的儿子的眼底图像,显示大片缺乏黑色素(Courtesy Dr. Donnell J. Creel, University of Utah Health Sciences Center.)

样,女性每个卵子细胞将获得一条活化的 X 染色体。

里昂假说的一个重要推论是体细胞中巴氏小体的数目总是其 X 染色体数目减一。每个正常女性体细胞含 1 个巴氏小体,而正常男性体细胞没有巴氏小体。Turner 综合征女性只有一条 X 染色体,没有巴氏小体。Klinefelter 综合征男性(有 2 条 X 染色体和 1 条 Y 染色体)的体细胞中有一个巴氏小体,而 XXX 女性的体细胞中有 2 个巴氏小体。这种模式就导出另一个问题:如果额外的 X 染色体是失活的,为什么有额外的 X 染色体(或丢失 X 染色体)的个体表型又是受累的呢?

这个问题的答案是因为 X 染色体失活是不完全的。X 染色体的某些区域所有拷贝都是有活性的。如 X 染色体的短臂末端和长臂末端并不失活。X 染色体短臂末端与 Y 染色体短臂末端是同源的(参见第六章)。人类 X 染色体上总共约 15%~20% 的基因是失活逃逸的,相比 X 长臂上的基因而言,X 染色体短臂上有更多基因逃逸失活。那些两个拷贝均保持活化的 X 连锁基因在 Y 染色体上有同源区域,这样在男性和女性间保持相等的基因剂量。因此,X 染色体活化区有额外(或丢失)的拷贝时,出现疾病表型。

X 染色体失活是随机、稳定、不完全的。后一特征可帮助解释:为什么尽管有 X 染色体失活,大多数性染色体数目异常的人还是会出现疾病表型。

X 染色体失活中心有一个 *XIST* 基因,它只在失活的 X 染色体上转录;在正常女性中可检测到它 17kb 的 mRNA 转录产物,而正常男性中不能被检测到。然而这个 RNA 转录物并不被翻译成蛋白质,它是一种典型的**长链非编码 RNA(long noncoding RNA,lncRNA**;参见第二章)。*XIST* 基因的 RNA 转录物维持在细胞核内,并覆盖在失活的 X 染色体上,募集细胞内其他抑制转录的蛋白质;这一过程作为一个信号,导致其他与失活有关事件的发生,包括迟复制和失活 X 染色体凝缩。

甲基化和组蛋白的去乙酰化是失活 X 染色体的另外两个特征。失活 X 染色体上基因的 5′ 区有许多 CG 二核苷酸,它们被高度甲基化,而利用去甲基化试剂如 5- 氮杂胞苷处理,能在体外使失活 X 染色体部分重激活。然而,甲基化似乎与失活信号从失活中心向 X 染色体其余部分传播的过程无关。它更好像是负责在一个细胞及其所有子细胞中,维持一个特定 X 染色体失活。

XIST 基因定位于 X 染色体失活中心,是 X 染色体失活所需要的。它编码一长非编码 RNA 产物,覆盖于失活的 X 染色体上。X 染色体失活亦与甲基化相关,甲基化可能帮助失活的 X 染色体确保其长期稳定失活状态。

性连锁遗传

性连锁基因是指定位于 X 染色体或 Y 染色体上的基因。因只有几十个已知基因定位于 Y 染色体上,我们将更多地聚焦于 X 连锁疾病。传统上将这类疾病分为 X 连锁隐性和 X 连锁显性,为了和其他文献保持一致,本书也沿用这一分类。然而,因为表型异质性、不完全外显、X 染色体随机失活的影响,在 X 连锁显性遗传和 X 连锁隐性遗传之间的区别有时模棱两可、难以区分。

X 连锁隐性遗传

许多众所周知的疾病和性状是由 X 连锁隐性基因导致的,包括血友病 A(临床评述 5.1)、杜氏肌营养不良(临床评述 5.2)和红 - 绿色盲(框 5.1)。其他的 X 连锁疾病列入表 5.1。X 连锁隐性遗传病的遗传方式和复发风险明显不同于常染色体基因导致的疾病。

因为女性遗传了 2 条 X 染色体,她们可以是一个给定位点上致病突变的纯合子、同一位点的杂合子或正常等位基因的纯合子。从这一点看,女性的 X 连锁位点很像常染色体位点。然而对大多数 X 连锁位点而言,由于 X- 染色体失活,在一个体细胞中相当于只有一个拷贝等位基因。这意味着杂合子女性的一半细胞将表达致病的等位基因,另一半细胞表达正常的等位基因。

如同常染色体隐性性状,杂合子产生的基因产物大约是正常水平的 50%。一般情况下这对正常表型足够了。对于男性情况就不同了,其 X 染色体是半合子。如果男性遗传了 X 染色体上的隐性致病基因,他将患病,因为 Y 染色体没有携带正常的等位基因来弥补致病等位基因的影响。

一种等位基因频率为 q 的 X 连锁隐性遗传病,在男性的发病率为 q,这是因为男性只有一条 X 染色体,如果他的 X 染色体带有致病突变即表现出患病。而女性需要两个等位基因均突变才表现出疾病，其发病率将为 q^2，与常染色体隐性遗传一样。比如，(参见临床评述5.1)在某人群中，每 10 000 个男性中有一个血友病 A 患者，因此 10 000 个男性 X 染色体平均有 1 条染色体含致病突变 ($q=0.000 1$)。几乎从未见女性纯合子患者，因为 $q^2=0.000 000 01$，或者 1/100 000 000。该举例表明通常男性患 X 连锁隐性遗传病的概率比女性更高，随着疾病越罕见，这种差异越显著。

因女性有两条 X 染色体而男性只有一条 X 染色体(半合子)，X 连锁隐性遗传病在男性中比女性更常见。

临床评述 5.1　血友病 A

血友病 A 是由于编码凝血因子Ⅷ的基因突变引起的，全世界大约每 5 000~10 000 个男性中就有 1 个患有血友病。血友病 A 是最常见的严重血液病，被确定为家族性疾病已有几个世纪。犹太法典陈述了男孩因其兄弟或表兄弟在割礼(包皮环割术)中出血而死而豁免这一程序(这可能是第一次遗传咨询的病例记载)。

血友病 A 是由于有缺陷的或无功能的Ⅷ因子所致，Ⅷ因子是凝血联级反应中的关键组分。纤维蛋白形成受影响，导致关节和肌肉因受伤所致的持续而严重的出血(图 5.3)。常可见淤青，关节血肿(关节出血)常见于踝关节、膝关节、臀部、肘关节。这些症状常伴随疼痛，而且反复发作能导致滑膜的破坏和关节功能丧失。颅内出血可能发生，并导致死亡。血友病患者的血小板活性正常，所以轻微的撕裂和擦伤通常不会导致大出血。

血友病 A 的严重程度变化相当大，这种变化与Ⅷ因子活性水平直接相关。约 1/2 的血友病 A 患者为严重患者，其Ⅷ因子活性低于正常的 1%，这些患者出血发作相当频繁，常常每月多次；中等程度的患者(Ⅷ因子活性为正常的 1%~5%)通常只在轻微创伤和温和运动后出血发作，一年几次；轻度患者其Ⅷ因子活性为正常个体的 5%~30%，仅在外科手术或严重创伤才出血发作。

历史上，血友病 A 通常在 20 岁前致命，但 20 世纪 60 年代早期能从供者血浆纯化Ⅷ因子，治疗上取得巨大进展。Ⅷ因子是一种非常有效的治疗方法，通常在出血的第一个症状出现时使用。预防性的Ⅷ因子治疗可防止严重的血友病 A 患者关节功能丧失。至 20 世纪 70 年代，血友病 A 患者的平均死亡年龄提高至 68 岁。

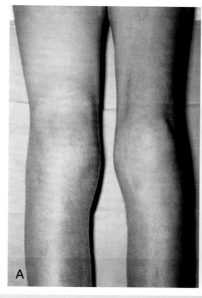
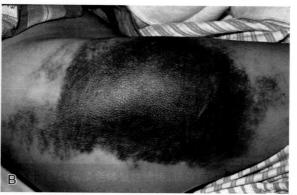

图 5.3　A. 一位血友病 A 患者右侧膝关节肿大，示其受病理性出血的影响；B. 右外侧大腿大面积青紫
(引自 Hoffbrand VA. *Color Atlas of Clinical Hematology*. 3rd ed. Philadelphia: Mosby; 2000: 281-283.)

临床评述 5.1 血友病 A- 续

供者来源的Ⅷ因子主要的缺点在于这种供输液用的血浆产物来自许许多多不同供者,可导致典型的溶血,且常常被病毒污染。因此,患者常常感染乙肝、丙肝而受到伤害。甚至更严重的是人类免疫缺陷病毒(human immunodeficiency virus, HIV)能通过这种方式传播,据估计 1/2 美国的血友病患者于 1978—1985 年间因接受供者Ⅷ因子治疗而感染 HIV。1979—1998 年,获得性免疫缺陷综合征(acquired immune deficiency syndrome, AIDS)成为约 1/2 美国血友病 A 患者的死因,使其平均年龄在 1980 年降至 49 岁。自 1985 年开始对捐献的血液进行 HIV 筛查,并且利用加热技术对捐献的Ⅷ因子进行处理、杀死 HIV 和乙肝病毒,才基本上消除了感染的威胁。这样,从 1995年起血友病 A 患者因 AIDS 的死亡率显著下降。

对Ⅷ因子基因的克隆和测序,使其很多细节被了解。具有无义突变和移码突变的患者常常发展成严重的血友病,而那些有错义突变的患者通常为中度 - 轻型患者。这是意料之中的,因为无义突变和移码突变通常产生的转录物或者截断蛋白会被降解并丢失。而错义突变只有一个氨基酸替换,不产生显著的负效应,通常导致形成有改变但仍保留部分功能的蛋白质产物。很多点突变发生在 CG 甲基化序列,这些位点都是突变热点(参见第三章)。约 45% 的严重血友病 A 患者是因为染色体倒位(参见第六章)破坏了Ⅷ因子基因;另外约 5% 的患者有缺失,通常可导致严重的疾病。约 10% 的女性杂合子的Ⅷ因子活性低于 35%,其中部分杂合子表现出轻微的血友病 A 症状。

Ⅷ因子基因的克隆,使我们能利用重组 DNA技术研究人类Ⅷ因子的产物。广泛的临床试验显示重组的Ⅷ因子与供者提供的Ⅷ因子一样有效,1994 年重组的Ⅷ因子已被批准供商业化使用。虽然重组的Ⅷ因子有不存在病毒污染的优势,但与其他形式的Ⅷ因子一样,重组的Ⅷ因子在约 10%~15% 的患者中会产生抗Ⅷ因子的抗体(这种反应在没有内源性Ⅷ因子的患者中很常见)。

另外两种主要的出血性疾病是血友病 B 和血管性血友病。血友病 B,有时称之为 Christmas 病 *,也是一种 X 连锁隐性遗传病,是因为凝血因子Ⅸ缺陷所致。其发病率大约为血友病 A 的 1/5,可通过给予供者来源的或重组Ⅸ因子进行治疗。血管性血友病是一种常染色体显性遗传病,其表型异质性高。虽然它可以影响多达 1% 的欧洲血统的人,但出现严重表型的不到 1/10 000。编码血管性血友病因子的基因位于 12 号染色体上,是Ⅷ因子的载体蛋白。另外,血管性血友病因子与血小板结合,破坏血管内皮,因此它增加了血小板的黏性,损坏血管壁。

血友病具有历史意义,因为它影响了德国、西班牙、英国和俄罗斯皇室(见图 5.4)。在这些皇室家族中,英国 Victoria 女王是已知的第一个杂合子血友病携带者。她有一个儿子是患者,她的两个女儿均生育了患者,这样可以推定她们均是携带者。Victoria 女王的一个患者曾孙是俄罗斯沙皇的长子 Tsarevitch Alexei,即 Tsar Nicholas 二世与 Alexandra 的儿子。Grigori Rasputin,被称为疯狂修士,有不同寻常的能力可在沙皇长子出血发作时使其平静,可能是通过催眠。这样他在沙皇宫廷有相当的影响力,因此一些历史学家相信他对皇室的安定产生了破坏影响,促使诱发 1917年 Bolshevik 革命。近来,俄罗斯皇室再次与遗传学相关联,采用聚合酶链反应、常染色体微卫星DNA 和线粒体 DNA 测序分析检测 Yekaterinburg附近著名的王室谋杀现场出土的几具遗骸。对其遗传变异分析并与其母系来源的亲属比较,显示这些遗骸确实是俄罗斯皇室成员。进一步分析证明 Alexei 在编码Ⅸ因子的基因上具有一个致病突变,确定其皇族是患有血友病 B(而不是更常见的血友病 A)。

临床评述 5.1　血友病 A- 续

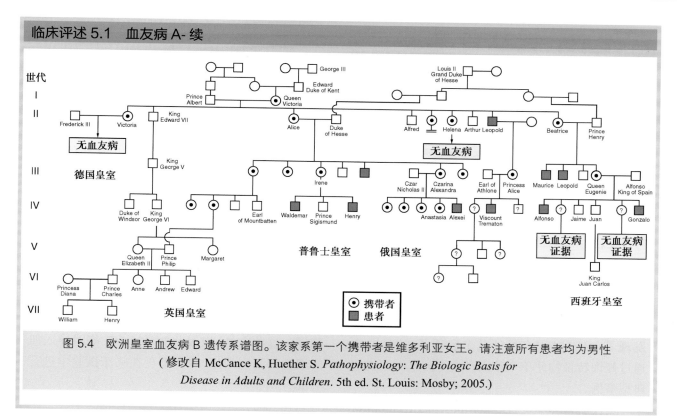

图 5.4　欧洲皇室血友病 B 遗传系谱图。该家系第一个携带者是维多利亚女王。请注意所有患者均为男性
（ 修改自 McCance K, Huether S. *Pathophysiology*: *The Biologic Basis for*
Disease in Adults and Children. 5th ed. St. Louis: Mosby; 2005.)

注：*Christmas：是第一个报道该病的人的姓。

临床评述 5.2　杜氏肌营养不良

　　肌营养不良,被定义为进行性肌无力和肌肉丧失,存在几十种不同的形式。其中,杜氏肌营养不良（Duchenne muscular dystrophy,DMD）,以1868 年首先综合描述该病的法国神经学家的名字命名,是最严重也是最常见者之一。约每 4 000 个男性有 1 个患者,到目前为止所研究的所有种族的发病率都是相似的。

　　DMD 通常 5 岁之前发病,这时父母开始注意到不同寻常的笨拙和肌无力。疾病早期可见小腿假性肥大,这是脂肪和结缔组织浸润肌肉的结果。所有骨骼肌逐渐退化,大多数 DMD 患者于 11 岁时必须使用轮椅。心脏和呼吸肌开始被损害,通常死于心力衰竭或呼吸衰竭。能存活超过 25 岁以后的患者不常见;几乎没什么措施可改变该病的最终结局。

　　随着肌细胞的死亡,肌酸激酶（creatine kinase,CK）渗透到血液中,故 DMD 患者血清 CK 的水平至少升高为正常上限的 20 倍。这种 CK 升高可在肌萎缩等临床症状出现前被观察到。其他传统的诊断工具包括肌电图及肌活检,肌电图可见动作电位下降。

　　携带 DMD 致病突变的女性杂合子通常不患病,然而约 8%~10% 的携带者有某种程度的肌无力;另外,约 2/3 的杂合子其血清 CK 超过 95 百分位。

　　直到 1986 年 DMD 的致病基因被确定之前,DMD 患者肌肉退化的机制很少被了解。*DMD* 基因约 2.4Mb 长,是至今人类所知道的最大的基因,含有 79 个外显子,转录的 mRNA 长 14kb。因为基因非常长,转录一条 mRNA 需要 24 小时。基因产物命名为抗肌萎缩蛋白（dystrophin）,在发现 *DMD* 之前,人们并不了解它。抗肌萎缩蛋白只占横纹肌细胞内蛋白量大约 0.002%,定位于细胞膜内侧的胞质中,其氨基端与细胞骨架的一个核心蛋白 F- 肌动蛋白结合;抗肌萎缩蛋白的羧基端与糖蛋白复合物（glycoproteins）结合,该糖蛋白复合物为肌营养不良蛋白聚糖和肌糖复合物（dystroglycan-sarcoglycan complex）,横跨

临床评述 5.2 杜氏肌营养不良 - 续

细胞膜与胞外蛋白结合；抗肌萎缩蛋白连接这两种细胞组分并在维持肌细胞的完整性中起关键作用。缺乏抗肌萎缩蛋白，DMD 患者的肌细胞逐渐死亡，承受肌萎缩的压力。

DMD 基因之大可以解释其高突变率，每个位点每个世代约 10^{-4} 的突变率。与神经纤维瘤 I 型的致病基因相比，*DMD* 基因成为突变的大目标。通常发现在脑细胞中，*DMD* 基因产物只有轻微的改变，因为在脑组织，转录起始位点位于该基因下游更远的位置并使用了一个不同的启动子。因此，这种 mRNA 的转录本及其基因产物不同于肌细胞中的基因产物。*DMD* 基因在脑中的表达可以解释为何约 25% 的 DMD 患者有智力障碍。已发现了 *DMD* 基因有另外几个启动子，这是一个通过修饰转录物使单个基因产生不同基因产物的典型事例。

贝氏肌营养不良（Becker muscular dystrophy，BMD）是另一种 X 连锁隐性遗传病，比杜氏肌营养不良症状轻，其病程进展也缓慢得多，平均发病年龄 11 岁。研究表明，95% 的 DMD 患者 12 岁前需要使用轮椅，而 BMD 患者 95% 于 12 岁后才需要使用轮椅，一些 BMD 患者一辈子也不会丧失行走能力。BMD 没有 DMD 常见，男性发病率约 1/18 000。

曾经并不清楚 BMD 与 DMD 是因为完全不同的 X 连锁位点引起的还是同一连锁位点不同突变所致。*DMD* 基因的确定，显示后者才是其原因。这两种疾病通常都是由于 *DMD* 基因缺失（65% 的 DMD 和 85% 的 BMD 病例）或重复（6%~7% 的 DMD 和 BMD 病例）引起。然而，大多数引起 DMD 的缺失和重复导致移码，与此不同，引起 BMD 的突变是框内变化（如三碱基倍数的缺失和重复）。可以预料到，移码突变可能产生提前终止密码子（见第三章）并且无蛋白产物，比较框内突变来说，这将导致更严重的疾病。

这些不同突变的后果可在基因产物中观察到。DMD 患者常常缺乏抗肌萎缩蛋白，而 BMD 患者常常只是抗肌萎缩蛋白量的减少（或缩短的蛋白形式）。因此分析抗肌萎缩蛋白可帮助区分这两种疾病，这种分析也有助于鉴别这两种疾病与其他形式的肌营养不良，因为一些肌营养不良（如各种肢带型肌营养不良）是由编码肌营养不良蛋白聚糖和肌糖复合物的基因突变所致的，而抗肌萎缩蛋白缺陷只在 BMD 和 DMD 中存在（图 5.5、图 5.6、图 5.7）。

遗传检测（参见第十三章）现已常用于诊断 DMD 和 BMD，可在约 95% 的患者中找到致病突变。对肌营养不良症的基因治疗，已进行了大量研究。例如小分子药物能使核糖体通过提前的终止密码继续读码，并已在小鼠模型中取得效果。反义寡核苷酸（参见第十三章）可在 mRNA 翻译过程中，诱导跳过突变的 DMD 外显子继续翻译。这些方法，以及将正常 *DMD* 基因导入肌肉细胞的基因治疗，现在都正在临床试验中进行测试。

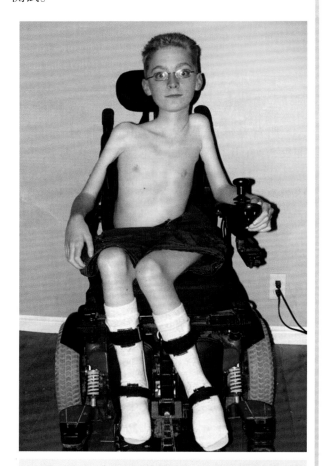

图 5.5　一个 DMD 晚期患者，示严重的肌萎缩

临床评述 5.2　杜氏肌营养不良 - 续

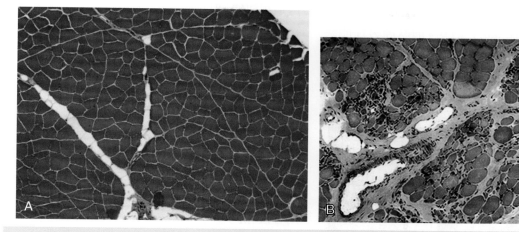

图 5.6　腓肠肌横切面（A）一个正常男孩；B. 一个 DMD 患者男孩，正常纤维被脂肪和结缔组织取代

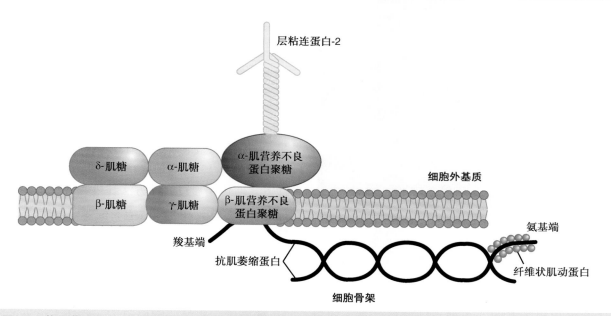

图 5.7　抗肌萎缩蛋白的氨基端与细胞骨架的纤维状肌动蛋白结合，羧基端与肌营养不良蛋白聚糖和肌糖复合物的部分结合，细胞外周膜蛋白 α- 肌营养不良蛋白聚糖与胞外蛋白如层粘连蛋白结合

框 5.1　色觉：分子生物学及进化

　　人类视觉依赖于视网膜感光细胞系统，约 95% 的感光细胞为**视杆细胞（rod cell）**，这些细胞含有光吸收蛋白视紫红质，使我们能在暗光条件下看见物体。另外视网膜还含有三种类型的**视锥细胞（cone cell）**，含有光吸收蛋白（视蛋白），与三原色红、绿、蓝的光波长反应。色觉依赖于所有这四种类型细胞的存在。因涉及三种主要的颜色，因此正常色觉是**三色（trichromatic）**的。

　　人类色觉已发现许多的缺陷。其中最常见的是红绿色盲，自 1911 年开始就被认为是以 X 连锁隐性遗传方式遗传的，因此男性比女性更常见得多。欧洲约 8% 的男性、4%~5% 的亚洲男性及 1%~4% 的非洲人及印第安人男性中可见形式多样的红绿色盲。在欧洲男性中，2% 是**二色（dichromatic）**视觉的，他们不能感知三原色中的一种，常常是红色或绿色。不能感知绿色的称为

框 5.1　色觉：分子生物学及进化 - 续

绿色盲（deuteranopia），不能感知红色的称为**红色盲**（protanopia）（图 5.8）。约 6% 的欧洲男性能察觉红色和绿色，但改变了这些颜色的相对色调的感知，分别称为**绿色弱视**（deuteranomalous）和**红色弱视**（protanomalous）。

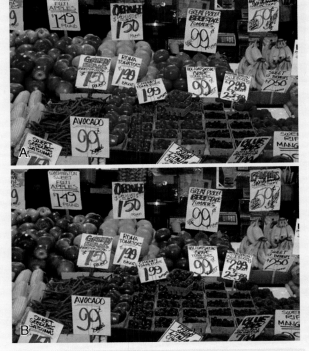

图 5.8　A. 色觉正常的人感知的图像；
B. 预测的红色盲的人所感知的图像

　　显然二色视者不是真正的色盲，因为他们仍然能感知相当多的一系列不同颜色。真正的色盲［**全色盲**（monochromacy），只能感知一种颜色］很罕见，发病率约 1/100 000。单色视觉有两种主要形式。**杆状全色盲**（Rod monochromacy）是常染色体隐性遗传，在这种情况中，由杆细胞完成所有的视觉功能；**蓝色视锥细胞色盲**（blue cone monochromacy）是 X 连锁隐性遗传，缺乏红色和绿色视锥细胞。

　　色觉相关基因的克隆揭示了许多关于人类色觉的生物学及进化的有趣事实。20 世纪 80 年代，Jeremy Nathans 及其同事推断四种感光细胞的视蛋白因其行使类似的功能，可能有类似的氨基酸序列，因此编码这些蛋白的基因其 DNA 序列也应

当是相似的；但这些基因均没有被定位，其蛋白产物的精确特性也都不知道。他们怎么去定位这些基因呢？

　　幸运的是，编码牛的视紫红质的基因已被克隆。即使牛和人类在进化上相距几百万年，其视紫红质蛋白仍然有 40% 的相同氨基酸序列，因此牛视紫红质基因可作为探针在人类基因组中去寻找类似的 DNA 序列。一部分牛的视紫红质基因被转化为单链形式，用放射性标记，与人类 DNA 杂交［与 Southern 杂交（参见第三章）中探针的使用方法相同］。使用宽松的杂交条件；调整温度及其他条件，这样即使两个物种 DNA 有部分序列不相同，也能产生互补碱基配对。通过这种方法，人类的视紫红质基因被鉴定并定位于 3 号染色体上。

　　下一步就是用人类视紫红质基因为探针，去确定视锥细胞的视蛋白基因。每种视锥细胞视蛋白氨基酸序列与人类视紫红质氨基酸序列相似 40%~45%，用视紫红质基因为探针，蓝色敏感的视蛋白被定位于 7 号染色体上。该基因曾预计定位于常染色体上，因为蓝敏的变异是以常染色体隐性方式遗传。通过这种方法红色和绿色敏感的视蛋白也被确定，与预期一致，发现均位于 X 染色体上。红色视蛋白基因和绿色视蛋白基因高度同源，DNA 序列相似率达 98%。

　　最初，许多研究者期望色觉缺陷的人显示出大量的缺失、错义和无义突变，如同其他疾病中所见，然而进一步的研究揭示了一些让人惊奇的结果，即红、绿色视蛋白基因彼此直接相邻，都定位于 X 染色体长臂远端，正常人有一个红色视蛋白基因、一个到多个绿色视蛋白基因。多个绿色视蛋白基因在 DNA 序列上的一致性为 99.9%，存在这么多拷贝的基因并不影响颜色感知，因为只有 1 个红色视蛋白基因和第 1 个绿色视蛋白基因在视网膜中表达。然而，如果没有绿色视蛋白基因，即导致绿色盲；缺失单一的红色视蛋白基因的人患有红色盲。

　　这些缺失的独特之处在于，它们是减数分裂中**不等交换**（unequal crossover）的结果。不同于常规的交换即染色体的等位片段交换（参见第二章），

框 5.1　色觉:分子生物学及进化 - 续

不等交换导致一条同源染色体丢失染色体物质而另一条同源染色体增加染色体物质。红、绿色视蛋白基因间 DNA 序列高度相似性似乎是有助于不等交换:它让细胞调控机制在决定交换位置时易于产生错误。因此,具有 1 个红色视蛋白基因和 2 个绿色视蛋白基因的女性可能生成一个含有 1 个红色视蛋白基因和一个绿色视蛋白基因的配子,生成另一个含 1 个红色视蛋白基因和 3 个绿色视蛋白基

因的配子。不等交换也可导致配子中不含这些基因的拷贝,导致红色盲和绿色盲(图 5.9)。

不等交换也可以解释红色弱视与绿色弱视,这种情况交叉发生在红色视蛋白和绿色视蛋白基因内,在交换后的染色体上形成杂交基因(如部分红色视蛋白基因与部分绿色视蛋白基因融合),融合基因中两个基因的比例确定红色绿色视觉异常的程度和特点。

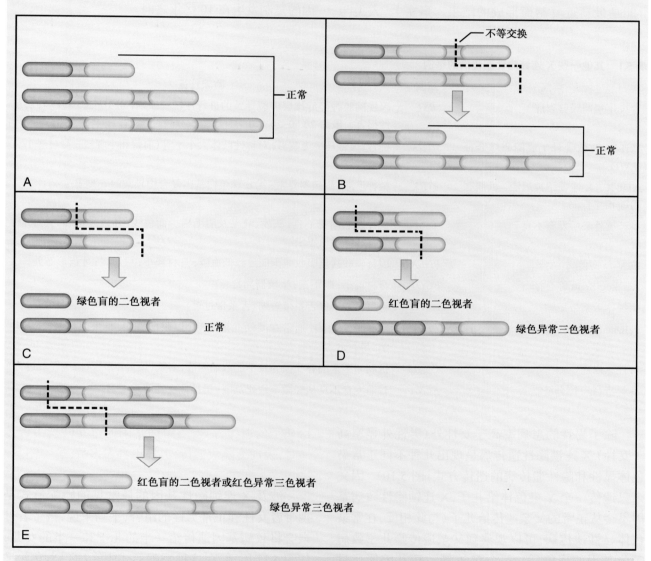

图 5.9　A. 正常个体有 1 个红色视蛋白基因和 1 至几个绿色视蛋白基因。B. 不等交换导致正常的绿色视蛋白基因的数目变化。C. 不等交换导致缺失绿色视蛋白基因的二原色视者(绿色盲)。D. 不等交换发生在红色视蛋白基因和绿色视蛋白基因内部,导致 1 个缺失红色视蛋白基因的二原色视者(红色盲)或绿色视蛋白基因异常的三原色视者(绿色弱视)。E. 发生在红色视蛋白基因和绿色视蛋白基因内部的交换也可以导致红色视蛋白基因异常的三原色视者(红色弱视)。其红色和绿色色觉的程度依赖于交换发生在基因内部的位置(基于 Nathans J, Merbs SL, Sung C, et al. The genes for color vision. *Sci Am.* 1989; 260: 42-49.)

框 5.1 色觉：分子生物学及进化 - 续

由于视蛋白基因的 DNA 序列相似性和功能相似性，它们是一个**基因家族（gene family）**的成员，像珠蛋白基因家族一样（参见第三章）。这表明它们是从一个祖先基因进化而来的，随着时间的推移，复制和分化以编码不同而相关的蛋白质。通过比较人类与其他物种的这些基因，为这一演化过程提供了证据。X 连锁的红色视蛋白基因与绿色视蛋白基因的 DNA 序列有高度的相似性，可能是最新近复制而形成的结果。事实上，人类与

猿类、旧大陆猴子共有 4 个视蛋白基因，但关系不太密切的新大陆猴子的 X 染色体上只有一个视蛋白基因。因此有可能红 - 绿视蛋白基因的复制很可能发生在大约 30~40 百万年前、新大陆和旧大陆猴子分支后的某个时候。相似性比较确定 X 连锁和常染色体锥视蛋白基因分开的时间大约是 5 亿年前。最后，与果蝇（Drosophila melanogaster，黑腹果蝇）比较，表明产生视杆和视锥视觉色素基因的复制发生在 10 亿年之前。

表 5.1 其他一些 X 连锁隐性遗传病的举例

疾病	基因	临床特征
青少年视网膜劈裂症	RS1	因视网膜神经纤维层劈裂导致的进行性视觉缺陷；于 10~20 岁发病；特征性损害一般为 20/60~20/120
Leri-Weill 软骨骨生成障碍综合征（LWD）	SHOX	桡骨、尺骨马德隆畸形；对称性肢体大小不等（前臂和小腿短）；身材矮小
ATR-X［X 连锁精神迟滞 - 低肌张力面相综合征］	ATRX	精神迟滞；生殖器异常；无 α 珠蛋白基因复合物异常的 α 地贫
少汗型外胚层发育不良	EDA	少汗及热耐受不良；头发、睫毛及眉毛稀少而色浅；牙齿异常和 / 或缺损；复发性呼吸道感染
抗 V-D 佝偻病	PHEX	因肾磷酸盐重吸收减少而导致低血磷；身材矮小；弓形腿；牙齿形态差
Aarskog-Scott 综合征	FGD1	身材矮小；眼距宽；生殖器异常
腭裂伴舌系带短缩	TBX22	腭裂伴或不伴舌系带短缩（舌系带过短）
Pelizaeus-Merzbacher 病	PLP1	髓鞘形成缺陷；通常在婴幼儿期发病；以眼球震颤、肌张力减退、强直痉挛、早夭折为特征
肾性尿崩症	AVPR2	抗利尿激素应答受损导致不能浓缩尿液，多饮（烦渴），多尿（产生尿液过分）
耳腭指（趾）综合征	FLNA	骨骼发育不良从轻微至致死范围；男性比女性严重得多

除了男性的患病率高于女性外（男性外显率高于女性），X 连锁隐性遗传病呈现出几种不同于常染色体显性和隐性遗传病的遗传方式（图 5.10）。因父亲只遗传一个 Y 染色体给儿子，X 连锁隐性致病基因不会从正常的父亲遗传给儿子（与此相反，在常染色体显性遗传病，可以观察到父亲遗传给儿子致病等位基因的现象。）。一个 X 连锁致病基因能通过许多表型正常的女性杂合子进行传递，导致隔代遗传的现象。患病的父亲将他的致病基因遗传给所有的女儿，女儿们成为携带者再传递给她们大约一半的儿子，这些儿子即为患者。

X 连锁隐性遗传的特点是不存在正常父亲传递

给儿子的遗传方式，当致病基因通过女性携带者传递时，表现为隔代遗传，男性患者占多数。

涉及 X 连锁隐性基因的最常见的婚配形式是携带者女性和正常男性的组合，平均来说，携带者母亲会将致病基因遗传给一半的儿子和一半的女儿，如图 5.11 所示，在这种婚配形式中大约一半女儿是携带者，一半正常；基本上一半儿子正常，一半患病。

另一种常见的婚配形式是一个患病的父亲与基因正常的母亲（图 5.12）的组合，这种情况下所有的儿子肯定都不是患者，因为其父亲只将 Y 染色体遗传给他们；因所有的女儿都会遗传到父亲的 X 染色体，因此她们都是杂合子携带者。不管怎样，所有的

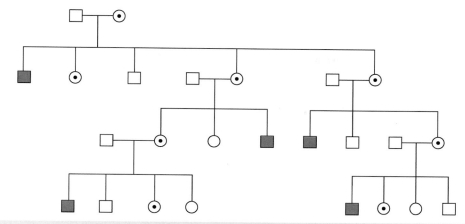

图 5.10　X 连锁隐性性状的遗传系谱图。实心符号表示受累的个体,中心打点的符号表示杂合子携带者

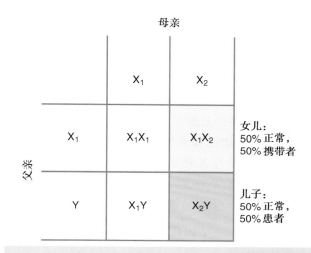

图 5.11　庞氏表表示一个 X 连锁隐性遗传病基因携带者女性杂合子与正常男性的婚配。X_1,有正常等位基因的染色体;X_2,有致病基因的染色体

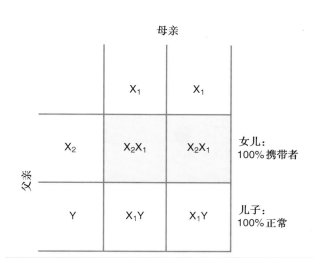

图 5.12　庞氏表表示一个 X 连锁隐性遗传病患者男性与正常女性的婚配。X_1,有正常等位基因的染色体;X_2,有致病基因的染色体

孩子都不发病。因为父亲必将其 X 染色体遗传给女儿而不会遗传给儿子,与前一段图表不同,这种风险是精确的数据而不是概率估计。

一种不那么常见的婚配方式是患者父亲和携带者母亲之间的组合(图 5.13)。大体上一半的女儿为杂合子携带者,一半的女儿为致病基因纯合子而发病。一半儿子不受累,一半儿子为患者。好像出现了父亲 - 儿子的疾病传递,而实际上患病儿子是从母亲那遗传到致病等位基因。

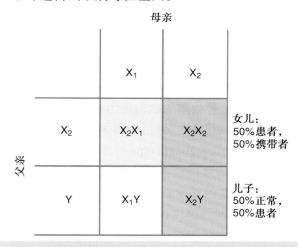

图 5.13　庞氏表表示一个 X 连锁隐性遗传病患者男性与杂合子女性携带者的婚配。X_1,有正常等位基因的染色体;X_2,有致病基因的染色体

X 连锁隐性遗传病的复发风险比常染色体遗传病复发杂得多,其风险取决于父母的基因型及后代的性别。

偶尔,只遗传一个 X 连锁隐性遗传病致病基因的女性也会发病。试想一个女性胚胎从父母一方遗传到一个正常的凝血因子Ⅷ等位基因和从另一方遗传到一突变的凝血因子Ⅷ等位基因;通常,X染色体失活发生以后,含父源活性X的细胞与含母源活性X的细胞数量大致相等;而在这种情况下,女性携带者应产生约50%的正常水平的Ⅷ因子活性,其表型应当正常;然而,因为X染色体失活是一个随机过程,有时可导致一个杂合子女性碰巧几乎所有活性X染色体都携带有致病突变。约**5%**的女性杂合子表现出血友病A,称之为**显示杂合子(manifesting heterozygotes)**。因为显示杂合子至少有一小部分活化的X染色体是正常的,因此其疾病表型程度相对轻些。

> 因为X染色体失活是一个随机过程,某些女性杂合子存在细胞中正常X染色体失活占大多数的情况,这些显示杂合子通常症状较轻。

少数情况下,只有一条X染色体的女性(Turner综合征)会患有X连锁隐性遗传病,如血友病A。女性也会因染色体易位或染色体缺失(参见第六章)而患有X连锁隐性遗传病。这些事件是很罕见的。

X连锁显性遗传

通常X连锁显性遗传病比X连锁隐性遗传病少见、发病率较低。X连锁显性遗传病的一个例子是低血磷性佝偻病(hypophosphatemic rickets),该病是因为肾脏重吸收磷酸盐的能力受损,导致骨形成异常,如弯曲变形等。另一个例子是色素失禁症Ⅰ型(incontinentia pigmenti type 1),该病表现为皮肤色素异常、圆锥形牙齿或牙齿缺失、视觉异常及某些病例具有神经性的异常;这种疾病仅见于女性,推测男性半合子受严重影响而导致致死。杂合子女性有一个正常的X染色体,一般倾向于更温和地表现X连锁显性性状(正如常染色显性遗传病杂合子比纯合子患病更轻一样)。

Rett综合征(Rett syndrome)也呈X连锁显性方式遗传,这是一种神经发育异常疾病,发病率在女性中为1/10 000,男性患者多为胎儿致死性的,因此男性患者发生非常少。Rett综合征的临床症状是孤僻的行为、智力障碍、痉挛、共济失调;这些症状的严重程度在女性患者中变异程度极大,反映了X-染色体随机失活的影响。症状轻的女性患者,携带

有致病突变的X染色体随机失活占大多数。大约95%典型的Rett综合征病例是因为MECP2基因突变所致,绝大多数是其父母生殖细胞新发生的突变(与第三章所讨论的男性配子形成中高突变率一致)。MECP2基因编码的蛋白产物与其他基因5′区域的甲基化CG序列结合,之后该蛋白帮助招募其他蛋白引起染色质凝聚而抑制转录。MECP2基因上的功能失活突变可引起不适当的基因表达,这些基因被认为参与了脑的发育。

图5.14举例说明了一个X连锁显性遗传病家系。与常染色体显性遗传病一样,只需遗传一个X连锁显性遗传病的致病基因即可发病。因为女性有2条X染色体,其可能携带致病基因是男性的2倍,其患者数也约为男性患者的2倍(除非该疾病在男性为致死性的,如色素失禁症和Rett综合征)。受累父亲不能将其疾病遗传给其儿子,其女儿一定会遗传其致病基因而患病。女性患者通常是杂合子,故有50%的风险将致病等位基因遗传给自己的儿子和女儿。X连锁显性遗传和X连锁隐性遗传总结在表5.2。正如已提到的,因X连锁显性突变杂合子的外显不全和X连锁隐性遗传病的显示杂合子患病,这两种类型的遗传病容易被混淆而难以区分。

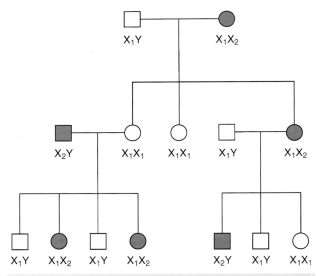

图5.14 X连锁显性遗传性状的系谱图。X_1,有正常等位基因的X染色体;X_2,有致病等位基因的X染色体

> X连锁显性遗传病呈现特征性的遗传方式:女性患病率是男性的2倍;不常见隔代遗传;见不到父亲-儿子的传递。

表 5.2　X 连锁显性遗传与 X 连锁隐性遗传的主要特点比较 *

属性	X 连锁显性	X 连锁隐性
杂合子女性与正常男性交配的再发风险	50% 的儿子患病；50% 的女儿患病	50% 的儿子患病；50% 的女儿携带
男性患者与正常女性交配的再发风险	儿子不患病；女儿都患病	儿子不患病；女儿均为携带者
传递模式	垂直传递；疾病表型可在一代接一代中表现	可看到越代遗传，表示通过女性携带者传递
性别比	女性患者是男性患者的 2 倍（除非男性致死）	多表现的是男性患者；女性纯合子患者罕见
其他	男性 - 男性的传递不可见；女性杂合子比男性患者症状轻	男性 - 男性的传递不可见；在女性中可能见到杂合子患病

注：* 与常染色体遗传病的比较见表 4.1。

Y- 连锁遗传

虽然 Y 染色体包含大约 60Mb 的 DNA，其所含基因相当少，只发现几十个 Y- 连锁基因或**限雄遗传（holandric）**基因；其中包括启动胚胎向男性分化的基因（参见第六章），几个基因编码睾丸特异的生精因子，一个次要组织相容性抗原（称为 HY），及一个突变能导致耳聋的基因（*DFNY1*）。有几个管家基因位于 Y 染色体上，这些基因在 X 染色体上都是逃逸失活的。Y- 连锁性状的传递只限于父亲 - 儿子（图 5.15）。

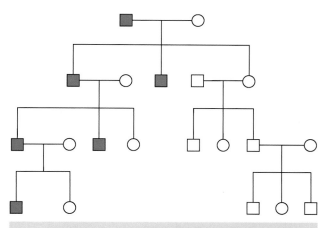

图 5.15　Y- 连锁遗传性状的系谱图。
传递只限于男性至男性

限性性状和伴性性状

关于性连锁性状及**限性（sex-limited）**性状或**伴性（sex-influenced）**性状有时会存在困惑。例如，由于解剖上的差异，限性性状只在一个性别中出现，遗传性子宫或睾丸缺陷就是例子。男性秃顶是伴性性状的一个很好的实例，在男性和女性中均可出现，但男性更为常见。这在一定程度上与激素水平的性别差异相关。与常说的观念相反，男性秃顶不是严格的 X 连锁的，虽然 X 连锁雄激素受体基因的变异与秃顶相关；常染色体基因也被认为会影响男性模式秃顶，这有助于解释显而易见的秃顶经父亲遗传给儿子的现象。

线粒体遗传

大部分遗传性疾病是由于核基因组发生改变导致的。然而，小部分但为数不少的疾病由线粒体 DNA 突变所致。因线粒体的独特性质，这些疾病呈现独特的遗传模式和表型高度异质性。

人类细胞的细胞质中含有几百个或更多的线粒体，通过复杂的氧化磷酸化过程，线粒体产生三磷酸腺苷（adenosine triphosphate，ATP），提供细胞代谢所需的能量。因此线粒体对细胞的存活是十分重要的。

线粒体有其自身的 DNA 分子，每个线粒体存在几个拷贝，由 16 569 个碱基对组成双链环状分子（图 5.16）。线粒体基因组编码 2 种核糖 RNA 分子（rRNAs）、22 种转运 RNA 分子（tRNAs）和 13 种与氧化磷酸化相关的多肽（大约 1 000 个核 DNA 基因编码的多肽转运至线粒体）。线粒体 DNA 转录（mtDNA）发生在线粒体中，独立于细胞核外。与核基因不同，mtDNA 基因不含内含子；因为线粒体位于细胞质，mtDNA 只能通过母系遗传（图 5.17）。男性不传递线粒体给其后代，因为精子细胞只含有少数 mtDNA 分子，这少数 mtDNA 分子不会进入发育中的胚胎（一个父源遗传的线粒体突变的孤立事件被报道，但这种时间似乎罕见）。

mtDNA 的突变率比核 DNA 高约 10 倍，这是因为在 mtDNA 复制中缺乏 DNA 修复机制及在氧化磷酸化过程中释放的自由基的损伤。

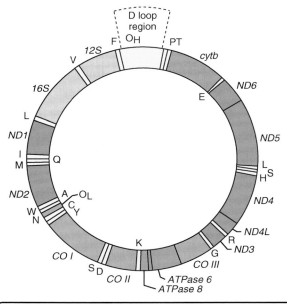

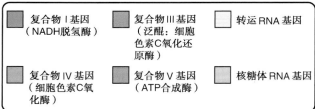

图 5.16　环状线粒体 DNA 基因组。蛋白编码基因位点〔尼克酰胺腺嘌呤二核苷酸（NADH）脱氢酶、细胞色素 C 氧化酶和细胞色素 C 氧化还原酶、腺苷三磷酸合成酶〕与两种核糖 RNA 基因及 22 种转运 RNA 基因（用单个字母标记）均被显示。重链（OH）和轻链（OL）的复制区域及非编码区 D 环（也称控制区域）被显示

（修改自人类线粒体基因组数据库线粒体图谱 http://www.mitomap.org, 2008）

由于每个细胞都含有一群 mtDNA 分子，一个细胞可以包含一些有突变的 mtDNA 分子，和另一些没有突变的 mtDNA 分子。这种 DNA 组成的不均一性称之为**异质性（heteroplasmy）**，是线粒体疾病表型变化多样的一个重要原因。突变的 mtDNA 分子越多，其疾病表型越严重。随着细胞分裂，偶然发生的变化可以导致突变等位基因百分比的变化（与遗传漂移概念相同，于第三章有讨论），或者因为选择优势而改变（如，缺失产生的较短的 mtDNA 分子比一个完整的 mtDNA 分子复制更快）。

每个组织需要有相应数量的 ATP 维持其正常功能。虽然一定范围的 ATP 水平变化是可耐受的，通常有一个阈值水平，一旦低于该阈值水平，细胞开始退化和死亡。需要大量 ATP 和高阈值的器官系统往往受线粒体疾病影响最严重；例如中枢神经系统消耗机体产生的约 20% 的 ATP，因此常常因线粒体突变而受到影响。

类似血球蛋白疾病，根据突变的类型可将线粒体病分类。mtDNA 编码蛋白基因上的错义突变可引起最著名的 mtDNA 疾病之一，Leber 遗传性视神经病（Leber hereditary optic neuropathy，LHON）。这种疾病发病率为 1/10 000，表现为因视神经死亡而引起的快速中枢视野视觉损失；视觉损失常常始于 30 岁以上且是不可逆的。LHON 中异质性少，因此疾病表现相当一致，家系中疾病呈现出清晰的线粒体遗传模式。

tRNA 基因上的单碱基突变能导致肌痉挛性癫痫伴碎红纤维综合征（myoclonic epilepsy with ragged-red fiber syndrome，MERRF），一种以癫痫、痴呆、共济失调（不协调的肌肉运动）及肌病（肌肉病）为特征的疾病。MERRF 的特征是 mtDNA 的异质性，故其表型出现高度异质性。另一种

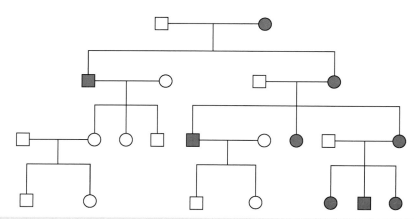

图 5.17　线粒体 DNA 突变导致的疾病的遗传系谱图。仅女性能传递疾病突变给她的后代。该家系中显示了完全显性的致病突变，但不完全显性常常是线粒体疾病异质性的原因

由 tRNA 基因上的单碱基突变的线粒体疾病的例子是线粒体脑肌病及卒中样发作(mitochondrial encephalomyopathy and stroke-like episodes, MELAS)。与 MERRF 类似,MELAS 具有异质性及高度的表型异质性。

最后一类 mtDNA 突变是重复和缺失,这些突变可导致 Kearns-Sayre 病(肌无力,小脑受损,心力衰竭)、Pearson 综合征(婴儿型胰功能不全、各类血细胞减少、乳酸酸中毒)、慢性进行性的眼外肌麻痹(chronic progressive external ophthalmoplegia, CPEO)。上百种 mtDNA 的致病突变包括单碱基突变、缺失和重复已被报道。据估计,线粒体病的发病率约为 1/4 000,主要是由于线粒体突变导致的(余下的是由于线粒体中表达的核基因突变引起的)。

线粒体突变与一些常见的人类疾病也相关。一种线粒体突变可导致一种迟发型的耳聋,MELAS 突变在约 1%~2% 的 2 型糖尿病可见到。线粒体改变与一些阿尔茨海默病(Alzheimer disease)病例相关,虽然还不清楚线粒体突变是原发事件还是继发事件。研究也提示 mtDNA 突变可能促进了衰老过程,由于自由基的产生可使得 mtDNA 突变的积累贯穿一个人的终生。

***

生产 ATP 的线粒体有其独立的 DNA,线粒体 DNA 是母系遗传的,突变率高。许多疾病是由于线粒体 DNA 突变引起的。

***

基因组印迹

孟德尔的豌豆实验工作确定了一个原则即不管一个遗传的等位基因是来自父本还是母本,其表型是一样的。事实上,这一原则长期以来一直是遗传学中心法则的一部分。然而,在过去 20 多年的研究表明这一规则并不总是有效。对于某些人类基因,其中一个等位基因是没有转录活性的(无 mRNA 产生),这取决于等位基因来自于哪一个亲本。例如,母源等位基因失活,则父源等位基因是具有活性的;正常个体应只有一份基因有转录活性。这一基因沉默过程称为印迹(**imprinting**),转录沉默基因认为是被印迹了。至少已知有 100 个人类基因是被印迹的,这些基因的大多数位于印迹基因簇内;大约 1/40 的基因组区域中存在 2 个或更多个的印迹基因簇。每个印迹基因簇含有一个**印迹控制区**(**imprinting control region,ICR**),该控制区根据传递基因亲本的性别来设定印迹基因是否被印迹。

印迹等位基因常常高度甲基化(与未被印迹的等位基因相比,未被印迹的等位基因常常没有甲基化)。附着在基因 5′ 区域的甲基基团及组蛋白乙酰化(hypoacetylation)和染色质的凝缩,共同抑制了启动基因转录的蛋白质结合。这一过程显然在很多方面与本章前面讨论的 X 染色体失活有相似之处。

Prader-Willi 综合征和 Angelman 综合征

15 号染色体长臂约 4Mb 缺失所致的印迹疾病是一个引人注目的例子。当这一缺失遗传自父亲时,孩子表现为 Prader-Willi 综合征(Prader-Willi syndrome,PWS),该病特征包括身材矮小、张力减退(肌张力差)、小手小脚、肥胖、轻 - 中度的智力障碍及性腺功能减退(图 5.18A)。当相同的缺失遗传自其母亲时,孩子发生 Angelman 综合征(AS),该病特征包括严重的智力障碍、痉挛发作、共济失调步态(图 5.18B)。这两种疾病的发病率均约 1/15 000,约 70% 是由于染色体缺失所致。引起 PWS 和 AS 的缺失在显微镜下难以识别,缺失累及的是同一组基因。

曾经不清楚不同亲本来源的相同的染色体缺失如何导致如此不同表型的机制,进一步的研究表明该特征性缺失(关键区域)含有几个基因,正常情况下这些基因只在父源染色体上转录,而母源染色体上它们是转录失活(印迹)的;相类似的是,该关键区域的另一些基因只有母源染色体上有活性,父源染色体上的拷贝是失活的。因此,这一区域的几个基因正常情况下只有在一条染色体上活化(图 5.18C)。如果这些基因的单份活性拷贝因染色体缺失而丢失,即根本没有基因产物产生,于是产生了疾病。

用第三章中概述的许多技术和工具进行分子生物学分析,在 15 号染色体的关键区域内发现了几个特殊的基因。与 AS 有关的 UBE3A 基因编码的蛋白在脑发育中介导泛素调节的蛋白降解(这与该疾病中观察到智力障碍和共济失调相符)。脑组织中,该基因只有在母亲的染色体上是有活性的;因此,如果母亲遗传的染色体有缺失,就没有这个基因的活性拷贝。该特定区域有几个基因与 PWS 有关,这些基因只有在父源染色体上转录。其中一些基因在脑中表达,尤其在下丘脑中表达,导致了 PWS 相关的认知和行为上的症状。

除染色体缺失外,还有几种可导致 PWS 和 AS 的机制,其中之一是**单亲二体(uniparental disomy)**,即在一个个体中遗传了亲本一方的两份拷贝而没有另一亲本拷贝(参见第六章进一步的讨论)。当遗传母源两份 15 号染色体拷贝,因为关键

区域中无有活性的父源基因而导致 PWS。相反,只有两份父源 15 号染色体就导致 AS。母源的 AS 相关基因的点突变大约占 10%~20% 的 AS 病例。最后,小比例的 PWS 和 AS 是由于位于关键区域内的印迹控制中心有缺陷导致的。大部分 PWS 和 AS 病例能够通过精确分析该特定区域 DNA 序列的甲基化模式而得到诊断。框 5.2 展示从 PWS 患者家庭的视角来看 PWS 的临床问题。

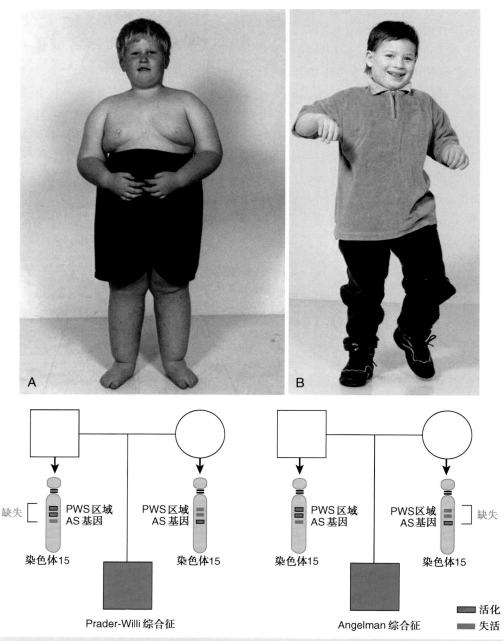

图 5.18　15 号染色体缺失区印迹影响的图解。A. 缺失遗传自父亲导致 PWS(注意倒 V 形上唇、小手、躯干性肥胖);B. 缺失遗传自其母亲导致 AS(注意其特征的姿势);C. 系谱图显示该缺失遗传模式及该特定区域基因的活化状态

框 5.2　一位母亲对 PWS 的观点

我们有一个 3.5 岁的儿子,约翰,患有 PWS。在约翰出生前几个月,因为他在宫内没有他年长的同胞那般活跃,我们担心他的健康。一看到约翰,医生怀疑情况不太妙。约翰睁开他的眼睛,但没有做其他的动作。他不能够正确地吸吮,喘气并需要吸氧;他在医院待了约 3 周。接下来的 3 年,不断地与职业的理疗师、物理治疗家、家庭保健治疗、幼儿教育服务提供者及语言治疗家打交道。

自从约翰出生,我们辛勤地寻求诊断,他父亲坚持我们只需要爱他、帮助他。然而,我想要知道怎样具体地去帮助他,也想从其他可能有过类似经历的父母那里得到一些经验和知识。经过大量的检查和 3 次染色体分析后,约翰的疾病被诊断为 Prader-Willi 综合征(PWS)。我们很高兴得到一些指导,也下决心我们要处理我们将遇到的更深层次的挑战。我们用我们学到的关于 PWS 的知识开始帮助约翰发挥他的潜能。我们不再担心约翰因为他患有 PWS 而要遇到的潜在问题。

约翰参加了在当地小学的一个特殊教育的学前教育,每周 4 天。乘车约 5 分钟,但这对每天非

常期待的约翰来说足够长了。如果他病了,我们不得不告诉他公共汽车坏了。他参加了一个同龄孩子组成的主日学校班级,他对每个人太大声说“你好”和“再见”,而显得举止失礼;他接受一周一次的语言训练治疗,而我每天花至少 30 分钟与约翰练习说话、认知和玩的技巧。约翰虽还没有经历在其他 PWS 患儿中常观察到的喂养困难,但吃得过多和体重增加在年龄较大的 PWS 患儿中更常见。

与其他 3 岁大的孩子比,约翰在讲话和运动发育里程碑上落后。然而,他喜爱与他的兄弟姐妹及他们的朋友玩和看书。事实上,我们努力阻止人们为约翰做太多的事情,因为他们可能妨碍了他自己独立达到同样的目的。我们感到很荣幸他在我们家。

我们对约翰的期待是他能尽力地对每件事多做一点。的确,他的能力给一些帮他做康复治疗的工作人员留下了深刻印象。我希望他的成功在一定程度上是我们给予他关心和支持的结果。而且,我希望约翰能继续克服他所面临的挑战。

Beckwith-Wiedemann 综合征

人类基因组印迹的第二个例子是 Beckwith-Wiedemann 综合征,一种过度生长并伴癌症倾向的疾病。Beckwith-Wiedemann 综合征通常出生时因较同胎龄体型大、新生儿低血糖、巨舌、耳垂上的折痕及脐突出(一种腹壁缺陷)而被发现。一些 Beckwith-Wiedemann 综合征患儿也会出现非对称性的、一个肢体或一边脸或躯体过度生长(如偏侧发育过度)。Beckwith-Wiedemann 综合征患儿患肾母细胞瘤(一种肾癌)和肝母细胞瘤(一种肝癌)的风险增加;这两种肿瘤如早期发现能被有效治疗,因此定期检查是管理该综合征的重要部分(参见第十五章)。

和 Angelman 综合征一样,小部分 Beckwith-Wiedemann 综合征(约 20%~30%)是因为遗传了父源染色体 2 份拷贝而无母源染色体拷贝(11 号染色体单亲二体)所致。在 11 号染色体短臂上有几个基因是父源或母源染色体印迹的(图 5.19),这些基因位于两个分开的、不同的甲基化区域(DMRs)。在 DMR1 中,正常情况下编码胰岛素样生长因子 2(*IGF2*)的基因为父源染色体上活化而母源染色体上失活的,因此正常人只有一个活化的 *IGF2* 基因。当两份拷贝均遗传自父亲(如父源单亲二体),或者母源 *IGF2* 基因上的印迹丢失,活化的 *IGF2* 出现双倍剂量,导致在胎儿发育中 IGF2 水平增加,这与 Beckwith-Wiedemann 综合征过度生长有关。与因失去基因产物导致 PWS 和 Angelman 综合征所不同的是,Beckwith-Wiedemann 综合征是由于或至少部分由于一个基因的过度表达引起。这种印迹错误通常发生在合子后,导致表型的嵌合性表现。

在 50%~60% 的病例中,Beckwith-Wiedemann 综合征是由于甲基化丢失或 DMR2 其他改变所致,该区域含几个基因,包括 *CDKN1C* 基因(一个重要的生长调节基因)和 *KCNQ1* 基因(其一个内含子中含有非编码 RNA 调节因子)。这些基因表达水平改变被认为是引起生长抑制因子沉默的原因,进而导致过度生长和增加癌症倾向。

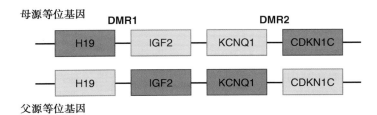

图 5.19　染色体 11p15.5 上几个与 Beckwith-Wiedemann 综合征和 Silver-Russell 综合征有关的印迹基因的原理图。Beckwith-Wiedemann 综合征能因生长启动基因 IGF2 的母源染色体上印迹丢失、单亲二体所致的 2 份拷贝的活化的父源等位基因或母源的生长抑制基因 CDKN1C 被错误地印迹所致。印迹缺陷下调了父源等位基因 IGF2 的表达可引起部分 Silver-Russell 综合征病例。DMR,不同的甲基化区域;红色,未被甲基化而表达的基因;绿色,被甲基化而沉默的基因

Silver-Russell 综合征

Silver-Russell 综合征是一组存在临床表型异质性的疾病,其特征是生长发育迟缓、成比例的身材矮小、长短腿、小的三角形脸。约 1/2 的 Silver-Russell 综合征患者与 11p15.5 上的 DMR1 甲基化丢失、IGF2 表达下调而减少生长有关。因此,当上调或额外活化的 IGF2 基因拷贝导致 Beckwith-Wiedemann 综合征,而下调 IGF2 引起生长减少导致 Silver-Russell 综合征。

某些疾病基因的表达因遗传自不同性别亲本而有差异,这就是遗传印迹。遗传印迹通常与 DNA 的甲基化和染色质凝缩相关,可限制转录因子活性和降低基因表达。

早现与重复扩展

20 世纪早期,人们观察到一些遗传病似乎表现出一个家系中越近代的人发病年龄更早和 / 或表型更严重的现象,这种现象称之为**早现(anticipation)**,它已经成为相当多争议和猜想的热点。许多研究者相信这也可能是近来更好的临床观察和临床诊断产生的假象:以前可能直到 60 岁才能确诊的病,现在仅仅是因为更好的诊断工具,才 40 岁即可被诊断出来。另一些研究者则相信早现是真实的生物学现象,虽然其精确机制的证据尚不清楚。

分子遗传学现在提供了很好的证据,早现有其生物学基础。该证据部分是因为对肌强直性营养不良(myotonic dystrophy)的研究,该病是一种常染色体显性遗传、涉及进行性肌肉退化和肌强直(肌肉收缩后不能放松)的疾病(图 5.20)。肌强直性肌营养不良是一种最常见的肌营养不良,大约 8 000 个人中可见一个患者,成年发病。该病也具有心律失常(心律异常)、睾丸萎缩、胰岛素抵抗、白内障等症状。大多数肌强直性营养不良患者(称为肌强直性营养不良 Ⅰ 型)是因为 DMPK 基因突变所致,该基因是位于 19 号染色体的一个蛋白激酶基因。

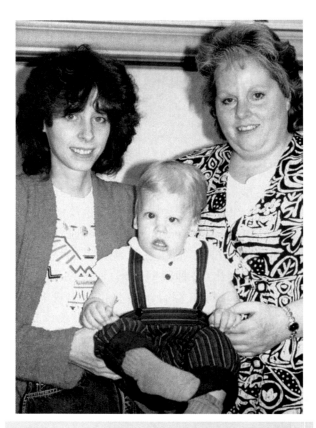

图 5.20　一家三代患有肌强直性营养不良。其严重程度一代一代增加。外婆(右)只是轻微受累,但母亲(左)具有典型的窄脸和有限的面部表情。孩子受累更严重,有典型的新生儿肌强直性营养不良发病的面部特征,包括张开的三角形嘴。这个婴儿具有超过 1 000 的三核酸重复,而祖母和母亲每人大约 100 个重复数

分析 *DMPK* 基因表明,致病突变是基因 3′ 非翻译区(例如一个区域被转录成 mRNA 但不翻译成蛋白)(参见第三章)中 CTG 三核酸重复扩展。这个三核苷酸重复的数目与疾病的严重程度高度相关,正常个体的重复数通常是 5~37;那些有 50~100 重复数的个体可以是很轻或没有症状;那些完全性肌强直性营养不良患者具有从 100 至几千份重复序列拷贝。扩展至足够多的重复数即可导致先天性肌强直性营养不良;这些大量扩展几乎完全由女性遗传,其中原因还不是很清楚。重复数常常在后代增加:一个有 80 个重复数、症状轻微的父母可出生严重受累重复数超过 1 000 的后代(图 5.21)。随着连续世代的重复数增加,其发病年龄降低,疾病严重程度增加。因此在肌强直性营养不良中三核苷酸重复的扩展是该病早现的主要原因。

DMPK 基因的非翻译区突变怎样导致肌强直性营养不良的许多疾病特征呢?重复序列扩展后产生的 mRNA 产物留在细胞核内产生功能获得性毒性作用。异常的 mRNA 与正常状况下调控其他 RNA 产物剪切的蛋白相互作用。因此,大量蛋白质异常地形成,包括几种在心脏和骨骼肌中表达的蛋白质,导致疾病表型的多种特征(表型多效性)。

另一种肌强直性营养不良 2 型,是位于 3 号染色体上的一个基因的 4bp(CCTG)重复扩增引起的。同样,该重复位于基因的非翻译区(内含子 1),导致毒性的 mRNA 干扰了正常 RNA 结合蛋白的功能。其突变相关的表型类似于肌强直性营养不良 I 型,虽然该病有时更轻、发病更晚。肌强直性营养不良说明了几种重要的遗传规则:早现、基因多效性和位点异质性。

已发现有 20 多种重复数扩增导致的遗传病(表 5.3),这些遗传病可分为三大类。第一类包括神经疾病,如亨廷顿舞蹈病和因蛋白质编码区的 CAG 或 CTG 重复数扩增导致的大多数脊髓小脑共济失调;这类疾病其重复数正常范围是 10~35,致病突变范围约 50~100;从父亲遗传比从母亲遗传,其扩增倾向更大,常常是功能获得型的突变。第二大类是一组更具多变表型的疾病,其在外显子中再扩增幅度小。然而重复序列具有异质性,而且早现不是其典型特征。第三类包括脆 X 综合征、肌强直性营养不良、2 种脊髓小脑性共济失调、青少年肌痉挛性癫痫、肌萎缩性脊髓侧索硬化症、额颞叶痴呆和 Friedreich 共济失调。其重复数扩增通常比前 2 类大得多:其正常范围通常是 5~50 次三核苷酸重复,

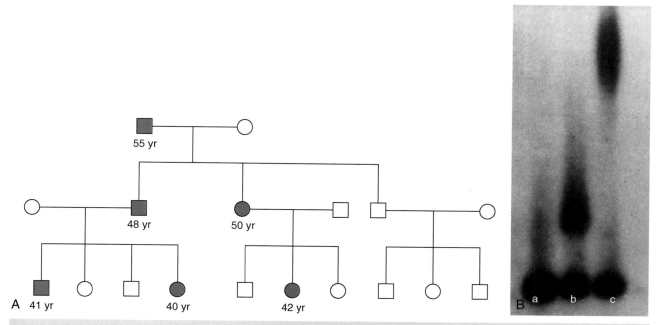

图 5.21　A. 肌强直性营养不良家系显示早现。在该家系中,呈现常染色体显性遗传,该疾病越往下传递,患者发病年龄越提前。B. 对三个个体的肌强直性营养不良致病基因 Southern blot 分析的自显影图。个体 a 是重复数为 4~5 等位基因的纯合子,正常;个体 b 具有一个正常的等位基因和一个重复数为 175 的致病等位基因,是一个肌强直性营养不良患者;个体 c 也是一个肌强直性营养不良患者,具有一个正常的等位基因和一个重复数约 900 的致病等位基因

(B 引自 courtesy Dr. Kenneth Ward and Dr. Elaine Lyon, University of Utah Health Sciences Center.)

但致病突变范围可从100至几千次重复。重复序列均位于所有这些疾病的致病基因蛋白编码区外，某些疾病(如肌强直性营养不良)突变产生有害的RNA产物。当母源性遗传时，重复数扩增通常更大。早现见于第一类和第三类的大多数疾病中。

早现是指一种疾病在最近几代人中发病年龄越来越早和病情越来越重的现象。DNA重复的扩增已经被证明是引起一些遗传病早现的原因。这些疾病可分为三大类，具体取决于扩增的大小、重复发生的位置、扩增的表型效应、突变的影响和通常发生大量扩增的亲本。

脆性X的故事：分子遗传学解释一种令人疑惑的遗传方式

自19世纪，人们观察到在智力障碍的人群中男性额外多了有大约25%。这种额外增量部分可用X连锁导致的认知损害情况来解释，其中脆性X综合征是最常见的。除智力障碍外，脆X综合征还有大耳(招风耳)和长脸(图5.22)特殊面容、松弛的关节及青春期后的巨睾丸(睾丸体积增加)。女性患者智力障碍的程度和变异度比男性更轻、更大。该综合征之所以称为"脆X"是因为患者的X染色体在缺乏叶酸的培养基中培养时，长臂末端出现断裂和缺口(图5.23)。

表5.3 重复扩增相关的疾病

疾病	描述	重复序列	正常范围；突变范围	扩增通常发生的亲本	扩增的位置
第一类					
亨廷顿舞蹈病	运动控制失调；痴呆；情感障碍	CAG	6~34；36~121	更多通过父亲	外显子
脊髓延髓肌肉萎缩症	成年发病的运动神经病，与雄激素不敏感相关	CAG	9~36；38~62	更多通过父亲	外显子
脊髓小脑共济失调1型	进行性共济失调，构音障碍，辨距不良	CAG	6~39；40~82	更多通过父亲	外显子
脊髓小脑共济失调2型	进行性共济失调，构音障碍	CAG	15~24；32~200	—	外显子
脊髓小脑共济失调3型 (Machado Joseph disease，约瑟夫病)	肌张力障碍，远端肌肉萎缩，共济失调，眼外肌麻痹	CAG	13~36；61~84	更多通过父亲	外显子
脊髓小脑共济失调6型	进行性共济失调，构音障碍，眼球震颤	CAG	4~19；20~33	—	外显子
脊髓小脑共济失调7型	进行性共济失调，构音障碍，视网膜变性	CAG	4~35；37~306	更多通过父亲	—
脊髓小脑共济失调17型	进行性共济失调，痴呆，动作迟缓，辨距不良	CAG	25~42；47~63	—	外显子
齿状核红核苍白球丘脑下部核萎缩(Haw-River综合征)	小脑萎缩，共济失调，肌痉挛性癫痫，舞蹈手足徐动症，痴呆	CAG	7~34；49~88	更多通过父亲	外显子
亨廷顿舞蹈病样2	症状与亨廷顿舞蹈病非常类似	CTG	7~28；66~78		外显子
第二类					
假性软骨发育不全，多个骨骺发育异常	身材矮小，关节松弛，退行性关节病	GAC	5；6~7	—	外显子
眼咽型肌营养不良	近端肢体无力，吞咽困难，上睑下垂	GCG	6；7~13	—	外显子
锁骨颅骨发育不良	身材矮小，开放性颅骨缝伴头顶膨出；锁骨发育不良，短指，牙齿异常	GCG, GCT, GCA	17；27(在一个家系中观察到扩展)		外显子
多并指	多指和并指	GCG, GCT, GCA	15；22~25		外显子

续表

疾病	描述	重复序列	正常范围；突变范围	扩增通常发生的亲本	扩增的位置
第三类					
肌强直性营养不良（DM1,19 号染色体）	肌肉损失，心律不齐，白内障，额秃顶	CTG	5~37；50 至几千	双亲均可，但扩增至先天性范围通过母亲传递	3′非翻译区
肌强直性营养不良（DM2、3 号染色体）	肌肉损失，心律不齐，白内障，额秃顶	CCTG	10~26；75~11 000	—	3′非翻译区
Friedreich 共济失调	进行性肢体共济失调，构音障碍，肥厚型心肌病，伴有锥体束征的双下肢无力	GAA	6~32；200~1 700	常染色体隐性遗传病，因此双亲遗传	内含子
脆 X 综合征（FRAXA）	智障，招风耳和长下巴，男性巨睾丸	CGG	4~39；200~900	只通过母亲	5′非翻译区
脆性位点（FRAXE）	轻微的智障	GCC	6~35；>200	更多通过母亲	5′非翻译区
脊髓小脑共济失调 8 型	成年发病的共济失调，构音障碍，眼球震颤	CTG	16~34；>74	更多通过母亲	3′非翻译区
脊髓小脑共济失调 10 型	共济失调和痉挛发作	ATTCT	10~20；500~4 500	更多通过父亲	内含子
脊髓小脑共济失调 12 型	共济失调，眼运动异常，发病年龄可变	CAG	7~45；55~78	—	5′非翻译区
进行性肌痉挛性癫痫 1 型	幼年发病型抽搐，肌痉挛，痴呆	12bp 重复单元	2~3；30~75	常染色体隐性遗传病，因此双亲遗传	5′非翻译区
肌萎缩性脊髓侧索硬化症（ALS）	进行性运动神经疾病	GGGGCC	2~25；30~几千	—	内含子 1
额颞叶痴呆（与 ALS 相同的突变，在 *C9ORF72* 基因内）	进行性的执行功能、行为和语言的逐渐变化或衰退	GGGGCC	2~25；30~几千	—	内含子 1

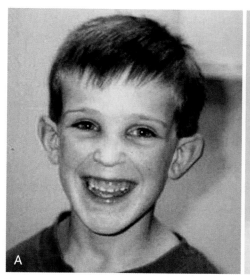
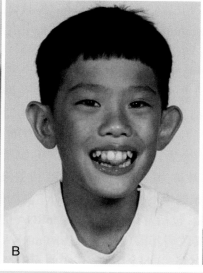
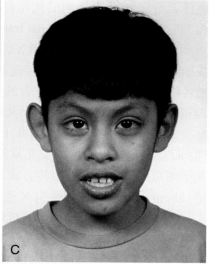

图 5.22　患有脆 X 综合征的男孩。注意其长脸、突出的下巴、招风耳和不同种族男孩类似特征：欧洲人（A）、亚洲人（B）和拉丁美洲人（C）

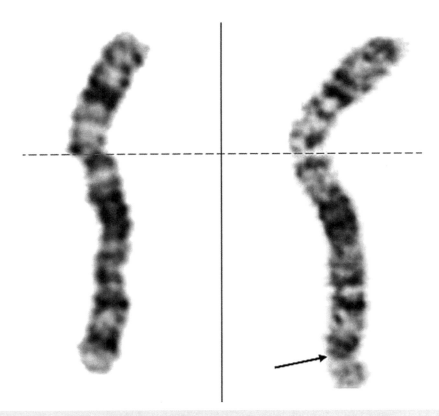

图 5.23 有脆 X 综合征男性的 X 染色体,一条显示长臂末端延长的、凝缩的区域
(照片选自 Dr. Erica Andersen, Medical Director, Cytogenetics and Genomic
Microarray, ARUP Laboratories, Salt Lake City, Utah.)

虽然单个脆性 X 突变的存在足以使男性或女性患病,但这种 X 连锁显性遗传病在男性(1/4 000)中比女性(1/8 000)更多见。与 X 连锁显性条件的患病率存在差异。女性的外显率较低(30%~50%,相对于男性的外显率 80%)以及表型变异性反映了 X 染色体的失活模式(如携带致病突变的活性 X 染色体百分比)。那些影响后代而自身正常的男性称为“正常男性传递者(normal transmitting males)”。19 世纪 80 年代中期,通过对脆 X 综合征家系的研究,揭示了一种复杂的模式:男性传递者的母亲生育男性患者的比例显著低于男性传递者的女儿(图 5.24)。因为正常男性传递者的母亲和女儿都肯定是 X 连锁突变的携带者,她们生育患病儿子的风险理论上相同;而正常男性传递者的女儿从不患病,但她们的儿子则可能患病。这种遗传方式,被称为谢尔曼悖论(Sherman paradox),似乎与 X 连锁遗传不一致。

为解释该模式提出了许多机制,包括常染色体和线粒体修饰位点。只有确定了其致病基因(被标记为 FMR1)才使谢尔曼悖论得到解释。DNA 序列分析显示该基因的 5′ 非翻译区包含一个 CGG 重复单元,其重复次数正常人中为在 6~50 之间;那些脆

X 综合征患者具有 200~1 000 或更多的 CGG 重复(全突变)。中间区域重复数(约 50~200)出现在正常男性传递者和其女儿中,称之为前突变。当这些女性后代传递该基因给其后代时,有时发生进一步扩展,使其从 50~200 重复数的前突变发展为超过 200 重复数的全突变。这些扩展不会发生在男性传递者中。而且,连续世代中前突变也会倾向于变大,而更大的前突变更有可能发展为全突变。这些发现解释了谢尔曼悖论。前突变男性的女儿不会患病是因为发展至全突变只会发生在女性传递者。男性传递者的孙子和曾孙比男性传递者的兄弟更有可能患病,这是因为通过连续世代的女性前突变传递者的传代,其 CGG 重复数发生了扩增。

正如所料,检测 FMR1 基因转录的 mRNA 表明脑和睾丸中表达最高。具有正常和前突变的 FMR1 基因的人均可产生 mRNA;实际上前突变产生 mRNA 的水平更高,而且发现这种累积在细胞核内的 mRNA 有毒性作用,和强直性肌营养不良中突变的 mRNA 一样。随后,约一半多的前突变男性到 70 岁时会发展为一种以共济失调和颤抖为特征的神经性疾病(而女性携带者的风险低于 20%)。约

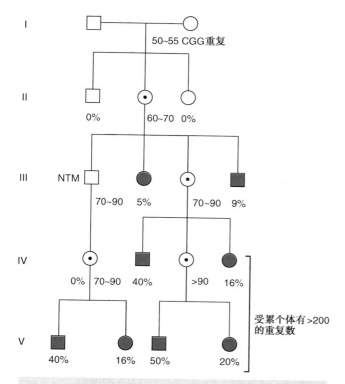

图 5.24 脆 X 综合征遗传系谱图。携带前突变(50~200 CGG 重复)的女性以打点表示;患病个体以实心符号表示。一正常男性传递者,即携带 70~90 重复数前突变男性以 NTM 表示。注意每次通过另一女性(其配偶)传递重复数的增加。而且,NTM 的姐妹仅 5% 患病,NTM 的兄弟仅 9% 患病;但其孙子约 40% 患病,孙女约 16% 患病。这就是谢尔曼悖论

25% 的前突变女性携带者会出现卵巢早衰(40 岁前绝经),也是因为 mRNA 累积的毒性效应(前突变的人群携带率男性约为 1/600,女性约为 1/200)。相反,全突变者细胞内无 *FMR1* 基因的 mRNA 产生,意味着基因没有转录。全突变患者的 CGG 重复和其基因 5' 端一系列 CG 序列一样被高度甲基化;其甲基化的程度可能会影响 *FMR1* 基因的转录,且与疾病表现的严重程度密切相关。小部分脆 X 综合征患者(<5%)没有扩张的 CGG 重复,而是 *FMR1* 基因中存在功能丧失性突变(如无义突变和缺失)。

FMR1 基因的蛋白质产物——FMRP,与 RNA 结合,能在细胞核与细胞质间穿梭往来。FMRP 参与将 mRNA 从细胞核内运输至细胞质,在 mRNA 的翻译过程中起调节作用。

FMR1 基因的确定及其重复扩增突变的特性已经能解释关于脆 X 综合征遗传方式和表型的许多问题。这些进展提高了该病诊断的精确性,因为细胞遗传学水平的染色体分析常常无法检测脆性 X 杂合子,而 DNA 诊断更精确,包括了测量 CGG 重复序列的长度和 *FMR1* 基因的甲基化程度。

章节问题

1. 女性的体细胞中发现有 5 条 X 染色体,请问这些女性有多少巴氏小体?

2. 解释为什么 8%~10% 的 DMD 女性携带者有肌无力?

3. 在 X 连锁隐性遗传病中,男性患者与女性患者的比例在人群中随着疾病的发病率降低而升高。从基因和基因型频率解释之。

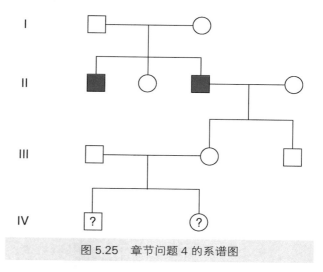

图 5.25 章节问题 4 的系谱图

4. 图 5.25 中显示了血友病 A 的遗传方式,请问第 IV 中男性患血友病 A 的风险是多少? 女性是携带者的风险是多少? 她患病的风险是多少?

5. 常染色体显性遗传病和 X 连锁显性遗传病有时难以区分。请尽你所能说出它们的区别。

6. 你怎么区分线粒体遗传与其他遗传模式?

7. 一患有贝氏肌营养不良男人与表型正常的女人,通常他们的男性后代患病的百分比是多少? 其女性后代患病的百分比是多少?

8. 一 DMD 突变的女性携带者与表型正常的男性结婚,通常他们的男性后代患病的百分比是多少? 其女性后代患病的百分比是多少?

9. 一个男孩和他兄弟均患有血友病 A,如果在之前的世代中无家族史,该男孩的姨妈是疾病基因的携带的可能性是多少?

10. 从只有母源基因组 2 拷贝中创造受精卵是有可能的,在两栖类,其受精卵没有经精子细胞受精而发育至成熟的成年(这过程称之为孤雌生殖)。同样的试验在小鼠中尝试,但总是在胚胎发育早期就

死亡了。试解释之。

11. 第11~18题：根据谱系图给出最有可能的遗传方式。注意可能存在的复杂因素，如可能存在不完全外显。假设在一般人群中致病等位基因的发生频率非常低。

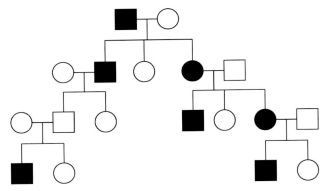

- a. 常染色体显性
- b. 常染色体隐性
- c. X 连锁显性
- d. X 连锁隐性
- e. 线粒体遗传
- f. Y- 连锁

12.

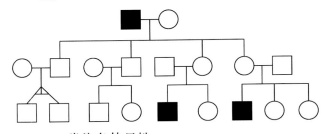

- g. 常染色体显性
- h. 常染色体隐性
- i. X 连锁显性
- j. X 连锁隐性
- k. 线粒体遗传
- l. Y- 连锁

13.

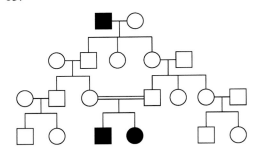

- m. 常染色体显性
- n. 常染色体隐性

- o. X 连锁显性
- p. X 连锁隐性
- q. 线粒体遗传
- r. Y- 连锁

14.

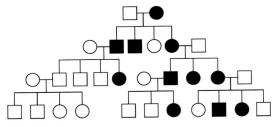

- s. 常染色体显性
- t. 常染色体隐性
- u. X 连锁显性
- v. X 连锁隐性
- w. 线粒体遗传
- x. Y- 连锁

15.

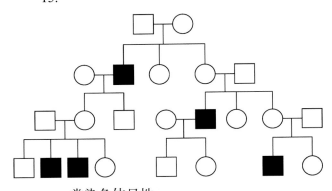

- y. 常染色体显性
- z. 常染色体隐性
- aa. X 连锁显性
- bb. X 连锁隐性
- cc. 线粒体遗传
- dd. Y- 连锁

16.

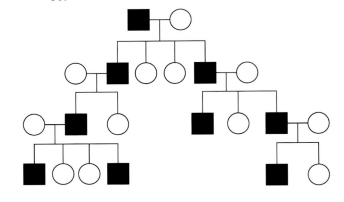

ee.　常染色体显性

ff.　常染色体隐性

gg.　X 连锁显性

hh.　X 连锁隐性

ii.　线粒体遗传

jj.　Y- 连锁

17.

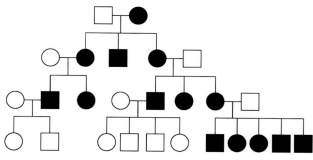

kk.　常染色体显性

ll.　常染色体隐性

mm. X 连锁显性

nn.　X 连锁隐性

oo.　线粒体遗传

pp.　Y- 连锁

18.

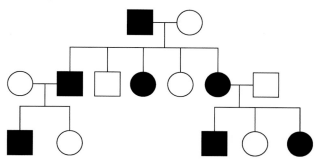

qq.　常染色体显性

rr.　常染色体隐性

ss.　X 连锁显性

tt.　X 连锁隐性

uu.　线粒体遗传

vv.　Y- 连锁

推荐阅读

Angulo MA, Butler MG, Cataletto ME. Prader-Willi syndrome: a review of clinical, genetic, and endocrine findings. *J Endocrinol Invest.* 2015;38:1249–1263.

Balaton BP, Dixon-McDougall T, Peeters SB, Brown CJ. The eXceptional nature of the X chromosome. *Hum Mol Genet.* 2018;27:R242–r249.

Deeb SS. The molecular basis of variation in human color vision. *Clin Genet.* 2005;67:369–377.

Deng X, Berletch JB, Nguyen DK, Disteche CM. X chromosome regulation: diverse patterns in development, tissues and disease. *Nat Rev Genet.* 2014;15:367–378.

Flanigan KM. The muscular dystrophies. *Semin Neurol.* 2012;32:255–263.

Hannan AJ. Tandem repeats mediating genetic plasticity in health and disease. *Nat Rev Genet.* 2018;19:286–298.

Jacob KJ, Robinson WP, Lefebvre L. Beckwith-Wiedemann and Silver-Russell syndromes: opposite developmental imbalances in imprinted regulators of placental function and embryonic growth. *Clin Genet.* 2013;84:326–334.

Lee JT, Bartolomei MS. X-inactivation, imprinting, and long noncoding RNAs in health and disease. *Cell.* 2013;152:1308–1323.

Lightowlers RN, Taylor RW, Turnbull DM. Mutations causing mitochondrial disease: what is new and what challenges remain? *Science.* 2015;349:1494–1499.

Mackay DJG, Temple IK. Human imprinting disorders: principles, practice, problems and progress. *Eur J med gene.* 2017;60:618–626.

Margolis SS, Sell GL, Zbinden MA, Bird LM. Angelman syndrome. *Neurotherapeutics.* 2015;12:641–650.

Mila M, Alvarez-Mora MI, Madrigal I, Rodriguez-Revenga L. Fragile X syndrome: an overview and update of the FMR1 gene. *Clin Genet.* 2017.

Peyvandi F, Garagiola I, Young G. The past and future of haemophilia: diagnosis, treatments, and its complications. *Lancet.* 2016;388:187–197.

Peters J. The role of genomic imprinting in biology and disease: an expanding view. *Nat Rev Genet.* 2014;15:517–530.

Rahman J, Rahman S. Mitochondrial medicine in the omics era. *Lancet.* 2018;391:2560–2574.

Rogaev EI, Grigorenko AP, Faskhutdinova G, Kittler ELW, Moliaka YK. Genotype analysis identifies the cause of the "royal disease." *Science.* 2009;326:817.

Wallace DC. Mitochondrial genetic medicine. *Nat Genet.* 2018;50: 1642–1649.

Zoghbi HY. Rett syndrome and the ongoing legacy of close clinical observation. *Cell.* 2016;167:293–297.

网络资源

MITOMAP (extensive information about the mitochondrial genome and its role in disease): http://www.mitomap.org/

Muscular Dystrophy Association (information about various types of muscular dystrophy with links to other websites): http://www.mdausa.org/

National Hemophilia Foundation (information about hemophilia and links to other websites): http://www.hemophilia.org/home.htm

第六章　临床细胞遗传学：人类疾病的染色体基础

——谭跃球　译

前面两章已经探讨了单基因病，本章我们将介绍由染色体数目或者结构异常导致的疾病。关于染色体和染色体异常的研究称为**细胞遗传学**（**cytogenetics**）。

染色体异常（**chromosome abnormality**）是遗传疾病的重要组成部分，大约每 150 个活产婴儿中就有一个发生。它们是导致智力障碍和妊娠丢失的主要原因，也是先天畸形的重要原因。染色体异常可见于 50% 的早孕期和 20% 的中孕期自然流产。由此可见，染色体异常是导致人类疾病和死亡的重要原因。

与医学遗传学的其他领域一样，分子遗传学的进展为细胞遗传学提供了诸多新的视野。例如，分子技术用于识别染色体的异常，例如**缺失**（**deletion**，染色体物质丢失）等，可以检测小到 10kb 区域的异常。在许多病例中，已经精确地识别出了对细胞遗传综合征表型起关键作用的特定基因。另外，通过对父母及其后代 DNA 多态性的检测，研究人员可以明确异常染色体是遗传自父亲还是母亲，这一技术增加了我们对染色体异常和减数分裂错误生物学基础的理解。

本章节讨论染色体数目和结构异常，回顾性别决定的遗传学基础，探讨染色体异常在癌症中的作用，讨论染色体不稳定引起的几种疾病，并着重介绍了近年来分子遗传学对细胞遗传学的贡献。

细胞遗传学技术和命名

尽管，早在 19 世纪中期就可以在显微镜下观察到染色体，但是观察单条染色体并由此计数染色体数目和检测染色体结构异常一直相当困难。直到 20 世纪 50 年代，医学遗传学家开发了一些技术来提高人类观察染色体的能力，包括使用纺锤体毒素如**秋水仙碱**（**colchicine**）和**秋水仙胺**（**colcemid**），阻止体细胞分裂，使染色体停滞在分裂中期，此时染色体被压缩的程度最大，最容易被观察到；低渗（低盐）溶液使细胞膨胀、核破裂，以更好地分开单条染色体；染料可使染色体的不同部分染上不同的颜色，形成可以区分单条染色体的深带和浅带。

我们研究染色体的能力通过三项技术得以提高，一是通过可视化观察中期染色体；二是通过低渗后膨胀使细胞核破裂，最后通过染色技术使染色体条带被标记出来。

分析染色体的典型方法是通过收集新鲜组织（一般是血液），培养合适的时间后（外周血淋巴细胞一般是 48~72 小时），加入秋水仙胺使染色体停滞在分裂中期，再收获细胞，用低渗液（低盐）使细胞膨胀，制成细胞悬液后滴在载玻片上，再用特定的细胞核染液染色，在显微镜下观察载玻片上的染色体中期分裂相。22 对常染色体图像按照长度区分排列，性染色体图像放在右下角。染色体这种有序排列呈现被命名为**染色体组型**（**karyogram**）或者**核型**（**karyotype**，图 6.1），（核型是一个个体的染色体数量和类型组成，染色体组型现在经常指染色体的印刷显示图）。目前，计算机图像分析也被用于显示染色体。

根据染色体大小分组后，染色体可进一步按照**着丝粒**（**centromere**）的具体位置分类。如果着丝粒基本位于染色体的中间，这些染色体是**中着丝粒**（**metacentric**）染色体（图 6.2），着丝粒接近于末端的染色体被称为**近端着丝粒**（**acrocentric**）染色体，着丝粒位于中间和末端之间时则叫**亚中着丝粒**（**submetacentric**）染色体，每条染色体的末端称为**端粒**（**telomere**）。染色体的短臂用"p（petite）"表示，长臂用"q"表示。中着丝粒染色体的长臂和短臂部分长度基本相等，"p"和"q"则按惯例进行标识。

核型或染色体组型按照染色体长度来排列，依据着丝粒的位置，染色体又可以分为近端着丝粒、亚中着丝粒和中着丝粒染色体。

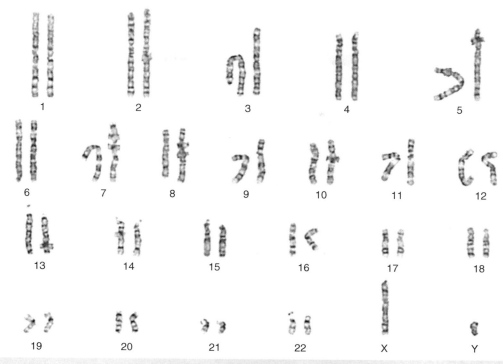

图 6.1 正常男性的显带核型图。中期染色体条带按照从大到小排列

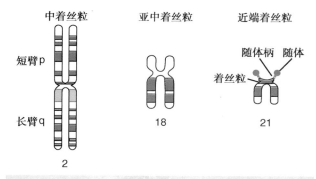

图 6.2 中着丝粒、亚中着丝粒和近端着丝粒染色体。注意近端着丝粒染色体短臂有随体柄和随体

正常女性核型表示为:46,XX;男性核型表示为:46,XY。表 6.1 概述了各种染色体异常的命名,这些异常在本章里进行了相应的讨论。

染色体显带

早期染色体核型分析仅能区分染色体数目异常,染色体的结构异常如平衡重排或小片段的染色体缺失经常无法检测。直到 20 世纪 70 年代,染色技术的发展产生了现代核型特征的染色体条带。**染色体显带(chromosome banding)**技术在检测染色体缺失、重复和其他结构异常中起了很大的作用,同时染色体显带也有利于正确识别各条染色体。每条染色体上主要的带都有系统的编号(图 6.3),例如 14q32 表示 14 号染色体长臂 3 区 2 带,亚带是指小数点后的带(如

14q32.3 是 14 号染色体长臂 3 区 2 带 3 亚带)。

在细胞遗传实验室中应用到了好几种染色体显带技术。**Q 显带(Quinacrine banding**,Q-banding)是最早用于产生特殊带型的染色方法,此方法需要荧光显微镜,因而没有后来的**吉姆萨显带(Giemsa banding**,G-banding)那么应用广泛。染色体蛋白被胰酶部分消化之后进行吉姆萨染色即可产生 G 带。**R 显带(Reverse banding**,R-banding)需要热处理,它显示的带纹与在 G 带和 Q 带中观察到的深浅带纹相反,这种染色方法对研究染色体末端有很大的帮助。其他染色技术还包括 **C 显带(C-banding)**和核仁组织区染色(NOR 染色)等,后两种染色方法适用于某些染色体的特定部分。C 显带可染色那些位于着丝粒附近的**组成型异染色质(constitutive heterochromatin)**,NOR 染色专染近端着丝粒染色体的随体柄和随体(见图 6.2)。C 显带和 NOR 染色在鉴别未知的染色体物质中十分有用。

高分辨显带(high-resolution banding)是对前期或早中期(前中期)的染色体进行染色的方式,这些时期的染色体还未达到最大的压缩程度。因为前期或前中期的染色体比中期染色体更长,观察到的染色体条带可以从 300~450 条水平(如图 6.3 所示)增加到 800 条之多,可以检测到常规显带所不能检测到的部分染色体微小异常。

表 6.1　染色体核型的标准命名

核型	描述
46,XY	正常男性染色体核型
47,XX,+21	21-三体女性，唐氏综合征
47,XY,+21 [10]/46,XY [10]	21-三体与正常细胞的嵌合体男性（每种核型 10 个细胞）
46,XY,del(4) (p14)	4 号染色体短臂 p14 带至末端缺失的男性
46,XX,dup(5) (p14p15.3)	5 号染色体短臂 p14 至 p15.3 区域重复的女性
45,XY,der(13;14) (q10;q10)	13、14 号染色体罗氏易位的男性；核型显示一条正常 13 号和一条正常 14 号染色体丢失，形成一条由 13 号染色体长臂与 14 号染色体长臂组成的衍生染色体
46,XY,t(11;22) (q23;q22)	11 号和 22 号染色体相互平衡易位的男性，断点位于 11q23 和 22q22
46,XX,inv(3) (p21q13)	3 号染色体 p21 到 q13 间倒位的女性，由于倒位包含着丝粒，所以是一个臂间倒位
46,X,r(X) (p22.3q28)	有一条正常 X 染色体和一条环状 X 染色体的女性，X 染色体在 p22.3 处与 q28 处断裂，随后融合成环
46,X,i(Xq)	有一条正常 X 染色体和一条等长臂 X 染色体的女性

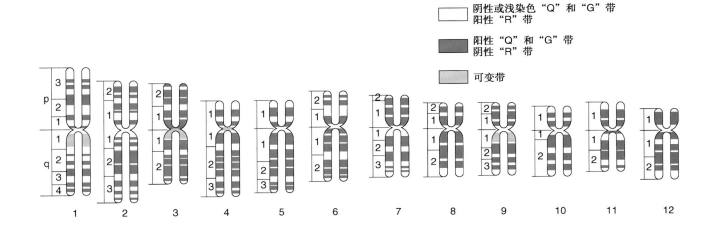

阴性或浅染色 "Q" 和 "G" 带
阳性 "R" 带

阳性 "Q" 和 "G" 带
阴性 "R" 带

可变带

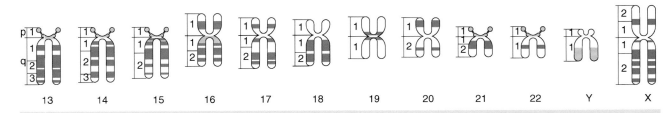

图 6.3　G 显带核型条带模式图；模式图中显示为 300 条带。根据 1971 年在巴黎会议上采用的标准命名法对片段进行了编号，并且指定了染色体的短臂和长臂。在该图中，每条染色体显示了两条姐妹染色体单体

染色体带纹有助于识别单条染色体和染色体的结构异常，显带技术包括 Q 显带、G 显带、R 显带和 NOR 显带。制备前期或前中期染色体，通过高分辨染色体显带可观察更多的带纹。

荧光原位杂交

广泛应用的**荧光原位杂交**（fluorescence in situ hybridization，FISH）技术，是用一个标记的单链 DNA 片段（探针）与患者变性的中期、前期或间期染色体进行杂交的技术。探针通过碱基配对（杂交）

与变性染色体对应的特定位置上 DNA 序列进行互补。因为探针上有荧光染料标记,所以与患者的染色体杂交可以通过荧光显微镜观察到杂交的位置。FISH 的常规用途是用于检测患者某些染色体区域是否缺失,在正常人中,探针会杂交在两个位置,反映了体细胞核中的两条同源染色体均存在;如果某一探针只是在患者的一条染色体中检测到一个信号,患者很可能缺失了这条染色体的一个拷贝,所以探针就没有杂交信号。FISH 提供了比高分辨显带方法更高的分辨率,通常可以检测小到 100 万碱基对(1Mb)大小的片段缺失。它广泛应用于缺失综合征的检测,如 Prader-Willi 综合征(15q11.2 微缺失)和 Williams 综合征(7q11.2 微缺失)(后文将讨论)。

　　染色体片段的额外拷贝也可以通过 FISH 检测出来。这种情况,探针的杂交信号并不是 2 个而是有 3 个或者更多。FISH 探针组合也可以用于如相互易位等染色体结构重排的检测(参见后文的讨论)。

　　图 6.4A 所示为一个 17 号染色体短臂微小片段缺失患儿的 FISH 结果,尽管 17 号着丝粒探针(用作对照)在两条 17 号染色体上都有信号,但是相应的 17p 探针只检测到了一个信号,这说明存在一个导致 Smith-Magenis 综合征的 17p11.2 缺失(见图 6.4B;见本章后文中的表 6.3)。

　　因 FISH 可以对间期的染色体缺失或者重复进行检测,所以不需要刺激细胞分裂来获得中期染色体(传统显微镜分析方法中必要的耗时过程),FISH 分析和诊断更加迅速,FISH 分析间期染色体常用于胎儿染色体异常的产前诊断和肿瘤细胞染色体重排的分析。

　　FISH 技术的应用目前已经扩展到了使用多个探针,每个探针用不同的颜色标记,所以一些最常见的染色体数目异常(如 13、18、21、X 和 Y 染色体)可以在同一个细胞中同时进行检测。此外,如**光谱核型分析技术(spectral karyotyping)**,利用 5 种不同荧光探针的不同组合,再结合特殊的相机和图像处理软件,使每一条染色体都具有独特的颜色(整条染色体用相同颜色的探针涂染)来识别每一对染色体。这种图像可以用于鉴别微小染色体重排(图 6.5)。随着越来越多技术的应用如比较基因组杂交(下文将阐述),现在光谱核型分析已很少用于临床实践。

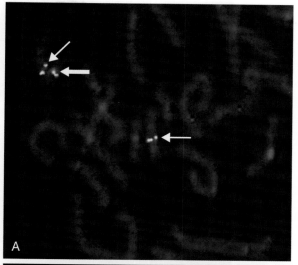

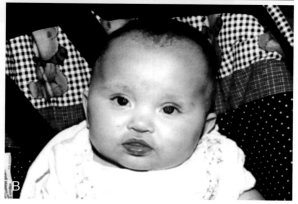

图 6.4　A. 荧光原位杂交(FISH)结果。较细的箭头指向 17 号染色体着丝粒杂交的探针,较粗的箭头指向 17p 杂交的探针。后一个探针仅有一个信号,表示缺失了一个 17p,导致 Smith-Magenis 综合征(Courtesy Dr. Arthur Brothman, University of Utah Health Sciences Center.)。B. Smith-Magenis 综合征女婴的面容。注意前额较宽和面部相对平坦(Courtesy Dr. Marilyn C. Jones, Children's Hospital, San Diego.)

FISH 是一种用标记探针与分裂中期、前期或间期的染色体进行杂交的技术。FISH 可用于检测缺失或额外的染色体片段以及染色体重排。FISH 技术也可扩展为用多种颜色同时检测几种可能出现的染色体数目异常。多个探针一起使用时,可用独特的颜色涂抹每条染色体,有利于结构重排的检测。

比较基因组杂交和染色体微阵列

　　通过目前广泛使用的**比较基因组杂交(comparative genomic hybridization,CGH)**技术(图 6.6)

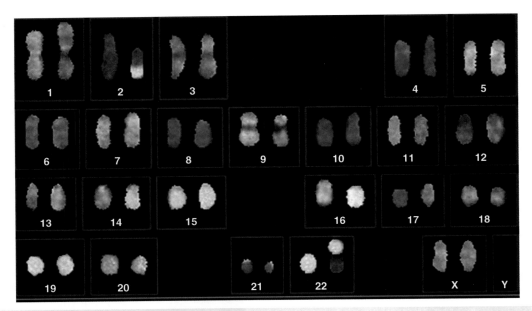

图 6.5　光谱核型。通过 2 号和 22 号染色体之间重排的鉴定来说明光谱核型分析的应用。
注意观察,2 号染色体(紫色)的一部分与 22 号染色体(黄色)的一部分交换了位置
(Courtesy Dr. Arthur Brothman, University of Utah Health Sciences Center.)

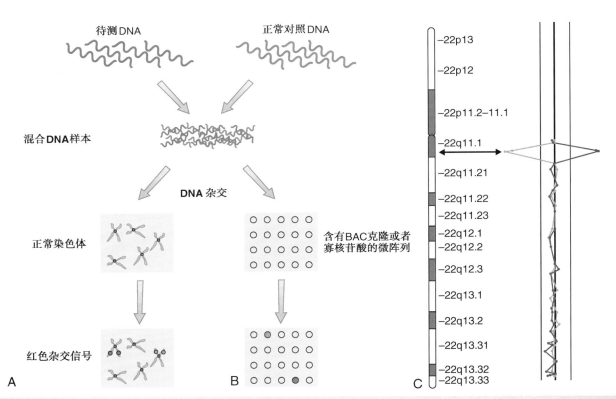

图 6.6　比较基因组杂交(CGH)技术。A. 红色标记的待测 DNA(来自肿瘤样本)和绿色标记的对照 DNA(来自正常细胞)均变性并与正常染色体进行杂交。杂交染色体上绿色与红色信号表示肿瘤染色体重复(红色信号)或缺失(绿色信号)的位置。B. array CGH(aCGH),将待测和正常 DNA 与微阵列中的探针进行杂交,杂交中红色标记部分表示重复片段,相反,若仅有绿色标记的 DNA(对照 DNA)则指示相应区域的缺失。C. 具 DiGeorge 序列的患者,aCGH 检测,患者 DNA 标记为绿色,对照 DNA 标记为红色。图中显示缺失一段绿色信号和过多的红色信号,提示染色体 22q11 缺失

可以检测染色体整条或部分特异片段的缺失或重复。从待测样本中提取DNA，如患者的肿瘤细胞或全血细胞，然后给DNA标记上一种物质，使之在荧光显微镜下显示出一种颜色（如红色）；正常对照细胞的DNA用另一种颜色（例如：绿色）标记。在早期的CGH中，两组DNA均与载玻片上正常的中期染色体杂交。如果肿瘤细胞中出现任何染色体片段重复，那么相应的中期染色体区域将与过量的红色标记的DNA进行杂交，显微镜下该区域将显示为红色。相反，如果肿瘤细胞的任何染色体缺失了一个片段，则相应的中期染色体片段将仅与绿色标记的对照DNA进行杂交，显微镜下该区域将显示为绿色。对于癌细胞中染色体物质缺失和重复的检测，CGH是一种尤其有用的方法，检测这些变异有助于预测癌症的类型和/或其严重性。

检测中期染色体时，CGH技术的一个严重缺陷是不能在显微镜下检测<5~10Mb的缺失或重复。**微阵列比较基因组杂交（array CGH，aCGH）** 提供了更高的分辨率，检测DNA和对照DNA与含有数十万到数百万个对应基因组特异序列寡核苷酸探针（参见第三章）的微阵列进行杂交。这些微阵列的分辨率为50~100kb甚至更小，能检测到仅影响单个基因的重复和缺失区域（**拷贝数变异，copy number variants**）。

最新的微阵列利用单核苷酸多态性（SNPs；参见第三章）排列得更紧密，可以检测<20kb的重复和缺失（图6.7）。这种新的基于基因组学的技术被称

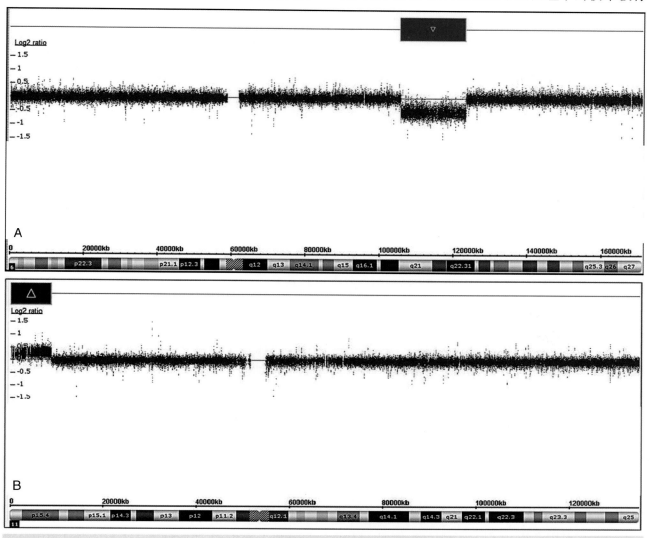

图6.7　CMA检测缺失和重复的运用。患者的样本与含有寡核苷酸探针的芯片杂交，并将每个探针的信号强度与正常对照DNA样本进行比较。患者DNA与对照DNA每条染色体的$\log_2$值均被绘制出来。此处6q缺失导致$\log_2$比值降低（A）；11p的末端重复导致了$\log_2$比值的升高（B）

(Courtesy of Dr. Erica Andersen, ARUP Laboratories, Salt Lake City, Utah.)

为**染色体微阵列（cytogenomic microarray，CMA）**，现已成为临床实验室的首选方法。CMA 还可以检测杂合性缺失（参见第十一章）和单亲二体，具有更高的灵敏度，可以用于更广泛的诊断。

与传统核型分析相比，aCGH 和 CMA 具有诸多优势。实验过程高度自动化，节省实验室人员操作时间，不需要分裂细胞（相对于分裂中期染色体核型分析而言），并且不到 1μg 的 DNA 足以分析整个基因组。基于以上原因，aCGH 和 CMA 已成为细胞遗传学实验室中最常用的技术之一。aCGH 的主要缺点是不能检测到染色体的平衡重排（即，相互易位或倒位），因为染色体的组成部分没有改变。

CGH 技术中，不同标记的检测 DNA 和对照 DNA 与微阵列中的探针进行杂交，可以检测染色体重复和缺失。CMA 具有比 CGH 更高的分辨率，可以检测缺失、重复、单亲本二体和杂合性缺失。aCGH 和 CMA 可以检测到比常规的核型分析小得多的缺失和重复，并且只需要少量的 DNA，但是不能检测染色体的平衡重排。

染色体数目异常

多倍体

一个细胞核内染色体数目是 23 的整数倍，则称为**整倍体（euploid，**希腊语，*eu* = "good"，*ploid* = "set"）。因此，单倍体配子和二倍体体细胞均属于整倍体。**多倍体（polyploidy）**，即一个细胞中存在一整套额外染色体，常见于植物中，通常能提高它们的农作物产值。人类也有多倍体，但罕见。在人类中已检测到的多倍体有**三倍体（triploidy，**每个细胞的细胞核中有 69 条染色体）和**四倍体（tetraploidy，**每个细胞核中有 92 条染色体）。这两种核型分别命名为 69,XXX 和 92,XXXX（假定所有性染色体都是 X；也可能见到 X 和 Y 染色体的其他组合）；这两种情况下染色体的数目均是 23 的倍数，所以都属于整倍体。然而，多余的染色体编码了大量冗余的基因产物，可引发多种异常，例如心脏和中枢神经系统的缺陷。

在妊娠期间发生的染色体异常中，三倍体约占 15%，但每 10 000 例活产婴儿中仅可见 1 例三倍体婴儿，因为，绝大多数三倍体胎儿发生了自然流产，这是早孕期和中孕期胎儿自然流产的最常见原因之一。三倍体胎儿如果能出生，通常也将在出生后不久死亡。三倍体的最常见的原因是两个精子与一个卵子受精（**双精受精，dispermy**）。由此产生的受精卵从卵细胞接收 23 条染色体，从两个精子细胞各接收 23 条染色体。三倍体也可以由卵细胞和极体的融合引起，卵细胞与极体各包含 23 条染色体，随后被精子细胞受精。**减数分裂失败（meiotic failure）**，即最终产生了二倍体精子或卵细胞，也可以导致三倍体受精卵的产生。

无论是在妊娠期还是在活产婴儿中，四倍体都比三倍体少见得多。只有少数活产婴儿的记录，而且这些婴儿存活的时间很短。四倍体可以由早期胚胎中的有丝分裂失败引起：所有复制的染色体都迁移到两个子细胞中的一个，而不是分别迁移到两个子细胞中。它也可以是两个二倍体合子融合的结果。

具有 23 条染色体倍数的细胞称为整倍体，三倍体（69 条染色体）和四倍体（92 条染色体）是在人类中发现的多倍体。大多数多倍体妊娠会发生自然流产，所有多倍体都不能长期存活。

常染色体非整倍体

包含整条染色体缺失或重复的细胞称为**非整倍体（aneuploid，**不是 23 条染色体的倍数）。通常只有一条染色体异常，但也可能存在多条染色体缺失或重复。常染色体的非整倍体是临床上最重要的染色体异常之一。主要包含了**单体（monosomy，**二倍体细胞中某条染色体只有一个拷贝）和**三体（trisomy，**某一染色体有 3 个拷贝）。常染色体的单体几乎都不能存活到分娩，因此很少在活产个体中观察到。相反，在活产婴儿中，某些三体出现的频率相当高。三体比单体产生的影响较轻，这说明了一个重要原则：比起遗传物质缺乏而言，身体更容易耐受遗传物质过量。

导致非整倍体的最常见原因是染色体**不分离（nondisjunction）**，即染色体在减数分裂过程中分离失败（图 6.8），在减数分裂 I 期或减数分裂 II 期（参见第二章）中均可发生。产生的配子缺失一条染色体或具有 2 个拷贝，分别产生单体或三体合子。

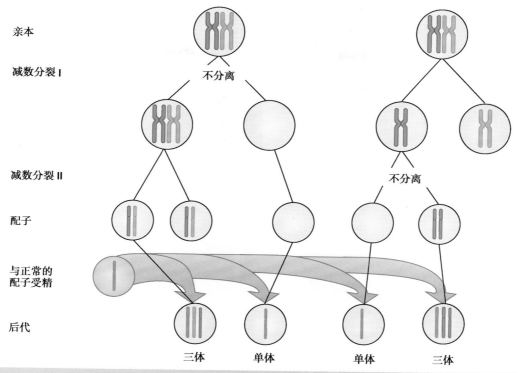

图 6.8　减数分裂不分离,两个同源染色体同时向一个子细胞迁移,而不是正常分离后迁移到不同的子细胞中去,于是产生了单体和三体的后代

　　非整倍体主要由单体和三体组成,通常是由于减数分裂中染色体不分离引起。常染色体的单体几乎都具有致死性,但部分常染色体三体可以存活。

21- 三体

　　21- 三体(核型为 47,XY,+21 或 47,XX,+21)[*] 在新生儿中发生率约为 1/(700~1 000),是活产中最常见的常染色体非整倍体,是唐氏综合征最常见的病因。早在 1866 年,John Langdon Down 即对唐氏综合征的表型进行了描述,但直到近 100 年后的 1959 年,医学遗传学家才发现唐氏综合征主要是由额外的一条 21 号染色体引起。

　　尽管唐氏综合征患者外表体征差异较多,但是医生仍然可以根据一系列特征作出临床诊断。脸部的典型外观特征包括:鼻根低平,睑裂上斜,小耳且有时会出现倒转褶皱,扁平的上颌骨和颧骨(图 6.9)。在早期的文献中出现这些特征会使用“先天愚型”这一术语,后来觉得这个术语并不恰当且存有贬义,因此不再使用。其他的面部特征还包括:

圆脸颊及嘴角下翻;颈部短且颈后部皮肤宽松,这个特征在新生儿身上尤其明显;枕部扁平,手脚短;约 50% 的唐氏综合征患者手心会出现通贯掌纹(早期也被称为“断掌”,但是现在也认为这个术语不太合适);肌张力减退是唐氏综合征患者的共有特征,因此也可以作为医师的临床诊断依据。但并不是有这些特征就可以诊断为唐氏综合征,在普通婴儿中也会出现这些特征,因此需综合所有结果才能作出临床诊断。

　　在唐氏综合征婴幼儿患者中,一些医学上重要问题出现的频率越来越高。约 3% 的新生儿会出现十二指肠阻塞或食管闭锁、十二指肠闭锁或肛门闭锁。唐氏综合征患者经常出现呼吸道感染,罹患白血病的风险是普通人群的 15~20 倍。唐氏综合征患者最为显著的健康问题是大约有 40% 的患者会出现结构性心脏缺陷,其中最常见的为房室(atrioventricular,AV)管缺陷,这种缺陷主要是在胎儿发育期间房间隔和室间隔不能正常融合所致,结果出现血液从心脏左侧流向右侧,然后进入肺循环,导致肺动脉高血压。在唐氏综合征患者中,室间隔缺损(ventricular septal defects,VSDs)也很常见。

　　大部分唐氏综合征患者都有轻微或中等的智

---

[*] 为简洁起见,后文中对于不涉及性染色体的异常,均只列出了受累男性个体的核型。

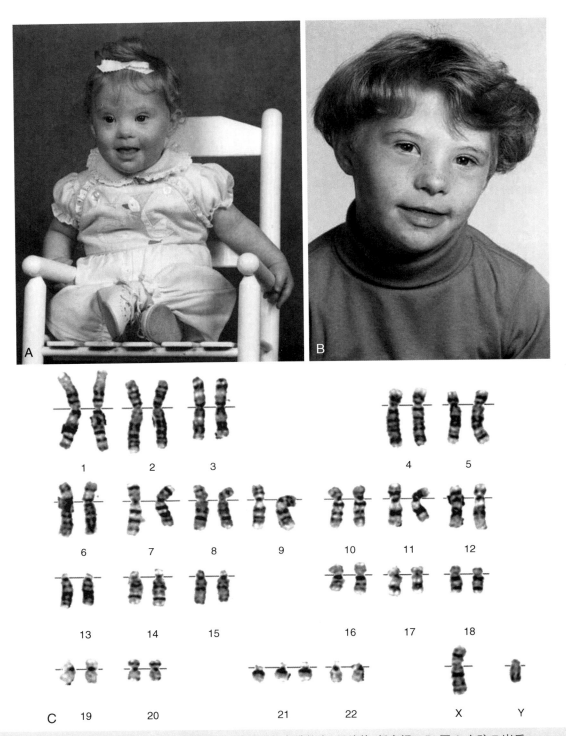

图 6.9   A. 唐氏综合征婴儿典型特征：斜睑裂，内眦赘皮，舌外伸，低鼻梁。B. 图 A 女孩 7 岁后。仍然具有典型特征但没有婴儿期明显。C. 21- 三体男性核型

力障碍[†]（IQ 为 40~60），仅唐氏综合征患者这一人群就约占美国所有智力障碍病例的 10%。近年来，已经发起了很多临床试验来检测特定药物提高唐氏综合征学龄期儿童注意力和学习能力的有效性（见 www.clinicaltrials.gov）。

在唐氏综合征婴幼儿患者中还发现一些其他的医学问题，其中传导性耳聋或感觉神经性耳聋，甲状腺功能减退以及各种眼部畸形是最重要也是最常见的问题。临床评述 6.1 概括了婴幼儿唐氏综合征患

[†] 由于 "智力迟钝" 一词可能带有贬义，目前，许多与唐氏综合征有关的专业组织和团体已放弃使用这个词，取而代之的是智力或认知障碍。

临床评述 6.1 唐氏综合征儿童预期指导与卫生监督

"卫生监督与预期指导"已经发展成为照顾和治疗遗传性综合征和慢性疾病患者的方法。经过对这些疾病的深入讨论研究后(包括大量的文献回顾),建立了筛查、评估和管理患者的基本指南。如果初级护理师或专业护理师遵循这些指南,则有助于防止患者病情进一步加重。下面以现行的唐氏综合征儿童护理指南来说明卫生监督与预期指导指南。

- 在文中已经提到过房室管畸形是唐氏综合征新生儿最常见的先天性心脏缺陷。如果在 1 岁以前检测到房室管畸形,可以通过外科手术进行矫正;过了这个窗口期,由于长期肺动脉高压导致手术无法成功。因此,建议在新生儿期且最晚不超过 6 个月进行超声波心动图检查。

- 由于唐氏综合征患者经常有斜视(与正常视轴线有偏差)、先天性白内障和其他眼部问题,因此医生应定期对患者进行检查。由于眼部症状的频繁出现,美国儿科学会(American Academy of Pediatrics,AAP)目前的指导方针建议患儿在出生后的前 6 个月转诊给一位熟悉唐氏综合征的眼科医生。对于无症状的儿童,建议在 4 岁前进行眼科检查以评估视力。

- 在初级保健中,使用专门为唐氏综合征患儿创建的生长曲线来监测生长状况并确定儿童何时出现生长缺陷。

- 唐氏综合征患者常伴有甲状腺功能减退,在青春期尤为常见。首先确定新生儿甲状腺疾病筛查指标正常,然后从 1 岁开始每年测量一次甲状腺激素水平。

- 感音神经性耳聋和传导性耳聋均见于唐氏综合征儿童。常规随访应包括出生时进行听力测试,2 岁前每 6 个月进行一次听力测试,2 岁后则根据需要进行听力测试。

- 阻塞性睡眠呼吸暂停(obstructive sleep apnea,OSA)常见于所有年龄段的唐氏综合征患者中。临床医生应该高度警惕患者具有阻塞性睡眠呼吸暂停风险;美国儿科学会的指南建议在 4 岁之前转诊到睡眠障碍门诊或肺科医生那里进行多导睡眠图检测(睡眠研究)。

- 在一些老年唐氏综合征患者中,可以发现由于第一和第二脊椎骨不稳定而导致的脊髓损伤。因此建议对有神经症状的儿童及计划参加体育活动的儿童进行影像学检测。

- 将唐氏综合征婴儿和儿童转介到学前教育机构,为发育障碍提供干预,也是日常护理的重要组成部分。

- 将家人推荐给互助机构,并为他们提供书面信息和网络资源。

18- 三体综合征、Williams 综合征、马方综合征及 Turner 综合征也已经制定了相似的一系列指南。原则上,预期指导和卫生监督方法适用于任何有充分认识的遗传疾病。GeneReviews 资源平台、*Management of Genetic Syndromes* 书籍以及 AAP 指南(见建议阅读)为遗传性疾病患者的日常护理提供了专家意见和一些共识。

者的一些常规医疗护理计划。

唐氏综合征患儿的健康问题导致其生存率下降。先天性心脏病是引起早期死亡的最重要的单一原因。在 20 世纪 60 年代早期,仅约有 1/2 唐氏综合征的患儿能够活到 5 岁。在过去 50 年间,随着矫正手术和抗生素以及白血病的治疗发展,唐氏综合征患者的存活率显著增加。目前,据估计,超过 90% 的唐氏综合征儿童能活到 5 岁,大多数的患者能活过 50 岁。由于手术和早期治疗的进展,97% 以上没有严重结构性心脏缺陷的患儿和 92% 患有心脏病的患儿均能活到 5 岁。有证据表明丰富的环境刺激和教育干预能显著改善智力问题。在过去的 40 年里,唐氏综合征患者的总体存活率和健康状况都有显著的提高,其生活质量也因此有了大幅度的改善。

唐氏综合征男性患者几乎都会出现不育现象,目前为止仅有个别生育案例的报道。尽管约有 40% 的唐氏综合征女性患者无法排卵,但还是有很多能够生育。唐氏综合征女性患者有 50% 的概率会产生一个两份拷贝 21 号染色体的配子(随后将产生三体合子)。但是,由于 75% 的 21- 三体妊娠会出现自然流产,因此唐氏综合征母亲生育出有缺陷新生儿的风险会远远低于 50%。由于唐氏综合征母亲生育出唐氏综合征小孩的情况不常见，因此几乎所有的 21- 三体病例都可被视为新发突变。

　　约 95% 的唐氏综合征病例由染色体不分离引起（见图 6.8），其余的大部分则由染色体易位引起（见后文讨论）。父母及其子女的 21 号染色体多态性分析表明，90%~95% 的 21- 三体病例中的额外 21 号染色体来自于母亲。约 75% 的母源不分离现象发生在减数分裂 I 期，其余发生在减数分裂 II 期。母亲年龄和生育唐氏综合征患儿的风险具有明显相关性，这在后文会详细讨论。

　　约 2%~4% 的 21- 三体新生儿会出现嵌合体（详见第四章），他们既有正常体细胞，也有 21- 三体细胞。在男性中，这种类型的嵌合体可以描述为 47,XY,+21[10]/46,XY[10]，其中括号里面的数字为对应核型的细胞数目。形成这种三体嵌合体的主要原因是妊娠的胚胎在随后的有丝分裂期间部分胚胎细胞丢失了那条额外的染色体。在临床上，这种嵌合体通常导致相对轻微的染色体异常相关的临床表型。

　　根据嵌合体起源的时间和方式，有些患者会出现**组织特异性嵌合体（tissue-specific mosaicism）**，顾名思义，这种嵌合类型局限于特定的组织中出现。由于细胞遗传分析通常只分析单一组织类型（常见为外周血淋巴细胞，偶尔也会提取皮肤成纤维细胞），因此这种嵌合类型的存在使得临床诊断变得更加复杂。如果嵌合体主要影响父母的生殖细胞系，则可能导致后代多次重现唐氏综合征。据统计，母亲在 30 岁以前生育唐氏综合征患儿的重现风险约为 1%（也就是说，比同年龄段的普通人群复发风险高出 10 倍）。

　　由于唐氏综合征的普遍性及临床重要性，因此进行了大量的研究来确定 21 号染色体的关键致病基因。*DYRK1A* 是唐氏综合征中影响智力的候选基因，这种基因在小鼠实验中过量表达会引起学习和记忆缺陷。*APP* 是唐氏综合征关键区域的另一个基因，它编码 β 淀粉前体蛋白，这个基因的额外拷贝可能导致阿尔茨海默病（Alzheimer disease），唐氏综合征患者 40 岁时几乎都会出现这种疾病。*APP* 突变导致少部分阿尔茨海默病病例的发生（参见第十二章）。部分三体性唐氏综合征如果不包含 *APP* 基因，将不会诱发阿尔茨海默病。

　　导致唐氏综合征的 21- 三体是新生儿中最常见的常染色体非整倍体，显著特征包括智力障碍、胃肠道阻塞、先天性心脏病及呼吸系统感染等。约 90% 的 21- 三体病例其额外的 21 号染色体来源于母亲。在唐氏综合征病例中还存有 2%~4% 的嵌合体，这种病例一般表现出较轻微的表型特征。目前已经鉴定出了唐氏综合征的部分关键基因。

18- 三体

18- 三体（47,XY,+18），也称为 Edward 综合征（Edwards syndrome），是第二种常见的常染色体三体综合征，活产婴儿中发生率约为 1/6 000。然而，18- 三体在妊娠期更常见，是先天性畸形死产中最常见的染色体异常。据估计，18- 三体妊娠能存活到足月的不超过 5%。

　　如同唐氏综合征，Edward 综合征也有可辨别的表型，但因为它相对更罕见，所以不那么容易被临床诊断出来。18- 三体胎儿具有宫内生长受限（体重低于相应的妊娠期胎龄）、特殊面容和手部畸形明显的表型特征，这能帮助临床医生作出初步诊断（图 6.10）。对诊断有重要意义的轻微异常包括不呈螺旋状的小耳、很难张开的小嘴、胸骨短、大脚趾短小。多数 18- 三体患儿有明显的畸形。最常见的畸形是先天性心脏缺陷，尤其是室间隔缺损伴多瓣膜发育异常，发生于 90% 的患儿。其他显著的先天畸形包括脐疝（肠突入脐带）、桡骨发育不全（桡骨缺失）、膈疝，偶见脊柱裂。

　　大约 50% 的 18- 三体患儿出生后数周内死亡，约 12% 能存活至 12 个月。过去 30 年的人口死亡率数据显示，18- 三体患儿第一年的存活率只有 5%~8%；但最近来自美国和加拿大的大规模人口调查显示，存活率有所提高，这可能是因为患儿获得了更多的医疗技术干预。吸入性肺炎、易感染、中枢性呼吸暂停、上呼吸道阻塞和先天性心脏缺陷等多种因素导致了高死亡率。值得注意的是，如果一个 18- 三体患儿确实能活到一岁，那么这个孩子活到 5 岁以上的概率就相当高，这表明那些活到 12 个月的患儿很可能代表了一个特定的群体。

　　婴儿期存活的 18- 三体患儿有明显的发育障碍。发育迟缓程度比唐氏综合征更显著，且大多数患儿不能独立行走。尽管发育缓慢，18- 三体患儿也能进展到发育里程碑，并且大一点的患儿能学会一

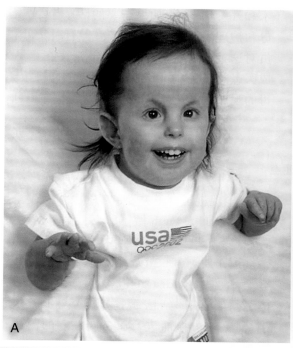
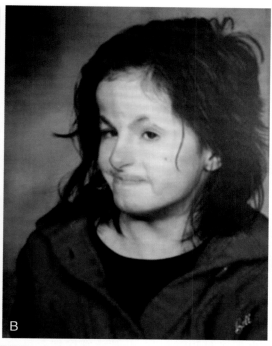

图 6.10 一个完全型 18- 三体女孩在 3 岁时（图 A）和 13 岁时（图 B）的照片。该孩子在 3 岁时就具有她 13 岁时的两个典型面部特征：短睑裂和耳朵畸形。图 A 还显示出她示指压在中指上，这是该综合征手部的一个显著特征

些沟通技能。最近有研究报告称一些大一点的患儿可以独立行走。

超过 95% 的 Edward 综合征患者为完全型 18- 三体，只有一小部分是 18 号染色体长臂部分三体或嵌合体。与 21- 三体相似，18- 三体也有明显的母亲年龄效应（maternal age effect），且超过 90% 的 18- 三体病例中其多余的染色体来自于母亲。

13- 三体

13- 三体（47, XY, +13），也称为 Patau 综合征（Patau syndrome），新生儿中发生率约为 1/10 000。畸形特征很明显，通常能被临床识别。它主要包括唇腭裂、小眼球（小而畸形的眼睛）和轴后性多指（趾）畸形（图 6.11）。除了常见的心脏缺陷（80%）和肾脏异常外，中枢神经系统畸形也很常见。皮肤发育不全（后枕骨头皮发育缺陷）也是一种常见的畸形，可作为诊断依据。

存活率与 18- 三体相近，大约 88% 的活产婴儿寿命不到一年。从婴儿期存活下来的孩子有明显的发育障碍，各项技能很少能超过 2 岁儿童的水平。正如 18- 三体一样，13- 三体的孩子在发育上也会有一些进展，一定程度上能够与他们的家人交流。

大约 90% 的 Patau 综合征患者是完全型 13- 三体。其余的大多数 13- 三体是由于易位产生的 13 号染色体长臂部分三体（见后面章节）。正如 18- 三

体和 21- 三体，13- 三体的妊娠风险随着高龄孕妇的年龄而增加。据估计，95% 以上的 13- 三体妊娠会在孕期自然丢失。

由于 13- 三体和 18- 三体综合征新生儿和婴儿

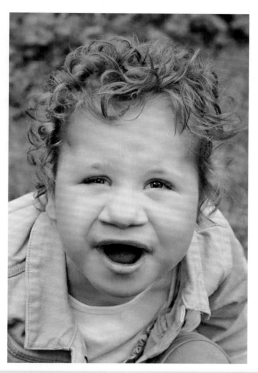

图 6.11 一个完全型 13- 三体的 8 岁女孩，图片显示她具有小眼睛和鼻宽而突出的特征

死亡率很高，因此医疗护理决策可能非常复杂，甚至有时会引发争议。传统的医疗护理方案是非干预性的，通常只涉及舒适护理（见建议阅读资料，来源：Haug，et al.，2016；Carey，2012）。最近有一种医疗护理趋势是考虑更积极的技术干预措施，包括心脏手术和气管切开术（如果需要的话），当然这需要由父母和护理团队共同做出决策；但有时父母和护理人员对这种预后的干预程度可能会存在意见分歧，造成医患关系紧张。最好的方案是共同决策。一对父母的观点见框6.1。

框 6.1　对 18- 三体医疗护理的提议：一对父母的观点

"饥饿不是一种医学治疗，过量服用不是医学治疗，死亡也不是我女儿的解脱方法。"我们通过发表这些声明，开始了女儿 Faith 与新医生的首次会面。Faith 是 9.5 岁的 18- 三体患儿。多年来，我们了解到，医学界对像 Faith 这样具有智力障碍和身体障碍的孩子，有着截然不同的医疗护理标准和价值标准。根据我们访问的医生和机构的不同，Faith 要么被拒绝治疗，并被送到伦理委员会，要么幸运地得到了全面的医疗护理。

当 Faith 还在子宫里的时候，一位遗传学家就告诉我们，我们的女儿是一个"致命的畸形胎儿"，而且她可能无法存活。这名遗传学家建议终止妊娠，因为胎儿超声显示她具有遗传学异常的某些软指标，可能是 18- 三体。我们被告知她应该不会活到一岁生日，即使她活到了，她的残疾也会毁了我们的经济、婚姻和 4 个大孩子。差不多 10 年后，Faith 证明了所有可怕的预言都是错误的。她热爱生活，我们的婚姻得到了巩固，4 个大孩子因为与 Faith 的关系而成为富有同情心的人。

许多医学专业人士质疑 Faith 的"生活质量"，其中一位医生说虽然他可以治疗 Faith，但这只会"延长她的生命"。当然，Faith 及许多像她这样的残疾人会有不同于常人的生活经历，但他们作为人的内在价值是不言而喻的。事实上，Faith 享受她的生活，比我们认识的大多数人都快乐。我们知道，医生是一种最辛苦的职业，这导致了众所周知的高抑郁率、自杀率和药物滥用率，但我们从未质疑过他们的"生活质量"。我们经常不得不与拒绝为 Faith 进行诊断和治疗的医生作斗争。

一些有胆识的医生在没有标准医疗护理的情况下对 Faith 进行治疗，因此他们为医疗行业作出了贡献，促进了真正关爱患者的医疗实践。

医生们为 Faith 做了很多工作：放置胃造口管；弹簧圈封堵动脉导管未闭；经口鼻面罩双水平气道正压通气（BiPap）* 用于呼吸道阻塞；下颌截骨手术（jaw distraction surgery）**；切除扁桃体、腺样体和部分悬雍垂；她的结肠有几根血管被烧灼，因失血而进行了 7 次左右的输血；心脏直视手术治疗房间隔缺损和室间隔缺损。经过这些治疗程序，Faith 变得更健康、更强壮，并且能够在她的生活中完成更多的事情。在医生为她的困难气道和睡眠呼吸暂停实施 BiPap 治疗后，她在 2 岁时迈出了人生第一步。接下来，又实施了下颌截骨手术，并开始穿着步态训练器走路（根据医嘱，她不可能活着，更不可能走路）。悬雍垂腭咽成形术消除了严重的睡眠呼吸暂停和困难气道。Faith 的结肠大出血在心脏修复手术后得到缓解，这改善了她的血液循环，阻止了血液在结肠血管中的聚集，并使身体的其他部分功能得到改善。在几个月没有增加体重后，Faith 在短短几个月内迅速增加了 10 磅（1 磅 = 0.45 千克），长高了几英寸（1 英寸 = 0.025 米）。

从我们开始，Faith 引出了人们最好的一面。通过她，我们成为了更好的父母和更富有同情心的人。她的兄弟姐妹具有大多数成年人所没有的善良和关怀。她的医生和护士们因为她带来的挑战，变得更善于治疗他们的患者。事实上，她的 ENT 医生因为愿意照顾和治疗这些儿童，已经成为美国 18- 三体儿童的首要专家之一。死亡不需要任何帮助，不需要任何辅助就可以来临。生活需要努力，需要我们为之奋斗。Faith 和其他残疾儿童值得一战。

注：* 面罩法双向气道正压通气治疗阻塞性睡眠呼吸暂停
** 增加下颌长度的外科手术，可以拓宽口咽气道。

尽管 95% 以上受累胎儿会自发流产，但仍有少部分 13- 三体及 18- 三体胎儿可以存活到足月。与 21- 三体相比，13- 三体及 18- 三体胎儿能存活至出生的并不常见，这些出生的患儿会具有更严重的表型，出生后 90% 的患儿在第一年内死亡。在最近的研究中观察到有些 13- 三体及 18- 三体患儿存活率有所提高。与 21- 三体相似，13- 三体和 18- 三体具有母亲年龄效应，90% 以上的 13- 三体和 18- 三体病例中其多余的染色体来自于母亲。

三体、不分离、母亲年龄

图 6.12 所示为不同年龄段的母亲及其后代中唐氏综合征的患病率。在 30 岁以下的母亲中，风险<1/1 000。在 35 岁时增加到大约 1/400，在 40 岁时达到 1/100，45 岁之后大约接近 1/25。大多数其他三体，包括不能存活到足月的三体胎儿，发生率也会随着母亲年龄的增加而增加。这种风险是产前诊断的主要指征之一（参见第十三章）。

每1 000例新生儿中唐氏综合征患儿数量

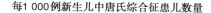

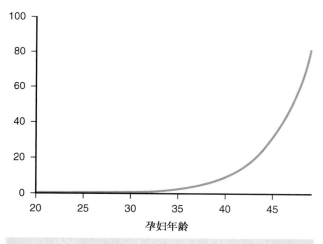

图 6.12　活产婴儿中唐氏综合征的患病率与母亲年龄相关。患病率随母亲年龄的增加而增加，在母亲 35 岁以后显著增加

（引自 Hook EB, Chambers GM. *Birth defects.* 1977; 23 [3A]: 123-141.）

已经提出了几种假说来解释这种增长，包括三体妊娠在高龄女性中不容易发生自然流产的观点。对精子和卵细胞中染色体异常率的直接研究表明，大龄女性卵细胞中染色体异常率随年龄增加是由染色体不分离增加导致的。几乎所有女性的卵母细胞是在胚胎发育期形成的（最近有证据表明，少量的卵母细胞可能产生于胚胎发育期后）。他们停滞于减数分裂前期Ⅰ，直到排卵期时才恢复减数分裂。因此，45 岁女性所产生的卵子大约也是 45 岁。减数分裂前期Ⅰ的长时间停滞可能会影响正常的染色体分离，然而其确切的调控机制目前尚未明确。

已对可能影响女性染色体不分离的多种因素进行了研究。包括激素水平、吸烟、自身免疫性甲状腺疾病、饮酒、辐射（在动物实验时使用大剂量辐射会增加染色体不分离的概率）。然而，这些因素中没有一个与人类染色体不分离确切相关。母亲年龄是唯一已知的相关因素。

虽然母亲年龄与患唐氏综合征的风险密切相关，但大约 3/4 唐氏综合征患儿的母亲年龄低于 35 岁。这是因为绝大多数（90% 以上）小孩是由这个年龄段女性所生育的。

大量的研究（包括对精子细胞的直接分析）对父亲年龄效应影响三体形成的假说进行了验证。一致认为，即使确实存在父亲年龄效应，也是轻微的。这可能是因为精母细胞与卵母细胞不同，精母细胞在男性的整个生命中都能产生。

几乎所有的常染色体三体妊娠率随着母亲年龄的增长而增加，这是由于大龄女性染色体不分离导致的。几乎没有证据表明在男性中存在父亲年龄效应导致的染色体不分离。

性染色体非整倍体

在活产婴儿中，大约 1/400 的男婴和 1/650 的女婴存在某种形式的性染色体非整倍体。这类非整倍体的临床表现没有常染色体非整倍体那么严重，这主要归因于 X 染色体失活。除了 X 染色体完全缺失外，所有的性染色体非整倍个体至少能在某些情况下能够存活。

X 染色体单体（Turner 综合征）

1938 年，亨利·特纳（Henry Turner）描述了与单条 X 染色体（45,X）相关的表型［更早的是 1930 年奥托·乌尔里希（Otto Ullrich）描述的表型］。Turner 综合征个体表现为女性，通常有特征性表型，包括成比例的身材矮小、性发育幼稚、卵巢发育不全以及其他畸形。体征包括三角形脸、外耳后旋及宽"蹼颈"

（图 6.13）。此外，还有盾形胸。出生时可见手足淋巴性水肿。许多 Turner 综合征婴儿有先天性心脏缺陷，最常见的是左心的阻塞性病变（50% 的患者具有二叶主动脉瓣，15%~30% 的患者有主动脉狭窄）。严重的阻塞需手术修复。大约 50% 的 Turner 综合征患者有肾脏结构缺陷，但通常不需要手术介入。空间感知能力会有所下降，但智力一般正常。

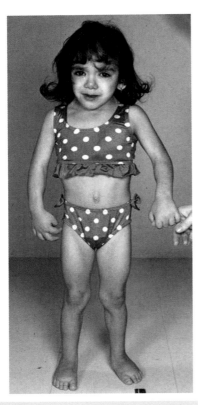

图 6.13　患有 Turner 综合征（45，X）的女孩。特征性的宽蹼颈，身材矮小，膝关节和腕关节肿大（淋巴水肿）

　　Turner 综合征女孩成比例的身材矮小，不会经历青春期的快速生长。成年后平均身高大约比正常女性低 20cm。生长激素治疗在一定程度上会增加这些女性的身高，因此目前多数家庭会选择这种治疗方法。大多数 Turner 综合征患者的性腺是条索状的结缔组织，而不是卵巢（性腺发育不全）。卵巢发育不全是因为正常的卵巢发育需要两条有活性的 X 染色体。由于没有正常的卵巢，Turner 综合征患者通常不会有第二性征发育，大多数也是不孕的（约 5%~10% 的患者卵巢可充分发育，有月经初潮，少部分患者能够生育）。患有 Turner 综合征的青少年通常用雌激素治疗以促进第二性征的发育。然后继续进行减少剂量的激素治疗来维持这些特征，预防骨质疏松。

　　Turner 综合征在新生儿就可作出诊断，尤其是有明显的蹼颈和心脏缺陷的新生儿。面部特征比之前描述的常染色体异常更加细微，但有经验的临床医生往往能根据列出的一个或多个临床特征诊断出 Turner 综合征。如果没有在婴儿及儿童期诊断出 Turner 综合征，那么在儿童期后也会因为患者身材矮小和 / 或闭经而诊断出来。

　　Turner 综合征患者还有各种其他核型。约 50% 患者的外周血淋巴细胞核型为 45，X。而至少 30%~40% 的患者为嵌合体，最常见的是 45，X/46，XX 嵌合体，较少见的是 45，X/46，XY。嵌合体患者如果在某些细胞中有 Y 染色体，其条索状性腺组织容易患肿瘤（性腺母细胞瘤）。大约 10%~20% 的 Turner 综合征患者有 X 染色体的结构异常，涉及 X 染色体短臂的部分或全部缺失，这种核型有助于解释 Turner 综合征中出现的大量表型差异。

　　大约 60%~80% 的 X 染色体单体病例是由父方来源的性染色体缺失引起，这种缺失要么发生在胚胎早期的有丝分裂，要么发生在父方的减数分裂期（即后代中只有一条来自于母亲的 X 染色体）。估计 1%~2% 的妊娠中会有 45，X 核型，但 Turner 综合征只存在于 1/3 000~1/2 000 活产女孩中。因此，绝大多数（99% 以上）的 45，X 胎儿在出生前已自然流产。在那些存活至足月的胎儿中，很多为嵌合体，尤其常见的是只有胎盘为嵌合体（**限制性胎盘嵌合体，confined placental mosaicism**）。很可能是嵌合体胎儿中存在一些正常的细胞而提高了胎儿存活的概率。

　　分子分析已精确定位到与 Turner 综合征表型相关的特定基因。例如，SHOX 基因编码表达于胚胎肢芽的转录因子，其突变导致身材矮小。该基因定位于 X 和 Y 染色体短臂的远端（这是 X 染色体逃逸失活的区域；见临床评述 6.2）。因此，正常情况下，SHOX 基因在男性和女性中都具有两份拷贝。而 Turner 综合征女性中，这个基因只有一个有活性的拷贝，由此产生单倍剂量不足从而导致身材矮小。

　　大多数 Turner 综合征女性核型为 45，X。尽管这种病在妊娠期常见，但很难活产，反映了该病非常高的自然流产率。嵌合体，包括限制性胎盘嵌合体，似乎增加了存活至足月的概率。

临床评述 6.2　XX 男性,XY 女性,性别决定的遗传学基础

在男性正常的减数分裂中,染色体的交换发生在 Y 染色体短臂末端和 X 染色体短臂末端(图 6.14)。X 和 Y 染色体的这些区域包含了许多高度相似的 DNA 序列。因为这类似于减数分裂期间常染色体行为,所以 Y 染色体的末端部分被称为**拟常染色体区(pseudoautosomal region)**。其跨度约 2.5Mb。X 和 Y 染色体长臂远端具有另一个较小的拟常染色体区(约 0.3M)。

靠近着丝粒的拟常染色体区存在一个 *SRY* 基因(位于 Y 染色体的性别决定区域)。这个基因在胚胎发育过程中表达,编码的转录因子与其他基因相互作用,启动未分化的胚胎发育成为男性(包含支持细胞的分化和米勒氏抑制物的分泌)。特别是 *SRY* 基因的蛋白产物与增强子元件相结合,能够调控 *SOX9* 基因的表达,而 SOX9 蛋白能够相应地调控一系列基因的表达,从而促进男性发育且同时抑制卵巢的发育。在性别决定中,*SRY* 扮演了一个关键的调控开关角色。将小鼠的 *Sry* 基因插入到雌性小鼠胚胎中,就能获得一只雄性小鼠。*SRY* 基因的功能缺失性(loss-of-function)突变能够产生一个有 XY 核型但表型为雌性的个体。*SOX9* 基因在这个通路中扮演了另一个开关的角色,*SOX9* 基因突变可以导致性反转(XY 雌性)和躯干发育异常(骨和软骨发育畸形)。

大约 1/20 000 男性存在类似于 Klinefelter 综合征的表型(身高没有增加),但是染色体检查表明他们拥有正常的女性核型(46,XX)。已有研究表明,核型 XX 的男性中有一条包含 *SRY* 的 X 染色体。这是 X 和 Y 染色体在减数分裂过程中发生错误交换(crossover)的结果,使 *SRY* 基因转移到 X 染色体上,而不是停留在 Y 染色体上。遗传了这条父源 X 染色体的后代因而拥有男性的表型。相反地,如果后代遗传了缺失 *SRY* 基因的 Y 染色体则是一个 XY 核型的女性。这些女性有条索状性腺而不是卵巢,第二性征发育不全。

近年来,北美许多儿科医院都建立了专家小组,以协助诊断和护理患有此处所述的性发育障碍(DSDs)婴儿(见建议阅读)。

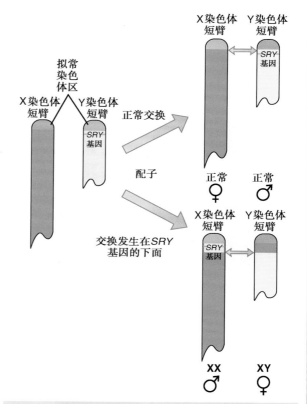

图 6.14　男性减数分裂过程中,X 和 Y 染色体短臂末端发生物质交换。Y 染色体发生交换的区域称为拟常染色体区。诱导男性性腺分化的 *SRY* 基因恰好定位于拟常染色体的外侧。有时交换发生在 *SRY* 基因的着丝粒端,导致该基因易位到 X 染色体上,而 Y 染色体则没有该基因;遗传这条 X 染色体的后代就是 XX 男性,而遗传这条 Y 染色体的后代则为 XY 女性

Klinefelter 综合征

类似于唐氏综合征和 Turner 综合征,与 47,XXY 核型相关的综合征在染色体异常被发现前已经鉴定出来。1942 年,Harry Klinefelter 描述了这一综合征,并以他的名字进行了命名;男性婴儿中的发生率约为 1/1 000~1/500。尽管 Klinefelter 综合征是男性原发性性腺发育不良的常见原因,但该表型不如迄今所描述的综合征表型那么显著。Klinefelter 综合征患者身高通常高于平均值(由于存在三份拷贝的 *SHOX* 基因且都具有转录活性),四肢修长(图 6.15)。临床检查发现,青春期后患者有小睾丸(体积少于 10ml);大多数 Klinefelter 综合征

男性患者由于生精小管萎缩而不育。青少年和成年人睾酮水平很低。大约有 1/3 的男性患者存在乳腺发育(乳房发育),并导致乳腺癌的风险增加,可以通过乳房切除术来降低其风险(乳房切除)。青春期后体毛明显稀疏,肌肉质量下降。此外,还存在学习障碍以及言语智商降低倾向。尽管智力通常处于正常水平,但是 IQ 比其兄弟姐妹平均低 10~15 个点。由于这种疾病的表型不显著,Klinefelter 综合征直到青春期结束都不易被诊断出来,第一次确诊经常是在生育门诊。

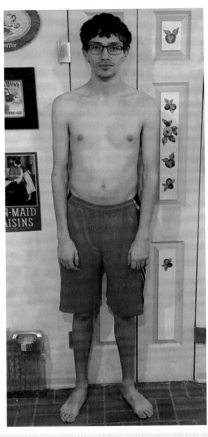

图 6.15　Klinefelter 综合征男性患者(47,XXY)。身高增加,可能存在乳腺发育,体型可能会女性化

50% 的 Klinefelter 综合征患者额外的 X 染色体来自于母方,并且该综合征的发生率随着母亲年龄的增加而增加。约 15% 的患者存在嵌合体,这增加了可存活精子产生的可能性。48,XXXY 和 49,XXXXY 核型的个体也已被报道。因为他们有一条 Y 染色体,因此具有男性表型,但是发育障碍和身体发育异常程度随着 X 染色体的增加而增加。

在青春期中期开始进行睾酮治疗,能够增强第

二性征,并有助于降低骨质疏松症的风险。有证据表明,这项治疗同样能够改善心理健康状况。也有证据表明,与大多数较晚期被诊断的男孩相比,在出生前或新生儿期被诊断并在出生后第一年接受睾酮治疗的婴儿具有明显改善的发育结局。

Klinefelter 综合征男性(47,XXY)患者身高高于平均值,可能存在 IQ 降低,且通常不育。睾酮治疗和乳房切除术经常被推荐用于治疗。

X 三体

47,XXX 核型在女性中的发生率大约为 1/1 000,并且通常预后良好。一般没有明显的身体异常,但是这些女性可能不孕,月经不调,或者存在轻度的认知功能障碍;由于存在额外拷贝的 *SHOX* 基因,身高会高于正常女性身高平均值。与 Klinefelter 综合征一样,47,XXX 核型经常在生育门诊中被第一次确诊。约 90% 的病例是母源染色体不分离所造成的,和其他染色体三体一样,在高龄母亲的后代中有较高的发生率。

也存在四条、五条甚至更多条 X 染色体的女性。每增加一条额外的 X 染色体,都伴随着智力障碍和身体异常风险的增加。

47,XYY 综合征

最后要讨论的性染色体非整倍体是 47,XYY 核型。这种核型男性的身高高于平均值,平均 IQ 水平要低 10~15 个点。常导致一些身体问题;与普通男性人群的 1/1 000 发生率相比,在男性监狱中其发生率高达 1/30。这导致了人们认为这种核型的人可能更具有暴力倾向和犯罪行为。但大量的研究已经表明 XYY 男性并无暴力犯罪倾向。然而,有证据表明轻微的行为障碍发生率增加,例如极度活跃、注意力不集中和学习障碍。

47,XXX 和 47,XYY 在女性和男性中的发生率分别约为 1/1 000。这两种核型患者都具有轻度的 IQ 降低但少有身体异常。

染色体异常和妊娠丢失

在过去的很长一段时间里,确定早期阶段的妊娠较为困难。因此,有可能某女性怀孕了,但在知道

怀孕前胚胎已经丢失。当胚胎植入子宫壁时,绒毛膜促性腺激素水平会升高,由于测定该激素水平的尿妊娠试验很敏感,因此研究人员可以准确判断早期阶段的妊娠发生。随访表明,在以这种方式证实胚胎植入的女性中,约 1/3 的妊娠在移植后发生了妊娠丢失(发生在植入前的妊娠丢失的数量未知)。因此,自发的妊娠丢失在人类中很常见。

如前所述,染色体异常是已知的导致妊娠丢失的最主要原因。据估计,至少约 10%~20% 的妊娠存在染色体异常,而在这些具有染色体异常的妊娠中至少有 95% 在足月前发生了妊娠丢失。对这些流产胚胎进行核型分析发现,约 50% 的染色体异常是三体,20% 是单体,15% 是三倍体,其余为四倍体及结构异常。一些妊娠期常见的染色体异常很少或从未存活到足月。例如,16- 三体被认为是最常见的妊娠期三体,但从未在活产儿中出现过。

直接研究精子和卵细胞的染色体异常是可行的。卵母细胞通常是从体外受精研究中未使用的材料中获得。这些细胞的核型分析表明,至少 20%~25% 的卵母细胞存在缺失或额外的染色体。人类精子细胞可通过 FISH 分析或者与仓鼠卵母细胞融合后以启动 DNA 减数分裂和凝聚来进行研究,从而更容易可视化。精子细胞非倍体的发生率是 3%~4%。结构异常(见后续讨论)在卵母细胞中的发生率约为 1%,在精子细胞中约为 5%,且发生率随着父亲年龄的增加而增加。毫无疑问的是,这种高比率的染色体异常对妊娠丢失有着至关重要的影响。

这些方法虽然提供了大量信息,但可能存在一些偏倚。例如,进行体外受精的母亲不是群体中具有代表性的样本。此外,她们的卵母细胞已经人工刺激,并且仅那些不能与精子受精的卵母细胞才被用以研究。因此,这些卵母细胞可能不是具有代表性的样本。而在人类 - 仓鼠杂交体中研究的精子细胞仅代表能够穿透仓鼠卵母细胞的那些细胞,同样可能不是代表性样本。

FISH 分析非整倍体可以十分迅速地评估大量的细胞,使其比人类 - 仓鼠细胞杂交技术更具优势。总体来说,FISH 研究产生的结果与人类 - 仓鼠细胞杂交研究的结果是相似的,其结果表明平均每条常染色体的二倍体发生率约 0.15%,而性染色体二倍体发生率约为 0.26%。这些研究还明确了性染色体和一些近端着丝粒染色体(包括 21 染色体在内)在

精子细胞中不分离的发生率有升高的趋势。

妊娠丢失在人类中很常见,大约 1/3 的妊娠在植入后自然丢失。在精子、卵细胞以及流产、死产中研究过的染色体异常是导致妊娠丢失的重要原因。

染色体结构异常

除了整条染色体的缺失或获得,染色体的某些片段在配子形成过程中也能够发生缺失或重复,导致染色体的一部分片段发生重排。染色体结构异常可能是**非平衡的(unbalanced)**(重排导致获得或者丢失一些染色体物质),也可能是**平衡的(balanced)**(重排没有产生染色体物质的获得与丢失)。不像非整倍体或多倍体,平衡结构异常通常不会产生较严重的健康问题。然而,染色体结构异常,特别是非平衡的异常,会导致其自身或后代产生严重的疾病。

染色体结构畸变可发生在减数分裂时同源染色体的异常排列(即减数分裂不等交换,参见第五章)。而**染色体断裂(chromosome breakage)**既可以发生在有丝分裂期,也可以发生在减数分裂期。细胞内存在修复这些断裂的机制,通常断裂能够被完全修复,子细胞没有受到损伤。然而,有时候断裂并没有被修复,或者染色体修复后导致染色体结构发生改变。当某些有害物质存在时,染色体断裂可能会增加,这些有害物质称为**断裂剂(clastogen)**。在实验系统中鉴定的断裂剂,包含电离辐射、一些病毒感染以及一些化学物质,但是没有一种断裂剂能够有力地证明其能够导致人类染色体异常。

易位

易位(translocation)是非同源染色体之间交换遗传物质的过程。平衡易位作为人类最常见的染色体畸变,其发生率为 1/1 000~1/500(表 6.2)。有两种基本类型的易位:**相互易位(reciprocal)**和**罗伯逊易位(Robertsonian)**。

相互易位

相互易位发生时,断点发生在两条不同的染色体,遗传物质发生了相互交换。所产生的染色体称为**衍生染色体(derivative chromosome)**。因为他或她有正常的遗传物质集合,所以相互易位

携带者通常表型正常。然而携带者的后代可能正常,可能是易位携带者,也可能发生遗传物质的重复和缺失。

表 6.2　染色体异常在新生儿中的发生率

异常	新生儿发生率
常染色体综合征	
21- 三体	1/700
18- 三体	1/6 000
13- 三体	1/10 000
不平衡重排	1/17 000
平衡重排	
罗伯逊易位	1/1 000
相互易位	1/11 000
性染色体异常	
47,XXY	1/1 000(男性新生儿)
47,XYY	1/1 000(男性新生儿)
45,X*	1/5 000(女性新生儿)
47,XXX	1/1 000(女性新生儿)
所有染色体异常	
常染色体疾病和不平衡重排	1/230
平衡重排	1/500

注:*45,X 核型约占 Turner 综合征病例的 1/2。

　　图 6.16 所示的是 5 号和 6 号染色体相互易位的例子。5 号染色体长臂(5q)远端易位到 6 号染色体长臂(6q),6 号染色体部分片段易位到 5 号染色体长臂。易位断点分别为 5q34 和 6q14,因此核型为 46,XX,t(5;6)(q34;q14)。这个女性的后代可能得到衍生的 5 号染色体[即 der(5)]和正常 6 号染色体;这个小孩则是 6 号染色体长臂**部分三体(partial trisomy)和 5 号染色体长臂远端缺失患者。**

不同染色体发生两次断裂后相互交换遗传物质称为相互易位。平衡相互易位携带者通常具有正常表型,但它们的后代可能是部分三体或部分单体,且具有异常表型。

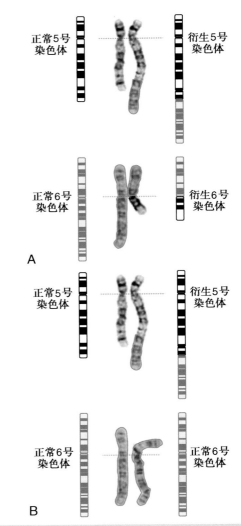

A

B

图 6.16　A. 5 号染色体和 6 号染色体相互易位核型图。5 号染色体长臂远端片段易位到 6 号染色体长臂,6 号染色体长臂的大片段易位到 5 号染色体长臂。如果易位发生在 5q34 和 6q14,那么核型为 46,XX,t(5;6)(q34;q14)。该女性后代会得到 5 号衍生染色体和正常的 6 号染色体(B),其后代为 5q 远端缺失和 6q 部分三体患者

罗伯逊易位

　　罗伯逊易位,即当两个近端着丝粒染色体在着丝粒部位或着丝粒附近部位发生断裂后,两者的短臂丢失,而长臂则在着丝粒处融合形成一条由长臂构成的衍生染色体(图 6.17)。这种类型的易位仅限近端着丝粒染色体(13 号、14 号、15 号、21 号和 22号),由于这些染色体的短臂非常小且不含有必需的遗传物质,尽管携带者的每个细胞内只有 45 条染色体,其表型一般是正常的。但是,他们的后代有可能遗传一份多余的或缺失的近端着丝粒染色体长臂。

　　14 号和 21 号染色体长臂发生融合是较为常见的罗伯逊易位。男性罗伯逊易位携带者的核型

为 45,XY,der(14;21)(q10;q10)，缺少一条正常的 14 号染色体和一条正常的 21 号染色体，由一条 14 号和 21 号染色体长臂融合而来的衍生染色体替代。在减数分裂期间，易位染色体仍需与其同源染色体配对。图 6.18 阐述的是易位携带者配子中，染色体的分离模式。如果发生**交互分离（alternate segregation）**，那么后代可能是正常核型或具有正常表型的平衡易位携带者。如果发生**邻近分离（adjacent segregation）**，得到的是不平衡配子，后代可能为 14 号单体、14 号三体、21 号单体或 21 号三体（这些三体和单体与不分离产生的三体和单体在遗传学上是相同的，因为这些染色体只有长臂含有遗传学意义上的物质）。前三种邻近分离模式形成的胎儿是无法存活的，最后一种模式将得到具有 3 份 21 号染色体拷贝的胎儿，为唐氏综合征的表型。唐氏综合征患者中，5% 是罗伯逊易位携带者的后代。

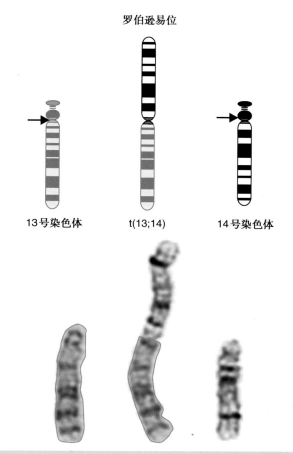

罗伯逊易位

13号染色体　　t(13;14)　　14号染色体

图 6.17　罗伯逊易位举例，两条近端着丝粒染色体（13 号和 14 号）长臂融合形成一条衍生的染色体

理论上看，以下三种核型是能存活的妊娠，其发生率应该是相同的：即 1/3 可能为完全正常，1/3 可

能是携带者，1/3 可能是唐氏综合征患者。由于 21-三体胎儿可能会流产，出生的概率实际上不到 1/3（其中 10%~15% 来源于母亲易位携带者，仅 1%~2% 来源于父亲携带者）；然而，这种复发的风险大于具有不分离型唐氏综合征患儿父母的复发风险（30 岁以下母亲的复发风险为 1%）。这种复发风险的差异说明了为什么在怀疑唐氏综合征等疾病时，进行染色体检查（而不仅仅是进行 FISH 或 array CGH 检查）是至关重要的。

> 罗伯逊易位，是两个近端着丝粒染色体长臂在着丝粒处融合。其携带者可能产生近端着丝粒染色体长臂部分三体或部分单体配子。

缺失

染色体断裂，且一些遗传物质丢失的现象，称为**缺失（deletion）**。如果单纯只有一个断裂位点，导致染色体末端断裂，称为**末端缺失（terminal deletion）**。如果存在两次断裂，两个断裂位点的中间片段缺失，则称为**中间缺失（interstitial deletion）**。例如，正常染色体片段的 DNA 序列用 ABCDEFG 代替，末端缺失的序列可能为 ABCDE，中间缺失的序列可能为 ABEFG。

在减数分裂期间，染色体缺失的配子与正常染色体的配子结合成受精卵，该受精卵中含有 1 条缺失与 1 条正常的同源染色体。显微镜下可见的缺失往往包含许多基因，携带缺失很多遗传物质染色体的患者具有非常严重的临床表型。除了前文提过的常染色体非整倍体之外，常染色体缺失综合征是临床上最常见染色体异常类型。

猫叫综合征（cri-du-chat syndrome）是染色体缺失综合征最常见的例子。该综合征的命名（"cri-du-chat"，法语，猫叫声）源于患儿独特的像猫叫一般的哭声。不过，这种特殊叫声将随着患儿年龄的增长变得越来越不明显，因此小孩 2 岁以后的临床诊断显得更难。猫叫综合征是由于 5 号染色体短臂末端的缺失引起的，其核型为 46,XX,del(5p) 或者 46,XY,del(5p)，出生率约为 1/50 000。其临床表型包括智力低下（平均 IQ 为 35）、小头畸形和特殊面容。存在严重先天性缺陷的猫叫综合征患儿死亡率会有所上升，但是大部分可以存活到成年。

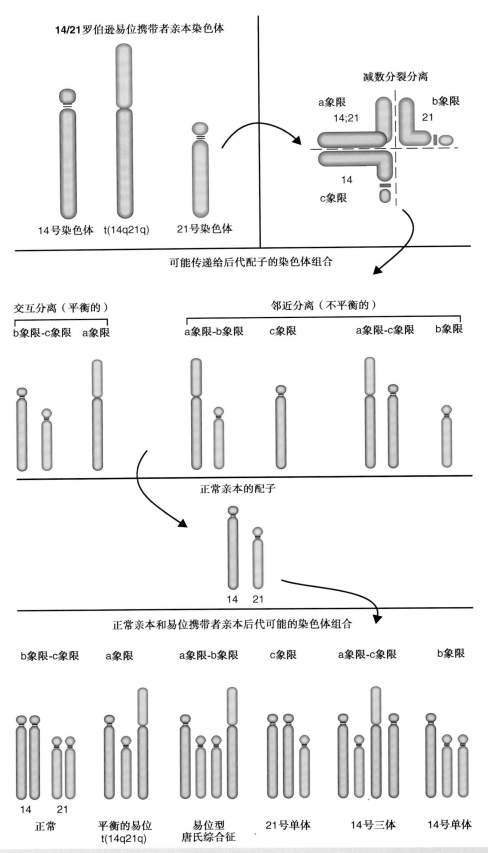

图 6.18 罗伯逊易位携带者可能产生的配子分离方式。交互分离（只有 a 象限，b 与 c 象限组合）要么产生正常染色体组成的配子，要么产生具有正常表型的易位携带者配子。邻近分离（a 与 b 象限组合，只有 c 象限，a 与 c 象限组合，只有 b 象限）产生的配子都是不平衡的，以上有可能妊娠的胎儿依次为易位型 21 号三体、21 号单体、14 号三体和 14 号单体。例如，罗氏易位携带者亲本将 21 号染色体遗传给后代，但是没有遗传 14 号染色体给后代，因此该后代为 14 号单体（如图右下角）

Wolf-Hirschhorn 综合征（图 6.19）由 4 号染色体短臂末端缺失引起，是另一个较为常见的缺失综合征。其他常见缺失包括 18p、18q 和 13q 等。除了 18p 缺失综合征外，其他综合征患儿均具有独特表型，一般在染色体核型出来之前便可作出诊断。18p 缺失综合征的表型比较轻微，通常因为发育障碍行染色体检查后方能发现。

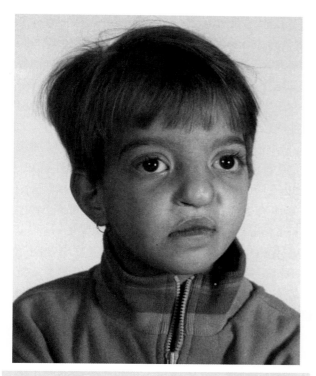

图 6.19　Wolf-Hirschhorn 综合征患儿［核型为 46,XX,del(4p)］。注意宽间距的眼睛和修复的唇裂

显微镜下可见的缺失，无论是末端缺失还是中间缺失，由于缺失基因很多，往往成为某种特殊综合征。

微缺失综合征

前文提到的染色体缺失均是大片段缺失，大部分在染色体显带技术出现之前就已经被报道了。随着染色体高分辨显带技术的发展，可以检测一些片段较小的缺失（见框 6.2）。此外，分子遗传学技术的发展，包括 FISH 和 aCGH 等（见图 6.4），使得 <5Mb 缺失的鉴定成为可能。

第五章提到的 Prader-Willi 综合征是**微缺失综合征（microdeletion syndrome）**的一个例子。尽管在 20 世纪 50 年代就已经发现该病[‡]，但是直到 1981 年，更先进的高分辨显带技术出现之后，才发现 50% 的患者存在 15q11-q13 这一小片段缺失。分子技术可以检测出细胞遗传学技术不能发现的微小缺失片段。总的来说，70% 的 PWS 病例是 15q11 微缺失导致的。

因为印迹的存在，源于父亲 15 号染色体的微缺失导致 PWS，而源于母亲 15 号染色体的微缺失患者则表现为与 PWS 有明显区别的 Angelman 综合征（参见第五章）。

Williams 综合征是另一类微缺失病例，临床表现为轻度智力障碍、瓣上主动脉瓣狭窄（supravalvular aortic stenosis，SVAS）、多支外周肺动脉狭窄、牙齿异常以及高钙血症（图 6.20）。一系列分子分析鉴定了导致 Williams 综合征表型的几个基因。例如，编码弹性蛋白的基因 *ELN*（在血管中表达），位于 Williams 综合征关键区。弹性蛋白是主动脉壁的重要组成部分（另一成分是微丝，在第四章的马方综合征中讨论过），如果只有弹性蛋白基因突变或者缺失就只会导致 SVAS，没有 Williams 综合征的其他症状。但是，如果存在较大缺失（包含其他基因）就会导致完全的 Williams 综合征症状。这个关键区域的另一个基因是 *LIMK*1，编码表达于脑部的激酶，与 Williams 综合征患者的视力立体认知缺陷相关。只有 *ELN* 和 *LIMK*1 缺失的患者证实了以上观点，因为这些患者表现出 SVAS 和视力立体认知障碍的症状。

高分辨显带和分子遗传学技术往往可以更精准地确定导致特定综合征的缺失关键区。例如，Wolf-Hirschhorn 综合征可能是 4p 上距端粒只有 2Mb 的一个微小片段的中间缺失导致。在某些情况下，可以准确定位与染色体异常综合征相关的特定基因，例如 11p 缺失的患者可能表现出一系列特征，包括肾母细胞瘤（一种肾脏肿瘤，w）、无虹膜（虹膜缺损，a）、泌尿生殖系统异常（g）[§] 以及"智力低下"（r）（有时称之为 WAGR 综合征）。现在，已经鉴定并且克隆了与肾癌和无虹膜相关的基因。因为 WAGR 综合征涉及一系列相邻基因的缺失，有时也称之为

[‡] 通常认为，1887 年，John Langdon Down（以其命名的唐氏综合征）发表了关于唐氏综合征的论文。Prader 在 1956 年，第一个完成 Prader-Willi 综合征的描述。

[§] 由于患有 WAGR 综合征的人也患有性腺母细胞瘤（性腺肿瘤），因此一些权威人士认为"G"应代表性腺母细胞瘤而不是泌尿生殖道异常。

框 6.2　漫长而曲折的道路

Jadyn 出生在哈萨克斯坦，我们在他 6 个月大时，遇到了他。我们刚到医院，办理收养程序时，在婴儿床上几乎找不到他。虽然他已经半岁，却只有一个新生儿的大小，发育远远落后于同龄婴儿。他几乎无法入眠，进食时经常噎住，我们觉得这可能是护理和照顾不够细致导致，如果能够给予充分的关爱和营养，相信他可以茁壮成长。

当我们将他带回家，见多识广的专家却告诉我们，他的情况与其他被收养的小孩大不相同。他的头很小，拳头紧握，肌张力非常低，被诊断为"发育迟缓"，这一诊断伴随着他直到 10 岁。

对于 Jadyn 来说，人生的第一个 10 年，没有一件事情是容易的。癫痫发作时，他美丽的嘴唇会变蓝，通常伴随发热，但有时不会。他接受了无数次外科手术，因为身体"小小的"异常：隐睾、疝气、需要导管的耳朵和因反复感染不得不切除的咽扁桃体。尽管我花了许多时间给他喂养高热量食物，他的身形依然很小。他的注意力很难集中，每次只能做一件事。当他长到学龄时，我们清楚地认识到，他永远也无法"追赶"上他的同龄人了。我们向关爱自闭症机构寻求了帮助，尽管那里并不太适合我家快乐又爱社交的男孩，一个热衷于出门前向朋友和邻居们打招呼的男孩。Jadyn 思维奔逸和独特的表现，让每一个熟悉他的治疗师和老师深深地折服。

10 年后，为了能够申请保险费用，我们向发育学儿科医生寻求咨询，希望可以得到明确的自闭症系谱障碍疾病（Austism Spectrum Disorder, ASD）的诊断。医生毫不犹豫地诊断他为 ASD，还建议进行遗传病筛查。不知何故，我们在他小时候没有做这些咨询，只是设法改善他的发育，我们对此感到非常遗憾。

我永远无法忘记，儿科医生告知我们 Jadyn 是 Wolf-Hirschhorn 综合征患者的那通电话。她说她和实验室都为这个诊断感到震惊，并再三核对了微阵列分析的结果。大多数患有 Wolf-Hirschhorn 综合征的孩子在出生后 10 天内就能被诊断，其余在 10 周龄之前也能确诊。但是 10 年……简直是闻所未闻！

回忆这些年 Jadyn 出现的症状，体重增加缓慢、喂养困难、小头、细小耳道、癫痫、慢性感染、认知障碍、富有爱心和友爱的个性……甚至隐睾。所有这些看似随机的症状，其实都是 Wolf-Hirschhorn 综合征患儿的特征。我大哭了一场，也松了一口气，因为终于知道了我家宝贝出现问题的原因。根据遗传医生的建议，Jadyn 接受了系统的检查。在遇到 Jadyn 之后，我头一次知道应该向谁求助以及怎么帮助他。

我现在了解到 Jadyn 的染色体缺失片段非常小，这也是为什么他没有 Wolf-Hirschhorn 综合征患儿的典型面部或身体特征。我们非常感激医生给我们下了明确诊断，为我们做父母的提供了方向。

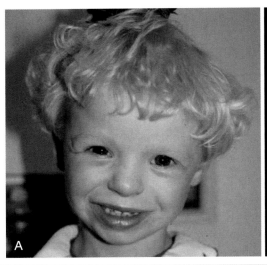
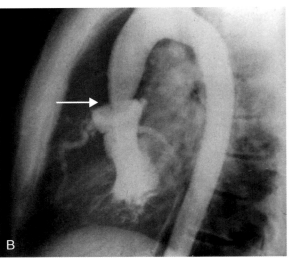

图 6.20　A. 患有威廉斯综合征的女孩，具有典型的面部特征：宽额头，短眼睑裂，低鼻梁，长人中，鼻孔前倾，脸颊饱满，大嘴巴和嘴唇丰满。B. 血管造影显示主动脉瓣上狭窄（升主动脉狭窄）（箭头所指）

(Courtesy Dr. Mark Keating, Harvard Universit.)

邻近基因综合征（contiguous gene syndrome）（之前讨论过的 Williams 综合征是另一个邻近基因综合征类型）。除了微缺失，微重复也可能导致邻近基因综合征。

已经确定了一些微缺失综合征（例如 PWS 和 Williams 综合征）的关键区域缺失片段大小（如 PWS 的缺失片段为 4Mb）。近期研究发现在缺失区域附近存在的多个重复序列，称为**低拷贝重复序列（low-copy repeats）**（参见第二章），是导致这些异常的原因。这些重复序列促使不等交换（参见第五章），于是重复序列围成了缺失和重复区域。

表 6.3 列出了其他几种微缺失病例。目前，这些异常中的很多综合征都已经通过 FISH 或者 aCGH 技术得到了诊断，包括 PWS、MDS（Miller-Dieker 综合征）、Williams 综合征以及腭心面综合征（见临床评论 6.3）。

微缺失是一类通过染色体显带技术，或某些情况下通过分子遗传学方法能够识别的一种染色体缺失亚型。由一系列邻近基因缺失导致的综合征，有时也叫邻近基因综合征。

表 6.3　微缺失综合征 *

综合征	临床表型	染色体缺失片段
Prader-Willi	智力障碍、身材矮小、肥胖、肌张力减退、特殊面容、小足	15q11-13
Angelman	智力障碍、共济失调、不自主地发笑、癫痫	15q11-13
Langer-Giedion	特殊面容、头发稀少、外生骨疣、不同程度的智力低下	8q24
Miller-Dieker	无脑回畸形、特殊面容、严重的认知和意识活动障碍	17p13.3
腭心面 /Digeorge	特殊面容、腭裂、心脏畸形、胸腺发育不良	22q11
Smith-Magenis	智力障碍、多动、畸形、自残	17p11.2
Williams	发育障碍、特殊面容、主动脉瓣上狭窄	7q1
Aniridia，Wilms tumor	智力障碍、易患肾母细胞瘤、生殖器缺陷	11p13
Deletion 1p36	智力障碍、癫痫、听力丧失、心脏缺陷、生长停滞、特殊面容	1p36
Rubinstein-Taybi	智力障碍、拇指宽大、大脚趾、特殊面容、脊椎骨和胸骨异常、心脏缺陷	16p13.3
Alagille	新生儿黄疸、蝶形椎骨、肺动脉瓣狭窄、特殊面容	20p12

注：* 对于大多数情况，只有某些病例是由以上列出的微缺失引起的。其他病例可能是同一区域内单基因引起的突变。

临床评述 6.3　DiGeorge 序列征、Velocardiofacial 综合征与 22 号染色体微缺失

DiGeorge 序列征以胸腺结构和功能缺陷、心脏锥干畸形、甲状旁腺功能减退以及继发的低钙血症为特征。这些畸形是胚胎的神经脊细胞迁移到颈部的发育结构改变导致的。20 世纪 80 年代，发现一些 DiGeorge 序列征患儿的 22 号染色体长臂存在部分缺失，通常与 22 号染色体和另一条染色体的不平衡易位有关。由此可以推测，位于 22 号染色体长臂上的基因与这些表型相关。

除了这项研究，20 世纪 70 年代后期描述了腭心面（velocardiofacial，VCF）综合征，这种综合征的表型包括上颚畸形（包括腭裂）、特殊面容（图 6.21），有些病例还有心脏畸形。另外，这些患者还可能存在学习障碍、发育迟缓。后来发现一些 VCF 患者的 T 细胞（这些细胞在胸腺中成熟）异常，一些患者具有 DiGeorge 序列的所有表型。这说明 DiGeorge 序列征可能与 VCF 综合征相关。

通过 DiGeorge 序列征与 VCF 综合征之间临床症状的相似之处，可以推测这两种染色体病都是 22 号染色体异常导致的。通过包括 FISH 在内的高分辨染色体研究，揭示 DiGeorge 序列征与 VCF 综合征这两类患者确实都存在 22 号染色体亚显微水平的缺失。以上分析对这两种染色体病关键区域的精确定位是有帮助的。约 80%~90% 的 DiGeorge 序列征的 22q11.2 区域存在 3Mb 的微缺失，大多数 VCF 综合征患儿具有相同微缺失。另外，15%~20% 只有心脏锥干畸形的患者也存在

临床评述 6.3 DiGeorge 序列征、Velocardiofacial 综合征与 22 号染色体微缺失 - 续

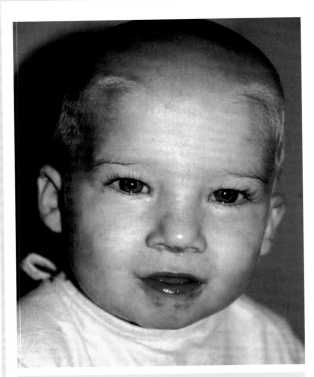

图 6.21 患有 22q11 缺失综合征小男孩的面部。注意鼻根及鼻梁高而狭窄、人中平滑
(Courtesy Dr. Lynne M. Bird, Children's Hospital, San Diego)

这种缺失。大多数 DiGeorge 序列征和 VCF 综合征的 22q11.2 都存在微缺失,统称为 22q11.2 缺失综合征,在活产婴儿中的发病率为 1/(3 000~4 000),是最常见的人类染色体微缺失综合征。

约 90% 的 22q11.2 微缺失患者都丢失了包含 35 个基因的 3Mb 片段。另外 8% 的患者缺失片段更小,只缺失了上述 3Mb 片段中的 1.5Mb,这两类患者的表型基本一致。1.5Mb 和 3Mb 的两侧都是低拷贝重复序列,这些低拷贝重复序列可以增加不等交换,因此在这一区域形成缺失。*TBX1* 是这个区域包含的缺失基因之一,它编码一种转录因子,这种转录因子帮助调控神经脊细胞的迁移和面部结构、胸腺、副甲状腺以及心脏的发育。在小鼠模型中,*Tbx1* 单倍剂量不足导致了 DiGeorge 序列征和 VCF 综合征的很多表型。

这个例子说明,细胞遗传学研究可以证明遗传综合征与生物学之间的潜在关系。目前正开展进一步研究来描述这个区域中的单个基因,并确定它们在 DiGeorge 序列征和 VCF 综合征表型中的作用。

---

* 序列的定义为一系列的变化,这些变化都是由于单个主要缺陷而导致的(进一步的讨论,见第十五章)。对于 DiGeorge 序列征,主要缺陷是神经嵴细胞迁移异常,次要改变是胸腺、甲状旁腺和心脏异常。

亚端粒重排

染色体端粒附近通常是基因密集区,因此这一区域的重排(例如缺失、重复)常常会导致遗传疾病。据估计,不明原因智力障碍病例中至少有 5% 是由**亚端粒重排**(subtelomeric rearrangements)导致的。最常见的重排是 1p36 处几千个碱基的缺失,在活产婴儿的发生率为 1/5 000,其表型为严重的智力障碍、发育迟缓、癫痫、听力障碍、心脏缺陷、张力减退以及特殊面容(图 6.22)。

应用 CGH/CMA 技术,用不同颜色标记的患者 DNA 和对照 DNA 样本与包含人类染色体亚端粒区域探针的芯片进行杂交,可以检测染色体亚端粒区域的缺失或者重复。如果亚端粒区缺失或者重复,患者相应的 DNA 区域会表现出杂交信号的不足或者过量。

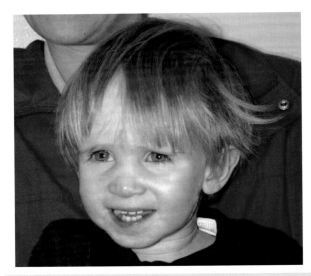

图 6.22 1p36 缺失综合征小男孩的面容。注意其眉毛水平,眼眶凹陷,鼻根宽和下巴尖

亚端粒重排包括端粒附近基因丰富区域中DNA的缺失或重复,可通过患者DNA和对照DNA样本,与包含人类染色体亚端粒区域探针的芯片进行比较基因组杂交检测。

单亲二体

如前所述,约70%的Prader-Willi综合征是由微缺失引起的,大多数其他病例涉及**单亲二体(uniparental disomy)**,即其中一个亲本提供了染色体的两个拷贝,另一个亲本不提供染色体拷贝(图6.23)。如果同一亲本提供同一染色体的两个拷贝,称为**单亲同二体(isodisomy)**。如果同一亲本提供了每条同源染色体的一个拷贝,则称为**单亲异二体(heterodisomy)**。印迹染色体的单亲同二体或单亲异二体可引起诸如Prader-Willi综合征的疾病(后代从母亲遗传两个拷贝,在印迹区域中没有父本基因;

参见第五章)。如果同一亲本贡献了含有致病突变同源染色体的两份拷贝,则在杂合亲本的后代中单亲同二体可以导致常染色体隐性疾病(图6.23)。在囊性纤维化的患者中,发现了人类单亲二体的第一个记录病例,其中一个亲本提供了含有*CFTR*基因突变的7号染色体的两个拷贝,而另一个亲本不提供7号染色体拷贝。

单亲二体的产生方式有多种。比如,三体失去一个多余的染色体,导致胚胎具有由一个亲本提供的两个染色体拷贝。也可以由含有特定染色体的两个拷贝的配子与不含该染色体拷贝的配子联合形成二体(见图6.23)。在早期胚胎中,有丝分裂发生错误产生单亲二体的细胞,例如一条染色体丢失并伴随其同源染色体的复制。除了Prader-Willi和Angelman综合征和囊性纤维化之外,Russell-Silver综合征、A型血友病(参见第五章)和Beckwith-Wiedemann综合征(参见第五和十五章)中也发现单亲二体。

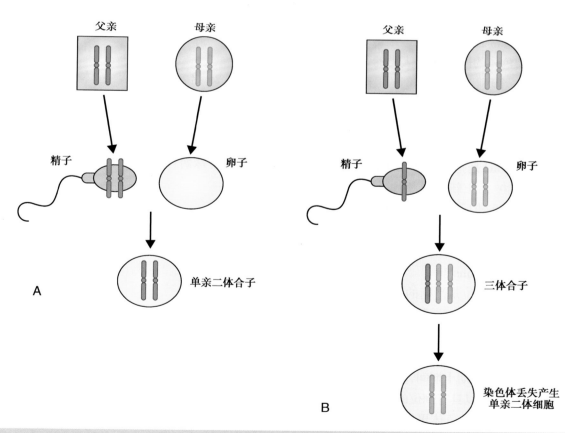

图6.23　两种机制可以产生单亲二体。A. 亲本中父本不分离产生具有特定染色体的两个拷贝的精子细胞,且母本不分离产生没有相同染色体拷贝的卵子。产生的合子具有父亲染色体的两个拷贝,没有母亲染色体的拷贝(在这个实例中,父亲提供两条染色体,同样地母亲提供两条染色体也是可能的)。B. 不分离(本例是在母亲中)产生三体合子。有丝分裂期间父亲染色体的缺失,产生具有两个拷贝的母亲染色体的胚胎细胞

重复

在相互易位携带者后代中,可以看到遗传物质的重复或部分三体。重复可以由减数分裂期间的不等交换引起,如 X 连锁色觉位点(参见第五章)和腓骨肌萎缩症(参见第三章)。重复产生的后果通常没有缺失严重,进一步说明了遗传物质的丢失比遗传物质的过量更为严重。

重复可能源自不等交换,或者发生在相互易位携带者的后代中。重复产生的后果没有相同区域的缺失产生的后果严重。

环状染色体

如果在染色体的两个末端发生缺失,缺失剩下的染色体末端可以融合形成**环状染色体(ring chromosome)**(图 6.24)。具有环状 X 染色体的女性核型为 46,X,r(X)。如果环状染色体包括着丝粒,通常可以完成细胞分裂,但是其完成细胞分裂难度会大一些。环状染色体常常丢失,导致一些细胞中含染色体单体(即,环状染色体的嵌合体)。人类的每一条常染色体,都有至少一个环状染色体病例的报道。环状 14 和环状 22 是人类最常见的两种环状染色体综合征。

倒位

倒位(inversion)是指染色体发生两处断裂,中间的片段倒转 180° 后重新连接,用符号 ABCDEFG 表示的染色体在反转后可能变成 ABEDCFG。如果倒位包含着丝粒,称为**臂间倒位(pericentric inversion)**。如果倒位不包含着丝粒,则称为**臂内倒位(paracentric inversions)**。

如同相互易位,倒位是平衡的结构重排。因此,倒位携带者很少有疾病表型(然而,回顾第五章,倒位打断了Ⅷ因子基因,可导致严重的血友病 A)。倒位可以干扰减数分裂,倒位携带者的后代可能发生染色体异常。因为在前期Ⅰ期间,同源染色体需要完美地进行两两配对,所以具有倒位的染色体必须形成环,才能与其正常同源染色体更好地配对(图 6.25)。环内的交换可能导致子细胞染色体的重复或缺失。因此,倒位携带者的后代通常具有染色体缺失或重复。据估计,1 000 人中约有 1 人携带倒位染色体,存在产生具有重复或缺失配子的风险。

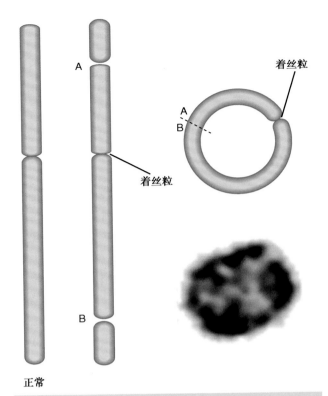

正常

图 6.24 染色体的两个末端都可能丢失,使得黏性末端彼此连接,形成环状染色体,该图表示环状 12 染色体 (Courtesy of Dr. Erica Andersen, ARUP Laboratories, Salt Lake City, Utah)

图 6.25 给出了 8 号染色体臂间倒位的实例 (46,XX,inv［8］)。携带该倒位染色体的后代中,约 5% 会发生 8q 远端部分的缺失或重复。这种重组导致 8 号染色体综合征,出现认知障碍、心脏缺陷、癫痫发作和特殊面容等。

染色体倒位是相对常见的结构异常,可以是臂间的(倒位区包含着丝粒)或者是臂内的(倒位区不包含着丝粒)。具有染色体倒位的父母通常在表型上正常,但可以产生具有缺失或重复的后代。

等臂染色体

染色体沿着与通常分裂轴垂直的轴分裂(图 6.26)时,形成**等臂染色体(isochromosome)**:一个染色体有一个臂的两个拷贝,却没有另一个臂的拷贝。因为遗传物质发生了实质性的改变,所以大多数常染色体的等臂染色体是致死的。在活产婴儿中观察到的大多数等臂染色体是 X 染色体,具有等臂染色体 Xq(46,X,i［Xq］)的婴儿通常具有特纳综合征的特征。在具有 Edwards 综合征表型的婴儿

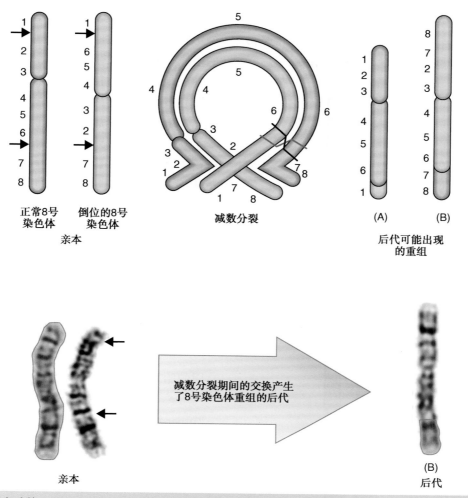

正常8号
染色体

倒位的8号
染色体

亲本

减数分裂

(A) (B)

后代可能出现
的重组

减数分裂期间的交换产生
了8号染色体重组的后代

亲本

(B)
后代

图 6.25 在减数分裂同源染色体的配对过程中,8 号染色体的臂间倒位导致环的形成。在该环中发生交换,可以使产生的配子出现染色体重复或缺失。右下角的后代是来自该亲本的重组 8 号染色体之一

中发现了 18q 等臂染色体,由 18 号染色体长臂的额外拷贝形成。虽然大多数等臂染色体是由错误分裂形成,但也可以通过同源罗氏易位的染色体(例如,21 号染色体的两个长臂形成的罗氏易位染色体)产生。

染色体异常及其临床表型

正如我们所看到的,大部分常染色体异常都引起临床可识别的多发畸形、微小异常和不同程度的发育迟缓。虽然染色体病患者的一些个体表型是非特异性的(例如:唐氏综合征和 18- 三体综合征都有手掌褶皱的特征),但总的表型特征足以作出一个临床诊断。这对于一些已知的染色体病尤其如此:唐氏综合征,Edwards 综合征,Patau 综合征和 Turner 综合征。但是,即便是这些综合征,患者的表型也有相当大的差异,也就是说并不是每个患者都表现出

该综合征的全部表型;大多数的先天畸形(例如,心脏病)只在某些患者中出现。这种表型差异性可能导致误诊,因此当患者临床特征提示染色体异常时就需要进行染色体检查(核型分析或 aCGH)。

目前还不清楚引起表型差异性的生物学依据,尽管已发现一些机制:已经证实嵌合体可以导致轻微表型。随着异常单个基因的不断发现,我们将会弄清楚染色体综合征表型差异性的原因。

我们对染色体综合征多种多样的表型进行了一些归纳总结:

1. 大部分染色体(特别是常染色体)异常都会引起儿童发育迟缓和青少年智力障碍。这是因为约 1/3 或更多的基因参与了中枢神经系统的发育。而染色体异常可影响数以百计基因的功能,极有可能包含神经系统发育相关基因。

2. 大多数染色体综合征可引起面部形态发育的改变,从而导致特殊面容。因此,与自己的家庭成

员比较起来,相同染色体病患者之间的面容更加相似。通常,面部特征和轻微的头部和四肢异常是最好的辅助诊断(参见第十五章)。

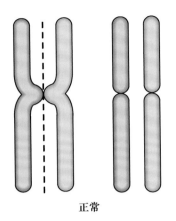

正常

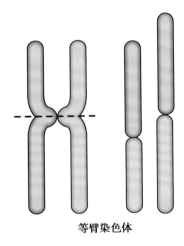

等臂染色体

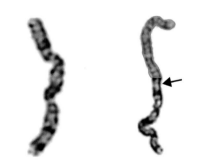

正常X染色体　　等长臂X染色体

图 6.26　上:正常的染色体分离。中:与正常分裂轴垂直分裂时形成等臂染色体,其中一条为等短臂染色体,另一条为等长臂染色体。下:正常 X 染色体和等长臂 X 染色体的比较

(Courtesy of Dr. Erica Andersen, ARUP Laboratories, Salt Lake City, Utah)

3. 常染色体综合征一般导致生长发育迟缓(身材矮小和 / 或婴儿期体重增长缓慢)。

4. 在大部分常染色体异常患者中,出现先天性畸形特别是先天性心脏病的频率很高,并且有特定的模式。例如唐氏综合征患儿普遍患有动静脉瘘和室间隔缺损。其他的先天性心脏病,如主动脉狭窄或左心室发育不全,很少在这些患儿中出现,但是可能在 Turner 综合征患儿中出现。

新生儿多发先天畸形或儿童发育迟缓是染色体分析中最常见的临床指征。框 6.3 概括了临床上染色体检查的适应证。

> ## 框 6.3　染色体检查的适应证
>
> - 疑似染色体综合征患者(如唐氏综合征)
> - 具有不明原因 2 种或多种畸形的患者
> - 性别不明者
> - 智力障碍或发育迟缓者
> - 有染色体易位、缺失、重复的患者及其父母
> - 死于腹中的畸形胎儿或无法辨认死亡原因的胎儿
> - 身材矮小和原发闭经的女性(考虑为 Turner 综合征)
> - 小睾或乳房发育明显的男性(考虑为克氏征)

染色体异常的典型表现是发育迟缓、智力障碍、特殊面容和各种类型的先天畸形。虽然不同染色体病的表型特征会有重叠,但是许多染色体异常可以通过临床检查确诊。

肿瘤细胞遗传学

前文所述的大部分染色体异常综合征,都是减数分裂中配子发生过程出现错误导致的。在体细胞中,同样可能发生染色体重排,一些重大癌症的发生与之相关。排在首位的就是慢性粒细胞白血病(CML)。最初,CML 被认为是 21 号或 22 号染色体长臂缺失引起的。随着染色体显带技术的发展,这种异常被确定为 9 号和 22 号染色体相互易位。**费城染色体(Philadelphia chromosome)**就是这种易位形成的,22 号染色体的大部分片段易位到 9 号染色体长臂,9 号染色体长臂的一小部分片段易位到 22 号染色体,形成一个更小的衍生 22 号染色体。

这就解释了为什么最初费城染色体被认为是一种缺失。大多数的 CML 病例都存在这种易位（图 6.27）。

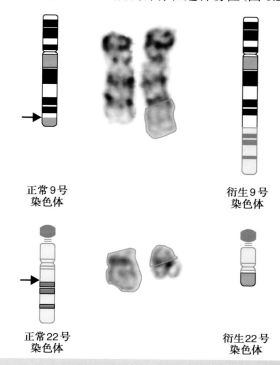

正常9号
染色体

衍生9号
染色体

正常22号
染色体

衍生22号
染色体

图 6.27　22 号染色体和 9 号染色体长臂相互易位（费城染色体）。在造血细胞中发生这种易位可引起慢性粒细胞性白血病

(Courtesy of Dr. Erica Andersen, ARUP Laboratories, Salt Lake City, Utah)

通过分离易位**断点**（**breakpoints，**即易位前染色体断裂的位置）附近的一些基因，我们对这种易位形成的影响有了更加深入的认识。一种叫作 *ABL* 的原癌基因（参见第十一章）从原来的 9q 易位到了 22q，改变了 *ABL* 基因的产物，增强了酪氨酸激酶活性，从而导致造血细胞（即形成诸如淋巴细胞等血细胞的细胞）的恶性肿瘤。现在已经开发出药物来抑制这种基因编码的酪氨酸激酶，为 CML 提供了有效的疗法。

伯基特淋巴瘤，一种儿童颌骨肿瘤，也是由染色体易位引发的癌症。它是由于 8 号染色体和 14 号染色体相互易位，8q24 上的原癌基因 *MYC* 易位到 14q32，靠近免疫球蛋白重链基因座（参见第九章）。免疫球蛋白基因附近的转录调控序列激活了 *MYC* 基因，从而引发恶性肿瘤。

目前已发现，40 多种不同类型的癌症与染色体重排相关，几乎涉及所有染色体，重排种类达到 100 多种。表 6.4 列出了其中的一些癌症。应用光谱核型可以鉴定这些易位。确定染色体重排的类型可以

使许多病例得到更加准确的预后和更好的治疗。因此对白血病患者进行骨髓细胞遗传学检查是常规的诊断项目。此外，确定易位综合征中基因的改变可以对致癌机制进行更好地了解。

表 6.4　几种白血病和实体肿瘤中的特定细胞遗传变异

	疾病类型	常见染色体变异
白血病	慢性粒细胞白血病	t(9; 22)(q34; q11)
	急性成髓细胞白血病	t(8; 21)(q22; q22)
	急性早幼粒细胞性白血病	t(15; 17)(q22; q11-12)
	急性淋巴细胞白血病	t(12; 21)(p13; q22)
实体肿瘤	Burkitt 淋巴瘤	t(8; 14)(q24; q32)
	Ewing 肉瘤	t(11; 22)(q24; q12)
	脑膜瘤	22 号单体
	视网膜母细胞瘤	del(13)(q14)
	Wilms 肿瘤	del(11)(p13)
	神经母细胞瘤	*N-MYC* 基因扩增
	乳腺癌	*HER2/NEU* 基因扩增

体细胞平衡易位可能会破坏基因及其调控序列，从而引发恶性肿瘤。

染色体不稳定综合征

在特殊实验室条件下，一些常染色体隐性遗传病的染色体断裂频率增加，我们称之为**染色体不稳定综合征**（**chromosome instability syndrome**），包括共济失调性毛细血管扩张症、布卢姆综合征、范可尼贫血和着色性干皮肤病（参见第二章，第十五章框 15.2 布卢姆综合征的父母视角）。如果将范可尼贫血患者的染色体暴露在特定烷化剂中，染色体断裂的频率会更高。布卢姆综合征患者的体细胞中姐妹染色体单体互换（参见第二章）的发生率也非常高。上述这些综合征的患癌风险也明显增加，这可能是因为 DNA 复制或修复过程出现错误导致的，正如第二章中讨论过的。

染色体不稳定综合征的染色体断裂频率和恶性肿瘤发生率均增加。这些肿瘤的发生都与 DNA 复制或修复缺陷相关。

章节问题

1. 如何区分单倍体、二倍体、多倍体、整倍体和非整倍体？

2. FISH、光谱核型和 CGH 的应用范围，各自的优点有哪些？

3. 三倍体发生有哪 3 种方式？

4. 研究表明，在产前诊断中孕 10 周比孕 16 周染色体异常的发生率高，为什么？

5. 仅仅通过临床评估就可确定唐氏综合征和 Edwards 综合征，为什么还需要进一步做核型分析呢？

6. 把下列情况按照唐氏患儿出生的风险从低到高进行排列：

年龄 45 岁且无唐氏综合征家族史的妇女

年龄 25 岁且生过一胎唐氏患儿的妇女

年龄 25 岁 der（14;21）男性罗氏易位携带者

年龄 25 岁 der（14;21）女性罗氏易位携带者

7. 请解释 49,XXXXX 这种核型是如何发生的。

8. 一名足月出生的男婴因轻度呼吸窘迫和多发畸形送入重症监护病房治疗。婴儿有心脏杂音和发绀心脏，诊断为法洛四联症。体格检查显示，其身高和体重的生长参数接近第 50 百分位，右侧唇裂完全腭裂，眼球发育严重不良，四肢都有一个多余指 / 趾。首次诊断时，最合适的检测是：

a. 脑部 MRI

b. 血清胆固醇水平

c. 染色体 G 显带检测

d. 细胞基因组芯片

e. 临床外显子测序

9. A 型血友病男性与正常女性生出一名 Turner 综合征（45,X）患儿，该患儿的Ⅷ因子活性正常。那么她的父母中是谁的减数分裂过程出错导致这种结果？

10. 一个细胞遗传实验室发出了两份核型报告，分别为 46,XY,del（8）（p11）和 46,XY,dup（8）（p11）。根据这些信息，判断哪位患者的症状会更严重？

11. 为什么体细胞染色体易位有时会致癌？

推荐阅读

Adam MP, Vilain E. Emerging issues in disorders/differences of sex development (DSD). *Am J Med Genet Part C.* 2016;175C:249–252 (entire issue devoted to disorders of sex development).

American Academy of Pediatrics. Committee on genetics. Health supervision for children with down syndrome. *Pediatrics.* 2011;128(2):393–406.

Antonarakis SE. Down syndrome and the complexity of genome dosage imbalance. *Nat Rev Genet.* 2017;18:147–163.

Battaglia A, Hoyme HE, Dallapiccola B, et al. Further delineation of deletion 1p36 syndrome: a recognizable phenotype and common cause of developmental delay and mental retardation. *Pediatrics.* 2008;121(2):404–410.

Blaschke RJ, Rappold G. The pseudoautosomal regions, SHOX and disease. *Curr Opin Genet Dev.* 2006;16(3):233–239.

Carey JC. Perspectives on the care and management of infants with trisomy 18 and trisomy 13: striving for balance. *Curr Opin Pediatr.* 2012;24:672–678.

Carey JC. Trisomy 18 and 13 syndromes. In: Cassidy SB, Allanson JE, eds. *Management of Genetic Syndromes.* 3rd ed. Hoboken, NJ: Wiley–Liss; 2010:807–823 (4th edition due 2019).

Carey JC, Kosho T. Perspectives on the care and advances in the management of children with trisomy 13 and 18. *Am J Med Genet Part C.* 2016;172C:249–250 (entire issue on trisomy 13 and 18).

Cereda A, Carey JC. The trisomy 18 syndrome. *Orphanet J Rare Dis.* 2012;7:81.

Curry CJ. Autosomal trisomies. In: Rimoin DL, Pyeritz RE, Korf BR, eds. *Emery and Rimoin's Principles and Practice of Medical Genetics.* 6th ed. Philadelphia: Elsevier; 2013.

Das K, Tan P. Molecular cytogenetics: recent developments and applications in cancer. *Clin Genet.* 2013;84:315–325.

Davenport ML. Turner syndrome. In: Cassidy SB, Allanson JE, eds. *Management of Genetic Syndromes.* 3rd ed. Hoboken, NJ: Wiley–Liss; 2010:847–870 (4th edition due 2019).

Frohling S, Dohner H. Chromosomal abnormalities in cancer. *N Engl J Med.* 2008;359(7):722–734.

Gardner RJM, Sutherland GR, Shaffer LG. *Chromosome Abnormalities and Genetic Counseling.* Oxford: Oxford Press; 2012.

Gartler SM. The chromosome number in humans. A brief history. *Nat Rev Genet.* 2006;7(8):655–660.

Gersen SL, Keagle MB. *The Principles of Clinical Cytogenetics.* 2nd ed. New Jersey: Humana Press; 2005.

Gravholt CH. Sex chromosome abnormalities. In: Rimoin DL, Pyeritz RE, Korf BR, eds. *Emery and Rimoin's Principles and Practice of Medical Genetics.* 6th ed. Philadelphia: Elsevier; 2013.

Groth KA, Skakkebaek A, Host C, Gravholt CH, Bojesen A. Clinical review: Klinefelter syndrome—a clinical update. *J Clin Endocrinol Metab.* 2013;98:20–30.

Haug S, Goldstein M, Cummins D, Fayard E, Merritt TA. Using patient-centered care after a prenatal diagnosis of trisomy 18 or trisomy13. *JAMA Pediatr.* 2016;171(4):382–387.

Kobrynski LJ, Sullivan KE. Velocardiofacial syndrome, DiGeorge syndrome: the chromosome 22q11.2 deletion syndromes. *Lancet.* 2007;370(9596):1443–1452.

Larney C, Bailey TL, Koopman P. Switching on sex: transcriptional regulation of the testis-determining gene sry. *Development.* 2014;141:2195–2205.

Martin CL, Warburton D. Detection of chromosomal aberrations in clinical practice: from karyotype to genome sequence. *Annu Rev Genomics Hum Genet.* 2015;16:309–326.

McDonald-McGinn DM, Kohut T, Zackai EH. Deletion 22q11.2 (Velocardio-facial /DiGeorge syndrome). In: Cassidy SB, Allanson JE, eds. *Management of Genetic Syndromes.* 3rd ed. Hoboken, NJ: Wiley–Liss; 2010:263–284 (4th edition due 2019).

Nagaoka SI, Hassold TJ, Hunt PA. Human aneuploidy: mechanisms and new insights into an age-old problem. *Nat Rev Genet.* 2012;13:493–504.

Pober BR, Morris CA. Diagnosis and management of medical problems in adults with Williams–Beuren syndrome. *Am J Med Genet C Semin Med Genet.* 2007;145(3):280–290.

Riggs ER, Wain KE, Riethmaier D, et al. Chromosomal microarray impacts clinical management. *Clin Genet.* 2014;85:147–153.

Schinzel A. *Catalogue of Unbalanced Chromosome Aberrations.* Berlin: Walter de Gruyter; 2001.

Shaffer LG, McGowan-Jordan J, Schmid M, eds. *An International System for Human Cytogenetic Nomenclature.* Basel: S. Karger; 2013.

South ST, Lee C, Lamb AN, Higgins AW, Kearney HM. ACMG standards and guidelines for constitutional cytogenomic microarray analysis, including postnatal and prenatal applications: revision 2013. *Genet Med.* 2013;15:901–909.

Spinner NB, Conlin LK, Mulchandani S. Deletions and other structural abnormalities of the autosomes. In: Rimoin DL, Pyeritz RE, Korf BR, eds. *Emery and Rimoin's Principles and Practice of Medical Genetics.* 6th ed. Philadelphia: Elsevier; 2013.

Tartaglia NR, Howell S, Sutherland A, Wilson R, Wilson L. A review of trisomy X (47,XXX). *Orphanet J Rare Dis.* 2010;5:8.

Yamazawa K, Ogata T, Ferguson-Smith AC. Uniparental disomy and human disease: an overview. *Am J Med Genet C Semin Med Genet.* 2010;154C:329–334.

网络资源

GeneReviews (a comprehensive series of regularly updated reviews on many genetic conditions including chromosome syndromes): http://www.ncbi.nlm.nih.gov/books/NBK1116/

European Cytogenetics Association (a series of URLs for various cytogenetics websites): https://www.e-c-a.eu/EN/INTERESTING-LINKS.html

Mitelman Database of Chromosome Aberrations in Cancer: http://cgap.nci.nih.gov/Chromosomes/Mitelman

National Association for Down Syndrome (contains many URLs for Down syndrome websites): http://www.nads.org/

Support Organization for Trisomy 18, 13, and Related Disorders (S.O.F.T.): http://www.trisomy.org/

UNIQUE Support Group: (advocacy group for families of persons with rare chromosome syndromes): https://www.rarechromo.org/

第七章　生化遗传学：代谢紊乱

——张前军 译

我们每个个体都是由很多复杂分子组成，这些分子在空间上分层排列，形成细胞、组织、器官，最后组成一个完整的个体。分子又由一个个元素组成，或者在体内合成，或者从环境中获得。这些分子一旦产生，便不会处于静止，而是在不断地合成、降解、排泄，有时会被以一种如舞蹈般精心设计的代谢方式不断循环。

每一个代谢过程都是由基因编码的酶所介导的一系列催化步骤组成。通常这些基因都可以得到高保真的复制，从而使酶系统能够世世代代持续有效地工作。偶然的突变会降低酶的效率，影响正常的代谢。部分依据于对尿黑酸尿症（alkaptonuria，AKU）的研究，Archibald Garrod 爵士于 20 世纪初首先认识到这种代谢的变化。Garrod 认识到这些变异，阐明了其化学特征，并称之为先天性代谢缺陷，从而奠定了当代生化遗传学的基石。

尿黑酸尿症是一种罕见的尿黑酸（homogentisic acid，HGA）代谢病，尿黑酸是酪氨酸、苯丙氨酸代谢的一种中间产物（图 7.1），以其大量从尿中排出体外，导致尿液颜色加深为特征，因此尿黑酸尿症又常被称为"黑尿病"。此外尿黑酸的氧化产物会直接储存在结缔组织中，导致异常的色素沉着和轻度关节炎。

Garrod 于 1902 年提出假说，认为尿黑酸尿症是因为尿黑酸芳香环的裂解酶缺乏引起。50 年后，尿黑酸尿症被证明是尿黑酸 1,2- 二氧化酶（HGO）合成的失败引起。然而，直到 1996 年，科学家们才从真菌中分离出编码尿黑酸的基因，并依据其同源性在尿黑酸尿症患者中鉴定了该基因的改变。尿黑酸 1,2- 二氧化酶基因编码区由 14 个外显子组成，约 54kb 大小。已鉴定的 *HGO* 基因突变中，突变的 *HGO* 基因在体外表达时许多都没有活性，提示尿黑酸尿症是由导致功能丧失的突变引起，证实了 Garrod 一个世纪前提出的假说。

人类几乎所有代谢的生化过程都由酶来催化，人体酶活性的变化是常态，一小部分的酶活性改变会导致疾病。这些概念是由 Garrod 提出，并被他的尿黑酸尿症的研究得以证实。

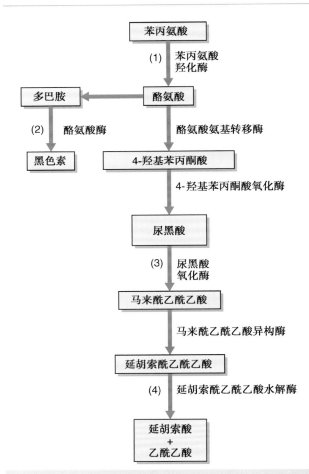

图 7.1　苯丙氨酸代谢的主要途径。这一途径中不同酶的缺陷导致经典的苯丙酮尿症（1）、酪氨酸酶阴性的眼皮肤白化病（2）、尿黑酸尿症（3）和酪氨酸血症 I 型（4）

代谢变异

代谢性疾病的发病率

迄今为止，已发现数百种先天性代谢缺陷，大多数为罕见病。整体来讲，代谢紊乱疾病的发病和死亡，大多数可以直接归因于遗传疾病（表 7.1）。一

表 7.1　代谢紊乱

名称	患病率	突变基因产物	染色体定位
碳水化合物紊乱			
典型半乳糖血症	1/35 000~1/60 000	半乳糖-1-磷酸尿苷转移酶	9p13
遗传性果糖不耐受	1/20 000	果糖 1,6-二磷酸醛缩酶	9q13-q32
果糖尿	约 1/100 000	果糖激酶	2p23
低乳糖症	常见	乳糖酶	2q21
1 型糖尿病	1/400(欧洲)	多因素	多基因
2 型糖尿病	1/20	多因素	多基因
青少年型糖尿病	约 1/400	多因素	多位点
氨基酸紊乱			
苯丙酮尿症	1/10 000	苯丙氨酸脱氢酶	12q24
酪氨酸血症(1 型)	1/100 000	延胡索酸乙酰乙酸水解酶	15q23-25
枫糖浆尿病	1/180 000	支链 α-酮酸脱氢酶(多个亚基)	多位点
尿黑酸尿症	1/250 000	尿黑酸氧化酶	3q2
高胱氨酸尿症	1/340 000	胱硫醚 β-合成酶	21q2
眼皮肤白化病	1/35 000	酪氨酸酶	11q
胱氨酸贮积症	1/100 000	CTNS	17p13
胱氨酸尿症	1/7 000	SLC3A1(1 型)	2p
		SLC7A9(Ⅱ和Ⅲ型)	19q13
脂质紊乱			
MCAD	1/1 000~1/15 000	中链乙酰辅酶 A 脱氢酶	1p31
VLCAD	1/30 000	极长链乙酰辅酶 A 脱氢酶	17p13.1
SLO	1/10 000	Δ7-甾醇还原酶	11q12-q13
有机酸紊乱			
甲基丙二酸血症	1/20 000	甲基丙二酰辅酶 A 变位酶	6p
丙酸血症	罕见	丙酰辅酶 A 羧化酶	13q32；3q

注:MCAD,Medium-chain acyl-CoA dehydrogenase= 中链酰基辅酶 A 脱氢酶;SLO,Smith-Lemli-Opitz syndrome=Smith-Lemli-Opitz 综合征;VLCAD, very long-chain acyl-CoA dehydrogenase= 极长链酰基辅酶 A 脱氢酶。

项调查保守地估计,新生儿中代谢疾病发生率约为 1/2 500,或占儿童单基因病的 10%。此外,我们开始认识到编码酶的不同等位基因的状态可以改变一个人如糖尿病、心脏病、脑卒中、癌症等多种常见病的风险。

代谢紊乱的诊断具有一定的挑战性(临床评述 7.1),因此我们可能低估了此类疾病的发病率。在 20 世纪 70 年代,许多儿童被诊断为一种致命的急性代谢性脑病和肝病,被称为 Reye 综合征。在接下来数十年中,我们了解到一些脑病与 Reye 综合征无法区分的儿童有尿素循环缺陷,并导致高氨血症(循环氨水平升高)和死亡。认识到 Reye 综合征有一个尿素循环缺陷的拟表型(**phenocopy**)非常重要,因为除了支持疗法*,尿素循环缺陷的孩子们可以得到直接有效的治疗。类似地,一些死于婴儿猝死综合征(sudden infant death syndrome,SIDS)的孩子,尸检发现有脂肪酸代谢缺陷。这些都是可以治疗的疾病,适当处理可以避免危及生命。

虽然单个的代谢性疾病罕见,但整体而言由其直接或间接原因导致的发病率和死亡率很高。

---

*支持疗法是指维持身体基本功能,但不直接针对疾病进行治疗的治疗过程,如维持体液平衡、氧合和血压。

临床评述 7.1 代谢性疾病的诊断

先天性代谢异常患者的临床表型差异很大。怀孕期间,通常由母体 - 胎盘提供必需的营养物质,防止有毒底物的积累,因此胎儿很少有症状。出生后,有代谢性疾病的人出现表型的时间可能是出生的第一天,也可能是成年。症状的出现可能是急遽的,其特点是动态平衡中会有戏剧性变化,甚至死亡。相反,这种疾病也可能是隐匿的,在很长一段时间内其功能只有一些微妙的变化。对于大多数代谢性疾病,先兆期和发病症状介于这两个极端之间。下面的案例说明了这一点。

Anthony 是名 9 个月大的拉丁美洲男孩,在其父母的陪同下来到急诊室。他的父母说他烦躁易怒,在过去的 36 小时里一直呕吐;在过去的 12 小时里,他变得越来越困倦。因为很难唤醒 Anthony 给他喂奶,他们寻求医疗救助。Anthony 的病史并不明显。他有一个 8 岁的健康的姐姐,有个哥哥在出生后 7 个月夭折,对哥哥的死因进行调查后,发现与婴儿猝死综合征(sudden infant death syndrome,SIDS)一致。

Anthony 住院后,出现低血糖(血糖水平低),血液轻微酸性(血清 pH < 7.4)和高血氨(血氨浓度升高)。静脉注射葡萄糖短时间内改善了他的意识,但他继而昏迷,于 5 天后死亡。尸检显示脑水肿(脑肿胀)和肝脏脂肪浸润,诊断与 Reye 综合征一致。Anthony 的母亲担心孩子们的死亡都是互相关联的,尤其是再次怀孕后。她得到的咨询建议是 Anthony 和他哥哥的死因没有相关性,不太可能在她的家庭中再发生这类疾病。

一年后,她 6 个月大的女儿,Maria 因为嗜睡和虚弱第三次住院。实验室研究显示有中度低血糖、高血氨和酮尿症(尿中有酮)。其他研究,包括尿有机酸[*]、血浆氨基酸、游离和酯化的血浆肉碱测定,结果提示 Maria 具有脂肪酸氧化缺陷。治疗从静脉注射葡萄糖开始,包括口服肉碱和限制脂肪摄入。基因检测结果提示 Maria 患有中链酰基辅酶 A 脱氢酶(medium-chain acyl-CoA Dehydrogenase,MCAD)缺乏症。对 Maria 死亡兄弟们保存的尸检组织进行分子生物学检查,发现他们也有中链酰基辅酶 A 脱氢酶缺乏症。Maria 没有症状的姐姐也同样受累。这两个女孩吃低脂肪食物,补充左旋肉碱,2 年后都保持健康。他们有一个新弟弟,接受中链酰基辅酶 A 脱氢酶缺乏症产前检查发现没有受到影响。

该家庭 MCAD 缺乏症表现不同(突然死亡、急性病、慢性病和无症状),说明先天性代谢缺陷的表型变化是经常可见的,甚至突变相同的人也一样。因此,没有一个特定疾病的症状和表现模式。卫生保健人员的怀疑是很重要的线索,它能使我们确定代谢性疾病的检测是否必要。支持治疗可以挽救患者生命,应在诊断前就开始。然而,谨慎地努力作出一个特异的诊断是必要的,因为它对家庭有重要的意义(例如:产前检查、症状前治疗)。MCAD 缺乏症的治疗对预防早期死亡是非常有效的。

[*] 有机酸是碳基酸,是中间代谢产物,通常它们在血浆或尿液中的积累不会超过这些液体的缓冲能力。

代谢缺陷的遗传

大多数代谢性疾病呈常染色体隐性遗传方式:只有两个等位基因同时突变的个体受到影响。虽然一个等位基因突变会导致酶活性降低或失去活性(功能丧失),但是它通常不会影响一个杂合子携带者的健康。目前已确定了许多编码酶的疾病的相关基因,可以进行许多代谢疾病的基因突变鉴定和产前诊断。不过,用干血样本检测新生儿期代谢产物水平的升高(例如:苯丙酮尿症、半乳糖血症;参见第十三章)仍然是最常用的人群代谢障碍筛查方法。扩大新生儿筛查,对几十种不同代谢疾病进行筛查也很常见。随着快速和高效的 DNA 突变检测技术的发展,更多的人群代谢筛查有可能被整合进来。

大多数先天性代谢病是以常染色体隐性遗传模式遗传。携带者通常不发病。携带者的诊断检测正广泛适用于许多疾病。

代谢途径的类型

代谢疾病的分类方式很多,可根据通路受阻的病理学影响分类(如终端产物的缺乏,底物的积累);可根据蛋白质的不同功能分类(如受体、性激素);也可根据相关的**辅助因子(cofactor)**分类(如金属、维生素);还可根据途径影响分类(如糖酵解途径的影响,柠檬酸循环)。这些分类基本上完全融合了细胞生物学、生理学知识及代谢性疾病的病理学。每一种分类都有其优点和缺点,但是没有一个分类可以包括所有代谢性疾病。

代谢途径的缺陷

人体内几乎所有的生化反应都受酶的控制,酶作为**催化剂(catalysts)**起作用。酶的催化性通常能使反应速率增加 100 万倍以上。这些反应参与了生物分子的合成、转移、使用和降解,以及建立和维护细胞、组织和器官的内部结构。生物分子可分为四大类:核酸、蛋白质、碳水化合物和脂类。这些分子代谢的主要途径,包括糖酵解、柠檬酸循环、磷酸戊糖旁路、糖异生、糖原和脂肪酸的合成、储存及降解途径,能量的产生和运输系统。我们现在讨论每一个代谢途径的缺陷是如何引起人类疾病的。

碳水化合物代谢

碳水化合物存在于所有生物中,是地球上最丰富的有机物质,在生物中都有许多不同用途。碳水化合物的主要功能是作为能量生产和储存底物,代谢途径的中间产物,以及 DNA 和 RNA 的结构骨架。碳水化合物是人类饮食的主要部分,并代谢成三种主要的单糖:葡萄糖、半乳糖和果糖。半乳糖和果糖会在糖酵解前转化为葡萄糖。先天性碳水化合物代谢缺陷的主要原因是不能有效地利用这些单糖。

半乳糖

最常见的碳水化合物代谢单基因疾病是半乳糖血症(经典半乳糖血症,classic galactosemia),每 50 000 名新生儿中就有 1 名受到影响。最常见的原因是编码半乳糖 -1- 磷酸尿苷转移酶基因的突变(GAL-1-P 尿苷转移酶)(参见图 7.2)。该基因 DNA 序列约 4kb,有 11 个外显子。在西欧血统的人群中大约 70% 的半乳糖血症,是由其等位基因上 6 号外显子一个单一的碱基突变 p.Q188R 所导致的。由

于 GAL-1-P 半乳糖 -1- 磷酸尿苷酰转移酶的活性降低,受累者不能有效地将半乳糖转化为葡萄糖,半乳糖转而代谢为半乳糖醇、半乳糖酸(参见图 7.2)。虽然在许多组织都有半乳糖及其代谢产物的积累,但经典半乳糖血症的病理尚不很清楚。

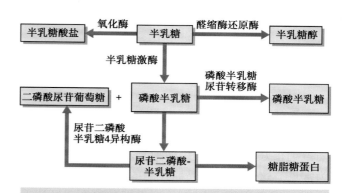

图 7.2　半乳糖代谢的主要途径。产生半乳糖血症的最常见酶异常是半乳糖 -1- 磷酸尿苷转移酶缺陷。第二常见的原因是半乳糖激酶或 UDP- 半乳糖异构酶缺陷

经典半乳糖血症的主要表现为新生儿期吮吸差、生长迟缓、黄疸等。如果半乳糖血症不经治疗通常会导致脓毒症、高氨血症、休克,引起死亡。大约 30% 的婴儿有白内障(眼睛的晶状体混浊),但治疗后常可以恢复。半乳糖血症的新生儿筛查已经广泛开展,大多数受累人群在开始出现症状时就得到诊断。早期识别并提供及时治疗,包括在很大程度上消除饮食中的半乳糖,可以大大降低该疾病的发病率及高浓度半乳糖代谢产物的急性效应。半乳糖血症的长期症状包括生长不良、发育迟缓[†]、语言问题、女性卵巢功能衰竭等。这些后遗症被认为是由内源性产生的半乳糖所引起。目前尚不清楚预防性饮食治疗对这些长期后遗症患者的影响。早期的研究表明没有影响,但随着更多纵向数据的出现,患者在早期进行饮食治疗,其结局可能让其达到正常的认知水平。

半乳糖血症也可能是编码半乳糖激酶或尿苷二磷酸半乳糖 -4- 异构酶(UDP-galactose-4-epimerase)的基因突变造成(参见图 7.2)。缺乏半乳糖激酶与白内障形成有关,但不引起生长障碍、智力障碍或肝脏疾病。半乳糖饮食限制也是半乳糖激酶缺乏症的治疗方法。缺乏尿苷二磷酸半乳糖 -4- 异构酶可以局限于红细胞和白细胞,不造成疾病,或为系统性的,产生的症状类似经典的半乳糖血症。治疗时,主

[†] 发育延迟是指延迟达到与年龄相适应的运动、语言和 / 或认知的发育里程碑。发育延迟可导致的后果从正常到严重智力低下不等。

要减少饮食中半乳糖的摄入,但不像经典的半乳糖血症患者那么严格,因为一些半乳糖必须用于形成 UDP- 半乳糖,以合成一些复杂的碳水化合物。

半乳糖血症是一种最常见的碳水化合物代谢紊乱的遗传性疾病。已经普遍开展半乳糖血症新生儿筛查。早期确诊可以通过消除饮食中的大部分半乳糖使其得到及时治疗。编码半乳糖 -1- 磷酸尿苷酰转移酶基因的突变是半乳糖血症最常见的原因。

果糖

目前,已有三种常染色体隐性遗传果糖代谢缺陷得到很好阐述,由肝果糖激酶基因突变造成的最为常见。这种酶催化果糖代谢的第一步,将果糖转化为 1- 磷酸果糖(图 7.3)。肝果糖激酶失活导致无症状的果糖尿(尿中存在果糖)。

相反,遗传性果糖不耐受(hereditary fructose intolerance,HFI)导致喂养困难,生长迟缓,肝肾功能不全和死亡。HFI 是由因为肝脏、肾皮质和小肠缺乏果糖 1,6- 二磷酸醛缩酶所引起的。如果成人与婴儿 HFI 不摄取果糖或蔗糖(一种由葡萄糖和果糖组成的糖),就都不会产生症状。将水果和蔬菜添加到母乳喂养婴儿的饮食中后,会出现症状。如果

避免摄入有害食物,受累婴儿可能会生存到儿童期。HFI 的患病率大约为 1/20 000,克隆出编码果糖 -1-磷酸醛缩酶的基因以来,人们发现不同等位基因突变的地理分布存在差异。

肝果糖 1,6- 二磷酸酶(FBPase)不足导致糖异生作用受损、低血糖(循环血糖水平降低)和严重的代谢性酸血症(血清 pH<7.4)。虽然有在儿童时期才被诊断的报道,但是通常建议受累婴儿于出生后不久即进行治疗。如果患者在童年时期得到充分治疗,生长和发育似乎是正常的。现已发现少数编码 FBPase 基因的突变,其编码的突变蛋白质在体外没有活性。

果糖代谢中最常见的缺陷是无症状的果糖激酶缺乏。遗传性果糖不耐受不太常见,但问题更严重。

葡萄糖

糖代谢异常是碳水化合物代谢中最常见的错误。然而,导致这些紊乱的原因各种各样,既包括环境因素,也包括遗传因素。血糖水平升高相关的疾病(高血糖)已被分为三类:糖尿病 I 型(T1DM)、糖尿病 II 型(T2DM)和成年期发病的青年型糖尿病(maturity-onset diabetes of the young,MODY),其中

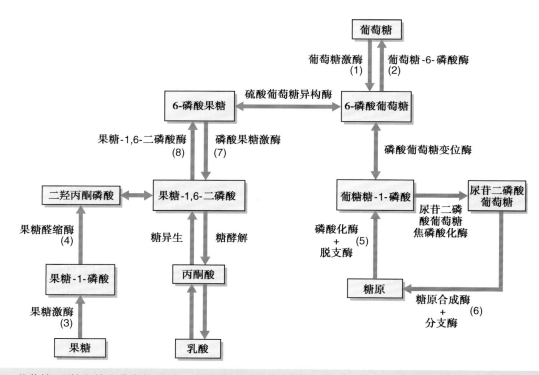

图 7.3　葡萄糖、果糖和糖原代谢概要图。该通路中的酶缺陷引起的高血糖症(1)、Von Gierke 病(2)、果糖尿症(3)、遗传性果糖不耐受(4)、柯里病(5)、安德森病(6)、Tarui 病(7)和果糖 1,6- 二磷酸酶(FBPase)缺乏症(8)

每个都有许多亚型。T1DM 与血浆胰岛素水平的减少或缺乏相关，通常在儿童期出现。糖尿病 II 型的特点是胰岛素抵抗，多在成人期发病。我们将在第 12 章进行 T1DM 和 T2DM 更详细的讨论。

罕见的单基因突变导致高血糖症得到证实后，普通糖尿病病理生理的认识取得了实质性进展。胰岛素受体基因突变与胰岛素抵抗和黑棘皮病（波纹状增生性皮肤）疾病特征相关。这些突变可降低细胞表面胰岛素受体的数量，或者降低胰岛素结合活性水平，或胰岛素刺激的酪氨酸激酶活性水平。线粒体 DNA 和编码胰岛素和葡萄糖激酶的基因也与高血糖疾病相关。

通过对罕见的、单基因形式导致的糖尿病的研究，让我们清楚在常见的糖尿病中这些糖代谢通路可能被打乱。

乳糖

乳糖（由葡萄糖和半乳糖组成的一种糖）代谢能力部分取决于小肠刷状缘的乳糖酶 - 根皮苷水解酶（lactase-phlorizin hydrolase，LPH）的活性。大多数哺乳动物的 LPH 活性会在断母乳后减少。小肠持续存在的 LPH 活性，是人群一种常见的常染色体隐性遗传疾病，发病率从 5% 到 90% 不等。乳糖酶耐受在地理上的分布是与高牛奶摄入量区域一致的，如西北欧和非洲的某些地区。对成年人而言，这种持续的乳糖耐受能力，可以让他们利用食物获得维生素 D，从而在这些人群中有选择性的优势。在大多数热带和亚热带国家，乳糖酶不耐受症（即成人型乳糖酶缺乏或乳糖不耐受症）是常见的。乳糖不耐受者摄入乳糖后，可出现恶心、腹胀、腹泻等。因此，在许多地区降低乳糖酶活性很普遍，乳制品中的乳糖在食用前通常被部分代谢（例如，通过乳酸菌制备酸奶）。对于腹痛和肠易激综合征症状的病因，是否因为存在乳糖不耐受存在争议。

LPH 由 2 号染色体上的乳糖酶基因（*LCT*）编码。在欧洲人群中，成人 LPH 的表达受上游的一个名为微小染色体维持蛋白 6（*MCM6*）基因的多态性调控。然而，在非洲撒哈拉以南、中亚和阿拉伯半岛的人群中，乳糖耐受性是很常见的，发现这种多态的频率很低或缺乏。这些人群的乳糖耐受性似乎是因不同多态增强了 *LCT* 的转录。这些多态在最近的

人类进化中出现相对升高的趋势，作为两个相对独立的欧洲和非洲人群，自然选择的结果增加了发病率。在每一种情况下，选择压力似乎已经成为一种地方性的、更强的、食用乳制品的适应能力。

乳糖酶活性完全失活的突变会导致先天性乳糖酶缺乏症，会在婴儿期产生严重腹泻和营养不良。这类突变罕见。

糖原

碳水化合物是人类最普遍的糖原储存形式。因此，导致糖原合成受损或降解的酶的缺乏，被认为是碳水化合物代谢疾病。现已确定参与糖原代谢缺陷的所有蛋白质（表 7.2），它们导致了不同形式的糖原贮积病（glycogen storage disorders），根据发现时间的先后顺序，以数字形式进行了分类，其酶学基础也得到了描述。糖原贮积症影响最严重的两个器官是肝脏和骨骼肌。糖原贮积症影响肝脏，引起肝大和低血糖。糖原贮积症影响骨骼肌，导致运动不耐受、进行性肌无力和痉挛。一些糖原贮积症，如 Pompe 症，可以影响心肌，导致心肌病和早期死亡。通过酶替代疗法（例如，用活性形式的酶静脉注射）进行糖原贮积症的治疗，可以预防症状出现，保存功能和防止早期死亡。

每一种糖原代谢疾病都罕见，但总发病率较高。早期干预可以防止重度残疾和早期死亡。

表 7.2　糖原贮积症

类型	基因缺陷	主要受累组织
Ia（Von Gierke）	葡萄糖 -6- 磷酸酶	肝、肾、肠
Ib	微粒体葡萄糖 -6- 磷酸转运	肝、肾、肠、中性粒细胞
II（Pompe）	溶酶体酸 β- 葡萄糖苷酶	肌肉、心脏
IIIa（Cori）	糖原脱支酶	肝、肌肉
IIIb	糖原脱支酶	肝
IV（Anderson）	分支酶	肝、肌肉
V（McArdle）	肌肉磷酸化酶	肌肉
VI（Hers）	肝磷酸化酶	肝
VII（Tarui）	肌磷酸果糖激酶	肌肉

氨基酸代谢

蛋白质在生物大分子中起着多种角色的作用（例如，提供机械支持，协调免疫反应，产生运动）。实际上几乎所有已知的酶都是蛋白质。蛋白质的基本结构单元是氨基酸。一些内源性氨基酸可以在体内合成（非必需氨基酸），其他必须从环境中获得（必需氨基酸）。许多氨基酸代谢缺陷都已有描述。

苯丙氨酸

苯丙氨酸（一种必需氨基酸）代谢缺陷会导致高苯丙氨酸血症，是先天性代谢缺陷中研究最为广泛的一种代谢疾病。这些代谢缺陷的发生都是由苯丙氨酸羟基化途径的编码基因发生突变引起的（见图 7.1）。血浆苯丙氨酸水平升高会破坏大脑髓鞘形成和蛋白质合成等重要的细胞过程，最终引起严重智力障碍。大多数病例都是由编码苯丙氨酸羟化酶（phenylalanine hydroxylase，PAH）的基因突变引起，导致典型的苯丙酮尿症（phenylketonuria，PKU）。已在 PAH 中发现几百种突变，包括替换、插入和缺失突变。高苯丙氨酸血症在不同人群的发病率因地域不同变化很大，欧洲裔为 1/10 000，非洲裔则为 1/90 000。少数高苯丙氨酸血症是由于合成四氢生物蝶呤（BH4，苯丙氨酸羟化所必需的辅助因子）缺陷或二氢蝶呤还原酶缺乏引起的。

高苯丙氨酸血症的治疗目的是通过在饮食中限制苯丙氨酸摄入，使血液中苯丙氨酸水平恢复正常（框 7.1）。苯丙氨酸是一种必需氨基酸，其足量供应对生长和发育是必需的，完全缺乏苯丙氨酸是致命的。所以为了正常的生长必须维持很好的平衡，即提供足够苯丙氨酸，与防止血液中苯丙氨酸浓度太高之间的平衡。终生的治疗对 PKU 患者效果明显。被确诊的 PKU 患者必须终生接受限制苯丙氨酸饮食。最近酶替代疗法已被批准用于患有 PKU 的成人，该疗法可有效帮助那些仅靠饮食限制还不够的患者进一步降低其苯丙氨酸水平。盐酸沙丙蝶呤，是一种 BH4，可以帮助 BH4 缺乏导致的 PKU 患者。

高苯丙氨酸血症的孕妇，其胎儿血液苯丙氨酸浓度水平过高，会导致胎儿生长缓慢、出生缺陷、小头畸形、智力障碍（不管胎儿基因型如何）。因此 PKU 女性怀孕期间必须接受良好的孕期咨询，最好在备孕期及孕期，都维持低苯丙氨酸食谱。

高苯丙氨酸血症是最常见的氨基酸代谢缺陷疾病。典型的高苯丙氨酸血症是编码苯丙氨酸羟基化酶的基因突变所引起。主要处理是通过特定食谱，控制食物中苯丙氨酸的摄入。

框 7.1　先天性代谢异常的饮食管理

许多先天性代谢异常治疗的最重要方式是饮食管理，通常包括对有毒物质的限制，如碳水化合物（例如：半乳糖血症、糖尿病）、脂肪（例如：MCAD 缺乏症）、氨基酸（如 PKU、MSUD、尿素循环缺陷）；避免空腹；替换缺乏的辅助因子（如维生素 B、左旋肉碱）；或使用分解代谢的替代途径消除有毒物质。因为许多代谢性疾病可以在婴儿期作出诊断，且该阶段婴儿的营养需求变化迅速（有时每周），所以为婴儿正常生长和发育提供足够热量和营养是必要的（图 7.4）。维持特殊的饮食最初依赖于受累孩子的父母。对于大多数代谢性疾病患者，这种特殊的饮食必须维系一生，这带来了许多独特的挑战，且往往是家庭和护理提供者不可预见的。因此，临床营养师、胃肠病专家、心理学家、遗传咨询师和生化遗传学家提供的支持和指导非常重要。

例如，对 PKU 新生儿给予低苯丙氨酸饮食，可预防高苯丙氨酸血症对大脑的影响。母乳中含有过多苯丙氨酸，不能作为唯一的营养来源。因此，应该给患儿喂养一种昂贵的低苯丙氨酸配方奶粉，一种作为药物的食物 *。可以用吸奶器吸出母乳，定量与配方奶粉混合，避免给婴儿太多的苯丙氨酸。同时要经常测量患儿血清苯丙氨酸水平，并根据婴儿的生长和个体对苯丙氨酸耐受量的不同，适时作出饮食调整。这些干预措施可能会破坏母婴关系，并扭曲家庭社会动力。

当一个 PKU 孩子长大后，低蛋白食物替代品可用于饮食方案的补充（例如：低蛋白面包和意大利面）。从这一个角度来看，一个 10 岁的 PKU 孩子可能每天要摄取 300~500mg 苯丙氨酸。因此，3~4 片的常规面包就可以满足孩子的营养需求，达到饮食中的苯丙氨酸限制，因为谷物中有相对高

框 7.1　先天性代谢异常的饮食管理 - 续

的蛋白质含量。低蛋白食品使饮食更丰富多样。事实上，一片普通面包的苯丙氨酸量相当于 7 片低蛋白面包的量。然而，许多这类食物有特殊气味，在味道、口感或外观上都明显异于蛋白质量正常的食物。PKU 患者对水果、脂肪和碳水化合物摄入量限制较少（表 7.3）。然而，许多食品中都含有苯丙氨酸（例如：明胶、啤酒）。事实上，美国食品药品监督管理局（FDA）要求制造商将含有阿斯巴甜（一种常见的人工甜味剂，包含苯丙氨酸）的

产品标出，提醒 PKU 人群。青少年 PKU 患者有时很难与同龄人正常交往，因为特殊的饮食要求限制了他们在餐厅、体育赛事和聚会的食物选择。成人 PKU 患者必须比他们在童年时期消耗更多的食物。女性 PKU 患者怀孕期间必须严格限制低苯丙氨酸的饮食，因为高苯丙氨酸血症是一个已知的致畸因素（参见正文）。

先天性代谢疾病是慢性疾病，需要通过大量的饮食调整来治疗。医疗保健提供者需要关注到 PKU 患者的生活方式有相当大的变化，此外还有其资金的积累和情感的艰辛（PKU 患者的生活方式与常人相比有相当大的改变，因此医疗保健提供者必须意识到这类患者在经济和情感上的困难）。

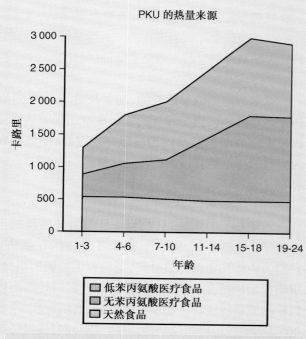

PKU 的热量来源

图 7.4　不同年龄苯丙酮尿症患者的热量来源。随着对能量和蛋白质的需求增加，无蛋白医疗食品及低蛋白的医疗食品的需求随着年龄增长而增加

(Courtesy Kathleen Huntington and Diane Waggoner, Oregon Health and Science University.)

表 7.3　几种常见食品中苯丙氨酸的含量

食物	度量	苯丙氨酸·mg^{-1}
火鸡、淡肉	一杯	1 662
金枪鱼，水浸	一杯	1 534
烤豆	一杯	726
低脂牛奶（2% 脂肪）	一杯	393
豆奶	1 盎司	46
母乳	1 盎司	14
西兰花（生的）	3 汤匙	28
土豆（烤）	2 汤匙	14
西瓜	1/2 杯	12
葡萄柚（鲜）	1/4 个水果	13
啤酒	6 盎司	11
明胶甜点	1/2 杯	36

*《美国公法》第 100~290 条将医疗食品定义为在医生监督下配制成食用或肠内给药的食品，其目的是根据公认的科学原则，对具有特殊营养需求的疾病或病症进行特定的饮食管理，该管理是通过医学评估建立的。

酪氨酸

酪氨酸是儿茶酚胺、甲状腺激素和黑色素合成途径的出发点，也是合成许多蛋白质的必需氨基酸之一。血清酪氨酸水平升高可源于获得性的（例如，严重肝功能障碍），或者先天分解的代谢缺陷。遗传性酪氨酸血症 I 型（HT1）是酪氨酸最常见的代谢缺陷，因缺乏富马酰乙酰乙酸水解酶（FAH）引起的，它催化酪氨酸分解代谢的最后一个步骤（参见图 7.1）。

FAH 底物延胡索酰乙酰乙酸及其前体马来酸具有诱变性，对肝脏有毒。因此 HT1 的特点是肾小管功能障碍，外周神经病变的急性发作，进行性肝病有导致肝硬化和肝癌的高风险（肝癌）。

HT1 患者管理包括支持性护理、苯丙氨酸和酪氨酸限制性饮食、对 2-（2- 硝基 -4- 三氟苯甲酰）-1,3 环己二酮（NTBC）或尼替西农［一种 FAH（4- 羟基苯丙酮酸双加氧酶）上游酶的抑制剂］进行管理。

使用 NTBC，结合低酪氨酸饮食，可明显改善 HT1 患儿的症状。尚不清楚 NTBC 的长期影响，但治疗超过 20 年的患者情况似乎很好。对 NTBC 无反应或患恶性肿瘤者，可以通过肝移植治疗。在一个 HT1 小鼠疾病模型中，通过具有长期稳定表达 FAH 的肝细胞（FAH$^+$ 肝细胞）的基因治疗（参见第十三章），可重塑肝脏功能。因为在这些肝脏中还保留了一些 FAH$^-$ 肝细胞，目前尚不清楚这种治疗是否降低肝癌的风险。HT1 的基因治疗可能有一天会取代终生的饮食和药物治疗。

在许多家庭发现了 FAH 突变。比如在法裔加拿大人中，有一个常见的剪接位点突变，其高频率可能是奠基者效应的结果（参见第三章）。这种突变使一整个外显子全部缺失，一系列重要氨基酸被移除。在 HT1 患者中也存在错义突变和无义突变。

酪氨酸血症 Ⅱ 型（眼皮肤酪氨酸血症）是由于酪氨酸氨基转移酶缺乏引起的。它的主要特征是角膜糜烂，手掌上皮肤和脚底皮肤加厚。酪氨酸血症 Ⅲ 型与苯丙酮酸双加氧酶活性降低有关，只有少数受累病例报道。

FAH 的缺乏导致 HT1，其底物的积累导致神经、肾脏和肝脏功能紊乱，尽管肝移植已经是 HT1 治疗的主要方法，但使用药物阻断 FAH 产物的生成也是有效的措施。

支链氨基酸

支链氨基酸（branched-chain amino acids，BCAAs）是约 40% 哺乳动物的必需氨基酸，如缬氨酸、亮氨酸、异亮氨酸。支链氨基酸用 α- 酮酸作为中间体，通过氧化途径作为能量来源。α- 酮酸的脱羧由多聚体的酶复合物介导，称为支链 α- 酮酸脱氢酶（branched-chain α-ketoacid dehydrogenase，BCKAD）。BCKAD 复合物由至少 4 个催化成分和 2 个调节酶组成，这 2 个调节酶由 6 个基因编码。6 个组分中的任何一个出现缺陷都会导致枫糖尿症（maple syrup urine disease，MSUD），如此命名是因为受累人群的尿液有像枫糖浆的气味。

一般人群中，枫糖尿症的患病率是低的。但它在宾夕法尼亚、恩卡斯特县的门诺社区相对普遍，这里大约每 7 人中有 1 人是该疾病杂合突变的携带者。所有这些携带者都带有 1 个相同的 $E_1\alpha$ 基因（一个编码 BCKAD 催化组分的基因座）致病突变，他们都是 18 世纪一对从欧洲移民夫妇的后代。这是一个小的、相对孤立人群中的奠基者效应范例（参见第三章）。

未经治疗的枫糖尿症患者，其支链氨基酸和相关联的酮酸累积会导致进行性神经退化，患儿在其生命的最初几个月内死亡。通过限制饮食，让支链氨基酸能满足正常生长所需来治疗 MSUD。即使进行治疗，病情恶化也是常见的，因而需要密切追踪护理。只要患者 BCKAD 活性能够增加几个百分点，病程就会显著改变。硫胺素，即 BCKAD 的一个辅酶，可以用于治疗这些患者。MSUD 的基因疗法也正在研究中。

枫糖尿症是由支链 α- 酮酸脱氢酶缺陷引起的。支链氨基酸积聚导致渐进性神经退行性疾病和死亡。治疗包括最低限度的支链氨基酸的限制性摄入。

氨基酸缺陷的早期检测，加上及时的干预，可以防止严重的体格损伤和死亡。适度增加酶的活性可以显著地改变氨基酸代谢缺陷症的过程，使他们成为很好的体细胞基因治疗候选对象。

脂代谢

脂质（希腊语，lipos，"胖"）是一组异质性的生物分子，不溶于水，易溶于有机溶剂（例如：氯仿）。它们为磷脂和鞘脂提供骨架，是所有生物膜的组分。脂质如胆固醇是类固醇激素的成分，它们是细胞内信使和能量的底物。血脂水平升高（高脂血症）很常见，是脂类转运机制缺陷的结果。脂肪酸（碳氢链带一个羧基的基团）代谢错误不常见。然而，高脂血症的特征（参见第十二章），包括脂肪酸代谢异常及胆固醇合成和利用缺陷，是了解脂代谢生化基础的强有力途径。

在空腹、长时间有氧运动时，会从脂肪组织中释放脂肪酸，成为肝脏、骨骼肌和心肌能量产生的主要底物。该通路中的主要步骤包括：通过细胞活化吸收脂肪酸，在线粒体内外膜运输，并进入线粒体基质中的 α- 氧化螺旋（图 7.5）。以上每个步骤的缺陷在人类中都已有描述，其中脂肪酸氧化（fatty acid oxidation，FAO）缺陷最为常见。

脂肪酸

最常见的先天性脂肪酸代谢缺陷源于中链酰基辅酶 A 脱氢酶（medium-chain acyl-coenzyme A dehydrogenase，MCAD）的缺乏。MCAD 缺乏症的

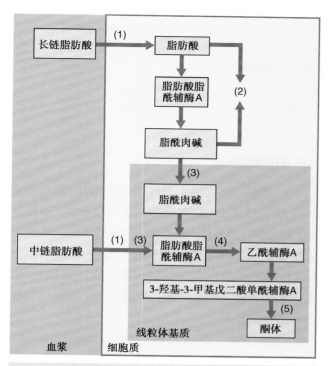

图 7.5　脂肪酸代谢的总结图：(1)脂肪酸进入细胞；(2)活化和酯基转移；(3)线粒体摄取；(4)通过 α 氧化；(5)形成酮体。值得注意的是，没有肉碱介导的运输中链脂肪酸可以穿过线粒体膜。CoA，辅酶 A

特点是发作性低血糖，往往是由节食、空腹引起(参见临床评述 7.1)。通常，一个 MCAD 缺乏症的孩子由于一些轻微的疾病(例如：上呼吸道疾病、肠胃炎)，会在口摄入减少后出现呕吐和昏睡。空腹导致脂肪酸中间体的积累，因而不能产生足够数量的酮满足组织的需求，并耗尽葡萄糖的供应。脑水肿和脑病是脂肪酸中间物在中枢神经系统的间接和直接作用的结果。除非能够快速提供可用的能量如葡萄糖，否则就会死亡。治疗方式还包括避免空腹，确保足够的卡路里来源，并提供密切护理。

目前为止报道的北西欧裔 MCAD 患者中，大多数存在一个 A 到 G 的错义突变，c.985A>G，使谷氨酸替代了赖氨酸。另外还发现了替换、插入和缺失等突变，但不太常见。MCAD 的分子特性使得它能够有一个可靠、廉价、直接的 DNA 检测作为诊断工具。此外，由于 MCAD 缺乏症符合新生儿筛查标准(参见第十三章)，美国所有 50 个州和其他地区都已经将其增加为新生儿筛查项目。

长链酰基辅酶 A 脂肪酸由几种不同酶催化，经过一系列步骤进行代谢。第一步是由长链酰基辅酶 A 脱氢酶控制(long-chain acyl-CoA dehydrogenase，LCAD)。第二步由一个叫作线粒体三功能蛋白

(mitochondrial trifunctional protein，TFP) 的酶复合物催化。TFP 酶复合物的其中之一是长链 -3- 羟酰基辅酶 A 脱氢酶(long-chain L-3-hydroxyacyl-CoA dehydrogenase，LCHAD)。

LCHAD 缺乏症是 FAO 疾病中最严重的一种。第一个报道的病例表现为严重的肝脏疾病，症状从新生儿暴发性肝衰竭到肝脏的慢性、进行性破坏。在过去的 10 年中，表型已扩大到包括心肌病、骨骼肌病、视网膜病、周围神经病变和突然死亡。其临床和生化特性与其他类型的 FAO 失调区别明显。治疗包括避免空腹，低脂饮食、补充中链甘油三酯，某些病例可以补充肉碱。

过去的 10 年内发现，一些妊娠了 LCHAD 缺乏症胎儿的孕妇，患有一种严重的肝脏疾病，称为妊娠急性脂肪肝(acute fatty liver of pregnancy，AFLP) 和 HELLP 综合征(hemolysis，elevated liver function tests，low platelets，即溶血、肝功能试验上升、血小板降低)。假说认为胎儿游离脂肪酸代谢的失败，导致母体肝脏和胎盘中异常脂肪酸代谢产物的积累。肝脏中这些物质的积累会导致女性 AFLP 和 HELLP 的异常。在胎盘中的积累可能导致胎儿生长受限，增加早产的概率，这两种情况在儿童 LCHAD 缺陷症中都很常见。

胆固醇

血浆胆固醇水平的升高和多种情况相关，最显著的是动脉粥样硬化性心脏病。胆固醇水平大量降低可能会对生长和发育产生不利影响。胆固醇生物合成的最后一步通过 Δ7- 甾醇还原酶(the enzyme Δ7-sterol reductase，DHCR7) 催化。多年来，人们已经注意到，常染色体隐性遗传疾病 SLO (Smith-Lemli-Opitz) 综合征存在胆固醇水平的降低和 7- 脱氢胆固醇水平的升高(DHCR7 的前体)。SLO 以大脑、心脏、生殖器和手的各种先天性异常为特征(图 7.6)，而大多数先天性代谢疾病不会引起先天畸形。

1998 年发现，SLO 由 DHCR7 基因突变引起。迄今为止，已经知道该基因超过 100 种不同的突变。其中大部分是错义突变，导致该蛋白的一个高度保守氨基酸残基被替换。DHCR7 等位基因突变的群体筛查显示，欧洲血统人群中的频率为 3%~4%。这种高频的携带率表明 SLO 的发病率远高于通常观察到的。可能因为一些受到 SLO 影响的胎儿流产了，或者无法检测出一些影响轻微的患者。在 SLO 儿童的饮食中补充胆固醇已有研究，但是其有效性仍不清楚。

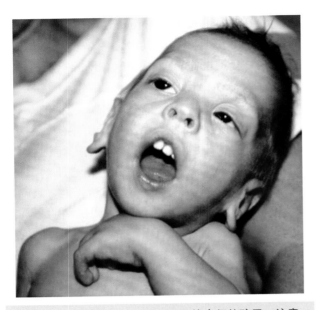

图 7.6   一个 Smith-Lemli-Opitz 综合征的孩子。注意
宽鼻根，鼻尖朝上，内眦褶是这种疾病的特征
（引自 Jones K. *Smith's Recognizable Patterns of Human
Malformation*. 6th ed. Philadelphia: Saunders; 2006: 116.）

儿童脂质代谢缺陷的临床表现变化从缓慢、恶化到突然死亡。MCAD 缺乏是其中最常见的疾病。大多数受累人群可以用出生时的一滴干血斑通过生化分析得到诊断。

类固醇激素

胆固醇是几大类类固醇激素的前体，这些激素包括糖皮质激素（如皮质醇）、盐皮质激素（如醛固酮）、雄激素（如睾酮）和雌激素等（图 7.7）。这些类固醇激素通常能穿过细胞膜并与胞内受体结合，受体 - 配体复合物在很多生理过程具有广泛的作用。类固醇激素或它们受体的合成缺陷可能会导致各种各样的临床异常。

先天性肾上腺皮质增生症（congenital adrenal hyperplasia，CAH）是皮质醇生物合成过程中所需酶缺陷相关的一种遗传异质性常染色体隐性遗传

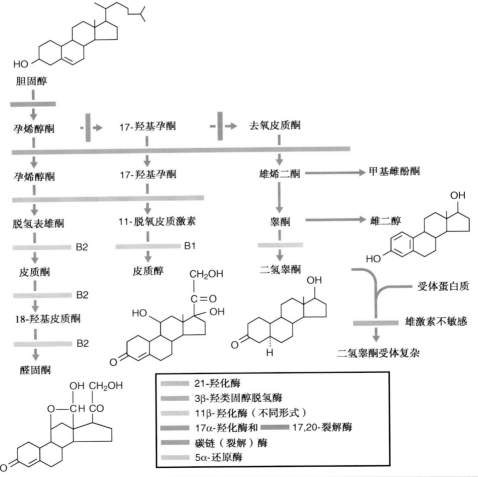

图 7.7   类固醇合成的概要图。图中显示了参与生成皮质醇、醛固酮、睾酮的酶
（修改自 Turnpenny P. *Emery's Elements of Medical Genetics*. 13th ed. Philadelphia: Churchill Livingstone; 2007.）

疾病。大约 95% 的病例是由编码 21- 羟化酶的 *CYP21A2* 基因突变引起，以皮质醇缺乏、多种醛固酮的缺乏和过量的雄激素为特征。21- 羟化酶缺乏症的总发病率约为 1/15 000，携带者的频率为 1/60。然而，不同民族之间 CAH 的发病率有很大变化，例如，阿拉斯加尤皮克人的发病率是 1/280。

CAH 的临床严重程度差异很大，并取决于残存的 21- 羟化酶活性程度。严重的或典型的症状以皮质醇前体过多为特征，导致肾上腺雄激素过量。此外，醛固酮缺乏会导致失盐。病情较轻的病例，能产生足够皮质醇，但雄激素过量。CAH 患者的两性畸形常见于 46,XX 婴儿。CAH 女性出生时通常有两性畸形（图 7.8），是由于胎儿在子宫内暴露于高浓度雄激素中的原因。CAH 男性出生时有正常的生殖器，其诊断年龄取决于醛固酮缺乏的严重程度。大多数失盐型 CAH 男性出生 7~14 天表现为肾上腺危象，表现为体重减轻、嗜睡、脱水、低钠血症（血浆 Na$^+$ 浓度降低）和高钾血症（血浆 K$^+$ 浓度升高）。如果患者不进行治疗，很快就会死亡。肾上腺危象在女孩中不太常见，因为她们生殖器的两性畸形通常能被早期诊断和干预。

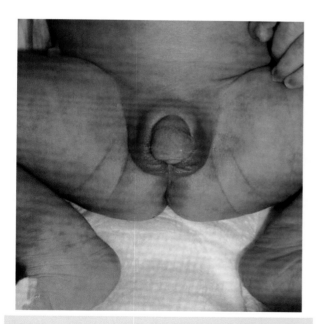

图 7.8　一个 46,XX 的先天性肾上腺皮质增生症婴儿。外生殖器男性化，有褶皱和部分唇褶皱融合，没有明显性腺，超声可见子宫、卵巢

(Courtesy Melissa Parisi, University of Washington)

非失盐型的 CAH 男孩在 2~4 岁时表现为过早的男性化。非典型或轻度 CAH 患者不存在皮质醇

缺乏，随着童年后期或成年期雄激素水平增高，表现如下症状：青春期发育早熟、多毛症、闭经或月经稀发、多囊卵巢或痤疮。

治疗 CAH 可采用皮质醇替代、抑制肾上腺雄激素的分泌，给予盐皮质激素使其电解质浓度能够重新恢复正常等，对先天性两性畸形的孩子提供外科手术是复杂而又有争议的，但大多数患 CAH 的女孩，确认为女性后在其出生的第一年进行女性化外科手术是标准的处理。在妊娠时，如果胎儿具有 CAH 风险，孕妇可以使用类固醇以抑制胎儿产生过量的雄激素，减少女性胎儿生殖器两性畸形的可能。

CYP21A2 位于染色体 6p21 上，这是主要的组织相容性复合物区（MHC；参见第九章）。*CYP21A2* 基因超过 75% 的等位基因突变是基因转换‡过程中有害的突变被转换到 *CYP1A2* 引起。这些突变导致蛋白质产物缺乏正常的 21- 羟化酶活性。

先天性肾上腺皮质增生症是一种常见的，由于皮质醇合成缺陷导致的女性外生殖器男性化和男性性早熟疾病，通常因为 21- 羟化酶活性降低引起。

类固醇激素受体

大多数类固醇激素受体的缺陷是罕见的。骨骺闭合失败导致身材高大的人群中，一小部分发现存在雌激素受体缺陷。编码糖皮质激素受体的基因突变可以对皮质醇作用产生遗传性抵抗。

相反，X 连锁、编码雄激素受体（AR）的基因突变就比较常见。这些突变常导致染色体核型为 46, XY 的人群出现完全或部分的雄激素不敏感综合征（complete or partial androgen insensitivity syndromes, CAIS 或 PAIS），以前被称为"睾丸女性化综合征"。其特征为出生时典型的女性外生殖器，米勒管结构退化或缺失（即输卵管、子宫和子宫颈），阴道穹隆短，腹股沟或阴唇睾丸，第二性特征缺乏或缺失。患有 PAIS 的人可以有两性畸形的外生殖器，不同位置的睾丸，以及有或无第二性征。几乎所有受累人群都是不育的。

CAIS 和 PAIS 通过 X- 连锁隐性遗传模式传递。超过 95% 的 CAIS 患者，存在 AR 基因突变。到目前为止，在 AR 基因中发现了数百种不同突变。

---

‡ 基因转换是两个不同的 DNA 片段重新结合的过程，其中一个片段被改变成另一个片段。

这些突变大多数会损害雄激素的结合，或损害雄激素受体与 DNA 的结合。雄激素受体多聚谷氨酰胺数量的增加导致完全不同的遗传病，称为脊髓延髓肌萎缩症（spinal bulbar muscular atrophy，SBMA）（参见第五章）。

过氧化物酶

过氧化物酶体是包含超过 50 种酶的细胞器，这些酶催化主要与脂质代谢有关的合成和降解代谢功能。过氧化物酶体的疾病通常分为三组：过氧化物酶生物合成障碍（peroxisome biogenesis disorders，PBDs）、X- 连锁肾上腺脑白质营养不良（X-linked adrenoleukodystrophy，X-ALD）和单纯过氧化物酶缺乏（the single peroxisomal enzyme deficiencies，PED）。

PBD 包括四种疾病：Zellweger 综合征（别名：脑 - 肝 - 肾综合征）、新生儿肾上腺脑白质营养不良，婴儿型 Refsum 病（又名遗传性共济失调性多神经炎）和肢近端型点状软骨发育不良 I 型。Zellweger 综合征是其中最为严重的一种，表现为新生儿重症肌无力，脑白质进展性的疾病，特殊面容，通常在婴儿期死亡。新生儿肾上腺脑白质营养不良有相似但稍微轻一点的症状，同时伴有儿童癫痫。婴儿型 Refsum 病比 Zellweger 综合征和新生儿肾上腺脑白质营养不良的症状要轻，但受累的儿童仍有发育迟、学习障碍、听力丧失和视力障碍。

PBDs 是编码过氧化物酶的 *PEX* 基因突变引起的。这些蛋白都是过氧化物酶体的生物合成以及过氧化物酶体的基质和膜蛋白的导入所必需的。到目前为止，已发现十几种不同的过氧化物酶编码基因的突变，其中许多基因突变可导致 Zellweger 综合征、新生儿肾上腺脑白质营养不良或婴儿型 Refsum 病。

迄今为止，已报道近 10 种不同 PEDs。依据过氧化物酶体的主要功能受损情况，这些酶缺陷的患者有各种不同的临床特点，包括 α- 氧化和 β- 氧化缺陷、缩醛磷脂合成障碍、高草酸尿症、无过氧化氢酶血症。

最常见的过氧化物酶体疾病之一是 X-ALD，该疾病影响了极长链脂肪酸（very long chain fatty acids，VLCFA）向过氧化物酶体的转运和被酰基辅酶 A 合成酶的活化，使得 VLCFA 氧化分解受阻，导致 VLCFAs 的聚集，并进入脂质合成途径，延伸脂肪酸链。可以根据发病年龄对 ALD 进行分类。最常见的类型是儿童 ALD（childhood cerebral ALD，CCALD）和肾上腺脊髓神经病（adrenomyeloneuropathy，AMN）。CCALD 典型的表现为 3~10 岁之间，认知和行为渐进性恶化，继而进一步致残。AMN 会产生相似但轻微的神经症状，但发病年龄更晚，病程进展的速度要慢。与许多 X- 连锁隐性遗传疾病不同，40%~50% 的 ALD 杂合突变女性会出现 AMN 样症状。

过氧化物酶缺陷引起各种儿童和成人神经问题。其范围从相对温和，进程缓慢到非常严重和危及生命。

降解途径

大多数生物分子都是动态的，作为细胞正常代谢状态的一部分，不断地循环利用。现有的分子降解其成分，并成为建立其他新分子的底物。此外还需要处理与清除能量生产、底物转化和合成代谢的副产物。降解途径错误导致本来要被循环利用或清除的代谢物累积。

溶酶体贮积症

溶酶体贮积症是典型的先天性代谢异常：由于底物的积累引起。溶酶体内的酶催化鞘脂、糖胺聚糖（黏多糖）、糖蛋白和糖脂逐步降解。未降解分子的累积造成细胞、组织和器官功能障碍。大多数溶酶体病是由酶的缺陷引起的，也有些是由无法激活一种酶或将其运输到可以正确发挥功能的位置引起。由于奠基者效应、遗传漂移或自然选择（参见第三章）的原因，许多溶酶体贮积症在某些种族人群中具有罕见的高发病率。

黏多糖症

黏多糖症（mucopolysaccharidoses，MPS 疾病）是由一个或多个多糖降解能力降低引起的（例如：硫酸皮肤素、硫酸乙酰肝素、硫酸角质素、硫酸软骨素）一组异质性疾病。这些多糖是细胞外基质中蛋白多糖的降解产物。10 种不同酶缺陷引起的 6 种不同 MPS 疾病，具有许多共同临床特征（表 7.4），这些疾病可以依据临床、生化和分子生物学分析区分彼此。每种 MPS 疾病都可以通过成纤维细胞、白细胞、血清或干血斑的酶活性进行检测。通过羊

表 7.4 黏多糖贮积症 *

名称	突变酶	临床特征
Hurler-Scheie(MPS-Ⅰ)	α-L-艾杜糖酶	面部粗糙,肝脾大,角膜混浊,多发性骨发育不良[†],智力障碍
Hunter(MPS-Ⅱ)	艾杜糖醛酸硫酸酯酶	面部粗糙,肝脾大,多发性骨发育不良,智力障碍,行为问题
Sanfilippo A MPS-ⅢA	乙酰氨基磺酰胺酶	行为问题,多发性骨发育不良,智力障碍
Sanfilippo B MPS-ⅢB	α-N-乙酰氨基葡萄糖苷酶	行为问题,多发性骨发育不良,智力障碍
Sanfilippo C MPS-ⅢC	乙酰辅酶 A:α-氨基葡萄糖;N-乙酰转移酶	行为问题,多发性骨发育不良,智力障碍
Sanfilippo D MPS-ⅢD	N-乙酰氨基葡萄糖-6-硫酸酯酶	行为问题,多发性骨发育不良,听力下降
Morquio A MPS-ⅣA	N-乙酰氨基葡萄糖-6-硫酸酯酶	身材矮小,骨骼发育异常,听力下降
Morquio B MPS-ⅣB	β-半乳糖苷酶	身材矮小,骨骼发育异常,听力下降
Maroteaux-Lamy MPS-Ⅵ	芳基硫酸酯酶 B	身材矮小,角膜混浊,心脏瓣膜病,多发性骨发育不良
Sly MPS-Ⅶ	β-葡萄糖醛酸酶	面部粗糙,肝脾大,角膜混浊,多发性骨发育不良

注:* 亨特综合征是 X-连锁隐性遗传,其余的黏多糖病为常染色体隐性遗传。
[†] 多发性骨发育不全是一种独特的骨骼改变模式,包括颅骨增厚、肋骨前部增厚、椎体畸形、长骨缩短和增厚。

膜穿刺或绒毛膜取样的产前诊断也是可能的(参见第十三章)。除了 X 连锁的 Hunter 综合征,所有的 MPS 疾病都是常染色体隐性遗传方式。

所有 MPS 疾病的特点是多系统进行性的慢性恶化,包括听觉、视觉、关节和心血管功能障碍等(图 7.9)。严重的 Hunter 和 Sanfilippo 综合征是以智力障碍为基本特征,但其他 MPS 疾病患者往往智力正常。

艾杜糖醛酸酶缺乏症(MPS Ⅰ)是典型的 MPS 疾病。它具有一个表型谱,传统上分为三类:Hurler、Hurler-Scheie 和 Scheie 综合征,分别表现为严重、中度和轻度疾病。通常根据临床标准区分,无法通过测量酶活性区分 MPS Ⅰ 的具体类型。现已克隆艾杜糖醛酸酶基因,其表型-基因型的最终关系可能有利于该疾病更早更准确地分类。

Hunter 综合征(MPS Ⅱ)是由艾杜糖硫酸酯酶缺乏引起。临床评估分为轻度和重度表型,一般发生在 2~4 岁之间,受累儿童通常发展为特殊面容,身材矮小,骨骼畸形,关节僵硬和智力障碍。编码艾杜糖硫酸酯酶基因有 24kb,包含 9 个外显子。所有确定的突变中,20% 为大片段缺失,剩余的大部分是错义突变和无意义突变。

多年来,已经形成一套 MPS 治疗的标准。最近通过骨髓移植(bone marrow transplantation,BMT)或重组酶进行替代,已经实现了内源性酶活性的恢复。Hurler 综合征患者的主要治疗方法是骨髓移植,可以改善粗糙的面部特征、上呼吸道不畅和心脏

病。虽然长期的治疗结局仍在调查中,但是骨髓移植似乎可以减轻神经系统的恶化。骨髓移植对其他类型的 MPS 而言,并不是非常成功。总体而言,骨髓移植一般还伴随大量的发病率和死亡率。Hurler 综合征的酶替代治疗于 2003 年获得 FDA 批准,可以改善肝脾大和呼吸道疾病。酶替代治疗于 2005 年被批准用于为 Maroteaux-Lamy 综合征(MPS Ⅵ),2006 年被批准用于 Hunter 综合征(MPS Ⅱ),2014 年被批准用于 MPS Ⅳa。对于 Sly 综合征的酶替代疗法最近已被 FDA 批准。

黏多糖的降解缺陷导致的一组异质性疾病,称为黏多糖症(MPS)。所有 MPS 症的特点是渐进的多系统恶化造成听力、视力、关节、心血管病的功能障碍。我们可以通过临床、生化和分子研究区分这些疾病。

鞘脂类代谢障碍(脂质贮积病)

鞘脂降解缺陷会导致它们的逐渐积累,并导致多器官功能障碍(表 7.5)。溶酶体酶的葡糖神经酰胺酶缺乏症(deficiency of the lysosomal enzyme glucosylceramidase,也称为葡糖脑苷脂酶或 α-葡萄糖苷酶),使葡糖神经酰胺积累导致戈谢病(Gaucher disease)。其特点是内脏肥大(内脏器官增大)、多器官衰竭、衰弱的骨骼疾病。戈谢病传统上被分为 3 个亚型,可以根据它们的临床特征进行区别。Ⅰ型是最常见的,不累及中枢神经系统。Ⅱ型是最严重

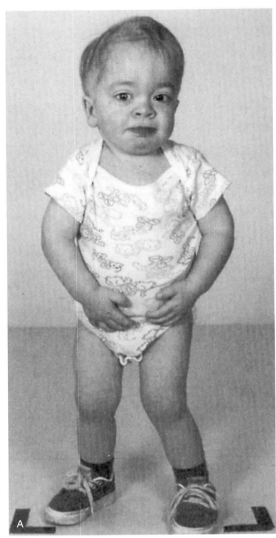

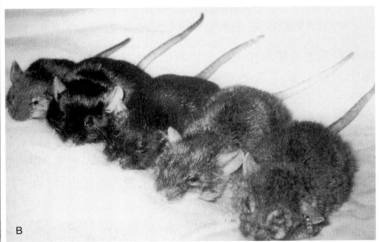

图 7.9　A. 一个 Hurler 综合征男孩，携带 α-L- 艾杜糖醛酸酶基因突变。请注意他粗糙的五官特征，蜷缩的姿态，加厚的手脚趾，和突起的腹部。B. 破坏了 α-L- 艾杜糖醛酸酶基因的转基因小鼠。从 8 周龄小鼠（左）到 52 周龄的小鼠（右）呈现渐进性面部粗糙

(Courtesy Dr. Lorne Clarke, University of British Columbia.)

的，患者往往在 2 岁前死亡。Ⅲ型的症状介于这两种类型之间。实际上，戈谢病的临床表型是重叠的，且多种多样，其范围从宫内死亡到甚至老年也无症状。

对于戈谢病患者，特定器官受到的不同影响，决定了其临床病程。脾大、肝大、肺疾病是三种临床类型戈谢病都有的症状。脾大经常合并贫血，白细胞减少和血小板减少，脾梗死，均可引起腹痛。肝大可引起肝功能障碍，但肝硬化和肝衰竭不常见。

戈谢病是由 GBA 基因超过 400 种不同的突变引起的，该基因编码葡糖神经酰胺酶。在德裔犹太人中，导致戈谢病Ⅰ型的等位基因频率特别高，其中 5 个最常见的等位基因突变占所有突变的 97%。具有相同基因型的人可能有非常不同的临床表现。然而，携带有至少一个 p.N370S 等位基因（一个常见的等位基因型）的个体，不会患原发性神经疾病，其病程通常倾向于一个温和的结局。

传统戈谢病患者的治疗主要是支持治疗（例如，脾功能亢进者行脾切除手术，对贫血者输血）。酶替代治疗可以改善戈谢病Ⅰ型导致的脾、肝和骨骼的症状。不过因为酶不能通过血液 - 脑屏障，酶替代疗法对神经系统症状的有效性仍然有限。严重受累尤其是慢性神经系统疾病的患者，可以通过骨髓移植改善症状。

在溶酶体中起作用的酶通过特殊的途径被捕获后运送到溶酶体内。捕获是通过受体介导的，受体结合甘露糖 -6- 磷酸的识别标记并附着在酶上（即

表 7.5　溶酶体贮积症 *

名称	突变酶	临床特征
Tay-Sachs	β- 己糖胺酶 A	低血压、痉挛、癫痫、失明
戈谢病(1 型;非神经病变型)	β- 葡萄糖苷酶	脾大,肝大,骨髓浸润,大脑通常不受影响
尼曼匹克病,1A 型	鞘磷脂酶	肝大,角膜混浊,脑功能恶化
Fabry	α- 半乳糖苷酶	手足感觉异常,角膜营养不良,高血压、肾衰竭、心肌病
G_{M1} 神经节苷脂沉积症(婴儿型)	β- 半乳糖苷酶	器官肿大,多发性骨发育不良 †,心力衰竭
Krabbe	半乳糖神经酰胺酶	过度紧张、失明、耳聋、癫痫发作(半乳糖神经酰胺特异性)脑萎缩
异染性脑白质营养不良	芳基硫酸酯酶 A	共济失调,虚弱,失明,脑萎缩(晚婴期)
Sandhoff	β- 己糖胺酶	视神经萎缩、痉挛、癫痫
Schindler	α-N- 乙酰半乳糖胺酶	癫痫,视神经萎缩,发育迟缓
多重硫酸酯酶缺乏症	芳基硫酸酯酶 A,B,C	发育迟缓,面部特征粗糙,虚弱,肝脾大,多发性骨发育不良

注:* 在本表所列的溶酶体贮积症中,Fabry 综合征为 X- 连锁隐性遗传,其余为常染色体隐性遗传。

† 多发性骨发育不全是一种独特的骨骼改变模式,包括颅骨增厚、肋骨前部增厚、椎体畸形、长骨缩短和增厚。

一种翻译后修饰)。在 I 细胞症(MPS II)患者中,这些识别标记合成不足,如此命名是因为在光学显微镜下,发现受累的人成纤维细胞的细胞质含有包涵体。这些包涵体是部分降解的低聚糖、脂类和多糖。作为识别标记缺乏的后果,新合成的溶酶体酶被分泌到细胞外的空间,而不能被正确地定位到溶酶体内。I 细胞症的患者有粗糙的面部特征,骨骼异常,肝大,角膜混浊,智力障碍和早期死亡,目前没有特殊的治疗方法。

许多不同溶酶体的酶催化鞘脂类、多糖、糖蛋白和糖脂的降解。溶酶体酶缺乏,如果不行治疗,导致底物的积累、巨内脏、器官功能障碍和早期死亡。许多溶酶体酶的编码基因已被克隆,骨髓移植与酶替代治疗在某些条件下是行之有效的。

尿素循环障碍

尿素循环的主要作用是将氮转化为尿素,由肾脏排出体外,防止含氮废物的积累。此外,尿素循环负责精氨酸的从头合成。尿素循环由 5 个主要的生化反应组成(图 7.10);这些步骤中的每一个缺陷都有描述。

氨甲酰磷酸合成酶缺乏(deficiencies of carbamyl phosphate synthetase,CPS)、鸟氨酸氨甲酰转移酶(ornithine transcarbamylase,OTC)缺乏、精氨琥珀酸合成酶(argininosuccinic acid synthetase,ASA)缺乏和精氨琥珀酸酶(argininosuccinase,AS)缺乏,都会导致诸如铵和谷氨酰胺等尿素前体的积累。因此,临床上对 CPS、OTC、ASA 和 AS 缺乏症的描述相似,均具有渐进性嗜睡、昏迷和类似 Reye 综合征的症状。受累人群在新生儿期或在其后任何时间均有表现,严重程度上因家系不同存在很大差异。相反,精氨酸酶缺乏症导致渐进性、痉挛性四肢瘫痪和智障。这些疾病的鉴别诊断是基于生化检验。

这些疾病,除了 OTC 缺乏症外都是常染色体隐性遗传模式。OTC 缺乏症是一种 X 染色体连锁疾病。女性可以是有症状的携带者,部分取决于肝细胞中正常等位基因失活的状态。这类疾病治疗的目标是,通过提供足够热量与低蛋白饮食维持正常的生长发育,防止高氨血症。受累人群往往需要氨清除药物,如氨苯丁酸甘油、苯丁酸钠或苯甲酸钠,以及瓜氨酸和精氨酸的补充。急性高血氨症可以通过血液透析,静脉注射苯乙酸钠和苯甲酸钠治疗。OTC 缺乏症是最常见的尿素循环疾病,因此得到了广泛深入的研究。各种外显子缺失和错义突变已有报道,影响 RNA 过程的突变也有发现。

尿素循环包括 5 个主要的生物化学反应,将含氮废物转化为尿素,随后由肾脏排出体外。在这一途径的酶缺陷如不治疗,将导致尿素前体的积累,进行性神经功能损害和死亡。已克隆引起这些疾病的大部分基因,包括最常见的缺陷,X 连锁鸟氨酸氨甲酰转移酶(OTC)缺乏症。

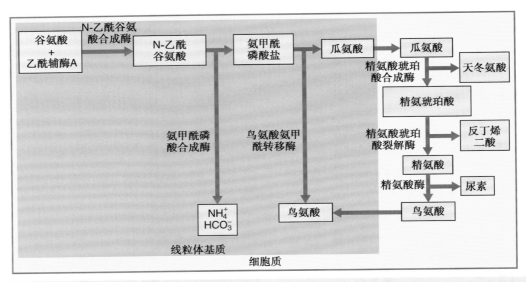

图 7.10 尿素循环示意图。AS,精氨酸琥珀酸裂解酶;ASA,精氨酸琥珀酸合成酶;CoA,辅酶 A;
CPS,氨甲酰磷酸合成酶;NAGS,N- 乙酰谷氨酸合成酶;OTC,鸟氨酸氨甲酰转移酶

能量生产

细胞活动所需的能量可以源自许多不同的底物,包括葡萄糖、酮类、氨基酸和脂肪酸。这些底物的分解代谢需要逐步裂解为小分子(经由如柠檬酸循环或 β 氧化过程),其次是氢离子通过氧化磷酸化(oxidative phosphorylation,OXPHOS)系统。另外一些底物通过厌氧过程发生。

氧化磷酸化系统包括 5 种多蛋白复合物,将电子传递给 O_2。这些复合物由超过 100 个多肽组成,并且位于线粒体内膜。这些多肽中有 13 个是由线粒体基因组编码(参见图 5.14),其余由核基因编码。因此,氧化磷酸化系统的装配和功能需要细胞核和线粒体之间有持续的信号转导和运输途径。氧化磷酸化的调节是通过多种因素介导的,包括氧气供应、激素水平和代谢产物诱导的转录调控。

超过 20 种具有 OXPHOS 缺陷症特征的临床疾病是线粒体基因组的替换、插入或缺失突变引起的,并以母系遗传的方式传递(参见第五章)。此外,已经鉴定出可导致线粒体 DNA(mtDNA)的缺失突变或 mtDNA 耗竭的核基因,这些疾病以常染色体隐性遗传方式遗传。由于不同组织的代谢要求不同以及发育阶段的不同,影响氧化磷酸化系统的基因突变会产生非常复杂的表型。

电子转移黄素蛋白(ETF)和 ETF 泛醌氧化还原酶(ETF-QO)是核基因编码的蛋白质,电子可以通过它们进入氧化磷酸化系统。这些蛋白质的遗传缺陷会导致戊二酸血症 II 型,其特点是肌张力低下、肝大、低酮、低血糖及非酮症性低血糖和代谢性酸血症。即使积极治疗,大多数受累患儿往往会在新生儿期或此后几个月内死亡。

大多数组织中,丙酮酸的代谢是通过丙酮酸脱氢酶、柠檬酸循环和氧化磷酸化的系统进行。然而,在糖酵解活性较高和氧化磷酸化能力降低或缺失的组织中,代谢终产物是丙酮酸和乳酸(参见图 7.3)。乳酸是由丙酮酸还原产生的,而大量的循环乳酸通常被肝脏吸收并转化为葡萄糖。丙酮酸代谢途径的缺陷会导致乳酸血症。最常见的是缺乏丙酮酸脱氢酶(pyruvate dehydrogenase,PDH)复合物,由 5 个组分组成的复合物(PDH)基因的突变引起,包括 E_1、E_2、E_3、X-lipoate 或 PDH 磷酸化酶。这些疾病的特点是有不同程度的乳酸血症、发育延迟和中枢神经系统异常。已有临床资料表明,一些 PDH 缺乏症患儿的面部特征与胎儿酒精综合征的患儿相似(参见临床评述 15.5)。有假说认为从母体循环中来源的乙醛在胎儿中会抑制 PDH,从而产生 PDH 缺乏症的拟表型。

因为组织和器官的不同,氧化需求也不同,由能量代谢缺陷产生的表型是复杂的。一旦确诊,治疗的目标是进行能源产生途径的替代。

运输系统

分子在细胞间隔(例如:细胞器、细胞和环境)

的有效运动,继而穿过屏障的有效运动,往往需要一个大分子连接各个部分并介导运输通过屏障。这些运输系统的异常有无数的危害,危害程度取决于是否改变屏障的完整性,或底物的积累对正常的生理是否有更大的影响。

胱氨酸

胱氨酸是半胱氨酸的二硫衍生物。异常的胱氨酸运输可以引起两种疾病:胱氨酸尿症和胱氨酸贮积症(其特点为胱氨酸尿以及胱氨酸晶体沉积于机体器官内),两种疾病都是以常染色体隐性遗传方式遗传。

细胞和细胞间环境中异常的胱氨酸运输会导致胱氨酸尿症,是一种最常见的遗传性代谢病。虽然胱氨酸尿症的发病率高,但早期死亡并不常见。胱氨酸尿症是一种遗传异质性疾病,由氨基酸转运缺陷所造成的,影响胃肠道和肾小管上皮细胞。其表现是胱氨酸、赖氨酸、精氨酸、鸟氨酸尿中排出量高于正常。胱氨酸是最难溶解的氨基酸,因此,高胱氨酸尿会诱发肾结石形成。慢性肾结石的并发症包括感染、高血压和肾衰竭。治疗胱氨酸尿症主要是让胱氨酸易溶,可以通过摄入足够量的水(4~6L/d),碱化尿液,和使用螯合剂如青霉胺来完成。

基于氨基酸排泄的研究,胱氨酸尿症被分为3个表型。I 型胱氨酸尿症与 *SLC3A1* 基因的错义、无意和缺失突变相关,这个基因是可溶性载体家族3中的氨基酸转运体成员1基因。II 型和 III 型胱氨酸尿症是由 *SLC7A9* 基因突变引起。*SLC3A1* 和 *SLC7A9* 基因编码氨基酸转运载体 b⁺ 的重亚基和轻亚基。该转运载体位于肾脏近曲小管上皮细胞膜边。*SLC3A1* 和 *SLC7A9* 基因突变蛋白的体外研究已经证明其运输活性明显降低,为这些蛋白在胱氨酸尿症的作用提供了直接的证据。

胱氨酸贮积症(cystinosis)是一种罕见的疾病,是由于胱氨酸跨溶酶体膜运输能力下降,从而导致大多数组织的溶酶体中胱氨酸结晶出现累积引起。

受累人群在出生时是正常的,但一岁左右会发展到电解质紊乱、角膜晶体、佝偻病以及生长缓慢等。肾小球损伤非常严重,在 10 岁之前需要透析或移植。肾移植后,肾功能通常正常,但可能会发生慢性并发症如糖尿病、胰腺功能不全、性腺功能减退、肌病和失明等。直到最近,该疾病的治疗方法主要是抑制发生率,包括肾移植。然而,半胱氨酸抑制药物如半胱胺已被证实能成功地减缓肾功能恶化并改善生长。长效缓释半胱胺最近已被 FDA 批准。胱氨酸贮积症是由 *CTNS* 基因突变引起的,该基因编码一个溶酶体膜蛋白。

运输缺陷的表型部分取决于屏障的破坏程度以及正常的运输通道的堵塞情况。细胞和细胞外环境之间异常的胱氨酸运输会导致胱氨酸尿症、肾脏疾病和高血压。胱氨酸贮积症是由溶酶体胱氨酸外排缺陷引起,它会导致严重的慢性疾病,如果不治疗,会引起死亡。

重金属

许多控制代谢过程的酶需要额外因子(辅因子)来确保其功能正常有效地运行。这些辅助因子通常是微量元素,如重金属离子(这些金属的密度,比在周期表中的前 2 组更大)。人类必不可少的微量元素至少有 12 种。例如,锌离子在碳酸酐酶中作为辅因子,在二氧化碳旁放置一个氢氧根离子,促进碳酸氢盐的形成。虽然微量元素供应充足是正常代谢的关键,但循环利用的重金属若存储量太大是有害的。因而需要一个复杂的运输和贮藏蛋白体系,精确地控制重金属的平衡。这些蛋白质发生异常会导致各种器官的持续性功能异常。如果不及时治疗,通常会导致过早死亡。人体铜(Wilson 病、Menkes 病、枕角综合征)、铁(遗传性血色素沉着症;临床评述 7.2)、锌(遗传性肠病性肢端皮炎)等金属正常稳态的破坏导致人类疾病发生已有阐述。

临床评述 7.2 遗传性血色素沉着症

血色素沉着症是以铁贮存过度为特点的所有疾病的总称,其中一个亚群是遗传性的,可以由一个基因突变引起。最常见的遗传性血色素沉着症(hereditary hemochromatosis,HH)是一种常染色体隐性遗传的铁代谢紊乱,小肠过多地吸收铁,

然后积聚在各种器官,如肝脏、肾脏、心脏、关节和胰腺。HH 由发现神经纤维瘤 I 型的医师 von Recklinghausen 于 1889 年报道。大约每 8 个北欧人就有 1 人是 HH 病携带者,每 200~400 人中有 1 人是纯合子。虽然造成疾病基因型的外显率不完

临床评述 7.2　遗传性血色素沉着症 - 续

全(后面讨论),但 HH 是欧洲血统人群中可观察到的最常见的一种遗传性疾病,其发病率在亚洲和非洲人群中要低得多。

　　虽然 HH 患者临床表现差异很大,但具有最常见的症状——疲劳。其他症状包括关节疼痛、性欲减退、糖尿病、皮肤色素沉着、心肌病、肝大和肝硬化。可以通过异常血清铁参数鉴别大多数存在铁贮存过度风险的男性,但在许多绝经前女性中没有检测到遗传性血色素沉着症。HH 最敏感的诊断方法是肝活检,并结合含铁血黄素(一种储存铁)的组织化学染色。

　　早在 20 世纪 70 年代,人们发现 HH 患者的人白细胞抗原 HLA-A3 等位基因的频率增加,提示 *HH* 基因可能位于染色体 6p 上的主要组织相容性区域(MHC)。随后的连锁分析证实了 20 世纪 70 年代的这一假设。但直到 1996 年才克隆出 *HH* 基因。*HH* 基因是一种广泛表达的 HLA-Ⅰ 样基因(*HFE*)。其基因产物是一种细胞表面蛋白,可结合转铁蛋白受体(转铁蛋白携带铁分子),与转铁蛋白重叠的结合位点可以抑制转铁蛋白介导的铁吸收。HFE 与转铁蛋白受体相互作用的缺陷减少了 hepcidin 的产生,hepcidin 是一种调节铁水平的激素。*HFE* 基因突变患者没有这一功能,从而导致过多的铁吸收。因此,血色素沉着症不是铁转运蛋白缺陷而是运输调节的缺陷。一个单一的错义突变导致 β_2- 微球蛋白结合域的胱氨酸被酪氨酸替换,该突变占所有导致 HH 突变的 85%。在欧洲人中,同一祖先的基因单倍型占优势,这表明带有至少一份 HH 基因的人具有选择性优势。因为全世界 1/3 的人缺铁,但 HH 杂合子很少缺铁,这解释了 HH 在许多人群中发病率较高的原因。

　　HH 治疗包括减少体内铁的积累,通过一系列放血或使用铁螯合剂如去铁胺来完成。如果铁存储量太大,铁水平恢复至正常可能需要几年。铁减少后可以防止肝脏的进一步损伤,治疗心肌病,恢复皮肤色素沉着到正常,并可能改善糖尿病。未发生不可逆性肝损害患者的寿命几乎不受影响。

　　HH 外显率的估算取决于一个人的年龄、性别,以及疾病是否有在组织学上的一些发现,例如可测量的肝纤维化,或者临床上是否出现可检测的症状。大多数致病突变纯合子的 HH 男性没有临床症状,即使有症状,在 40 岁之前也很少出现。纯合子女性出现临床症状概率更小,如果出现症状,通常发生 20 岁左右或比男性晚,女性铁的积累会因月经、妊娠和哺乳期铁的损失而相对缓和(图 7.11)。

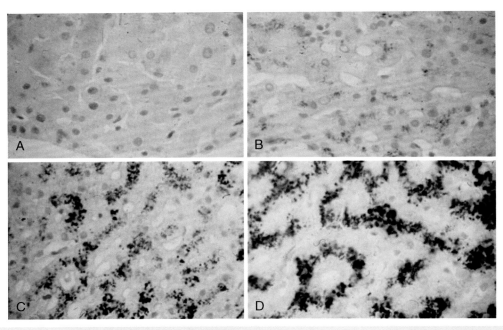

图 7.11　正常人群肝铁血黄素染色(A)与 HH 受累人群肝脏铁血黄素染色(B、C、D)的比较。注意 HH 纯合子肝脏中铁血黄素沉积增加的不同程度。铁血黄素沉积增加,损害肝脏功能,并可导致肝硬化和肝癌

铜

铜经小肠上皮细胞吸收,随后由各种分子伴侣蛋白进行分配,在细胞的不同位置穿梭(例如,线粒体中的酶及细胞质酶,使用铜作为辅因子)。一些铜运送到肝脏后被纳入蛋白质中,并一起分配到身体其他部分(例如:大脑)。肝细胞中的过量铜会分泌到胆汁中,并从体内排出体外。

Menkes 病(Menkes disease,MND)是 1962 年由 John Menkes 发现的一种 X- 连锁隐性遗传疾病,他研究了五位兄弟,都死在 3 岁之前。MND 的特点是智力障碍、癫痫、低体温、头发色素减退(毛发卷曲)、皮肤松弛、动脉破裂和儿童早期死亡。MND 患者的铜可经胃肠吸收,但表层上皮不能有效地将这些铜排入到血液中。因此,当肠细胞脱落时,被捕获的铜会从体内排出。由于缺少可充分利用的铜,导致人体中铜的整体缺乏。

铜是酪氨酸酶、赖氨酰氧化酶、超氧化物歧化酶、细胞色素氧化酶、多巴胺 -β 羟化酶必需的辅因子。可用铜的减少会导致酶功能受损,这一点很好地解释了 MND 的主要临床特性。例如,赖氨酰氧化酶是交联胶原蛋白和弹性蛋白所需要的,无效的交联会导致血管壁弱化和皮肤松弛。MND 的治疗包括恢复体内铜的正常含量。因为铜不能通过 MND 患者的胃肠道吸收,它必须有替代路线来进行补充,如皮下注射。用这种方式治疗的患者临床症状出现了一定改善,但是并不能得到彻底治愈。基于 MND 动物模型(如 MND 斑纹鼠)的研究表明,在妊娠中期开始治疗才是最有效的,该疾病的产前治疗正在研究中。相比 MND,在缺乏铜导致的疾病中,Wilson 病(Wilson disease,WND)是因铜排泄到胆道,导致铜过量造成,引起肝脏和神经系统异常。WND 是一种常染色体隐性遗传病,由 Kinnear Wilson 于 1912 首次报道。因为其终末期对肝脏和大脑的破坏,翻译为肝豆状核变性。直到 20 世纪 90 年代对 WND 的了解才有了一些进展。

WND 患者通常表现为儿童期急性或慢性肝脏疾病。如果不进行治疗,肝脏疾病会逐渐发展为肝功能不全、肝硬化和肝衰竭。成人普遍出现神经系统症状,如构音障碍(无法正确表达单词)和协调能力的减退。铜积累也可引起关节炎、心肌病(心脏肌肉功能异常)、肾损害和甲状旁腺功能减退症(甲状旁腺激素分泌或响应减弱)。WND 患者在眼睛角膜(铜沉积在角膜缘)上有一个特征性标志 KF 环(Kayser-Fleischer 环),可在 95% 的 WND 患者观察到 KF 环,具有神经系统症状的 WND 患者中 100% 可以观察到。

WND 可通过生化试验进行诊断,其异常结果包括血清铜蓝蛋白降低,血清非铜蓝蛋白铜水平升高,尿铜排泄增加,肝脏中铜沉积增加。WND 最敏感的指标是铜放射性核素在体外培养细胞中的结合减少。WND 的治疗包括通过螯合剂如青霉胺和三亚基四胺的使用来降低铜的累积。锌盐是一种有效地维持铜水平的螯合剂。

1993 年,克隆了 MND 致病基因 ATP7A。该基因编码一种腺苷三磷酸酶,是具有 6 个串联拷贝的重金属结合序列,与以前确定的具有抵抗重金属毒性作用的细菌蛋白同源,在重金属离子的运输调节中起着重要作用。人与细菌结合序列的高序列**保守性(conservation)**表明 ATP7A 在调控重金属离子转运中具有重要作用。ATP7A 在各种组织中而不仅仅是肝脏表达,这表明存在一个与 ATP7A 类似的,在肝组织中表达,可能导致 WND 的基因。应用 ATP7A 部分基因片段作为探针,检测 13 号染色体上的这个类似基因(通过连锁分析已知道 WND 基因的位置)。1993 年,使用这一方法成功克隆了 ATP7B 基因,该基因突变时,会导致 WND,其蛋白产物与 ATP7A 具有高度同源性(76% 的氨基酸同源性)。相比 ATP7A 基因,ATP7B 基因主要在肝和肾表达,是 WND 影响的主要器官。

ATP7A 蛋白通常定位于细胞内质网的高尔基复合体上,它为各种酶提供铜。在小肠上皮细胞中,铜的含量超过一定浓度时,分布于质膜上的 ATP7A 会将铜泵入血液。铜水平下降时,ATP7A 回到高尔基复合体上,它介导铜流出到血液中。ATP7A 是铜跨过血脑屏障的重要转运蛋白。

MND 患者中发现了 ATP7A 的许多个错义突变、无义突变和剪接位点突变。大约 15%~20% 的 ATP7A 基因突变为大片段缺失。有几个 ATP7A 基因剪接位点突变,与另外一种称为枕角综合征(也称为 X 连锁的皮肤松弛或 Ehlers-Danlos 综合征IX型)的疾病相关,其特点包括轻度智力障碍、膀胱和输尿管憩室、皮肤和关节松弛、僵化的枕(颅骨的最后骨)角。这些突变允许正常蛋白少量产生,并阻止严重神经系统症状的发生。

ATP7B 基因的功能类似铜运输感应器,在高尔基网和核内体或肝细胞的细胞膜之间移动,控制铜排泄到胆道系统。*ATP7B* 基因与铜结合至铜蓝蛋白中。在 WND 患者中，发现了几百个不同类型的基因突变。在北欧血统人群中，其中一个单一错义突变约占致病突变的 40%。

WND 是一种常染色体隐性遗传性疾病，主要表现为进行性肝病和神经系统异常。MND 是一种 X 染色体连锁隐性遗传疾病，其特点是智力障碍、癫痫发作和早期死亡。WND 是铜过量积累引起的疾病，MND 则是缺乏铜和酶功能受损的结果。WND 和 MND 是由高度同源的基因突变引起的，分别是 *ATP7B* 和 *ATP7A*。

锌

肠病性肢端皮炎（acrodermatitis enteropathica，AE）是由于肠道中锌的吸收缺陷所引起。AE 患者会出现生长迟缓、腹泻、免疫系统功能障碍和严重皮炎（皮肤炎症），通常会影响生殖器、臀部、口周围和四肢的皮肤。儿童多在断奶后出现，这是可以治疗的，但是如果不进行高剂量的补锌治疗将会致命（图 7.12）。

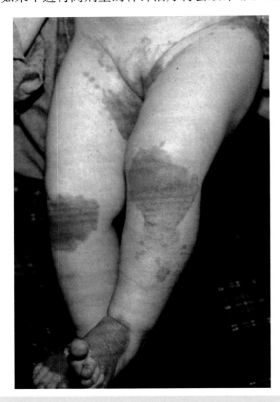

图 7.12　*SLC39A4* 基因突变导致的小儿肠病性肢端皮炎，其编码的蛋白质是肠吸收锌所必需的。由此产生的锌缺乏会在口周围、生殖器、臀部和四肢产生特有的鳞片状红色皮疹

(Courtesy Dr. Virginia Sybert, University of Washington.)

AE 是由 *SLC39A4* 基因突变引起，它编码一个假想的锌转运蛋白，在小肠上皮细胞的顶膜表达。当给予大剂量锌时，AE 患者可以吸收少量的锌，但尚不清楚是因为突变蛋白依然可以转运少量锌，还是因为存在另一个也能运输锌的通道。

章节问题

1. Garrod 发现，在近亲婚配后代中，碱性尿症更为常见，请解释这个现象。一般来说，亲缘关系和先天性代谢错误的发生率之间有什么联系？

2. 如果许多代谢反应可以在没有酶的情况下进行，为何酶活性的降低或缺乏依然可以导致疾病？

3. 大多数代谢紊乱的发生率都很低，为什么了解先天性代谢错误的发病机制很重要？

4. 描述三种代谢过程，并各举例说明其如何干扰代谢过程。

5. 一名 1 周大的新生儿被诊断为半乳糖血症，但 GAL-1-P 尿苷转移酶活性正常。解释这些结果，并解释不同基因的突变如何产生相似的表型。

6. 苯丙酮尿症的发生率在 10 000~100 000 之间。解释先天性代谢错误的发生率在不同种族间差异如此之大的原因。

7. 一个 18 岁女性来你的办公室做产前咨询。她有个弟弟几个月大时死于线粒体脂肪酸氧化缺陷。她出生患儿的概率有多大？为什么？

8. 一名患高氨血症的 8 岁女孩，病情危重。肝活检的生化检测证实她有 OTC 缺乏症。下一步你要做哪种基因检测？为什么？

9. 氧化磷酸化系统的紊乱通常与血液乳酸水平升高有关，请解释这个现象。

10. 影响新陈代谢的多态性可能是通过自然选择维持的，因为它们为杂合子提供了一些微小的优势。举一个例子，说明这些多态性可能在 10 000 年前对一群狩猎采集者有利。

推荐阅读

Berry GT. Galactosemia: when is it a newborn screening emergency? *Mol Genet Metab.* 2012;106:7–11.

Brissot P, Pietrangelo A, Adams PC, et al. Haemochromatosis. *Nat Rev Dis Primers.* 2018;4:1–15.

Craven L, Alston CL, Taylor RW, Turnbull DM. Recent advances in mitochondrial disease. *Annu Rev Genom Hum Genet.* 2017;18:257–275.

Demirbas D, Coelho AI, Rubio-Gozalbo ME, et al. Hereditary galactosemia. *Metabolism.* 2018;83:188–196.

El-Gharbawy A, Vockley J. Inborn errors of metabolism with myopathy: defects of fatty acid oxidation and the carnitine shuttle system. *Pediatr Clin N Am.* 2018;65:317–335.

Gahl WA. Chemical individuality: concept and outlook. *J Inherit Metab Dis.* 2008;31:630–640.

Haberle J, Boddaert N, Burlina A, et al. Suggested guidelines for the diagnosis and management of urea cycle disorders. *Orphanet J Rare Dis.* 2012;7:1–30.

Hollak CEM, Wijburg FA. Treatment of lysosomal storage disorders: successes and challenges. *J Inherit Metab Dis.* 2014;37:587–598.

Mayatepek E, Hoffmann B, Meissner T. Inborn errors of carbohydrate metabolism. *Best Pract Res Clin Gastroenterol.* 2010;24:607–618.

Powell LW, Seckington RC, Deugnier Y. Haemochromatosis. *Lancet.* 2016;388:706–716.

Ranciaro A, Campbell MC, Hirbo JB, et al. Genetic origins of lactase persistence and the spread of pastoralism in Africa. *Am J Hum Genet.* 2014;94:496–510.

Rosencrantz R, Schilsky M. Wilson disease: pathogenesis and clinical considerations in diagnosis and treatment. *Semin Liver Dis.* 2011;31:245–259.

Scriver CR, Sly WS, Childs B, et al. *The Metabolic and Molecular Bases of Inherited Disease.* New York: McGraw-Hill; 2001.

Scriver CR. The PAH gene, phenylketonuria, and a paradigm shift. *Hum Mutat.* 2007;28:831–845.

Sun A, Lam C, Wong DA. Expanded newborn screening for inborn errors of metabolism. *Adv Pediatr.* 2012;59:209–245.

Vockley J, Andersson HC, Antshel KM, et al. Phenylalanine hydroxylase deficiency: diagnosis and management guideline. *Genet Med.* 2014;16:188–200.

White PC, Bachega TA. Congenital adrenal hyperplasia due to 21 hydroxylase deficiency: from birth to adulthood. *Semin Reprod Med.* 2012;30:400–409.

第八章　疾病基因鉴定

——胡亮　译

致病基因突变的鉴定是医学遗传学的一个焦点。随着人类基因组计划的完成（参见本章框 8.2），人类基因在基因组中的位置都是已知的。这些数据的获得与分子遗传学技术的巨大进步，以及遗传数据统计分析的重要进展，大大加快了致病基因突变的鉴定进度。然而，导致许多遗传疾病表型的特定基因变化目前仍然不清楚（即到底哪个或者哪些基因导致了疾病的发生）。目前有大量研究致力于发现基因突变及其后果。随着这些研究的深入，我们对遗传病生物学基础的理解会逐渐加深。

定位致病基因是理解、诊断和最终治疗遗传性疾病的一个重要步骤。明确某种遗传病致病基因的位置，往往可以为存在该遗传病风险的人群提供更准确的预后指引。我们可以对构成基因的 DNA 序列进行分析，并对其 RNA 及蛋白产物进行研究。这些有助于我们了解疾病的真正病因。此外，致病基因的发现为调控异常基因产物（如抑制其表达）或者通过重组 DNA 技术生成正常的基因产物打开了新的思路，并为遗传病的治疗提供了更有效方法。正如本书第五章讨论过的，重组凝血因子Ⅷ可用于治疗 A 型血友病，重组胰岛素可用于糖尿病 I 型的治疗。此外，利用基因治疗修饰遗传病患者的缺陷基因也是可能的。因此，致病基因的发现直接有助于实现医学遗传学的许多主要目标。

本章讨论了常用的基因定位和鉴定的方法。这通常从定位患者染色体上的特定位置突变开始。现有两种主要的基因定位方法。在**基因定位（gene mapping）**中，人们常用减数分裂时位点的交换频率来评估位点之间的距离。而绘制**物理图谱（physical mapping）**则是用细胞遗传学、分子遗传学和生物信息学的方法来确定染色体上致病突变的物理位置。

基因定位

连锁分析

孟德尔分离定律提出，个体的成对基因会分别独立地遗传给后代（参见第四章）。孟德尔当时不知道基因位于染色体上，也不知道排列在同一条染色体上彼此的基因会一起传递下去而不是独立传递。尽管分离定律适用于大多数基因位点（基因座），但不适用于那些在一条染色体同一区域的位点。这些位点被称为**相互连锁（linked）**。

如图 8.1 所示，位点 A 和 B 在同一条染色体上紧密排列，而另一位点 C 则位于另一个染色体上。在这个例子中，每个位点都有两个等位基因（分别为 1 和 2）。因为 A 和 B 连锁，所以 A_1 和 B_1 一起遗传。因为 A 和 C 位于不同的染色体上，所以这两个等位基因的遗传遵循孟德尔分离定律。因此，在减数分裂过程中，如果一个配子中有 A_1，那么 C_1 出现在同一配子中的概率为 50%。

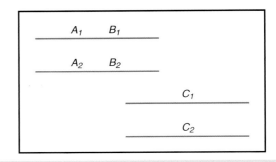

图 8.1　位点 A 和 B 在同一条染色体上连锁，因此等位基因 A_1 和 B_1 通常一起遗传。位点 C 位于另外的染色体上，所以它与 A 和 B 不连锁，它是独立于 A 和 B 的等位基因进行传递的

回顾第二章，同源染色体在第一次减数分裂前期有时会交换部分 DNA［也称为**交换（crossing over）**或**交叉互换（crossover）**］。在减数分裂过程中，平均每个染色体会出现 1~3 次交叉互换。通过交叉互换，一条染色体上可以形成新的等位基因组合。再来看看图 8.1 中的连锁位点 A 和 B，等位基因 A_1 和 B_1 在一条染色体上紧密相连，A_2 和 B_2 位于其同源染色体上。每条染色体上的等位基因的联合被称为一个**单倍型（haplotype）**（从"单倍体基因型"而来）。这个个体的两个单倍型可以用 $A_1B_1/$

A_2B_2 表示。如图 8.2A，如果不发生交叉互换，将会形成 A_1B_1 和 A_2B_2 两种配子。但是，如果发生交叉互换，则将在两个配子中出现新的等位基因组合 A_1B_2 和 A_2B_1（参见图 8.2B）。这种形成新等位基因排列的过程被称为**重组（recombination）**。然而，交叉互换不一定会导致重组。例如，如果两个位点之间发生**双交叉互换（也称双交换，double crossover）**，则不会导致重组（参见图 8.2C）。

如图 8.3 所示，位点间的距离越远越容易发生交叉互换。因此，两个位点之间的距离可以通过评估家庭成员位点的重组发生的频率进行推断［称为**重组频率（recombination frequency）**］。如果在一个家族中对减数分裂进行研究发现等位基因 A 和 B 存在 5% 的重组，那么 A 和 B 的重组率是 5%。

为了纪念在 1910 年发现交叉互换的 T.H.Morgan，两个位点之间的遗传距离用**厘摩（centimorgans，cM）**来衡量。1cM 约为 1% 的重组率。因为两次交叉不产生重组，所以重组率和遗传距离只是大致相等。用重组率评估得到的物理距离往往是被低估的，当重组率增加至约 10% 以上时尤其如此。目前

已经设计了一些数学公式用以纠正这种偏差。

同一染色体上的位点被称为**同线座（syntenic）**（表示在同一条线上的位点）。如果两个同线座相距 50cM，它们会被认为是不连锁。这是因为他们的重组率（50%）与在不同染色体上的两个基因座彼此独立进行传递的概率相当（为了理解这一点，可以参考图 8.1：如果某人获得了等位基因 A_1，可能他（她）获得另一条染色体上的等位基因 C_1 或者 C_2 的概率均为 50%）。

同一染色体上位点的交叉互换可以产生重组。重组率<50% 的同一条染色体上的位点被认为是连锁的。位点之间的距离可以用厘摩（centimorgans，cM）表示；1 厘摩代表重组率约为 1%。

重组率可以通过观察基因在家系中的传递来进行估计。图 8.4 是神经纤维瘤 I 型基因 *NF1* 在一个家系中传递的例子。图中用两个与 *NF1* 一样位于 17 号染色体上的等位基因单个核苷酸多态性（single nucleotide polymorphism，SNP）来标注该家

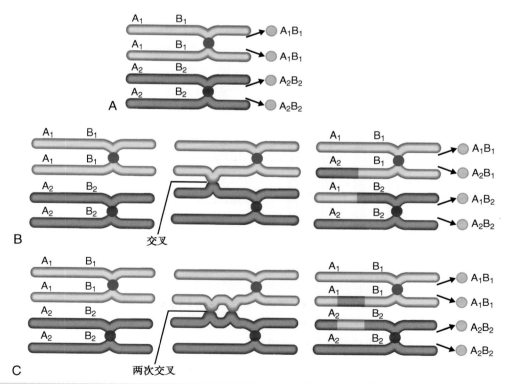

图 8.2 染色体交叉的遗传结果。A. 无交叉：A_1 和 B_1 在减数分裂后仍然在一起。**B.** A 和 B 之间的交叉导致重组：A_1 和 B_2 在一条染色体上共同遗传，A_2 和 B_1 在另一条染色体上共同遗传。**C.** A 和 B 的两次交叉不会导致等位基因的重组（修改自 McCance KL, Huether SE. Pathophysiology. *The Biologic Basis for Disease in Adults and Children*. 5th ed. St Louis: Mosby; 2005.）

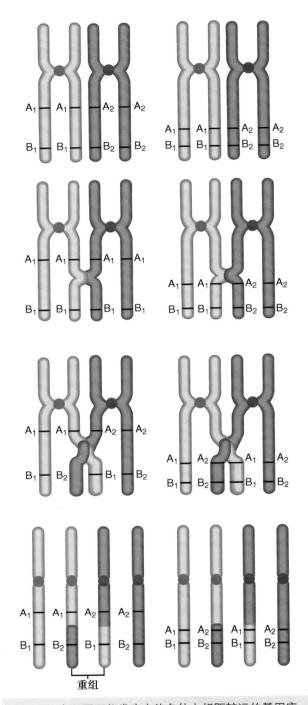

图 8.3 交叉更可能发生在染色体上相距较远的基因座（左）之间，而不是那些紧密相连的基因座（右）

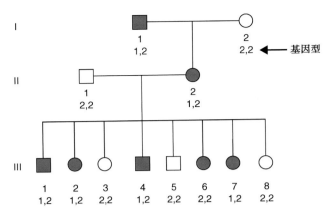

← 基因型

图 8.4 一个神经纤维瘤 I 型家系，每个成员都用两个等位基因单核苷酸多态性（SNP）来分型。这两个等位基因标记位点的基因型显示在家系图的个体下面。阴影符号表示患者

等位基因在每个染色体上的排列方式被称为**连锁相（linkage phase）**。如果已知连锁相，个体 II-2 的单倍型则为 N1/n2，其中 N 表示有致病突变的 NF1 基因，n 表示正常的等位基因，1 和 2 表示两个 SNP 等位基因（换句话说，个体 II-2 有一条包含致病突变 N 和 SNP 等位基因 1 的 17 号染色体，她的另一条 17 号染色体则包含正常的 *NF1* 等位基因 n 和 SNP 等位基因 2）。这名女性的丈夫（个体 II-1）不是患者，是 SNP 等位基因 2 纯合子，其单体型为 n2/n2。如果 *NF1* 基因与这个 SNP 连锁，家族中的神经纤维瘤患者子代应该带有 SNP 等位基因 1，而那些正常子代则带有 SNP 等位基因 2。这一现象在 III 代的 8 个孩子中的 7 个都存在，而在另一个孩子（III-6）中，重组发生了。因此，重组率为 1/8（或 12.5%），支持 *NF1* 和这个 SNP 相互连锁的假说。若重组率为 50%，则支持这两个位点不连锁。值得注意的是，在这一家系中，我们虽然可以确定个体 II-2 的连锁相，但不能确定个体 II-2 的父亲传递给她的配子中是否有重组的发生。因此我们仅能通过 II-2 的后裔来评估重组率。在实际操作中，我们需要通过对更大样本量的家系研究来确保这一结果的统计准确性。

通过观察家族中等位基因的传递，我们可以对重组率进行估计。确定连锁相（即每个等位基因所在的染色体）是重组率估计的一个重要步骤。

用来追踪家族中致病等位基因的多态性位点被称为**标记（markers）**（可以用他们来标记致病等位基因所在的染色体）。由于可以在任何年龄阶段（甚至在胎儿期）对连锁的标记进行分析，它们可用于遗传性疾

系的成员。SNP 基因型（如 1、2）标注在家系图中代表每个个体数字的下方。对第一代成员和第二代成员进行检测可以发现：假设 *NF1* 和该 SNP 连锁，则该家族中 *NF1* 基因的致病突变一定在 SNP 等位基因 1 所在的那条 17 号染色体上。因为个体 I-2 是等位基因 2 的纯合子，但她不发病。只有 SNP 位点杂合子患者（I-1）可能将那条包含 *NF1* 致病基因和 SNP 等位基因 1 的 17 号染色体传给他的女儿（II-2）。

病的早期诊断(参见第十三章)。需要强调的是,一个标记位点仅能帮助我们确定一对染色体的哪一条由父母之一传递下来,而遗传疾病的真正原因通常是附近的突变所致,而这可以通过随后的 DNA 测序确定。

一般情况下,1 厘摩对应约 100 万个碱基对(1Mb)的 DNA。然而,因为已知某些因素会影响交换率,这只是一个大概的估计。首先,在女性减数分裂(卵子发生)过程中的交叉互换是男性减数分裂(精子发生)过程的大约 1.5 倍。其次,交叉互换在染色体端粒附近特别常见。最后,某些很小的染色体区域(1kb 到几 kb)的交叉互换率是基因组其他部位的 10 倍以上。人类基因组中包含成千上万的这些**重组热点(recombination hot spot)**,这些热点部位的重组占了所有重组事件的 1/2 以上。

虽然两个位点之间厘摩和实际的物理距离有关,但是这种关系十分复杂。基因重组率的性别差异现象、近端粒部位的高重组率和重组热点的存在都会对这种关系产生影响。

LOD 值:确定连锁结果的重要性

在任何统计研究中,我们必须确保连锁分析获得的结果不是偶然事件。例如,在一个家系中,已鉴定一个二等位基因标记位点。这也可能是由于所有的患病后代偶然遗传了同一个等位基因,所有健康后代偶然遗传了另一个等位基因,而实际上标记并没有与致病基因连锁。当我们在连锁分析研究中增加样本数量时,错误的机会就会减少(就像在抛硬币试验中,如果抛很多次,字面和花面偏离 50/50 的机会就会逐渐变小)。

如何确定一个连锁分析的结果仅仅是由于偶然导致的? 我们可以从比较两位点在一个给定的重组率(记为 θ)下相互连锁与不连锁(重组率 = 50%,或 θ=0.5)的**可能性(likelihood)**(可能性在概念上类似于概率)开始。如果我们希望检验两位点在重组率 θ=0.1 时相互连锁的假设与它们相互不连锁的假设,可以使用家系数据得到一个**似然比(likelihood ratio)**:

$$\frac{\theta=0.1 \text{ 时观察到家系数据的可能性}}{\theta=0.5 \text{ 时观察到家系数据的可能性}}$$

如果我们的家系数据表明,相对于 0.5 来说,θ 更可能是 0.1,那么似然比(或者叫 odds)将 >1。然而,如果家系数据不支持两位点连锁,那么分母将大于分子,比值将 <1。为方便起见,通常会取该比值的常用对数($\log_{10}$,以 10 为底的对数,例如,100 的以 10 为底的对数为 2,1 000 的以 10 为底的对数为 3),这个似然比的对数被称为**优势对数计分法(logarithm of the odds score,LOD 值)**。 通常,如果 LOD 值 ≥3 被认为是连锁的证据;因为该值为 3 提示位点连锁的可能性比不连锁的可能性大 1 000 倍。相反,如果 LOD 值 ≤ -2(位点不连锁的概率比连锁的概率大 100 倍),则可认为证据表明两位点不连锁。框 8.1 提供了 LOD 值的计算细节。

如果知道两个位点之间距离的厘摩数,我们可以通过测量两个似然性的比值计算统计学概率:当给定重组率时,用连锁的可能性除以不连锁的可能性比值的对数即为 LOD 值。LOD 值 ≥3 为连锁的证据;如果 LOD 值 ≤ -2,则认为两位点不连锁。

连锁分析和人类基因图谱

我们希望在多个家系中研究致病基因时,能将基因定位到染色体的特定区域。通常情况下,我们会在家系成员中分析每条染色体上位置已经确定的标记位点。使用前面所描述的技术,我们可以检测致病基因与每个标记是否连锁。大多数情况下 LOD 值为负数,提示标记位点与致病基因不连锁。反复实验最终会提示致病基因和某个或者某些标记位点相连锁。由于人类基因组很大,通常需要评估成千上万的标记以找到一个或几个与该疾病致病基因连锁的标记位点。许多重要的遗传性疾病均利用这种方法进行定位,包括囊性纤维化、亨廷顿病、Marfan 综合征和神经纤维瘤 I 型(NF1)。

20 世纪 80 年代之前,由于整个人类基因组只有几十个有用的多态性标记,运用连锁分析进行基因定位成功率极低。因此,很难将基因定位到靠近一个标记的位置找到有意义的连锁结果。然而,随着在整个基因组中成千上万新的多态性标记物的发现(参见第 3 章),情况发生了巨大的变化。随着高效的基因分型技术的出现和大量标记的发现,现在定位一个致病基因已经成了信手拈来的事情。

一个在基因定位中有用的标记位点应具有高度多态性(也就是说,人群有许多不同的等位基因)。高度多态性可以确保大多数父母的标记位点是杂合的,从而很容易地在家族中建立连锁相。**短串联重复序列(short tandem repeats,STRs)**通常有许多等位基因且易

框 8.1 在连锁分析中估计 LOD 值

可以用一个简单的例子说明似然比和 LOD 值的概念。下面这个家系图描述了另一个正在传递 NF1 的家族。该家族被两个等位基因单核苷酸多态性进行分型,如图 8.4 所示。第二代男性的 SNP 等位基因 1 一定来自于他的母亲,因为她只能传递这个等位基因标记。因此他的等位基因 2 拷贝肯定来自他的父亲,且与 NF1 致病基因在同一条染色体上(如果两者连锁)。这样,我们可以在这个家族中建立连锁相:第二代男性患者的单倍型一定是 N2/n1。他娶了一个正常女性,她是等位基因 2 的纯合子。因此,根据紧密连锁的假设(θ=0.0)预测,在第三代中,从父亲那里获得等位基因 2 的孩子也一定获得 NF1 致病基因。假设两者连锁,则父亲只能传递两种可能的组合:一种是携带致病基因和等位基因 2 的染色体(N2 单倍型),另一种是携带正常基因和 SNP 等位基因 1 的染色体拷贝(n1 单倍型)。每个事件的概率是 1/2。因此,如果 θ=0.0,5 个孩子出现如下图所示基因型的概率为 (1/2)^5 或 1/32(所有 5 个事件一起发生的概率是 5 个 1/2 相乘)。这就是似然比中的分子。

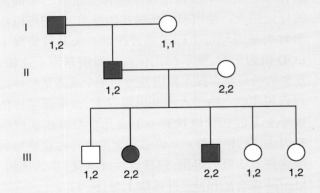

框 8.1- 图 1　一个 NF1 家系。其每个成员都用一个 2 等位基因单核苷酸多态性(SNP)进行分型。单核苷酸多态性标记基因型标记在个体标识的下方

接下来看看如果 SNP 和 NF1 不连锁(θ=0.5)时两者的似然比。在这个假设下,两个 SNP 等位基因和 NF1 的分离相互独立。父亲以相同的概率(1/4)传递四种组合(N1、N2、n1 和 n2)中的任何一种。5 个孩子出现如下图所示基因型的概率为 (1/4)^5=1/1 024。这就是似然比的分母。似然比是 1/32 除以 1/1 024,也就是 32。因此,这个家系的数据告诉我们,θ=0.0 时,连锁的可能性是非连锁的 32 倍。

如果取 32 的常用对数,则 LOD 值是 1.5,这仍然远远低于通常作为连锁证据的 3.0。为了证明这种连锁,我们需要来自其他家系的数据。从各个家庭获得的 LOD 值可以相加得到总分(注意,在数学上,LOD 值相加等于将每个家庭的连锁概率相乘,然后取结果的对数。这是使用乘法规则评估共现概率的又一个例子)。

假设在产生Ⅲ-5(第三代中的第五个孩子)的减数分裂中发生了重组(即她将保留相同的标记基因型,但会很可能患病)。在 θ=0.0 的假设下,这个事件是不可能的,所以似然比的分子变为零,θ=0.0 的 LOD 值为 −∞。然而,标记和疾病基因座可能仍然是连锁的,但重组频率大于零。例如,让我们检验 θ=0.1 的假设。这一假设预测,致病等位基因 N 将有 90% 的可能与标记等位基因 2 一起传递,而仅有 10% 的可能与标记等位基因 1 一起传递(即当重组发生时)。通过同样的推理,正常等位基因 n 将有 90% 的可能与标记等位基因 1 一起传递,而仅有 10% 的可能与标记等位基因 2 一起传递。和前面的例子一样,父亲可以将正常等位基因或致病等位基因以相同的概率(0.5)传递给每个孩子。因此,用 SNP 等位基因 2(单倍型 N2)遗传致病等位基因的概率为 0.5 × 0.90=0.45,用 SNP 等位基因 1(单倍型 N1)遗传疾病等位基因的概率为 0.5 × 0.1=0.05。标记 1(n1)与正常等位基因一起遗传的概率为 0.45,标记 2(n2)与正常等位基因一起遗传的概率为 0.05。在任意一种情况下,获得非重组(N2 或 n1)的概率为 0.45,获得重组(N1 或 n2)的概率为 0.05。我们知道,第三代中有 4 个孩子是未发生重组的,而这些事件的概率都是 0.45;有一个个体是发生了重组的,这个事件的概率是 0.05。应用乘法规则:$0.45^4 × 0.05$,得到了第三代中 4 个非重组和一个重组同时发生的概率。这将成为计算 LOD 值分数的分子。如前所述,分母(θ=0.5 的可能性)为 (1/4)^5。θ=0.1 的 LOD 值则为 $\log_{10}\left[(0.45^4 × 0.05)/(1/4)^5\right]=0.32$。

假设 θ=0.2,再次使用以上概述的方法,用 θ=0.2 代替 θ=0.1,可以得到 0.42 的 LOD 值。θ=0.2 的 LOD 值高于 θ=0.1 的 LOD 值是有意义的,因为我们知道第三代的 5 个孩子之一(1/5=0.2)是重组的。将此公式应用于一系列可能的 θ 值(0、0.1、0.2、0.3、0.4 和 0.5)表明,0.2 时 LOD 值最大,正如我们所期望的:

θ	0	0.1	0.2	0.3	0.4	0.5
LOD	−∞	0.32	0.42	0.36	0.22	0.0

框 8.1 在连锁分析中估计 LOD 值 - 续

有时,家系中的连锁相是未知的。例如,如果上图中没有祖父母信息,我们就不知道父亲在第二代中的连锁相。他的单倍型可能是 N2/n1 或 N1/n2,两者机会均等(即每个组合的概率为 1/2)。因此,我们需要考虑到这两种可能性。如果他的单倍型是 N2/n1,那么前 4 个孩子是非重组的,每个孩子的概率为 $(1-\theta)/2$,第 5 个孩子是重组的,概率为 $\theta/2$(根据前面的描述推得)。假设 $\theta=0.1$,则父亲为 N2/n1 单倍型和 5 个孩子以上观察到的基因型的总概率为 $1/2(0.45^4 \times 0.05)=0.001$。再来看看另外一个连锁相(即父亲单倍型为 N1/n2)。在这种情况下,前 4 个孩子都是重组的概率是 $\theta/2$,而只有第 5 个孩子是非重组的,概率是 $(1-\theta)/2$。父亲单倍型为 N1/n2 而孩子有以上基因型的概率为 $1/2(0.45 \times 0.05^4)=0.000\,001$。这个概率比前一种情况的概率要小得多。这也说明了如果我们考虑连锁的假设是 $\theta=0.1$,那么 5 个孩子有 4 个是重组的情况是不可能的。我们可以将两个概率相加来获得父亲有任何一种连锁相的概率:$1/2(0.45^4 \times 0.05)+1/2(0.45 \times 0.05^4)$。这将成为 LOD 值计算的分子。如前所述,分母(即 $\theta=0.5$ 的概率)仅为 $(1/4)^5=1/1\,024$。因此,在 $\theta=0.1$ 时,未知连锁相的总 LOD 值为 $\log_{10}[(1/2[0.45^4 \times 0.05]+1/2[0.45 \times 0.05^4])/(1/1\,024)]=0.02$。如前所述,我们可以估计每个重组频率的 LOD 值:

θ	0	0.1	0.2	0.3	0.4	0.5
LOD	$-\infty$	0.02	0.12	0.09	0.03	0.0

注意:当连锁相已知时,每个 LOD 值都低于前面的表内的值。这是因为已知的连锁相提供了有用的信息,可以更准确地估计后代的实际基因型。

如下图所示,LOD 值通常与 θ 值相对应。图上的最大 LOD 值就是 θ 的**最大似然估计**(**maximum likelihood estimate**)。也就是说,这是被分析的两个位点之间最有可能的距离。

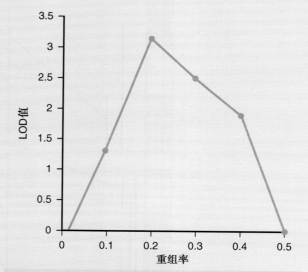

框 8.1- 图 2 以优势对数计分法(LOD 值)为纵轴,以重组率为横轴绘制的图展示了一对位点最有可能的重组率

在实践中,对人类连锁数据的分析并不像这些例子中那么简单。致病基因的外显率可能不完全,不同性别间重组频率也不相同,疾病的遗传方式也可能不清楚。因此,应使用几种可用的计算机软件包分析连锁数据。其中许多软件包还允许进行**多点定位**(**multipoint mapping**),这种方法可以同时进行多个标记的定位。

于测定,因此特别适合基因定位。此外,标记位点应该数目众多,从而比较容易找到与致病基因紧密连锁的位点。目前已经在整个基因组中确定了成百上千个 STR 基因座和数以百万计的 SNPs,可以满足基因定位的要求。每条染色体都有足够多的标记位点(图 8.5)。

以下例子说明了多态性标记数目众多的重要性。如图 8.6A 家系所示,男性患者是一个与致病基因紧密连锁的二等位基因标记的纯合子。他的妻子是这个标记位点的杂合子。他们患病的女儿是这个标记位点的纯合子。仅仅基于这些基因型,我们无法在这一代中确定连锁相。因此,我们不能预测哪些孩子会患病,哪些不会。那么,第一代的婚配被称为**信息不足婚配**(**uninformative mating**)。相反,在同一个家庭有一个标记位点已经有 6 个等位基因被分型(参见图 8.6B)。因为第一代的母亲有 2 个与患病父亲不同的等位基因,因此,由于第二代患病的女儿包含标记等位基因 1,可以确定她遗传了致病基因所在的那一条染色体。因为她嫁给了一个有等位基因 4 和 5 的人,所以我们可以预测每一个遗传了等位基因 1 的后代都会发病,而每一个遗传了等位基因 2 的人将不会发病。重组会导致例外情况的出现。这个例子展示了高度多态性标记对于连锁分析和遗传性疾病的诊断价值(参见第十三章)。

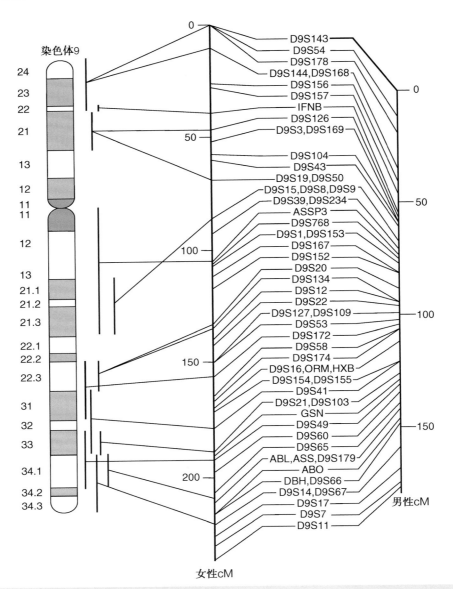

图 8.5　标注了大量多态性标记位置的 9 号染色体遗传图谱。由于女性减数分裂重组率通常较高，
标记之间的遗传距离（以厘摩 cM 表示），女性大于男性

（引自 Attwood J, Chiano M, Collins A, et al. CEPH consortium map of chromosome 9. *Genomics*. 1994; 19: 203-214.）

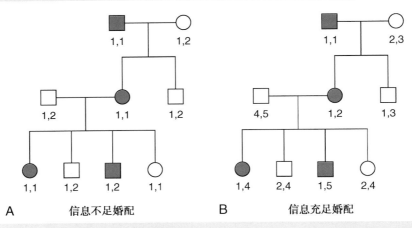

图 8.6　常染色体显性遗传致病基因在家系中的分离情况。A. 用一个紧密连锁的双等位基因标记为这个家系的每一个成员
进行了多态性分型，但由于信息不足婚配，无法确定连锁相。B. 用一个紧密连锁的 6 个等位基因的短串联重复序列多态性位
点（short tandem repeat polymorphism, STRP）为每个家系成员进行了多态性分型，可以确定连锁相（因为是信息充足婚配）

连锁标记应该数目众多且具有高度多态性，才能在基因定位中发挥作用。高度多态性标记位点可以增婚配为连锁分析提供有效信息的可能性。

利用基因组内大量高度多态性标记，研究者可通过直接观察家族中的重组情况缩小基因定位的范围。假设一系列的多态性标记（记为 A、B、C、D 和 E）都与一个致病基因紧密连锁。图 8.7 的家系对以上多态性标记进行了标注，我们发现个体 II-2 含有

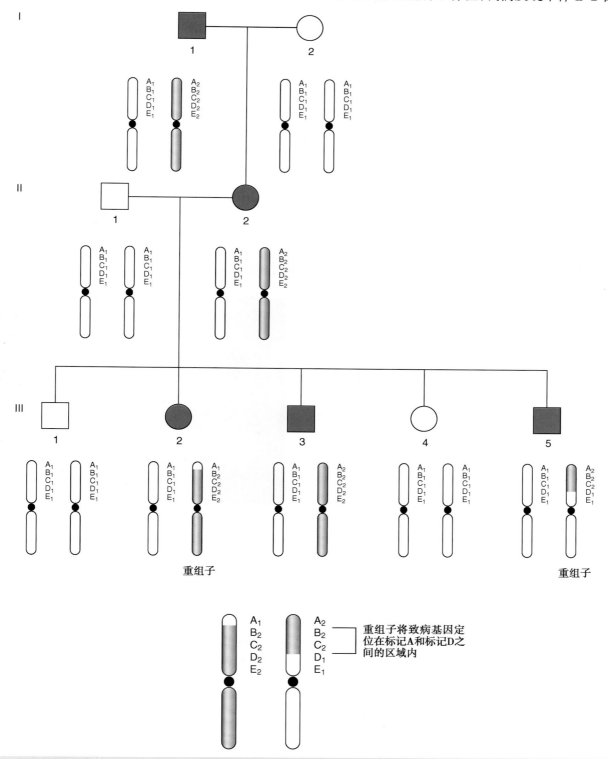

图 8.7 评估一个用 A、B、C、D 和 E 标记分型的家系分型位点与常染色体显性遗传病致病突变的连锁关系。如文中所述，在个体 III-2 中的致病位点和标记 A 之间以及在个体 III-5 中的致病位点和标记 D 之间可以看到重组

致病突变的染色体上携带标记基因 A2、B2、C2、D2、E2（连锁相）。个体 Ⅱ-2 的另一个（正常）的染色体拷贝则携带等位基因 A1、B1、C1、D1、E1。在第三代的患者中，我们可以看到两个重组的证据。显然，个体 Ⅲ-2 从她患病的母亲（Ⅱ-2）遗传了标记等位基因 A1，但她也遗传了母亲的致病基因突变。这告诉我们，标记 A 和致病基因之间的某处发生了重组（交叉互换）。因此我们可以知道标记 A 和端粒之间的染色体区域不包含致病基因。

我们观察到，配子中有另一个重组遗传至个体 Ⅲ-5。在这种情况下，个体 Ⅲ-5 既从个体 Ⅱ-2 遗传了标记 D1 和 E1，也继承了致病基因突变。这提示标记位点 D 和致病位点之间发生了交叉互换。我们已知着丝粒和标记位点 D 之间的区域（包括标记 E）不包含致病基因。因此这两个关键的重组使我们将致病基因所在区域定位大幅缩小。由于在其他家系中可能存在另外的重组，其他家系的分析可以进一步缩小定位范围。通过这种方法往往可以将致病基因位点缩小到几个厘摩大小的范围。

有时一个连锁分析产生的总 LOD 值接近于零，可能意味着这个家系不能提供信息（LOD 值为零，表明连锁和不连锁的概率几乎相等，因为 $10^0=1$）。然而，当家系中的一部分 LOD 值为正（提示连锁）和另一部分 LOD 值为负数（不支持连锁）时，LOD 值也可能为零。这一结果可能表明研究的疾病存在位点异质性（参见第四章）。例如，成骨不全症 Ⅰ 型可能由于 7 号染色体上或 17 号染色体上的突变引起（参见第四章）。对这种疾病的家系进行研究可以发现一些家系中疾病与 17 号染色体上的标记连锁，而在另一些家系中则与 7 号染色体连锁。连锁分析有助于发现大量疾病的位点异质性，包括导致失明的主要疾病视网膜色素变性（临床评述 8.1）。

临床评述 8.1　视网膜色素变性：通过位点异质性而鉴定的遗传病

视网膜色素变性（retinitis pigmentosa，RP）是一组遗传性视网膜缺陷，是最常见的导致人类失明的遗传性疾病，其发病率为 1/3 000。RP 的最初临床症状是由于视杆细胞开始死亡而导致的夜盲症，视网膜电图（ERG）波幅降低或消失。随着视杆细胞的死亡，其他组织也开始退化：视锥细胞死亡，向视网膜供血的血管减少。这导致患者白天视力下降。患者发展为管状视野，大多数患者在 40 岁时已失明。视网膜色素变性因视网膜表面随着病理变化而逐渐出现色素沉积而得名（图 8.8）。RP 无法预防也不能治愈，但有证据表明，通过饮食中补充维生素 A 可以在一定程度上延缓疾病进程。

众所周知，视网膜色素变性的遗传方式有常染色体显性遗传、常染色体隐性遗传和 X 连锁隐性遗传等。以上各种遗传模式在视网膜色素变性病例中的比例大约为 30%~40%、50%~60%、5%~15%（遗传模式在 RP 病例的 1/2 左右是未知的）。此外，少数病例是由线粒体突变引起的。还有一种视网膜色素变性是由两个不同位点（peripherin/RDS 基因和 ROM1 基因，两者都编码光感受器外段盘膜的结构成分）的突变共同引起

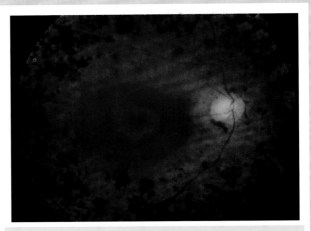

图 8.8　如图所示，视网膜色素变性患者眼底照片可见色素沉积和视网膜血管减少
（Courtesy Dr. Donnell J. Creel, University of Utah Health Sciences Center.）

的。这种遗传方式被称为**双基因遗传（digenic）**。遗传研究已经证明，70 个不同基因中的任何一个突变都可以引起非综合征型视网膜色素变性（即视网膜色素变性不作为已知综合征的一部分症状出现），因此这种疾病是位点异质性的良好范例。

一项早期连锁分析将常染色体显性遗传型视网膜色素变性的致病基因定位于 3 号染色体长臂。这是一个重要的发现，因为编码视紫红质的 RHO 基因

也被定位到这个区域。视紫红质（rhodopsin）是光吸收分子，在视杆细胞中启动信号转导过程。因此，*RHO* 基因顺理成章成为视网膜色素变性的**候选基因**（**candidate gene**，参见正文）。在一个重组频率为零的爱尔兰大家系中利用 *RHO* 内的多态性标记进行连锁分析，发现 LOD 值为 20。随后，超过 200 个不同的 *RHO* 基因突变被证实能引起视网膜色素变性，证实了这个位点的致病性。*RHO* 基因突变估计可以解释 25% 常染色体显性遗传性视网膜色素变性，约为 5% 全部视网膜色素变性病例的病因。

其他研究已经发现了视网膜变性有许多不同的基因突变。其中一些基因编码与视觉传导有关的蛋白质［如视紫红质，视杆细胞环鸟苷单磷酸（cGMP）阳离子门控通道蛋白的 α 亚单位；视杆细胞 cGMP 磷酸二酯酶的 α 和 β 亚单位］，光感受器结构蛋白（如 PRPH2 和 ROM1）和视网膜蛋白质转运蛋白（如 ABCR）。还有的基因与包括视网膜色素变性在内的综合征有关。例如，视网膜色素变性见于 Leber 先天性黑矇症（Leber congenital amaurosis，LCA），这是儿童最常见的遗传性视觉障碍。大约 10%~20% 的视网膜色素变性患者患有 Usher 综合征，该综合征有许多亚型，通常还涉及前庭功能障碍和感觉神经性耳聋。另外 5% 的视网膜色素变性病例是 Bardet-Biedl 综合征的一部分，在该综合征患者中还可见智力低下和肥胖。

迄今发现的 70 个导致视网膜色素变性的基因可以解释所有该病病例的 50%~60%。视网膜色素变性的基因检测（第十三章）通常使用基因 panel，可对与疾病最相关的基因进行测序分析。现在已经通过基因疗法成功治疗了某些视网膜色素变性疾病（如 Leber 先天性黑矇）（参见第十三章）。

对标记位点和致病位点之间重组情况的直接观察有助于缩小致病位点区域的定位。此外，连锁分析有时会发现致病位点在一些家系中与某一条染色体区域连锁而在其他家系中则不存在这种连锁。这提示了位点的异质性。

连锁不平衡：等位基因连锁位点的非随机组合

如果标记位点和致病位点连锁，一个标记位点的等位基因与致病等位基因可在家系中共同传递。例如，在一个家系中，一个位于 4 号染色体上连锁的二等位基因中的等位基因 1 可能与亨廷顿病（HD）的等位基因共同出现。这种关联说明了连锁的存在。然而，如果你在一系列家系中检查 HD 和标记位点的连锁关系，等位基因 1 将在某些家系中与疾病共同出现，而在另一些家系中则是等位基因 2 与疾病共同出现（图 8.9）。这反映了两件事。首先，以往致病突变可能发生了很多次，有时在带有标记等位基因 1 的 4 号染色体的拷贝上，有时在带有标记等位基因 2 的 4 号染色体的拷贝上发生。其次，即使疾病是由于某一原始突变所致，随后出现的交叉互换最终导致标记位点和致病等位基因的重组。因此，致病等位基因和一个连锁的标记等位基因在某些家系内相关，但并不一定在家系之间相关联。换句话说，如果我们在人群中对一系列家系中对标记位点和致病位点进行研究，我们不能指望某个特定的标记等位基因在大多数或所有的家系中与致病突变相关。

然而，有时我们确实在人群中观察到某个特定标记等位基因与致病等位基因存在相关联系。包含有某个标记等位基因和致病等位基因的染色体单倍型的出现频率，明显比我们通过人群两个等位基因研究预期的出现频率高。例如，假设致病等位基因人群中的出现频率为 0.1，两个等位基因（标记为 1 和 2）的标记位点的出现频率分别为 0.4 和 0.6。假设两个位点之间存在统计独立性［即**连锁平衡**（**linkage equilibrium**）］，通过乘法我们可以预测人群中包含致病等位基因和标记等位基因 1 的单倍型的频率将是 0.1 × 0.4 = 0.04。通过收集家系信息，我们可以直接计算人群中的单倍型。如果我们发现实际的单倍型频率为 0.09 而不是预测的 0.04，那么独立的假设被推翻，提示标记等位基因 1 与致病基因更加相关。这种连锁位点等位基因的相关性被称为**连锁不平衡**（**linkage disequilibrium**）。

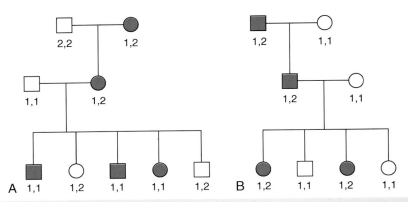

图 8.9　在这个家系中，多态性标记的等位基因 1 与致病等位基因处于同一连锁相（即两个等位基因都在 4 号染色体的同一拷贝上）。在第二个家系中，同一多态性标记的等位基因 2 与致病等位基因处于同一连锁相。家族间的这种差异可以反映出标记位点与致病位点之间的早期重组事件，也可以反映出两个家族祖先中两种不同突变事件的发生，从而加深我们对这种疾病病因的认识

图 8.10 说明连锁不平衡是如何产生的。想象一下，与强直性肌营养不良基因连锁的两个标记位点均定位于 19 号染色体。标记 B 在离致病基因不到 1 厘摩的距离紧密连锁。标记 A 则位于离致病基因约 5 厘摩的距离，连锁不那么紧密。因为每个标记位点都有两个等位基因（标记为 1 和 2），所以两个位点的标记等位基因有四种可能的组合方式（如图 8.10）。当人群中出现了一个新的强直性肌营养不良基因突变，它只存在于一个染色体拷贝上。在这个例子中致病突变与 A_1B_2 标记组合共同出现。由于致病突变（等位基因）在多个世代中传递，它与两标记之间会发生交叉互换。因为相对于标记 A 来说，疾病位点与标记 B 连锁更紧密，致病等位基因与标记位点 B 之间会发生较少的交叉互换。这样，致病等位基因在 90% 的情况下被发现在包含 B_2 的染色体上，而仅在 72% 的情况下在包含 A_1 的染色体上。标记 B 与致病等位基因之间的连锁不平衡程度高于标记 A 和致病等位基因的程度。还需要指出的是，A_1 和 B_2 等位基因均与致病等位基因呈正相关，因为在没有致病突变的人群中每个标记等位基因出现的频率（50%）会小得多（参见图8.10）。如果经过足够的世代，重组与等位基因的相关性最终会完全消失而出现连锁平衡。

由于连锁不平衡是由于位点之间的距离所致，因此它可以被用于推断基因在染色体上的排列顺序。与连锁分析相比，连锁不平衡分析在反映历经数十代后发生的重组情况（即自致病基因突变发生时起迄今的世代数）时具有一定优势。与之相反，连锁分析仅能在过去几代人中直接观察基因重组情况。因此，若运用连锁分析，一系列的家系中很少有足够的基因重组将基因定位到几个厘摩的区域内。而连锁不平衡分析则可以将基因定位到 0.1 厘摩或更小的区间。然而，连锁不平衡可能受到在人群历史上出现的进化力量如自然选择或遗传漂移的影响。例如，6 号染色体上的主要组织相容性复合体（参见第九章）的一些位点是不平衡的，这可能是因为某些等位基因组合由于对某些疾病具有免疫力而获得了选择优势。

连锁不平衡是在连锁位点上等位基因的非随机组合。由于重组，基因座之间的连锁不平衡会随着时间的推移而减少。它可以用来推断染色体上的基因排列顺序。

人群中连锁与关联的比较

连锁和关联现象有时会令人困惑。连锁是指在染色体上位点的位置。当两个位点连锁，这些位点上等位基因的特定组合将在家系中传递，因为它们位于同一染色体上同一位置。但是，正如前面提到的亨廷顿舞蹈病的例子，在不同家系中等位基因的特定组合可以是不一样的。另一方面，**关联（association）**是指在一般人群中的两个特征之间的统计关系。这两个特征在同一个体中共同出现的机会比偶然发生的频率更高。

正如以上讨论的，两个连锁位点的等位基因可能在一个群体中相关联（因为关联的一种形式——连锁不平衡）。在这种情况下，利用人群关联可能可

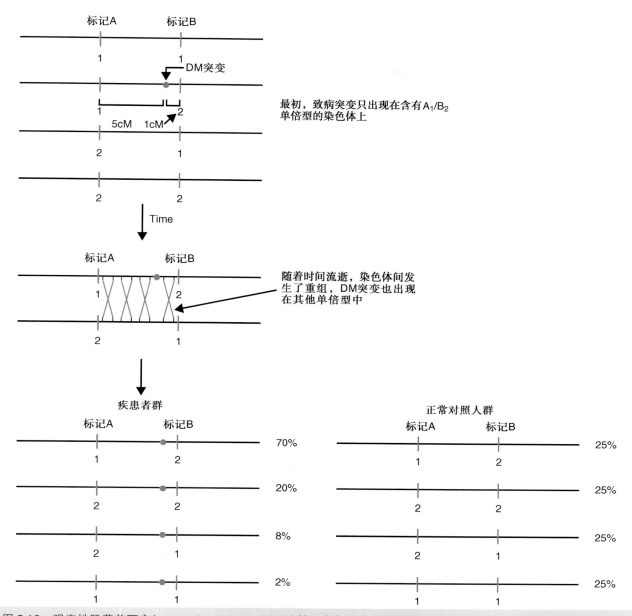

图 8.10　强直性肌营养不良（myotonic dystrophy，DM）基因座与两个连锁基因座 A 和 B 的连锁不平衡。DM 突变首先出现在 A₁B₂ 单倍型的染色体上。经过几代的遗传，大多数携带 DM 突变的染色体仍为 A₁B₂ 单倍型，但由于重组的结果，在其他单倍型上也发现了 DM 突变。由于 A₁B₂ 单倍型出现在 70% 的 DM 染色体上，而正常染色体只有 25%，DM 与 A、B 位点之间存在连锁不平衡，B 位点与 DM 的连锁不平衡程度大于 A 位点

以定位某个致病基因。一个例子是遗传性血色素沉积症，这是一种在第七章讨论过的常染色体隐性遗传病。一项关联分析表明，78% 的血色素沉积症患者有人类白细胞抗原（human leukocyte antigen，HLA）A3 等位基因位点（第九章将对 HLA 系统进行进一步讨论），而对照组正常人只有 27% 有这个等位基因。这个统计学相关性提示可用 HLA 多态性进行连锁分析，从而将导致血色素沉积症的主要基因定位在 6 号染色体几个厘摩的区域。由于这一区域太大而很难确定一个特定的基因。随后连锁不平衡分析被用来将区域缩小至约 250kb，最后为

HLA-like 基因（HFE）的发现打下了基础。HFE 的单一突变在绝大多数情况下可以导致遗传性血色素沉积症。血色素沉积症致病基因和 HLA-A 位点之间的关联，可能是由于近期发生的包含 HLA-A3 等位基因的染色体拷贝上的致病基因突变所致。由于突变仅发生在 50~100 代之前，HLA-A3 等位基因和导致血色素沉积症主要致病突变仍然存在连锁不平衡。

人群关联也可以由等位基因与疾病存在因果关系而产生。强直性脊柱炎（ankylosing spondylitis），一种主要累及骶髂关节的疾病，是这种关联的一个范例（图 8.11）。韧带炎症导致骨化，最终导致关节

融合(强直)。90% 罹患强直性脊柱炎的欧洲裔美国人存在 HLA-B27 等位基因,而只有 5%~10% 的普通欧洲裔美国人存在 HLA-B27 基因。因为强直性脊柱炎的人群发病率很低(<1%),多数有 HLA-B27 等位基因的人不会发展为强直性脊柱炎。然而,那些有 HLA-B27 等位基因的人比那些没有它的人发病机会高大约 90 倍(如表 8.1 所示,9% 的具有 HLA-B27 的人罹患强直性脊柱炎,而只有约 0.1% 的没有 HLA-B27 的人患该病)。因为存在这一强烈的关联,HLA-B27 检测有时也被作为强直性脊柱炎的诊断标准之一。由于强直性脊柱炎被认为是一种自身免疫性疾病,这种关联可能反映了一个事实,即 HLA 系统是人体免疫反应中的关键因子(参见第九章)。

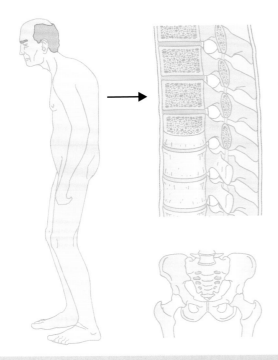

图 8.11 强直性脊柱炎由脊柱的椎间盘、关节和韧带骨化引起。请注意图中的特征姿势
(修改自 Mourad LA. Orthope-dic Disorders. St Louis: Mosby; 1991.)

表 8.1 假想人群中强直性脊柱炎与 HLA-B27 等位基因的相关性*

HLA-B27	强直性脊柱炎	
	患病	不患病
存在	90	1 000
缺失	10	9 000

注:* 这张表显示强直性脊柱炎患者比正常对照组更易携带 HLA-B27 等位基因。

HLA-DQβ 位点的核苷酸变异与糖尿病 I 型之间也存在人群关联(参见第十二章)。因为自身免疫是糖尿病 I 型的一个病因,HLA-DQβ 位点与糖尿病 I 型的易感性之间可能存在因果关系。

人群关联是指因素之间在群体水平存在的非随机性共存。关联有别于连锁。连锁是指染色体上各位点的位置。连锁不平衡是一种特殊的关联,连锁位点的特定等位基因间存在非随机性关联。

物理定位与克隆

连锁分析使我们能够确定位点之间的相对距离,但它不能指出标记或致病基因在染色体上的具体位置。通过各种方法进行的物理定位则可实现这一目标。高分辨率的物理定位方法已取得了巨大的进展。

染色体形态

一个简单而直接地定位致病基因的方法是发现该疾病总是与某种细胞遗传学异常(如重复或缺失)相关。这种异常自身往往没有临床后果(因此可作为一个标记),或可能导致疾病。由于这些方法是历史上最古老的沿用至今的物理定位方法,我们首先对之进行讨论。

缺失

对遗传病患者进行核型分析或 Array CGH 分析(参见第六章)偶尔可以发现染色体特定区域的缺失,强力提示致病位点可能就在缺失区域内。相同疾病的几个患者的缺失片段可能会有所不同。我们可以通过对许多患者的缺失区域进行比较,找出共同缺失的区域从而缩小基因的定位范围(图 8.12)。例如,缺失定位被用于视网膜母细胞瘤、Prader-Willi 和 Angelman 综合征(参见第五章)和肾母细胞瘤(由 11 号染色体上的突变引起的儿童肾脏肿瘤)的致病基因定位(参见第四章和第十一章)。

这些缺失只影响了同源染色体对中的一条,使患者形成杂合性缺失。如果两条染色体存在的缺失大到显微镜下都可以观察到的话,通常会致命。

易位

正如第六章讨论的,染色体平衡易位携带者往

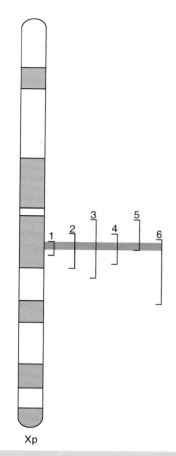

Xp

图 8.12 通过缺失定位致病基因。图示一系列产生疾病表型的重叠缺失。所有缺失的重叠区域指示出基因的近似位置

往没有临床表型,因为他们还存在一个完整的遗传物质拷贝。然而,如果一个易位碰巧打断了一个基因,就可能导致遗传性疾病。例如,通过连锁分析,*NF1* 基因被大致定位在 17 号染色体的长臂。而两个平衡易位患者使基因得到了更精确定位。一位患者是 17 号染色体和 22 号染色体的平衡易位,另一位患者是 17 号染色体和 1 号染色体的平衡易位。这两个易位的 17 号染色体的断裂位点非常接近,通过连锁分析被认为在同一区域。他们提供了一个物理定位研究的起点,这导致了随后 *NF1* 基因的发现。

一个类似的例子是在女性杜氏肌营养不良(Duchenne muscular dystrophy,DMD)患者中观察到的 X 染色体与常染色体之间的易位。因为这是一个致命的 X- 连锁隐性遗传疾病,女性纯合子患者罕见。在几位女性 DMD 患者中均发现 X 染色体的易位断点位于相同的位置(Xp21),这表明易位打断了 DMD 基因。确实是这样,这些易位很大程度上帮助了 DMD 基因的定位和克隆(尽管这些女性也有正常的 X 染色体,但是正常 X 染色体优先灭

活,留下被打断的 X 染色体作为有活性的染色体)。

利用缺失和重复进行剂量定位

一个染色体发生缺失往往导致缺失区域中的基因编码蛋白质仅为正常量的 1/2,这种简单的策略被称为**剂量定位(dosage mapping)**。例如,据观察,腺苷酸激酶量减少了 50% 和 9 号染色体上的缺失密切相关,从而把腺苷酸激酶基因定位到该染色体区域。

同样,染色质重复与基因产物水平的增加相关。因为存在 3 个而不是 2 个基因,因此表达量应该比正常增加约 50% 以上。这种剂量定位被用于将编码超氧化物歧化酶 1(SOD-1)的基因定位到 21 号染色体的长臂。

通过将细胞遗传学水平观察到的变化(易位、缺失或者重复)与基因表达(包括遗传病表现)相关联,一个基因可以被物理定位到某个染色体区域。

定位克隆

有时候,导致一种遗传病的基因产物在基因本身被识别之前就知道了。例如 β- 珠蛋白多肽和镰状细胞病。在这种情况下,可以从多肽的氨基酸序列中推断出 DNA 序列,该 DNA 序列与参考基因组比对即可确定致病基因。这种利用基因产物及其功能来确定基因的方法就是**功能克隆(functional cloning)**(即识别特定基因或基因片段,复制并进行研究(参见第三章,框 3.2)。

然而,更多的时候我们只有一个连锁结果,将致病基因定位到一个靠近某些连锁多态性标记的区域(之前已经确定这些标记的位置信息)。由于连锁分析的分辨率有限,包含致病位点区域可能为数百万碱基(megabase,Mb)对或更大,可包含由非编码 DNA 间隔开的数十个基因(图 8.13)。一种常用的方法是从一个连锁的标记开始,然后绘制出标记周围的区域以定位和识别致病基因。由于这个过程始于对基因在染色体上位置的大致了解,它一般被称为**定位克隆(positional cloning)**。

假设我们通过连锁分析确定一个致病基因的大致位置。包含致病基因的区域可以通过计算基因与标记之间的重组率来描述(通常是一到几个厘摩)。更常见的情况是,它的边界可以用没有观察到重组的基因标记来描述(图 8.7)。由于致病基因可能位于该区

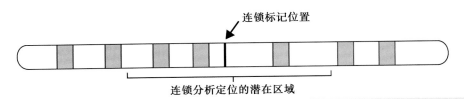

图 8.13 在经典连锁分析中，一个与致病基因密切相关的标记多态性被鉴定出来。标记多态性的染色体定位是通过先前的连锁和物理图谱定位确定的。标记多态性周围的区域可包含几个 Mb 的 DNA 序列，该区域中的每个基因都是潜在疾病候选基因

域的任何位置，因此必须对该区域的 DNA 序列进行分析和评估以确定该基因的序列。在人类基因组计划没有完成之前（框 8.2），这是一个艰巨的任务，可能需要几年的工作。人类基因组序列的完整序列现在已经可以从计算机数据库中获得，所以研究人员常通过计算机评估合适的 DNA 序列来筛选感兴趣的区域。

框 8.2　人类基因组计划

人类基因组计划（Human Genome Project, HGP）是生物医学研究史上最广为人知和雄心勃勃的计划之一。该项目于 1990 年 10 月启动，历时 15 年。HGP 的主要目标有 3 个：遗传标记图谱、物理图谱和人类基因组的完整 30 亿碱基对序列。

遗传标记图谱在项目早期就已经完成，最初仅聚焦于 STRs 等高度多态性位点。有用的多态性位点间的间隔平均远 <1 厘摩。因此，几乎任何致病基因都可以找到一个与之紧密相连的标记位点。除了这些多态性外，整个基因组中还发现了数百万个单核苷酸多态性位点。单核苷酸多态性是单碱基变异，个体的多态性比 STR 多态性小。然而，它们的突变率比这些多态性低，而且它们特别适合计算机自动处理（例如：微阵列；参见第三章）。因此，它们进一步增加了人类遗传图谱的可用性。

第二个目标，即建立一个彼此之间间隔 100kb 的已知**序列标签位点**（sequence-tagged site，STS）的物理图谱，也已经完成。这些物理路标在定位克隆实验中是非常宝贵的，它们被用来按相对顺序排列一系列 DNA 序列［例如，插入到克隆载体中的序列，如**酵母人工染色体**（yeast artificial chromosomes，YACs）、**细菌人工染色体**（bacterial artificial chromosome，BAC）或黏粒（cosmid）］。

最终的目标，即获得完整的基因组序列，在公共机构和私营机构中都得到了实现。这项由政府资助的工作首先建立了一个人类 DNA 重叠克隆片段的框架。这些被克隆到 BACs 和**噬菌体 P1 人工染色体**（bacteriophage P1 artificial chromosomes，PACs）等载体上的 DNA 片段大小约为 100~200kb。为这些片段进行精确的重叠和染色体定位是巨大的技术挑战，而这项工作得到了 STS 物理图谱的极大帮助。随后将每个 DNA 片段分解成更小的特定大小片段并测序，将获得的数据放入一个可公开访问的数据库中。与此相反，私人资助的工作则是从更小的 DNA 片段（几 kb 大小）开始的。将其克隆到质粒载体中，并对这些小片段进行测序然后寻找重叠点，并利用公开数据组装更大的 DNA 序列。

2001 年 2 月，两个组都宣布他们已经完成了大约 90% 的人类真核 DNA 序列的测序（即包含基因的 DNA）。2003 年春，在沃森和克里克首次描述 DNA 结构的 50 年后，一个完整的、高精度的序列被公布，其错误率低于 1/10 000bp。

这个项目的完成带来许多持续性好处。过去用老的定位克隆策略需要经年的努力才能完成基因鉴定，因为现在有了物理图谱和 DNA 序列而变得容易多了。使用外显子组和基因组测序等方法识别基因所需的时间不断减少，以这种方式确定的致病基因数量逐年递增。这些基因的发现产生了许多重要的成果：改进了基因诊断技术，提升了利用重组 DNA 技术制造基因产品的潜力，以及涌现了通过更特殊的药物或基因治疗的治疗方法（参见第十三章）。

框 8.2　人类基因组计划 - 续

用于对人类基因组进行测序的同一技术已应用于数十种其他生物：包括医学上重要的病毒和细菌、农业上重要的作物如水稻和玉米，以及重要的实验生物体，如酵母、果蝇、小鼠和大鼠。这些生物的基因和人类的基因之间的相似性帮助我们了解了人类基因的许多本质。

人类基因组序列的完成是研究时代终结的观点是错误的。基因组序列虽然具有巨大的价值，但仍然只是一长串核苷酸。接下来面临的挑战将是利用这一庞大信息库来识别基因，了解它们的调控和表达，并描述基因和环境之间的许多复杂相互作用，及如何最终产生表型。此外，最初的公共基因组中每个区域的序列仅仅是一个个体的序列（由于所有人类的基因及其染色体位置的高度相似性，这一单个个体的序列对于定位和识别基因仍然非常有用。并且，这一序列还可被"共有序列"补充。共有序列显示了检测过的个体 DNA 序列中的每个位置上最常出现的核苷酸）。目前正在进行的成千上万个体的全基因组 DNA 测序，将有助于我们加深对遗传病不同易感性的了解。其中一个例子是公共资助的千人基因组项目（1 000 Genomes Project），它对来自不同人类群体的几千个成员的基因组进行了测序。因此，人类基因组序列的获得代表了一个富有成果和令人兴奋的生物学研究时代的起始，而不是终点。

当我们筛选一个包含致病基因的 DNA 区域时，我们如何知道已经找到了基因呢？编码 DNA（即编码蛋白质的 DNA）必须与非编码 DNA 相区别，也必须确定该地区每个基因可能的功能。有几种方法可以用来完成这些任务。

功能性与非功能性 DNA

因为大多数 DNA 序列功能未知，可能与疾病无关，所以在寻找致病突变时，我们通常专注于编码蛋白质或执行重要调控功能（例如：增强子或启动子序列）的 DNA。由于它们具有重要的功能，编码 DNA 或调节性 DNA 序列通常在进化过程中不会发生变化。这意味着在许多不同的物种中这些 DNA 序列是**保守的（conserved）**或具有类似的碱基序列。与之相反，非功能性 DNA 序列在物种间可能变化，因而存在明显不同。我们可以利用计算机算法（参见下文），通过比较物种之间 DNA 序列来区分功能性（保守的）DNA 和非功能性（非保守的）DNA。随着越来越多的物种的基因组被测序，越来越多物种的全基因组序列被进行了比较。这些比较表明大约 5% 的非编码基因是高度保守的，因此可能履行调控功能。

正如在第三章中讨论的，大多数的 CG 二核苷酸被甲基化。然而，大约 60% 的人类基因的 5′ 端的 CG 二核苷酸区［**CG 岛（CG islands）**］未被甲基化（基因的 5′ 区域未被甲基化可能使它更加容易被转录因子接近而活化）。CG 岛的识别已经被用来确定编码基因的位置。

鉴定在多个物种间高度保守的 DNA 序列和未被甲基化的 CpG 岛都是区分编码或调控（功能）DNA 与非功能性 DNA 的方法。

DNA 序列的计算机分析

成熟的计算机算法可以检测出编码基因 DNA 的序列特征（如转录起始位点，终止密码子，内含子 - 外显子边界）。举例来说，这种方法已被用于识别一个成人多囊肾的致病基因（*PKD1*；参见第四章）。此外，这些算法经常被用来识别编码特定类别蛋白质（例如：转录因子和跨膜蛋白）的基因序列特征。

已知 DNA 序列的电子数据库在基因鉴定中也起着重要的作用。当在某个特定区域的 DNA 上寻找一个基因时，通常会对筛查区域的 DNA 序列和其他数据库中的 DNA 序列进行相似性比较。数据库中的序列可能来源于已知功能或组织特异性表达的基因。例如，假设我们已经使用连锁分析确定了某个区域含有一个导致肢体畸形的发育障碍基因。当我们评估该区域的 DNA 序列时，我们会比较该区域的 DNA 序列和一个数据库中可信序列之间的相似性（例如，一个基因编码的蛋白质参与骨骼发育，如成纤维细胞生长因子）。由于编码相似蛋白产物的基因通常有相似的 DNA 序列，从我们提供的区域序列和数据库中序列之间的匹配可能提供了一个重要的线索:这个特定DNA序列实际上是导致肢体畸形基因的一部分。

相似性搜索不一定局限于人类基因。现在可以从计算机数据库获得许多生物体的完整DNA序列,包括黑猩猩、鸡、小鼠、果蝇和酵母。通常情况下,往往可以观察到已知功能的基因在其他生物体中(如小鼠,甚至酵母或细菌中)存在序列相似性。由于产生重要蛋白质产物的基因通常在整个进化过程中是高度保守的,在另一物种中类似基因的鉴定,可以为人类相关基因的功能提供重要信息。例如,许多参与细胞周期调控的基因在酵母和人类中很相似(例如,*NF1*基因的一部分和酵母*IRA2*基因)。事实上,目前发现约1/3的人类致病基因在酵母中均有相似的基因。我们可以很轻易地在模式生物中对这些基因和它们的产物进行干预来了解这些基因的功能;而对这些基因在模式生物中功能的理解可以为它们在人体的功能研究提供有用的证据。许多重要的人类致病基因的发现,就是因为类似候选基因之前已经在其他生物中得到了鉴定(例如,小鼠的"小眼睛"基因导致无虹膜致病基因的发现;小鼠"污点"基因导致Waardenburg综合征致病基因的发现;果蝇和小鼠的"修补"基因导致基底细胞神经综合征致病基因的发现;老鼠"粉红眼"基因导致眼皮肤白化病Ⅱ型致病基因的发现)。种间序列比较不仅可以让我们加深对编码基因的了解,还可以明确包含重要调控元件的高度保守的非编码序列,这些序列也可有致病风险。

许多数据库和算法现在被用来推断基因内是否存在某些DNA序列。一个基因可能的功能可以通过比较人类或非人类的已知功能基因序列进行推断。

序列突变的筛选

一旦编码DNA的一部分序列被分离出来,就可以通过DNA测序来检测致病突变(参见第三章)。如果一个DNA序列是该病致病基因,则患者存在突变,而非患者则不存在突变。为了帮助区分致病突变与不同个体之间的多态性变异,对该病患者新

发致病突变和他的非患者父母DNA进行比较特别有意义。一个无害的多态性变异在患病后代和健康父母均出现,然而一个致病突变则不存在于该父母中。用这种策略来识别家族中高度外显的常染色体显性遗传病突变基因,如*NF1*是特别有用的。

另一种可以检测的突变类型是亚显微缺失(即在显微镜下观察不到的缺失)。微小缺失可以通过array CGH或高通量测序进行检测(参见第三章)。在后一种方法中,缺失意味着在一个区域中的reads数大幅减少。包括荧光原位杂交技术(FISH;参见第六章)或多重连接探针扩增技术(MLPA;参见第三章)在内其他的技术,在某些情况下也可以用来检测小缺失。

基因表达试验

为了验证一个基因导致某种特定的疾病,可以检测该基因在各种组织中的表达水平(即转录的mRNA水平)。将组织中的mRNA进行纯化,然后将其放置在一个膜上与由该基因制成的探针进行杂交。这种技术被称为 **Northern 印迹(Northern blotting)**(图 8.14),在概念上类似于 Southern 印迹。只是用 mRNA,而不是 DNA 进行转膜。如果待测基因是致病的,那么疾病受累组织中的 mRNA 表达可能会受到影响(对组织特异性的基因文库中获得的 cDNA 片段进行分析可以获得相同的推论)。例如,突变引起苯丙酮尿症的苯丙氨酸羟化酶基因是在肝脏中表达并合成苯丙氨酸羟化酶的。

目前,大多数基因表达的检测均使用微阵列(参见第三章)或高通量 RNA 测序。在这两个方法中,待测组织 mRNA 先被转化为 cDNA(见框 8.3)。制造出来的微阵列包含成千上万代表感兴趣基因的寡核苷酸序列(探针),这些探针与从相关组织中来的荧光标记 cDNA 杂交以确定组织中的哪些特定基因表达。如果组织中标记的基因对应于微阵列上的一个基因,该基因序列和探针序列将会互补配对而形成一个可观察到的荧光信号(参见第三章)。一个给定的基因在某种组织中的表达量与一个已知的对照样品中的表达水平进行比较可得到相对表达水平。微阵列基因表达分析的一个局限性是只有针对微阵列上探针的转录水平进行评估而错过新的或先前未知的转录本。

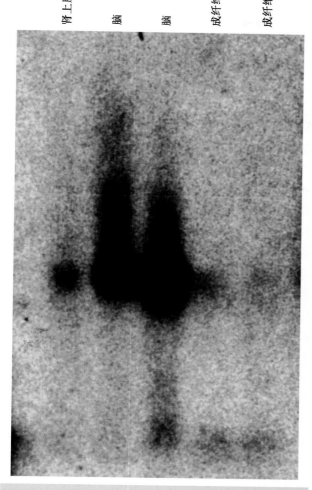

图 8.14　Northern 杂交的示例。图片显示 *EVI2A* 基因（一个嵌入 *NF1* 基因内含子的基因）的 cDNA 探针与来自肾上腺、大脑和成纤维细胞的 mRNA 的杂交。这一结果表明 *EVI2A* 在脑中的表达水平远高于其他两种组织

（图中竖排标注，从左到右）肾上腺　脑　脑　成纤维细胞　成纤维细胞

　　高通量 **RNA 测序（RNA sequencing，RNA-seq）**（图 8.15）通过测序 cDNA 并与参考基因进行比对，再确定每个片段的 reads 数从而提供了评估基因表达的量化指标。在一个组织中高表达的基因（即转录大量 mRNA 的基因）会产生大量的序列 reads 数。在某个组织中高表达的基因是某个疾病的候选基因（例如，编码的苯丙氨酸羟化酶的基因会在肝组织中高水平表达）。

　　另一种基因表达测试的方法是利用重组 DNA 技术将正常的 DNA 序列转入来源于患者（或动物模型）的有缺陷的细胞中。如果正常 DNA 纠正了细胞缺陷，那么它很可能代表着感兴趣的基因。这种方法已被用于证明突变的 *CFTR* 基因可导致囊性纤维化。

　　DNA 文库在基因鉴定中起着重要作用。DNA 文库与普通图书馆很相似，只是它是由 DNA 片段而不是书籍组成的。

　　最常见的文库类型是**基因组文库（genomic library）**，它由限制性酶消化或机械剪切整个基因组 DNA 产生的 DNA 片段组成。在限制性酶消化中，DNA 被部分消化，因此一些识别位点被切割，而另一些不被切割。这样就会产生彼此重叠的片段。这些片段可用于外显子组或全基因组测序。基因组文库包含了整个人类基因组：包括内含子、外显子、增强子、启动子，以及大量将基因间隔开来的非编码 DNA。

　　互补 DNA 文库[cDNA（complementary DNA）library] 只包含与外显子相对应的 DNA。它是通过从特定组织（如肝脏或骨骼肌）纯化 mRNA，然后将 mRNA 暴露于一种称为**逆转录酶（reverse transcriptase）**的酶中获得的。这种酶将 mRNA 复制成与 mRNA 序列互补的 cDNA 序列（因此称为互补 DNA）。cDNA 文库可用于分析基因的组织特异性表达，如文中所述。

　　另一种 DNA 文库是**染色体特异文库（chromosome-specific library）**。染色体是通过**流式细胞术（flow cytometry）**分选出来的，流式细胞术根据每个染色体中 AT 碱基对的比例来分离染色体。其结果是一个文库，主要由来自一个染色体的 DNA 组成。例如，在亨廷顿病的基因被定位到 4 号染色体短臂上的一个区域后，该染色体的特定文库被用来对基因进行精确定位。

　　在确定一个基因是否致病时，一个关键的测试是突变基因仅存在于患者，但不在非患者中。某个基因致病的进一步证据是，该基因编码的 mRNA 在与该疾病有关或受该疾病影响的组织中表达。可以用微阵列或 RNA-Seq 评估基因表达水平。

候选基因

　　如果有候选基因的话，寻找基因的进程可以大

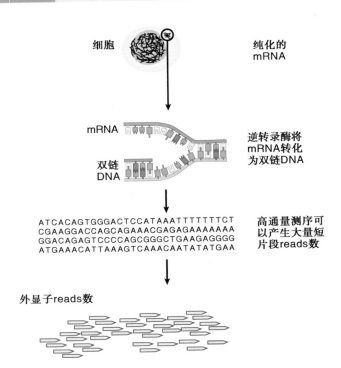

细胞

纯化的
mRNA

mRNA

逆转录酶将
mRNA转化
为双链DNA

双链
DNA

ATCACAGTGGGACTCCATAAATTTTTTTCT
CGAAGGACCAGCAGAAACGAGAGAAAAAAA
GGACAGAGTCCCCAGCGGGCTGAAGAGGGG
ATGAAACATTAAAGTCAAACAATATATGAA

高通量测序可
以产生大量短
片段reads数

外显子reads数

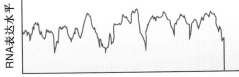

碱基水平的表达概述

RNA表达水平

核苷酸位置

图 8.15 用 RNA 测序（RNA-seq）进行表达分析。如
图所示,mRNA 从特定类型的细胞中纯化,并直接分析
或反向转录为 cDNA 进行分析。高通量测序技术(参见
第三章,图 3.27)用于产生长度约 100bp 的序列 reads
数,对应成熟 mRNA 的外显子。特定外显子的 reads 数
表示 mRNA 的表达水平,如图底部的图表所示

大加快。顾名思义,候选基因是指其蛋白质产物可
能与疾病相关的基因。例如,各种胶原基因被认为
是 Marfan 综合征的候选基因,是因为胶原蛋白是结
缔组织的重要组成部分。然而,使用 Marfan 综合征
家庭胶原基因标记进行连锁分析始终只能得到阴性
结果。另一个编码原纤维蛋白 -1 基因(*FBN1*)的候选
基因被确定位于 15 号染色体上。正如第四章所讨论
的,原纤维蛋白(fibrillin)也是一种结缔组织成分。连
锁分析将 Marfan 综合征基因定位在 15 号染色体上,
因此 *FBN1* 是一个更好的候选基因。*FBN1* 突变分析
发现它与 Marfan 综合征密切相关,从而证实它是该病
的致病基因。这种结合的连锁分析以确定含有致病
基因区域,再在该区域内寻找合适候选基因的方法
被称为**定位候选基因(positional candidate)克隆。**

候选基因是指某些特性(例如:蛋白质产物)表
明他们可能导致某种遗传性疾病的基因。在已知包
含致病基因的区域中对候选基因进行分析的方法被
称为定位候选基因克隆。

通过关联进行基因定位:全基因组关联分析(GWAS)

微阵列(参见第三章)等技术的进展使研究者能
够对人群中的疾病表型和数以百万计的分布在整个
基因组中的标记位点进行关联分析。这些**全基因组
关联分析(genome-wide association studies,GWAS)**
通常需要在大量患者中利用芯片或全基因组测序检
测单核苷酸多态性。芯片也可用于评估不同个体之
间的拷贝数变异(CNVs,参见第三章)。GWAS 分析
需要将患者中每个 SNP 的等位基因频率与对照组样
本相同的 SNP 等位基因频率进行比较(图 8.16)。如
果患者与对照组在 SNP 频率上存在统计学上的显著
差异,那么该 SNP 可能处于或非常接近致病基因或
其调控元件。SNP 本身可能致病,也可能与附近相
邻致病位点存在连锁不平衡。如果对数百万个 SNPs
进行分析,那么每个 SNP 间仅仅只有 1~3kb 距离,因
此极有可能将 SNP 定位到致病变异附近。

GWAS 在确定导致常见病(如糖尿病、癌症和
心脏病)的变异方面特别有用(参见第十二章)。因
为这类疾病通常是由多个致病基因以及环境因素共
同影响所致,传统的连锁分析检测致病基因位点通
常是无效的。GWAS 的一个优点是不需要对疾病的
生物学特性进行假设就可选择某些基因进行研究:
它几乎对每个基因附近的变异都进行检测。事实
上,GWAS 结果往往指向以前没有怀疑过的新生物
学致病通路。此外,GWAS 分析不需要收集家系数
据以检测在人群中的关联(虽然这样的数据可能是
有用的)。相反,通常将比家系收集更容易定位和采
样的无关病例和对照用于 GWAS 分析中。

但是,对关联研究数据的解释应该谨慎,因为许
多因素可以导致疾病和某个潜在危险因素之间产生
虚假关联。以人群的种族差异为例,某些疾病在某
些种族群体中更常见。由于他们的进化历史不同,
这些群体的等位基因频率也不尽相同。因此,如果
仅仅比较疾病和对照组的差异而不针对种族进行适

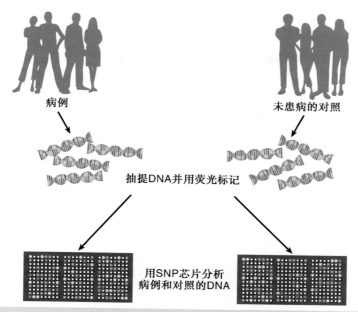

图 8.16 全基因组关联分析。将病例样本和未患病对照样本的单核苷酸多态性（SNP）或拷贝数变异（CNV）的频率进行比较。通过对每个病例和对照组的 SNP 微阵列进行分析，以估计病例和对照组样本中每个 SNP 的等位基因频率。等位基因频率在病例样本和对照样本之间存在显著差异的 SNPs 可能位于致病基因中或在其附近

当的匹配，就会由于两组之间的种族差异产生一个错误的关联。例如，糖尿病 2 型（参见第十二章）已在皮马印第安人的人群中被广泛研究，这种疾病在这个人群中要比在欧洲裔美国人中更常见。现已发现编码人免疫球蛋白 G（标记为 Gm3）的单倍型缺失与皮马美洲人的糖尿病 2 型密切相关。初步分析提示 Gm3 缺失可能导致糖尿病 2 型。然而，进一步的分析表明，皮马人群中欧洲血统的比例差异很大，Gm3 频率也随欧洲血统的程度变化：Gm3 在没有欧洲血统的皮马人群中是缺失的，然而在有欧洲血统的皮马人群中出现率则高达 65%。因为糖尿病 2 型在欧洲不常见，糖尿病 2 型和 Gm3 缺失之间的相关性极可能是欧洲血统混杂的后果。一旦将欧洲血统的程度作为影响因素考虑在内，两者就没有连锁的证据了。

产生错误关联的其他因素包括疾病的定义不精确，样本量不足，以及病例与对照的相关变量（如年龄和性别）存在不正确的匹配。在多个研究人群中无法重复的关联提示该关联可能是无效的。此外，由于经典的 GWAS 会比较病例和对照的一百万个或更多的标记，其中一小部分标记仅仅只是偶然与疾病相关联。可以用统计程序将这一问题考虑在内并进行校正。

尽管 GWAS 通常在整个基因组水平分析一百万到几百万个 SNPs，但是人类基因组中其实包含该数量几倍以上的 SNPs。我们怎样才能确保用于 GWAS 分析的这些 SNPs 可以充分反映整个基因组中的 SNPs 呢？可以运用连锁不平衡的概念来解决这个问题。例如，假设 SNP 核苷酸 C 与在附近的一个 SNP 位点 T 存在很强的连锁不平衡，这意味着每当一个人有等位基因 C，他或她几乎总是有等位基因 T（即单倍型是 C/T）。因此没有必要在研究中对病例和对照的两个类型的 SNP 都进行分析：那些在第一个 SNP 为 C 的也可以认为在第二个 SNP 上为 T。通过识别具有强烈连锁不平衡关系的 SNP 位点簇，每簇中只需要鉴定一个 SNP 就够了（图 8.17）。这样可以大幅降低 GWAS 的成本。大型国际单倍型图谱计划（HapMap）旨在确定连锁不平衡的位点集。目前已经在非洲人、亚洲人、欧洲人的基因组中建立了数以百万计的连锁不平衡的 SNP。这也使得研究人员可以在人类基因组的任意区域通过更少的有效 SNP 标记寻找基因。

目前大多数的 GWAS 是基于微阵列的数据（通过比较病例组和对照组的 SNPs 或 CNVs）获得的。这些研究仅限于基因芯片上的已知变异，而这些变异在人群中的等位基因频率通常＞5%。因此，真正致病的罕见变异可能在 GWAS 分析中被漏掉。然而，越来越多通过比对病例和对照获得的 DNA 序列数据（参见下文）正在被用于关联分析研究，使得包括常见变异和罕见变异在内的所有变异均可被纳入考虑范围之内。

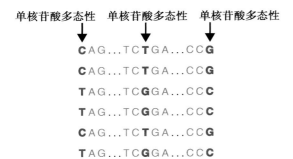

单核苷酸多态性　单核苷酸多态性　单核苷酸多态性

CAG...TCTGA...CCG
CAG...TCTGA...CCG
TAG...TCGGA...CCC
TAG...TCGGA...CCC
CAG...TCTGA...CCG
TAG...TCGGA...CCC

图 8.17　在 6 个个体中对来自同一染色体位置的 DNA 序列进行了检测(每个个体一个染色体拷贝)。此序列中的 3 个单核苷酸多态性(SNPs)用箭头指出并显示为红色。其他碱基在个体间未见差异。由于连锁不平衡,3 个 SNPs 中的 C、T、G 等位基因在某些染色体拷贝上同时出现,而 T、G、C 等位基因在其他染色体拷贝上同时出现。因此,如果想知道个体是哪一个等位基因,只需要对这些 SNPs 中的一个进行分型,就可以知道另外两个的基因分型

全基因组关联分析(GWAS)可以在整个基因组水平分析数千到数百万个标记,对某个疾病与某个标记进行关联分析或者连锁不平衡分析。通常情况下,这是通过对患者和健康对照人群进行微阵列分析完成的。在所有病例对照研究中,必须通过病例与对照组进行匹配以避免虚假的结果。

外显子组测序与全基因组测序

在过去的 20 年中,通过定位克隆和候选基因克

隆的方法定位的致病基因数量在稳步攀升。然而,使用这些方法在大多数符合孟德尔遗传疾病中鉴定未知基因仍然十分棘手。DNA 测序新技术(也被称为大规模并行测序和新一代测序技术)的涌现,与 Sanger 测序等老方法相比大幅降低了测序成本(参见第三章)。新技术将整个基因组中所有基因的成千上万的区域进行捕获后再进行大规模测序,使比较经济地确定一个人基因组中几乎所有编码区域的变异成为可能。在实验中这些捕获的序列占基因组的不到 2%。这种有针对性地对外显子进行捕获和测序的方法称为**外显子组测序(exome sequencing)**。这项技术已成为一种新的识别潜在符合孟德尔遗传方式基因的强有力的方法,特别是在传统的方法都失败了的情况下。

外显子组测序所需的基本步骤如图 8.18 所示。DNA 被随机打断并用于构建基因组文库(框 8.3),片段两侧连接上接头。然后,通过杂交捕获富集外显子区域。连上接头的片段与生物素标记的 DNA 或 RNA 诱饵杂交,并用非特异性的寡核苷酸阻断与接头互补的非特异性杂交,再通过生物素-链霉抗生物素蛋白为基础的 pulldown 法回收杂交片段,然后进行 PCR 扩增和富集后的扩增文库的大规模平行测序。通过对测序数据进行计算机分析可以在个体几乎所有的蛋白质编码基因中识别几乎所有的变异。

对每个人的外显子组测序可以平均鉴定出约 20 000~25 000 个单核苷酸变异(图 8.19)。95% 以

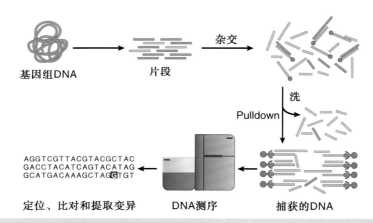

基因组DNA　　片段　　杂交

洗

Pulldown

AGGTCGTTACGTACGCTAC
GACCTACATCAGTACATAG
GCATGACAAAGCTAGGTGT

定位、比对和提取变异　　DNA测序　　捕获的DNA

图 8.18　外显子组测序。基因组 DNA 被随机剪切以创建一个两侧是接头序列(未显示)的 DNA 片段文库。文库通过杂交捕获富集了与外显子(深蓝色片段)相对应的序列。捕获过程也被称为 "pull down"。捕获时 DNA 片段与生物素化的 DNA 或 RNA 探针(橙色片段)杂交,系统中还有与接头互补的阻断寡核苷酸(未显示)。捕获下来的杂交 DNA 片段通过 PCR 扩增后利用高通量技术进行快速测序(参见第三章)。最后可以获得基因组中绝大多数外显子的 DNA 序列

(修改自 Bamshad MJ, Ng SB, Bigham AW, et al. Exome sequencing as a tool for Mendelian disease gene discovery. *Nat Rev Genet*. 2011; 12(11): 745-755.)

上的变异以前已被发现并被确定为人群中的多态（即>1%、不太常见的等位基因频率）。所以，根据孟德尔遗传，这些变异不太可能致病。像 gnomAD 这样的数据库可以被用来评估某个变异在人群中的频率。但每个人仍然有几百个变异位点被视为候选致病突变（即这些变异中的任意一个均为可能导致孟德尔遗传病的突变）。有几种方法可以进一步减少候选变异的数量并最终确定一个潜在的致病基因。最重要的需要优先考虑的因素是它们能否产生影响基因功能的后果，如产生一个终止密码子（无义突变）、氨基酸取代（错义突变）或移码突变。举例来说，产生终止密码子的无义突变往往比一个氨基酸取代的错义突变有更强的致病性。此外，正如前面讨论的，如果一个变异位点在物种间高度保守，由于保守意味着可能有重要功能，因此应该被优先考虑。通常的做法是将患者的候选变异与其他具有相同情况的候选变异进行比较。在不同患者的同一个基因中找到多个新变异（即从来没有在人类中观察到的变异）或罕见的变异可以表明该基因是致病基因。家系分析可以显著提高找到致病基因的概率。事实上，仅仅两个人的外显子组测序已经可以指出符合孟德尔遗传的致病基因。

父母和他们的孩子三个人的外显子组测序（即父母 - 孩子 Trio 测序）是识别新发编码突变的一个非常有效的办法。在罹患相同疾病个体的同一基因中发现多个新发突变事件是非常不可能的，除非该基因本身就导致了新发突变的产生。亲子 Trio 测序已被用来在罕见孟德尔遗传病（如 Schinzel-Giedion 综合征）和遗传异质性的疾病（如智力低下、精神分裂症和孤独症）中寻找新发突变。这种研究设计特别适用于在**散发的（sporadic）**病例（即父母均未发病）、怀疑有显性遗传方式的情况下（例如，父母亲向孩子传递）以及预计存在大量异质性位点的遗传病中寻找致病基因。Trio 测序在识别隐性遗传病时也很有用。在隐性遗传时，父母均为致病杂合突变携带者，而患儿则应从父母各遗传了一个致病突变。如果有家系数据，也可以将 LOD 值配合使用以提高基因鉴定的准确性。

一旦在患者中识别出可能的致病突变，我们就可以在体外系统（如培养细胞）或动物模型中研究其生物学效应。功能分析通常是阐明疾病生物学过程的必要步骤。

外显子测序已经彻底改变了潜在孟德尔基因的鉴定模式。然而，外显子组测序也有它的局限性。例如，它无法准确地检测小的缺失和插入以及拷贝数变异（CNVs）。除此之外，外显子测序一般不能用于检测非编码调节区域（如增强子或者启动子区

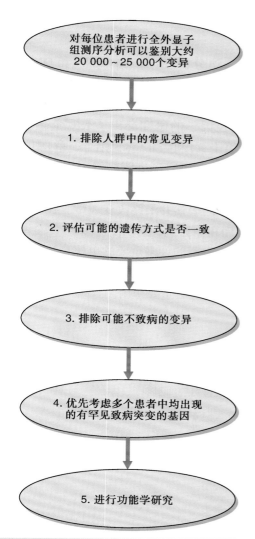

图 8.19 筛选外显子组测序分析中发现的变异的基本步骤。1. 去掉一般人群中相对常见的变异（例如，去掉人群频率>1% 的变异。然而，如果预测的基因频率更低时，也可以使用像 0.1% 这样更低的临界值）。2. 评估预期的遗传方式是否与数据一致（例如，对于常染色体隐性疾病，双亲都应有致病性变异；对于常染色体显性疾病，致病性变异应仅出现在双亲中的一方等）。3. 排除不太可能致病的变异或者不优先考虑的变异（例如，同义突变或位于非保守区的变异）。4. 对其他患者进行检测，以期在多个个体中发现包含致病突变的基因。5. 在体外实验或动物模型中评估候选基因变异的功能，以评价突变与疾病的相关性。需要注意的是，其中一些步骤可以同时进行。如果对全基因组测序数据进行分析，在某个个体中发现的变异数量要多得多（300 万 ~400 万个）。然而，过滤和分析步骤基本相同

域)的致病突变(框 8.4)。全基因组测序可以克服这些问题。随着全基因组测序的成本持续下降,它可能成为基因鉴定的首选策略。基于全基因组和全外显子组测序的基因发现方法预示着在不久的将来,几乎所有的符合孟德尔遗传的遗传病都将是已知的(表 8.2 列出了现已发现的一些遗传病的致病基因),研究重点将转移到对遗传病致病机制进行研究,以发展更好的治疗策略。

框 8.4 从基因组层面评估基因功能及其调节:ENCODE 计划

正如框 8.2 所述,人类基因组序列的完成是遗传研究的里程碑。然而如第二章所提及的,许多表观遗传因素可以影响基因的表达,包括甲基化、组蛋白修饰(如乙酰化)和染色质调节。只有对这些因素进行研究才能全面了解基因型与表型之间的关系。ENCODE(DNA 元素百科全书)联盟是一个公共资助的项目,旨在识别和鉴定人类基因组的所有功能元素,包括基因、调控元件(如启动子、沉默子和增强子)、转录因子及其结合位点、甲基化模式(甲基化组)和染色质调节因子(它可以改变染色质的形状以促进调节元素的相互作用)。这项工作涉及多种技术,其中包括不同组织类型的 RNA 表达分析(RNA-seq)、RNA 和 DNA 结合蛋白的分析以及跨物种 DNA 序列的比较,以评估基因在功能上的保守性。

对调控因子的研究突出了表观遗传学在发育(参见第十章)和癌症(参见第十一章)中的重要性。此外,这些研究还表明环境因素(如饮食)可以通过影响调控元件来改变基因表观遗传状态,进而影响基因表达并最终改变表型。在对常见疾病(如癌症和糖尿病,参见第十二章)的全基因组关联分析中发现的许多重要的单核苷酸多态性关联位点位于调控元件中,这表明基因调控和表达在这些疾病中起着重要作用。

表 8.2 已知孟德尔遗传病致病基因示例[*]

疾病	染色体定位	基因产物
α_1- 抗胰蛋白酶缺乏症	14q32.1	丝氨酸蛋白酶抑制剂
α- 地中海贫血	16p13.3	血红蛋白 α 亚单位
β- 地中海贫血	11p15.5	血红蛋白 β 亚单位
软骨发育不全	4p16.3	成纤维细胞生长因子受体 3
眼皮肤型白化病(Ⅰ型)	11q14-q21	酪氨酸酶
阿尔茨海默病[*](家族性)	14q24.3	早老素 1
	1q31-q42	早老素 2
	21q21	β- 淀粉样前体蛋白
肌萎缩性侧索硬化[*](家族性)	21q22.1	超氧化物歧化酶 1
	9p21.2	C9ORF72
Angelman 综合征	15q11-q13	泛素蛋白连接酶 E3A
共济失调毛细血管扩张症	11q22.3	细胞周期调控蛋白
Bloom 综合征	15q26.1	RecQ 解旋酶
乳腺癌(家族性)	17q21	*BRCA1* 抑瘤基因 /DNA 修复蛋白
	13q12.3	*BRCA2* 抑瘤基因 /DNA 修复蛋白
Li-Fraumeni 综合征	17p13.1	*P53* 抑癌基因
	22q12.1	CHEK2DNA 修复蛋白
囊性纤维化	7q31.2	囊性纤维化穿膜调节蛋白(CFTR)

续表

疾病	染色体定位	基因产物
杜氏/贝克肌营养不良	Xp21.2	肌萎缩蛋白
Ehlers-Danlos 综合征	2q31	胶原蛋白(COL3A1),这个疾病有多种类型,大多数都是由于胶原蛋白基因突变所致
脆性 X 综合征	Xp21.2	FMR1 RNA 结合蛋白
Friedreich 共济失调	9q13	共济蛋白,线粒体蛋白
半乳糖血症	9p13	半乳糖 -1- 磷酸尿苷转移酶
血色素沉积症(成人型)*	6p21.3	转铁蛋白受体结合蛋白
甲型血友病	Xq28	凝血因子Ⅷ
乙型血友病	Xq27	凝血因子Ⅸ
遗传性非息肉病性结直肠癌	3p21.3	MLH1 DNA 错配修复蛋白
	2p22-p21	MSH2 DNA 错配修复蛋白
	2q31-q33	PMS1 DNA 错配修复蛋白
	7p22	PMS2 DNA 错配修复蛋白
	2p16	MSH6 DNA 错配修复蛋白
	14q24.3	MLH3 DNA 错配修复蛋白
亨廷顿病	4p16.3	亨廷顿蛋白
高胆固醇血症(家族性)	19p13.2	低密度脂蛋白受体
长 Q-T 间期综合征(Ⅰ型)	11p15.5	KNCQ1 心肌钾通道蛋白 α 亚单位
长 Q-T 间期综合征(Ⅱ型)	7q35-q36	KCNH2 心肌钾通道蛋白
长 Q-T 间期综合征(Ⅲ型)	3p21	SCN5A 心肌钠通道蛋白
长 Q-T 间期综合征(Ⅳ型)	4q25-q27	锚定蛋白 B
长 Q-T 间期综合征(Ⅴ型)	21q22	KCNE1 心肌钾通道蛋白 β 亚单位
长 Q-T 间期综合征(Ⅵ型)	21q22	KCNE2 心肌钾通道蛋白
马方综合征 Ⅰ型	15q21.1	原纤蛋白 1
马方综合征 Ⅱ型	3p22	2 型转化生长因子 β(TGF-β)受体
黑色素瘤(家族性)*	9p21	周期蛋白依赖性激酶,抑癌基因
	12q14	周期蛋白依赖性激酶 4
强直性肌营养不良 Ⅰ型	19q13.2-q13.3	蛋白激酶
强直性肌营养不良 Ⅱ型	3q13.3-q24	锌指蛋白
神经纤维瘤病 Ⅰ型	17q11.2	神经纤维瘤蛋白,抑瘤基因
神经纤维瘤病 Ⅱ型	22q12.2	膜突样蛋白(施万膜蛋白),抑瘤基因
帕金森病(家族性)	4q21	α- 突触核蛋白
帕金森病(常染色体隐性遗传,早发)	6q25.2-q27	Parkin 蛋白
苯丙酮尿症	12q24.1	苯丙氨酸羟化酶
多囊肾病	16p13.3-p13.12	Polycystin-1 膜蛋白
	4q21-q23	Polycystin-2 膜蛋白
	6p21-p12	Fibrocystin 受体样蛋白
家族性结肠息肉病	5q21-q22	APC 抑瘤基因

续表

疾病	染色体定位	基因产物
视网膜色素变性 *（目前非综合征性视网膜色素变性已鉴定了 70 个基因，这里列出了部分示例）	3q21-q24	视紫红质
	11q13	杆体外片段膜蛋白 1
	6p21.1	外周蛋白 /RDS
	4p16.3	视网膜杆状光感受器 cGMP 磷酸二酯酶 β 亚单位
	Xp21.1	视网膜色素变性 GTP 酶调节蛋白
视网膜母细胞瘤	13q14.1-q14.2	*pRB* 抑癌基因
雷特综合征	Xq28	甲基化 CpG 岛结合蛋白 2
镰状细胞病	11p15.5	血红蛋白 β 亚单位
Tay-Sachs 病	15q23-q24	氨基己糖苷酶 A
结节性硬化症 I 型 *	9q34	错构瘤蛋白，抑癌基因
结节性硬化症 II 型	16p13.3	结节蛋白，抑癌基因
肝豆状核变性（Wilson 病）	13q14.3-q21.1	铜转运 ATP 酶
血管性血友病（von Willebrand 病）	12p13.3	von Willebrand 凝血因子（VWF）

APC, Adenomatosis polyposis coli= 腺瘤性结肠息肉；ATP 酶，adenosine triphosphatase= 腺苷三磷酸酶；cGMP, cyclic guanosine monophosphate= 环鸟苷—磷酸；GTP 酶，guanosine triphosphatase= 鸟苷三磷酸酶；TGF, transforming growth factor= 转化生长因子。

注：* 有其他致病位点被定位和 / 或克隆。

虽然在本章中使用的基因鉴定的例子都集中在孟德尔遗传病，同样的方法也可以被用来鉴定常见复杂疾病如糖尿病、高血压和心脏病的致病基因。由于这些疾病受到多个基因影响（在第十二章中讨论），基因鉴定往往极具挑战性。无论如何，在本章中讨论的技术现在已经被成功地应用在寻找影响大多数人群的常见疾病的基因。

外显子组和全基因组测序方法现已被广泛应用于鉴定致病基因。由于这些技术在每个个体中可检测出数千个变异，因此使用了几种策略来精确定位致病遗传变异：变异在普通人群中的罕见性、变异产生有害影响的可能性、变异位置在物种间的保守性、在多个患者中均可发现该变异以及对突变在家族内传递模式的评估。

章节问题

1. 图 8.20 为一个常染色体显性遗传病的家系。每个家族成员都有一个四等位基因 STR 标记，如该家系下面的放射自显影图像所示。试确定第二代患病男性的疾病连锁相和标记位点。根据第三代后代的减数分裂结果，请计算标记位点和疾病位点的重组频率是多少？

2. 图 8.21 是一个亨廷顿病家系。该家系有两个等位基因标记分型 A 和 B。每个标记的基因型显示在家系成员的符号下方，标记 A 的基因型显示在标记 B 的基因型上方。假设 θ=0.0，每个标记位点与亨廷顿病致病位点之间连锁的 LOD 值是多少？

3. 请解释下表中 LOD 值与重组率（θ）的关系。

θ	0.0	0.05	0.1	0.2	0.3	0.4	0.5
LOD	−∞	1.7	3.5	2.8	2.2	1.1	0.0

4. 图 8.22 是两个常染色体显性遗传病家系。这个家系已经被用一个 6 等位基因 STR 分型。根据这些家系的数据，标记位点和疾病位点之间的重组频率是多少？假设 θ=0.0，标记位点和疾病位点之间的连锁的 LOD 值是多少？

5. 在图 8.23 的家系中，一个常染色体隐性遗传基因正在传递，每个家庭成员都被用一个 5 等位基因 STR 多态性分型。每个成员的携带者状态都是通过一个独立的酶分析来确定的。这个 STR 位点和疾病位点之间的重组频率是多少？

6. 一种常染色体显性遗传病正在图 8.24 中的家系中传递。每个家庭成员都被用一个双等位基因标记分型。标记位点和疾病位点的重组频率是多

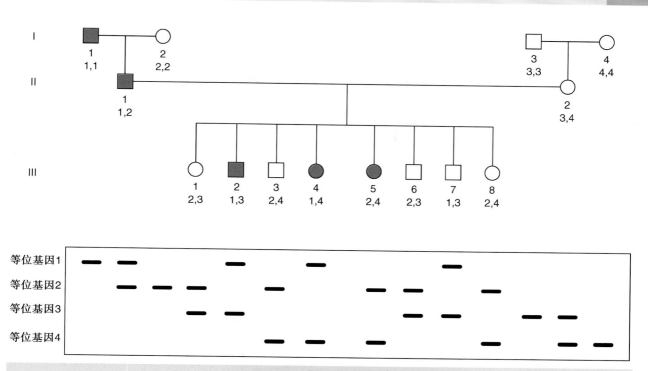

图 8.20 问题 1 的家系图

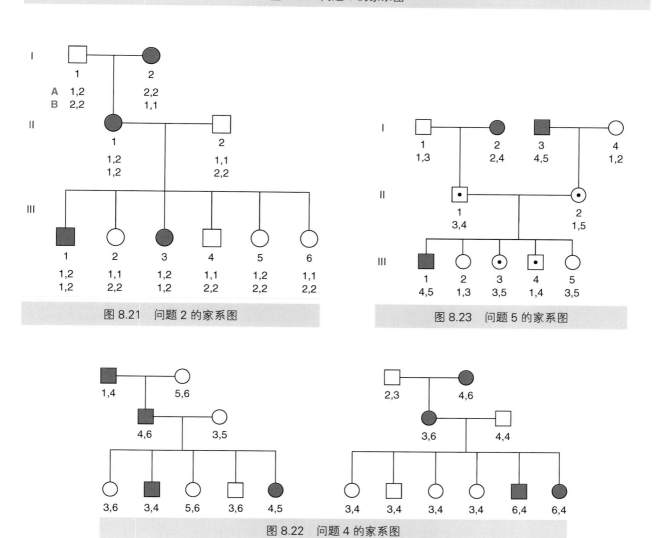

图 8.21 问题 2 的家系图

图 8.23 问题 5 的家系图

图 8.22 问题 4 的家系图

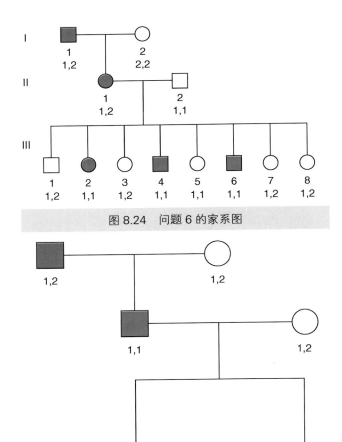

图 8.24　问题 6 的家系图

图 8.25　问题 7 的家系图

少？重组频率为 0.0 时 LOD 值是多少？重组频率为 0.1 时的 LOD 值是多少？

7. 图 8.25 中家系所示的家族已经做了基因诊断。这种疾病是以常染色体显性遗传方式遗传的。家族成员已被一个紧密连锁的双等位基因标记位点分型。你能告诉这个家庭他们后代的风险吗？

8. 试说明同线性、连锁、连锁不平衡和关联等概念之间的区别。

9. 一项已发表的研究表明，*NF1* 基因和一个紧密连锁的标记位点之间没有连锁不平衡。请解释一下这一发现。请注意：*NF1* 基因有很高的新发突变率。

推荐阅读

Acuna-Hidalgo R, Veltman JA, Hoischen A. New insights into the generation and role of de novo mutations in health and disease. *Genome Biol.* 2016;17:24.

Auton A, Brooks LD, Durbin RM, et al. A global reference for human genetic variation. *Nature.* 2015;526:68–74.

Bamshad MJ, Ng SB, Bigham AW, et al. Exome sequencing as a tool for Mendelian disease gene discovery. *Nat Rev Genet.* 2011;12:745–755.

Boycott KM, Rath A, Chong JX, et al. International cooperation to enable the diagnosis of all rare genetic diseases. *Am J Hum Genet.* 2017;100:695–705.

Chong JX, Buckingham KJ, Jhangiani SN, et al. The genetic basis of mendelian phenotypes: discoveries, challenges, and opportunities. *Am J Hum Genet.* 2015.

Dias MF, Joo K, Kemp JA, et al. Molecular genetics and emerging therapies for retinitis pigmentosa: basic research and clinical perspectives. *Prog Retin Eye Res.* 2018;63:107–131.

Eilbeck K, Quinlan A, Yandell M. Settling the score: variant prioritization and Mendelian disease. *Nat Rev Genet.* 2017;18:599–612.

Encode Project Consortium T. An integrated encyclopedia of DNA elements in the human genome. *Nature.* 2012;489:57–74.

Farrar GJ, Carrigan M, Dockery A, et al. Toward an elucidation of the molecular genetics of inherited retinal degenerations. *Hum Mol Genet.* 2017;26. R2–R11.

Gonzaga-Jauregui C, Lupski JR, Gibbs RA. Human genome sequencing in health and disease. *Annu Rev Med.* 2012;63:35–61.

Lander ES. Initial impact of the sequencing of the human genome. *Nature.* 2011;470:187–197.

MacArthur DG, Manolio TA, Dimmock DP, et al. Guidelines for investigating causality of sequence variants in human disease. *Nature.* 2014;508:469–476.

Morton NE. LODs past and present. *Genetics.* 1995;140:7–12.

Ott J, Wang J, Leal SM. Genetic linkage analysis in the age of whole-genome sequencing. *Nat Rev Genet.* 2015;16:275–284.

Veltman JA, Brunner HG. De novo mutations in human genetic disease. *Nat Rev Genet.* 2012;13:565–575.

Visscher PM, Wray NR, Zhang Q, et al. 10 Years of GWAS discovery: biology, function, and translation. *Am J Hum Genet.* 2017;101:5–22.

Wijsman EM. Family-based approaches: design, imputation, analysis, and beyond. *BMC Genet.* 2016;17(suppl 2):9.

网络资源

Catalog of Published Genome-Wide Association Studies: http://www.ebi.ac.uk/gwas

Ensembl (provides DNA and protein sequences for humans and other organisms, along with descriptive information; includes the BLAST sequence analysis algorithm): http://www.ensembl.org/

GeneCards (database of human genes and their products, with information about the function of each gene product): http://www.genecards.org/

1000 Genomes Project (public catalog of genome sequences of several thousand individuals from diverse human populations): http://www.1000genomes.org/

National Center for Biotechnology Information (maps of chromosomes and disease loci, with links to other useful genomics sites such as SNP databases): http://www.ncbi.nlm.nih.gov/genome/guide/human/

UCSC Genome Browser (contains reference sequence for the genomes of many organisms, along with useful tools for sequence analysis): http://genome.ucsc.edu/

第九章　免疫遗传学

每天,我们的身体都要遭遇强大的入侵者:病毒、细菌以及许多其他致病微生物,它们的目标是突破我们的自然防御。这些防御统称为免疫系统,由数万亿不同的细胞组成。免疫系统必须能够对付大量的入侵微生物,同时能够高度精确地分辨"自我"和"非自我"。

我们能够预料免疫系统遗传基础的复杂性。对免疫系统进行的遗传学研究,即大家所熟知的**免疫遗传学(immunogenetics)**,从基因鉴定和特征分析等新进展中获益良多。之前章节讨论过的许多技术(连锁分析、定位克隆、高通量 DNA 测序)均用于研究免疫反应的相关基因。许多新基因被发现,它们的功能和相互作用也被广泛研究。本章简要介绍了免疫学基础知识,揭示机体对抗不同病原体的防御能力相关基因以及探讨自身免疫疾病和某些主要免疫缺陷病。

免疫反应:基本概念

固有免疫系统

遭遇致病性病原微生物时,机体的第一道防御包括**吞噬细胞(phagocytes,** 一种能够吞入并摧毁微生物的细胞)和**补体系统(complement system)**。补体蛋白能通过细胞膜穿孔直接杀灭微生物以及通过在微生物表面涂层吸引吞噬细胞和免疫系统其他成分(这种辅助功能是补体这一名称的由来)。**自然杀伤细胞(natural killer cells)**,是一种特异的淋巴细胞,能够对抗特定病毒感染和某些肿瘤细胞。吞噬细胞、补体和自然杀伤细胞构成了**固有免疫系统(innate immune system)**,能够迅速对病原体做出反应。

固有免疫系统被病原体上的一般特征活化,这些特征是宿主不具备的。例如,革兰氏阴性细菌产生的脂多糖和革兰氏阳性细菌产生的肽聚糖。某些细菌具有高比例的非甲基化 CG 序列,某些病毒产生双链 RNA。这些病原体的鲜明特征能够被固有免疫细胞表面的**受体(receptor)**分子所识别。一个重要的例子是 Toll-like 受体家族,以首先在果蝇中发现的细胞表面受体 Toll 命名。编码人类及果蝇 Toll-like 受体的基因具有高度相似性,证实了它们在不同生物维持固有免疫中的重要性。事实上,目前认为所有多细胞生物都拥有固有免疫系统。

固有免疫系统,包括某些吞噬细胞、自然杀伤细胞和补体系统,是初始免疫反应的一部分,能够识别入侵微生物的一般特征。

适应性免疫系统

尽管固有免疫系统在初始阶段常常帮助控制感染,但有时也不能战胜感染。这就成为一个更专业化免疫反应组分——**适应性免疫系统(adaptive immune system)**的任务。顾名思义,这部分免疫系统能够根据入侵微生物的特征而变化或适应,以获得更特异和更有效的免疫反应。与固有免疫系统相比,适应性免疫系统是近期进化发展而来的,仅见于脊椎动物。

适应性免疫系统的主要成分包括**T 淋巴细胞(T lymphocytes,** 简称 T 细胞)和 **B 淋巴细胞(B lymphocytes,** 简称 B 细胞)(图 9.1)。这些细胞在机体的初级淋巴器官中发育(B 细胞在骨髓,T 细胞在胸腺)。在胸腺,发育中的 T 细胞暴露于机体不同的多肽中,能够识别并耐受机体自身多肽的 T 细胞被选择,而那些攻击自身多肽的则被清除。T 细胞和 B 细胞进入次级淋巴器官如淋巴结、脾脏和扁桃体,在这些地方遭遇致病微生物。成熟 B 细胞分泌循环抗体对抗感染。免疫系统的 B 细胞成分因为产生在血流中循环的**抗体(antibodies)**,有时也被称为**体液免疫系统(humoral immune system)**。**辅助性 T 淋巴细胞(helper T lymphocytes)**刺激 B 淋巴细胞和其他 T 淋巴细胞产生更有效的抗感染免疫,**细胞毒性 T 淋巴细胞(cytotoxic T lymphocytes)**能直接杀死感染细胞。由于与感染细胞的直接相互作用,免疫系统的 T 细胞成分也被称为**细胞免疫系统(cellular immune system)**。机体中估计有上万亿的

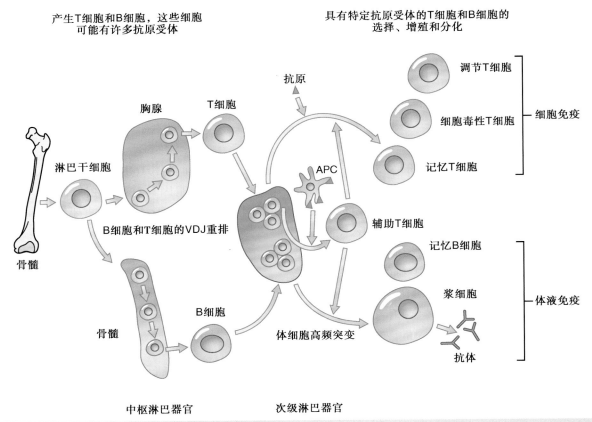

产生T细胞和B细胞，这些细胞
可能有许多抗原受体

具有特定抗原受体的T细胞和B细胞的
选择、增殖和分化

中枢淋巴器官　　　　　　次级淋巴器官

图 9.1　适应性免疫反应概览。淋巴干细胞从骨髓迁移到中枢淋巴器官，细胞分裂和分化产生 T 细胞(胸腺)或 B 细胞(骨髓)。在这一时期，T 细胞、B 细胞均未遭遇抗原，但通过 VDJ 重排和多样性连接产生巨大的表面受体多样性(参见正文)。细胞进入循环，迁移到次级淋巴器官(脾脏、淋巴结)后，遭遇外源抗原。外源抗原由抗原提呈细胞(antigen-presenting cells，APCs)处理并递呈给辅助 T 细胞(helper T cells，T_H)。仅有一小群 T 细胞、B 细胞具有结合特异外源抗原的能力，该群细胞被选择继续发育和分化。在这一时期 B 细胞发生体细胞超变(参见正文)，导致受体多样性和高亲和力。该过程的最终结果是对外源抗原的体液(B 细胞)和 / 或细胞(T 细胞)免疫。T 细胞反应包括细胞毒性 T 细胞杀伤感染细胞，调节 T 细胞协助控制免疫反应以及记忆 T 细胞在此后再次遭遇同一抗原时快速反应。体液免疫导致一群成熟 B 细胞(浆细胞)向循环中分泌抗体和产生一群记忆 B 细胞

B 细胞及 T 细胞。

　　B 淋巴细胞是适应性免疫系统的组分；它们对感染产生抗体。T 淋巴细胞是适应性免疫系统的另一组分，与感染细胞直接作用杀死感染细胞，并协助 B 细胞反应。

B 细胞反应：体液免疫系统

　　适应性免疫反应的主要成分来源于固有免疫系统的一部分——特异的吞噬细胞，它们内吞入侵微生物，然后将微生物来源的多肽递呈于细胞表面。这些细胞包括**巨噬细胞(macrophages)**和**树突细胞(dendritic cells)**，称为**抗原提呈细胞(antigen-presenting cells，APCs)**。B 细胞也能内吞微生物并递呈外源多肽于其细胞表面。

　　APC 从两方面向适应性免疫系统预警病原体的存在，首先，通过一个**主要组织相容性复合体 II 类(class II major histocompatibility complex，MHC)**分子的特殊凹槽将外源多肽转运至 APC 表面(图 9.2)，该复合物伸入细胞外环境，被 T 淋巴细胞识别，其表面受体能够结合到 MHC- 多肽复合物上。此外，APC 在遭遇病原体后将**共刺激分子(costimulatory molecules)**陈列于细胞表面，作为与病原体相遇的信号标记(图 9.3)。与 MHC- 多肽复合物的结合刺激辅助性 T 淋巴细胞分泌**细胞因子(cytokines)**，即介导细胞间交流的信号蛋白。特别是，这些细胞因子帮助刺激特定 B 细胞亚群，这些 B 细胞具有称为**免疫球蛋白(immunoglobulins)**的细胞表面受体，能够与入侵微生物的多肽结合(参见图 9.3)。免疫球蛋白结合外源多肽的能力[即其多肽**亲和力(affinity)**]取决于其外形和其他特征。

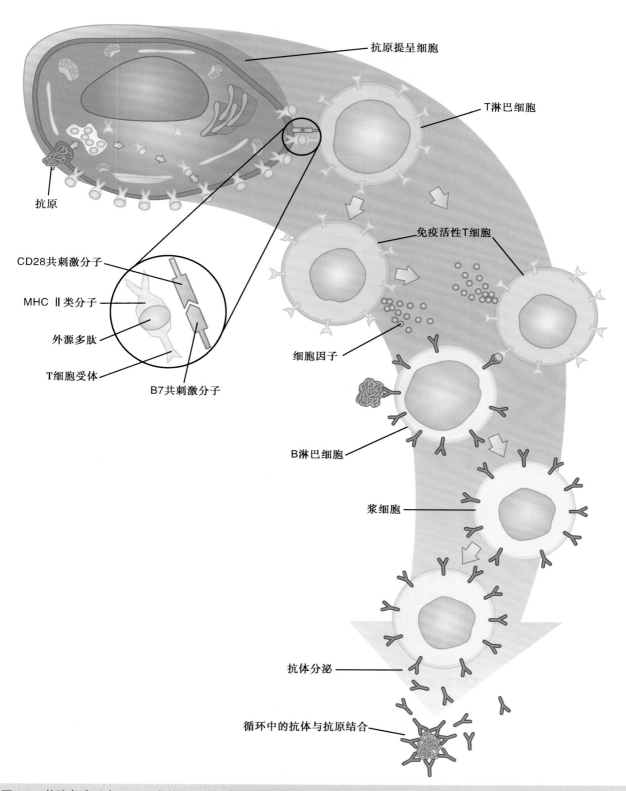

抗原提呈细胞

T淋巴细胞

抗原

CD28共刺激分子

MHC Ⅱ类分子

外源多肽

T细胞受体

B7共刺激分子

免疫活性T细胞

细胞因子

B淋巴细胞

浆细胞

抗体分泌

循环中的抗体与抗原结合

图 9.2　体液免疫反应。APC 上的 MHC Ⅱ类分子将外源肽带至细胞表面，被辅助 T 细胞识别。T 细胞分泌细胞因子，刺激 B 细胞免疫球蛋白结合外源肽。这些 B 细胞成为浆细胞，分泌抗体进入循环中，与外源肽结合，协助对抗感染（修改自 Nossal GJ. Life, death and the immune system. *Sci Am*. 1993; 269: 53-62.）

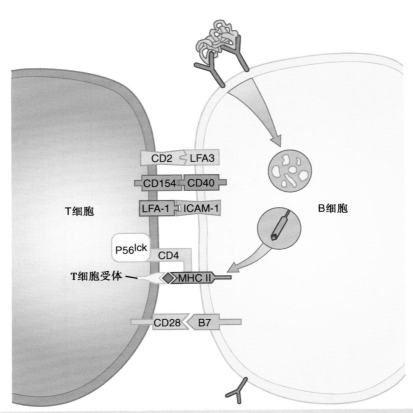

图 9.3　辅助 T 细胞和 B 细胞结合详细图解。除 T 细胞受体与 MHC- 肽复合物结合外，大量其他分子相互作用，如共刺激分子 B7-CD28 复合体

（修改自 Roitt I, Brostoff J, Male D. *Immunology*. 6th ed. St. Louis: Mosby; 2001.）

　　在体液免疫反应中，外源分子同 MHC Ⅱ 分子一起由抗原提呈细胞递呈。这些递呈的分子被辅助 T 细胞识别，刺激 B 细胞增殖，这些 B 细胞的受体（免疫球蛋白）可结合到外源病原体上。

　　据估计，在初始暴露于外源微生物时，只有百万分之一的 B 细胞正好产生能够结合到微生物上的细胞表面受体。此类 B 细胞数目太少不足以有效抗感染。此外，抗体结合亲和力可能也相对较弱。然而，当这些相对小众的 B 淋巴细胞一旦被刺激，它们开始通过**体细胞高频突变（somatic hypermutation**，超变）这个适应性变化产生额外的 DNA 序列变异（参见后面的讨论）。这些局限于编码细胞表面受体基因的 DNA 突变反过来使受体结合特征发生改变（即：蛋白质形状）。某些变异受体拥有对微生物更高的结合亲和力。产生这些受体的 B 细胞由于其结合在病原体上的时间更长而易被选择，因此增殖迅速。然后，这些细胞转化为**浆细胞（plasma cells**），向血流中分泌细胞表面受体或免疫球蛋白。这些与 B 细胞表面受体结构一致的分泌分子即为抗体。如此可以知道适应性免疫系统是如何得名的：它牵涉到受体能够结合病原体的 T 细胞和 B 细胞的初始选择以及随后这些细胞的微调（适应）以获得更高的亲和力。

　　在对外源多肽的 B 细胞反应中，免疫球蛋白对入侵病原体的结合亲和力增加。成熟后，B 细胞转化为分泌抗体的浆细胞。

　　被病原体初始激活后，B 细胞需要 5~7 天才能分化和成熟为产生抗体的浆细胞。每个浆细胞每小时可分泌大约千万个抗体分子。抗体与病原体表面的**抗原（antigens**，名称来源于"抗体产生"）结合，直接中和微生物。更常见的情况是，抗体标记病原体以便免疫系统的其他组分，如补体蛋白和吞噬细胞等摧毁病原体。

　　体液免疫反应的另一重要功能是产生**记忆 B 细胞（memory B cells**），一个在感染消退后长期存在于机体内的高亲和力 B 细胞亚群。这些因为对病原体反应而被高度选择的细胞，在机体再次遭遇该病原体时反应更为迅速。疫苗之所以有效就是因为诱导产生了对该种病原体特异的**记忆细胞（memory cells**）。

细胞免疫系统

某些微生物,如病毒等能够熟练地将自己插入机体细胞中。这样,水溶性的抗体分子因无法穿透细胞的脂质膜而鞭长莫及。适应性免疫系统的另一组分,细胞免疫系统则通过进化来对抗这类感染。细胞免疫反应的核心成员之一是几乎所有机体细胞表面都具有的 **MHC Ⅰ 类分子(class Ⅰ MHC molecule)**。在一个正常细胞中,MHC Ⅰ 类分子结合于细胞内部来源的小肽分子(8~10 个氨基酸)上。MHC Ⅰ 类分子携带该肽分子迁移至细胞表面并递呈于胞外。由于是自身肽分子,所以不会诱发免疫反应。但是,在感染细胞中,MHC Ⅰ 类分子能够结合感染微生物来源的小肽分子。MHC Ⅰ 类分子递呈到细胞表面的外源小肽分子能够警示免疫系统,尤其是 T 细胞。T 细胞在胸腺发育时期学会了识别和耐受(MHC 结合的)自身肽分子,但他们对外源肽分子高度不耐受。MHC- 肽复合物与相应 T 细胞受体结合,促使 T 细胞释放摧毁感染细胞的化学物质(图 9.4)。由于用这种方法摧毁细胞,这些 T 细胞被称为**细胞毒性 T 细胞(cytotoxic T lymphocytes)**或**杀伤 T 淋巴细胞(killer T lymphocytes)**[*]。一个细胞毒性 T 细胞每 1~5 分钟可以杀死一个感染细胞。

T 细胞通常由循环树突细胞警示感染的存在,树突细胞在其表面递呈外源肽分子并且迁移到大多数 T 细胞驻扎的次级淋巴器官。与 B 细胞一样,机体

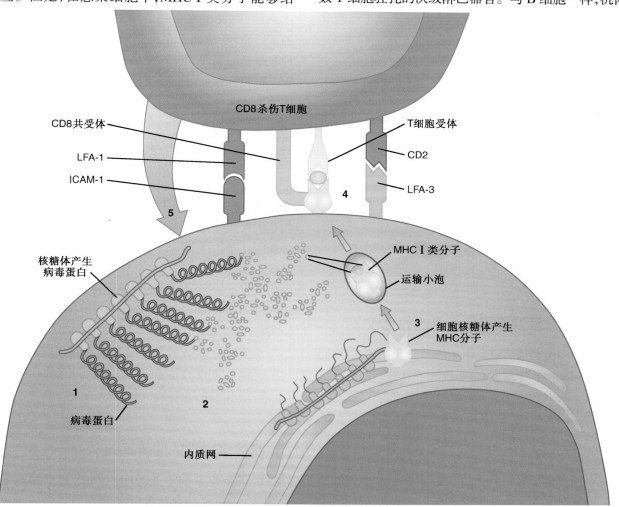

图 9.4　在一个感染了病毒的细胞中,MHC Ⅰ 类分子(3)将病毒肽(1、2)带到细胞表面。CD8+ 细胞毒性 T 细胞受体与肽 -MHC 复合物(4)结合。识别外源肽后,细胞毒性 T 细胞分泌化学物质直接杀伤感染细胞或诱导程序化细胞死亡(凋亡,参见第 11 章)(5)。MHC:主要组织相容性复合体
(修改自 Janeway CA Jr. How the immune system recognizes invaders. *Sci Am*. 1996; 269: 73-79.)

---

[*]它们也被称为 CD8+T 细胞,因为细胞表面拥有的 CD8(分化抗原簇 8)共受体,可以与 MHC Ⅰ 类分子表面结合(图 9.4)。成熟 T$_H$ 细胞表面具有 CD4 共受体,可以结合 MHC Ⅱ 类分子,因此称为 CD4 T 细胞(图 9.3)。

内只有少部分 T 细胞具有结合感染病原体的受体。

免疫系统能够摧毁被感染的机体细胞。病原体来源的肽分子被 MHC Ⅰ类分子递呈于细胞表面。细胞毒性 T 细胞能够识别这些肽分子并摧毁感染细胞。

与细胞毒性 T 细胞直接摧毁感染细胞不同,辅助 T 细胞(T_H)通过分泌细胞因子对病原体产生反应。这些分子反过来刺激免疫系统其他组分,如 B 细胞和细胞毒性 T 细胞。T_H 细胞根据其分泌的细胞因子分为不同亚群。例如,参与对抗细胞内微生物的 T_H1 细胞分泌白介素 -2(IL-2),γ- 干扰素和肿瘤坏死因子 β。T_H2 细胞则分泌 IL-4、IL-5、IL-6 和 IL-13,协助对抗多细胞寄生虫并且参与变态反应。其他辅助 T 细胞亚群包括分泌 IL-17 的 T_H17 和分泌 IL-22 的 T_H22 细胞。

在适应性免疫系统的 B 细胞组分中存在一个长寿的 T 细胞亚群(**记忆 T 细胞,memory T cells**),在将来再遭遇外源病原体时能迅速反应。而另一类 T 细胞,**调节 T 细胞(regulatory T cell)** 则帮助调节免疫系统不会意外攻击自体肽分子。

辅助 T 细胞通过分泌细胞因子刺激免疫系统其他组分,如细胞毒性 T 细胞和 B 细胞。根据分泌细胞因子的不同,描述了不同亚群的辅助 T 细胞。记忆 T 细胞在感染后长期存在,能保证随后遭遇同一病原体时做出迅速反应。调节 T 细胞协助阻止免疫系统攻击自身细胞。

固有、体液及细胞免疫系统的比较

尽管固有和适应性免疫系统被分开描述,但他们间存在大量相互作用,两个系统功能互补。固有免疫系统由于能识别病原体的一般特征,因此能迅速对外源因素做出反应。与此同时,它还给适应性免疫系统发出信号,引发对病原体的精细调节反应。如果没有这个信号,适应性免疫系统则不能对感染做出反应。"获悉"病原体的特征几天后,适应性免疫系统发起巨大的特异性反应。通过产生记忆 T、B 细胞,适应性免疫系统使机体能够在再次遭遇同一病原体时做出迅速有效的反应。固有免疫系统不存在此类记忆细胞。

体液免疫系统对抗细胞外感染,如循环细菌和病毒。细胞免疫系统则对抗细胞内感染,如胞内寄生虫和病毒。然而,这种区分并不严格,并且体液和细胞组分间存在大量的相互作用。

免疫反应蛋白:结构和多样性的遗传基础

免疫球蛋白分子和基因

如图 9.5 所示,每一抗体(或免疫球蛋白)分子由 4 条链组成:一对相同的**重链(heavy chains)** 和一对相同的**轻链(light chains)**,由二硫键连接彼此。共有 5 种不同的重链(命名为 γ、μ、α、δ、ε)和两种轻链(κ 和 λ)。5 种重链决定免疫球蛋白的**类别(class)**(或**亚型,isotype**):γ、μ、α、δ、ε 分别对应于 IgG、IgM、IgA、IgD 和 IgE。不成熟 B 淋巴细胞仅产生 IgM,当它们成熟后,则发生一个称为**类别转换(class switching)** 的重链重组,从而产生另外 4 种主要免疫球蛋白,每种在氨基酸组成、电荷、大小和碳氢含量上均有不同。每一种免疫球蛋白分布于身体的不同部位,对抗不同的感染。两种轻链能与 5 种重链中的任一种结合。

重链和轻链均有一个**恒定区(constant)** 和一个**可变区(variable)**,分别位于链的羧基端(C-)和氨基端(N-)。编码恒定区的基因排列决定 Ig 分子的类型(如 IgA、IgE);可变区决定抗原识别和结合,因此不同的免疫球蛋白类型具有不同的可变区。轻链由 3 个不同的基因片段编码:C 基因区编码恒定区,V 基因区编码可变区,J 基因区编码恒定区和可变区的连接区。4 个基因片段编码重链:C、V、J 基因区分别编码恒定区、可变区以及恒定区和可变区的连接区,以及"多样区"(D)编码基因,多样区位于连接和可变区之间。

免疫球蛋白分子包含两条相同的重链和两条相同的轻链。重链的恒定区决定免疫球蛋白的主要类型。轻链和重链的可变区识别和结合抗原。

抗体多样性的遗传基础

由于免疫系统不能提前"预知"将要遭遇的微生物,因此系统必须包含巨大的不同结构的免疫细胞池以保证至少有少量细胞可以对任何入侵的微生物做出反应(即结合)。实际上,体液免疫系统能够产生约百万亿结构特异的抗体。曾经有一段时间,我们认为,由于每一个抗体具有特异的结构,所以每一个抗体由一个不同的基因编码。然而,这种"一个基因一种抗体"的假说并不正确,因为人类基因组仅有

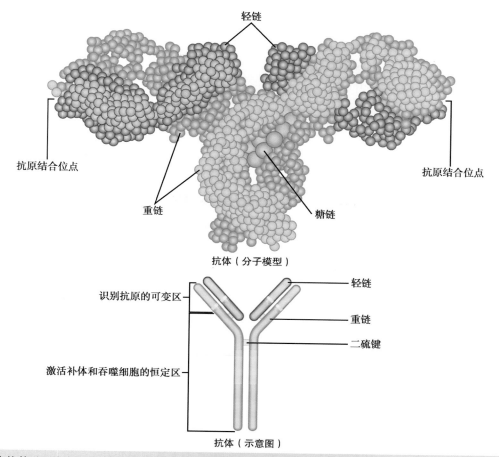

图 9.5　一个抗体分子包括两条完全相同的轻链和两条完全相同的重链。轻链包括可变区（V）、连接区（J）和恒定区（C）；重链也包括上述区域，以及可变区和连接区之间的多样区。图中的上部分描述的是抗体结构的分子模型

20 000~25 000 个蛋白质编码基因。进一步的研究揭示了几种与体细胞产生抗体多样性有关的机制：

1. 多种胚系免疫球蛋白基因

分子遗传研究（克隆和 DNA 测序）显示，对于每一重链和轻链，一个个体在他们的生殖系中具有 80 多种不同 V 片段以及 6 种不同 J 片段。重链区还有至少 30 种 D 片段。

2. 体细胞重排（VDJ 重组）

当 B 细胞在成熟过程中产生免疫球蛋白分子时，单个 V 和 J 片段的特异组合编码轻链，另一 V、D 和 J 的组合编码重链；这通过在 V、J、D 基因片段转录为 mRNA 前，删除部分 DNA 序列，断开并重新连接这些基因片段来实现（图 9.6）。部分删除过程由（*RAG1* 和 *RAG2* 编码的）**重组酶（recombinases）**来完成。重组酶造成 V、J 基因片段侧翼的特异 DNA 双链断裂。删除后剩余的单个 V、D、J 片段由连接酶连接。这一剪切 - 粘贴（cutting-and-pasting）过程称为**体细胞重组（somatic recombination**，相对于减数分裂时的胚系重组）。体细胞重组产生

独特的效果：与身体其他大多数拥有相同 DNA 序列的细胞不同，成熟 B 细胞拥有重排后不同的免疫球蛋白基因。单个 V、J、D 片段具有多种不同的可能组合，因此体细胞重组能够产生大约 100 000~1 000 000 不同类型的抗体分子。

3. 连接多样性

在 V、J、D 区装配时，其结合位置可能产生细小的改变以及在连接区可能会缺失或插入一小段核苷酸。这能产生更多的抗体氨基酸序列变化。

4. 体细胞高频突变

通常，只有很小一个亚群的 B 细胞具有与特异病原体结合的表面受体（免疫球蛋白），因此，他们的亲和力往往很低。当该亚群的 B 细胞受到外源抗原刺激时，他们启动一个前面提到的**亲和力成熟（affinity maturation）**过程，该过程以免疫球蛋白基因 V 片段高频突变为特征。**活化诱导脱胺酶（activation-induced deaminase）**导致胞嘧啶被尿嘧啶取代，并招募易错的 DNA 聚合酶，使得 DNA 修复过程发生改变，从而致使突变能够长久存在于

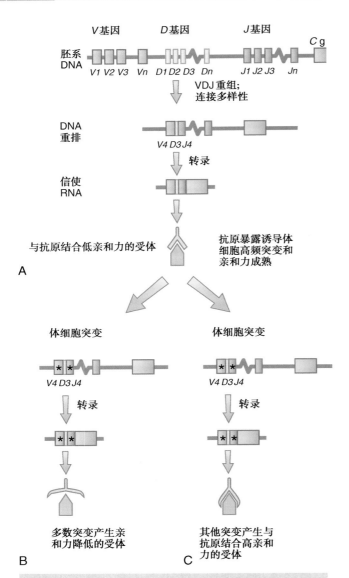

A

B

C

图 9.6 A. 抗体分子重链形成时的体细胞 VDJ 重组。有功能的重链仅由 V、D、J 片段的一个片段编码。产生一个对外源抗原低亲和力的 B 细胞亚群。在次级淋巴器官遭遇抗原后，体细胞高频突变（B 和 C）发生。大多数突变受体亲和力仍然不高（B），但是最后体细胞高频突变终将产生高亲和力的受体亚群（C）。含这些受体的细胞成为分泌抗体的浆细胞

DNA 序列中。结果，这些基因片段的突变率约为每代每碱基对 10^{-3}（人类基因组正常突变率为每代每碱基对仅 10^{-8}），这导致免疫球蛋白的 DNA 编码序列和抗原结合特征的更多变异。因为突变是个随机过程，大多数新受体的亲和力很低，因此这些细胞不会发生大量增殖。最终，体细胞高频突变产生对外源抗原具有高亲和力的免疫球蛋白，具有这些免疫球蛋白的 B 细胞大量增殖。最终结果是一群成熟 B 细胞能够分泌对入侵病原体高度特异的抗体。

5. 轻重链的多样组合

免疫球蛋白分子装配时，不同轻链和重链的随机组合产生更广泛的多样性。

每种机制都能产生抗体的多样性。综合考虑，机体约能产生多达 10^{11} 种特异抗体。

产生抗体多样性的机制包括胚系免疫球蛋白基因片段的多样性，免疫球蛋白基因片段的体细胞重组，体细胞高频突变以及重、轻链的不同组合。

T 细胞受体

T 细胞受体在很多方面与免疫球蛋白或 B 细胞受体类似。与免疫球蛋白一样，T 细胞受体必须能跟大量不同的入侵微生物来源的多肽结合。但是，不像免疫球蛋白，T 细胞受体不会被细胞分泌，T 细胞活化需要 MHC 分子递呈的外源抗原。约 90% 的 T 细胞受体是由 α 和 β 链组成的异源二聚体；剩余 10% 则是由 γ 和 δ 链组成的异源二聚体（图 9.7）。一个给定的 T 细胞不是 α-β 受体就是 γ-δ 受体。

大多数产生免疫球蛋白多样性的机制（胚系基因片段多样性，VJD 体细胞重排以及连接多样化等）也同样作用于 T 细胞受体多样性的产生。然而，T 细胞受体编码基因无高频突变发生。这可以避免产生对自身细胞产生反应的 T 细胞（自身免疫反应，本章稍后讨论）。

T 细胞受体具有与 B 细胞受体（免疫球蛋白）类似的功能。然而，与免疫球蛋白不同的是，外源肽必须由 MHC 分子递呈才能与 T 细胞受体结合。其多样性产生机制与免疫球蛋白类似，但是不发生体细胞高频突变。

主要组织相容性复合体

Ⅰ、Ⅱ、Ⅲ类基因

MHC，包括 200 多种基因，位于 6 号染色体短臂上一个 4Mb 的区域（图 9.8），通常分为 3 类：Ⅰ、Ⅱ 和 Ⅲ 类。MHC Ⅰ 类分子与外源多肽形成复合物，被细胞毒性 T 细胞表面受体识别。因此，MHC Ⅰ 类递呈对于细胞毒性 T 细胞反应是必需的。某些病毒通过下调感染细胞的 MHC Ⅰ 类基因表达逃避细胞毒性 T 细胞监测。

MHC Ⅰ 类分子包含一条糖蛋白重链和一条 β_2- 微球蛋白轻链（图 9.9A）。Ⅰ 类分子最重要的位点被称

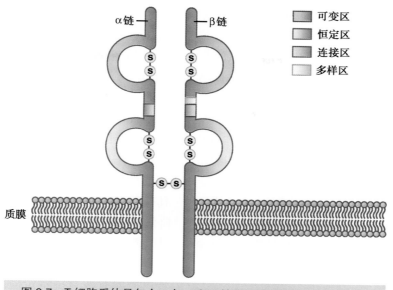

图 9.7 T 细胞受体是包含一条 α 和 β 链或 γ 和 δ 链的异源二聚体。
MHC 和抗原分子形成的复合物与 α 和 β 链的可变区结合

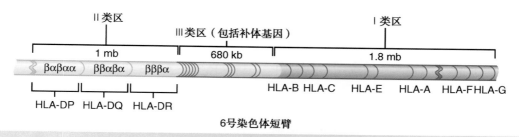

图 9.8 人类主要组织相容性复合物图谱。4Mb 的复合物分成 3 个区域：Ⅰ、Ⅱ 和 Ⅲ 类

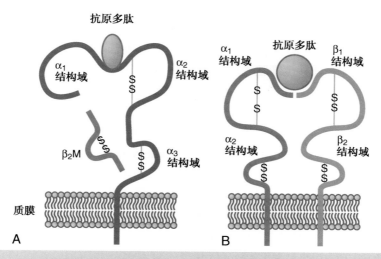

图 9.9 A. MHC Ⅰ 类分子，显示的重链结构，包含 3 个胞外结构域（α_1、α_2 和 α_3），一个穿膜区和一个胞质区。由 α_1 和 α_2 形成的沟形区域携带递呈给 T 细胞的多肽。α_3 区与 β_2- 微球蛋白紧密结合。B. MHC Ⅱ 类分子，显示的 α 和 β 链结构。每条包含两个球形胞外区，一个穿膜区和一个胞质区。由 α_1 和 β_1 形成的沟形区域锚定递呈给 T 细胞的多肽

为**人类白细胞抗原(human leukocyte antigens)** A、B 和 C **(HLA-A、-B 和 -C)**[+]。每一位点具有多个等位基因,导致个体间 I 类分子的高度变异。 I 类基因区跨 1.8Mb,包含众多的附加基因和**假基因(pseudogenes)**(与编码 DNA 序列相似的基因,但发生了改变,不能被转录或翻译)。

最早于 19 世纪 40 年代,科学家们在进行小鼠组织移植实验中发现了 MHC I 类分子。当供体和受体小鼠 I 类等位基因不同时,移植物被排斥。这是主要组织相容性复合体这一名称的历史由来。在人类,通过供、受体间 I 类等位基因配型可提高移植耐受性。在人类历史中,移植是一个相对较新的现象,MHC 尚未进化到能够影响移植物排斥。相反,当遭遇供体细胞上的外源 MHC 分子时,T 细胞将其作为异源肽而进行攻击。

MHC I 类分子由 6 号染色体上高度多态性的 HLA-A、-B 和 -C 编码。除递呈感染细胞的异源肽外,它们也能在非自体 MHC 分子刺激细胞毒性 T 细胞时导致移植物排斥。

虽然 MHC I 类分子存在于几乎所有细胞的表面并且能与细胞毒性 T 细胞受体结合,但 MHC II 类分子仅见于免疫系统 APC 的表面(如吞噬细胞和 B 细胞)。同前所述,当 MHC II 类分子与外源肽结合形成复合物后,会与 T 细胞受体结合,进而激活辅助 T 细胞。II 类分子是含 α 和 β 链的异二聚体,每条链由 6 号染色体上的不同基因编码(图 9.9B)。除主要的 II 类成员基因(*HLA-DP、-DQ* 和 *-DR*)外,该区还包括肽转运蛋白编码基因(*TAP1* 和 *TAP2*),该蛋白帮助将肽转运至内质网,在内质网中,肽类与 MHC I 类分子形成复合物并迁移至细胞表面。

MHC II 类分子是由 6 号染色体上基因编码的异二聚体。它们递呈肽类至抗原提呈细胞表面。这些肽类与 MHC II 类分子形成的复合物共同结合于辅助 T 细胞上的受体。

MHC II 类分子与 I 类分子一样具有高度多态性,表达许许多多不同的等位基因。事实上,作为一类基因的 MHC 是人类已知的基因位点中最具有多态性的位点。每个 MHC 等位基因编码的分子都具有轻微不同的结合

特性:某些变种能更有效地结合某一给定病原体[++]。因此,表达更多 MHC 分子变种的个体具有更有效的对抗不同感染性微生物的机会。例如,某人每一 MHC I 类分子位点(A、B、C)均纯合则每个细胞仅表达 3 种不同 I 类分子,而某人每一位点均杂合,则可表达 6 种不同 I 类分子,因此能够更加成功地应对病原变异(细胞表面通常表达成千上万种 MHC 分子)。人群的高度多态性增加了人群中每一个体的杂合性概率。例如,*HLA-A*、*HLA-B* 及 / 或 *HLA-C* 杂合的 HIV 感染者较这些位点均纯合者具有更长的生存期。此外,人群中更高的 MHC 多态性降低了感染性病原体在人群中传播的机会。因此,MHC 基因高度多态性是等位基因变异自然选择的结果。

在某些病例中,特定 MHC 等位基因产生的蛋白质能有效对抗特定病原体。例如,在冈比亚,*HLA-B53* 等位基因对严重疟疾具有保护效应,而在同一种群中,*HLA-DRB*13:02* 等位基因则对乙肝有对抗作用。这些等位基因产生对特异传染因子具有高亲和力的 MHC 分子。

MHC II 类分子与 I 类分子一样具有高度多态性。这增加了个体和人群对不同病原体的反应能力

MHC I 类和 II 类分子均能引导 T 细胞(细胞毒性 T 细胞和辅助 T 细胞)受体结合至特定细胞。T 细胞受体仅能识别与表面 MHC 分子结合的肽类,称为 **MHC 限制(MHC restriction)**。并非所有免疫系统的组分都是 MHC 限制的。例如,补体系统就不需要与 MHC 直接作用。

某些病毒感染细胞和肿瘤细胞能够利用 MHC 限制:它们抑制 MHC 分子在细胞表面的表达,企图逃避 T 细胞监测(临床评述 9.1)。幸运的是,自然杀伤细胞的活化不需要细胞表面的 MHC 分子,而是由**杀伤细胞免疫球蛋白样受体(killer cell immunoglobulin-like receptors,KIR)** 活化。当结合到正常细胞表面的 MHC I 分子上时,该受体抑制自然杀伤细胞,而当 MHC I 分子缺失时则活化自然杀伤细胞。

MHC III 类区域跨 680kb,包含至少 36 个基因,只有部分基因参与免疫反应。在这些基因中,最重要的是编码补体蛋白的基因。

[+] 这些分子之所以被称为"人类白细胞抗原",是因为早期研究中这些分子存在于白细胞表面。然而,如前所述,这些分子几乎存在于所有细胞的表面。

[++] 由于不同 MHC 分子的储备相对有限,MHC 分子结合肽类的亲和力通常显著低于精细调节的 T 细胞受体分子的亲和力。

编码免疫球蛋白、T 细胞受体、KIR 及 MHC Ⅰ、Ⅱ类蛋白的基因拥有共同的 DNA 序列和结构特征。因此，他们属于同一基因家族，如同前面章节描述的球蛋白基因、颜色视觉基因以及胶原蛋白基因一样。表 9.1 总结了免疫系统的主要基因以及它们在染色体上的位置。

表 9.1　主要免疫应答基因的染色体位置和功能

基因系统	染色体位置	基因产物功能
免疫球蛋白重链（*C*、*V*、*D* 和 *J* 基因）	14q32	重链，抗体分子的第一部分，结合外来抗原
免疫球蛋白 κ 轻链（*C*、*V* 和 *J* 基因）	2p13	轻链，抗体分子的第二部分
免疫球蛋白 λ 轻链（*C*、*V* 和 *J* 基因）	22q11	轻链，抗体分子的第二部分（κ 或 λ）
T 细胞受体 α	14q11	α-βT 细胞受体的一条链，可识别与主要组织相容性复合体（MHC）结合的抗原分子
T 细胞受体 β	7q35	α-βT 细胞受体的第二链
T 细胞受体 γ	7p15	γ-δT 细胞受体的一条链
T 细胞受体 δ	14q11	γ-δT 细胞受体的第二链
MHC（Ⅰ、Ⅱ 和 Ⅲ 类）包括 *TAP1* 和 *TAP2*	6p21	将肽呈递给 T 细胞受体的细胞表面分子；*TAP1* 和 *TAP2* 是处理和转运外源肽到内质网的转运蛋白分子
β₂- 微球蛋白	15q21-22	形成 MHC Ⅰ 类分子的第二链
RAG1，*RAG2*	11p13	参与 VDJ 体细胞重排的重组酶

需要强调的是，不同个体间 MHC Ⅰ、Ⅱ 类分子千差万别，但是同一个体中的每一细胞具有相同的 Ⅰ、Ⅱ 类分子（这种一致性对 T 细胞识别是必需的）。相反，VDJ 重排后，T 细胞受体和免疫球蛋白在个体细胞间出现差异，使机体能够对大量不同的感染因子产生反应。

> 免疫球蛋白、T 细胞受体、KIR 及 MHC 基因属于同一基因家族。在同一个体的不同细胞间，免疫球蛋白和 T 细胞受体不同；而在不同个体间，MHC 分子不同。

临床评述 9.1　免疫反应作为分子军备竞赛

攻击人体的绝大多数病原体被我们的免疫系统破坏。因此，对可以逃避免疫监视和破坏的病原体有强烈的自然选择。这些微生物通常具有高突变率且数量巨大。因此，尽管它们的生物学构造简单，但是病毒和其他病原体已经进化出一些非常聪明的克服免疫应答的方式。我们的免疫系统，反过来，不断创造新的方法来应对病原体的聪明才智。下面讨论这个分子"军备竞赛"的 3 个例子。

巨细胞病毒（cytomegalovirus，CMV）是一种可以导致单核细胞增多症、溶血性贫血、肺炎、先天性感染和血小板减少（血小板数量减少）的常见感染因素。CMV 感染的细胞是细胞毒性 T 细胞摧毁的靶标。然而，一些 CMV 株（以及其他病毒和肿瘤细胞）可以通过下调感染细胞表面的 Ⅰ 型分子的表达来逃避 T 细胞监测。没有 Ⅰ 类分子呈递的病毒肽，细胞毒性 T 细胞不能感知 CMV 的存在，因此它们不会摧毁感染细胞。在这种情况

下，细胞通常将成为自然杀伤细胞的靶标，他们会攻击表面缺乏 MHC Ⅰ 类分子的细胞。但是 CMV 也设计了一种方法来欺瞒自然杀伤细胞。它们编码类似于 Ⅰ 类分子的细胞表面蛋白，使得天然杀伤细胞将病毒蛋白误认为真正的 Ⅰ 类分子。病毒蛋白也与真正的 MHC Ⅰ 类分子有足够的不同，它们并不会引发更精细调节的细胞毒性 T 细胞的破坏。通过这种方式，CMV 通常可以同时避免 T 细胞和自然杀伤细胞的杀灭。

胎盘哺乳动物的重要免疫挑战是妊娠，胎盘细胞表达来源于父亲的外源 MHC Ⅰ 类分子。通常，这样的细胞将被母体的细胞毒性 T 细胞迅速破坏。为了避免这种伤害，胎盘细胞下调其表面 MHC Ⅰ 类分子的表达。与病毒下调 Ⅰ 类分子一样，MHC Ⅰ 类缺乏使胎盘细胞容易被母体的自然杀伤细胞破坏。在这种情况下，通过在细胞上呈递 HLA-G 分子而使其免于被破坏。这种相对非变异的 MHC 分子不刺激 T 细胞应答，这时 T 细

胞应答限于 HLA-A、-B 和 -C 分子的呈递。它抑制了表面上具有 HLA-G 受体的自然杀伤细胞。如同 CMV 一样,胎儿设计了一种同时避免 T 细胞和自然杀伤细胞破坏的方法。

分子军备竞赛的第三个例子是现代最可怕的感染因素之一——人类免疫缺陷病毒(human immunodeficiency virus,HIV)。某些病毒株通过细胞表面受体——趋化因子受体 5(CC chemokine receptor 5,CCR5)进入巨噬细胞和辅助 T 细胞。一旦进入细胞,病毒将其遗传物质插入细胞核并利用宿主的细胞器进行自我复制(HIV 是一种逆转录病毒,将第十三章中进一步讨论)。辅助 T 细胞是身体免疫系统的关键组成部分,它们被 HIV 破坏后将导致严重的继发性免疫缺陷。CCR5 基因的 32bp 纯合缺失者缺乏 CCR5 受体并因此对 HIV 感染显著抵抗。在那些杂合缺失中,血清转换后,获得性免疫缺陷综合征(acquired immunodeficiency syndrome,AIDS,又称为艾滋病)症状将减缓进展 2~4 年。这种缺失在东北欧人群中尤其常见,其基因频率高达 0.20。亚洲和非洲人口中则基本不存在。

对含有 CCR5 的染色体区域中的连锁不平衡分析表明,700~2000 年前该缺失才开始在欧洲出现。因为艾滋病毒几十年前才在人类中出现,在东北欧的高基因频率不可能是由于艾滋病毒,而可能是由于另一个选择力量或者可能是由于遗传漂移。考虑到缺失出现的时间,可能是由于阳性选择,因为它具有对其他在过去彻底毁灭欧洲人群的病原体如天花等的抗性。显然,在暴露于 HIV 的人群中将有强烈的支持这种突变的选择,最终导致这些群体中基因频率上升。即使是现在,关于这个缺失的知识可能有助于加快针对艾滋病毒的医疗军备竞赛,其中 CCR5 基因改造已经在 HIV 临床试验中进行测试(参见第十三章)。

MHC 及其疾病相关性

很多疾病与 MHC 特异的等位基因有关:拥有某些等位基因的个体更易罹患某些疾病。例如,前面章节提过的 *HLA-B27*(即 *HLA-B* 的第 27 个等位基因)与强直性脊柱炎,*HLA-DQB1* 与糖尿病 I 型。嗜睡症(以突发的不可控制的阵发性睡眠为特征)和几个 *HLA-DR* 和 *HLA-DQ* 等位基因间具有特别强的相关性。图 9.2 说明,大多数 HLA 相关疾病与 MHC II 类基因有关。

在某些病例中,MHC 等位基因与疾病的相关性由连锁失衡造成。例如,血色素沉着症位点与 *HLA-A* 连锁,*HLA-A3* 是导致血色素沉着症最常见的致病等位基因(参见第七章和第八章)。但是,目前没有发现 *HLA-A3* 和这种疾病间已知的因果关系。连锁可能仅仅代表原发性血色素沉着症基因突变出现在具有 *HLA-A3* 等位基因的那条 6 号染色体上的那个基因拷贝中。同样,*HLA-DQB1* 和 *HLA-DQA1* 与嗜睡症之间的关联,是由于 *HLA-DQ* 区域和附近导致嗜睡症(II 型下丘分泌素受体基因)的一个基因座位点之间的连锁不平衡。

在其他病例中有可能存在因果关联。一些

MHC- 疾病涉及**自身免疫(autoimmunity)**,即身体的免疫系统攻击其自身的正常细胞。例如,糖尿病 I 型以胰腺 T 细胞浸润和 T 细胞破坏产生胰岛素的 β 细胞为特征。某些情况下,自身免疫涉及"分子模拟"。刺激免疫应答的肽分子与人体自身肽极为类似,导致免疫系统开始攻击人体自身细胞。这种现象有助于解释另一种自身免疫性疾病——强直性脊柱炎的发生。感染特定微生物的 *HLA-B27* 阳性者,如克雷伯杆菌,可导致**交叉反应(cross-reaction)**,即免疫系统错将一些人体正常细胞来源的肽分子当作病原微生物肽。另一个实例是风湿热,因链球菌感染,引发链球菌和心肌肌球蛋白的交叉反应。以上每种情况中,机体内具有一小群自身反应性 T 细胞,一般无活性且完全无害,但是它们可能通过与自身肽类似的外源肽刺激而增殖。

调节免疫系统成分的缺陷可以导致自身免疫性疾病。例如,调节 T 细胞能帮助阻止自身反应免疫细胞的产生,其正常发育需要 *FOXP3* 编码的转录因子。*FOXP3* 基因突变后,使得调节 T 细胞缺乏,从而发生一种称为 *IPEX*(免疫失调,多发内分泌腺病,肠病,X- 连锁)的自身免疫性疾病。

表 9.2　主要组织相容性抗原和疾病关联的例证

疾病	MHC（HLA）相关位点 *	近似相对风险 †
1 型糖尿病	DQB1，DQA1	10
强直性脊柱炎	B27	90
嗜睡症	DR2 和 DQA1，DQB1	>100
乳糜泻	DQA1，DQB1	10
类风湿关节炎	DRB1，DQA1	5
重症肌无力	C，DR3，DR7	2.5
多发性硬化	DRB1	4
系统性红斑狼疮	DRB1	6
血色素沉着症	A3	20
疟疾	B53	0.6059
Graves 病	DR3	5
银屑病	C	13
阿巴卡韦（抗 HIV 药物）超敏反应	B57	≈ 1 000

注：* 为简单起见，未在表中列出特异的等位基因。例如，与阿巴卡韦敏感性相关的 *HLA-B57* 等位基因应标记为 *HLA-B*57：01*，与牛皮癣相关的等位基因应标记为 *HLA-C*06：02*。

† 相对风险，指的是具有风险因素（此处是 MHC 抗原）的个体，与缺乏风险因素的人相比，患病概率的比例。例如，*DRB1* 引起多发性硬化的相对风险为 4，说明具有特定 *DRB1* 等位基因的个体，患病风险性是正常人的 4 倍。如果相对风险 <1（如 B53 与疟疾的关系），表明该因素可以预防疾病。以上相对风险可能因人群不同而不同。

其他常见自身免疫性疾病还包括类风湿关节炎、系统性红斑狼疮、银屑病和多发性硬化症等。据估计，约 5% 的人群具有某种自身免疫性疾病。

大量疾病与特异的 MHC 等位基因相关联。某些关联是连锁不平衡的结果，但大多数关联可能是与自身免疫相关的因果关联。

ABO 和 Rh 血型

红细胞的表面分子是免疫系统的另一个组成部分，可以在输血时引起免疫反应。在第三章中，曾提及作为多态性标记位点的 ABO 和 Rh 红细胞抗原系统，它们也是确定输血相容性最重要的系统。

ABO 系统

ABO 血型主要有 4 种：A、B、AB 和 O。前 3 种分别代表在其红细胞表面携带 A、B 或 A 和 B 抗原的个体。而 O 型人群既没有 A 抗原也没有 B 抗原。红细胞表面上具有这些抗原之一的人，在血流中具有针对所有其他 ABO 抗原的抗体（生命早期，在暴露于各种微生物中与 A 和 B 抗原一致的抗原后，形成了这些抗体）。因此，如果 B 型人体内输入了 A 型或 AB 型血液，其抗 A 抗体会产生严重甚至可能致命的反应。O 型血个体既没有 A 抗原也没有 B 抗原，因此既有抗 A 抗体又有抗 B 抗体，可与其他三种血型（A、B 和 AB）的血液发生强烈反应。因为 O 型人群缺乏两种类型的抗原，所以曾经认为他们是"万能献血者"（任何人都可以接受他们的血）。以此类推，AB 型人被称为"万能受血者"，因为他们既无抗 A 抗体也无抗 B 抗体。然而，当给患者输入含有大量血清的全血时，供者的抗体依然可以对受者的红细胞抗原作出反应。因此，输血前基本都会进行完全 ABO 配型。

如果供体和受体不能正确匹配，ABO 基因座位编码的红细胞抗原可以导致输血反应。

Rh 系统

Rh 血型由两个紧密连锁的位点编码，其中一个称为 D。另一个位点通过 mRNA 选择性剪切产生 Rh 抗原 C 和 E。D 位点之所以受关注，是因为它与 Rh 母胎不相容导致的新生儿溶血及相关疾病有关。*DD* 和 *Dd* 基因型个体的红细胞表面具有 Rh 抗原，为 Rh 阳性。*dd* 基因型的隐性纯合子不具有 Rh 抗原，为 Rh 阴性。据估计，85% 欧洲后裔为 Rh 阳性，另 15% 则为 Rh 阴性。

ABO 系统中，抗体由其他微生物抗原产生。Rh 系统则不同，抗 Rh 抗体由人类自身 Rh 抗原刺激产生。Rh 阴性个体只有通过输血或妊娠暴露于 Rh 抗原后才产生抗 Rh 抗体。当 Rh 阳性男性和 Rh 阴性女性孕育胎儿时产生母胎不相容。如果一个男性基因型为 DD，所有后代均为 Rh 阳性，红细胞表面都具有 Rh 抗原。如果一个男性基因型为 Dd 杂合子时，则平均 1/2 的后代为 Rh 阳性。

因为妊娠时胎儿红细胞很少能通过胎盘屏障，所以第一个胎儿存在 Rh 不相容时，不会发生危险。但是在分娩时胎盘分离后，大量胎儿红细胞进入了母体血流中。这些细胞携有的 Rh 抗原刺激母体产生抗 Rh 抗体。该抗体将在血流中长期存在，如果第二胎又是 Rh 阳性，则母体的抗 Rh 抗体进入胎儿血流中破坏红细胞。随着破坏的不断进行，胎儿变得贫血并且将许多成红细胞(未成熟的有核红细胞)释放到血流中,这种现象称为**胎儿成红细胞增多症**,可导致自然流产或死产。母源抗体可以在新生儿的血液循环系统中持续存在,因此将持续破坏新生儿的红细胞,导致胆红素淤积和出生后黄疸。如果没有实施 Rh 阴性红细胞的输血,胆红素将沉积在大脑中,产生大脑损伤,通常导致死亡。那些存活的婴儿往往会有智力缺陷、脑麻痹和 / 或高频耳聋。

在欧洲后裔中,约 13% 的夫妻是 Rh 不相容的。幸运的是,现在有一种简单疗法可以避免母亲的 Rh 致敏。在怀孕期间和怀孕之后,给 Rh 阴性的母亲注射由抗 Rh 抗体组成的 Rh 免疫球蛋白。这些抗体可以在刺激母体抗 Rh 抗体产生之前,破坏母体血流中的胎儿红细胞。因为注入的抗体不会在母亲的血流中长时间存在,因此不会影响以后妊娠的胎儿。为了避免致敏,必须在每次怀孕时进行注射。Rh 阴性的母亲也必须注意,不要接受含有 Rh 阳性血液的输血,因为这同样会刺激抗 Rh 抗体的产生。

如果母体 Rh 抗体攻击胎儿,即产妇胎儿 Rh 不相容(Rh 阴性母亲和 Rh 阳性胎儿)可以导致新生儿的溶血性疾病。给母体使用 Rh 免疫球蛋白能阻止这种反应。

当 O 型血的母亲怀有 A 型或 B 型血液的胎儿时,也可能导致相对罕见的母胎不相容类型。这种组合产生的溶血性疾病症状非常轻微,不需要治疗。有趣的是,如果母亲是 Rh 阴性,胎儿是 Rh 阳性,ABO 血型不合可避免产生更严重的 Rh 不相容。这是因为进入母体循环系统的任何胎儿红细胞,在其形成抗 Rh 抗体之前,就被抗 A 或抗 B 抗体快速破坏。

免疫缺陷病

免疫系统的一个或多个组分(如 T、B 细胞,MHC,补体蛋白)缺失或功能异常时会导致**免疫缺陷病**(**immunodeficiency disease**)。免疫系统细胞异常导致**原发性免疫缺陷病**(**primary immunodeficiency diseases**),通常由遗传改变引起。目前已发现 300 多种不同的原发性免疫缺陷综合征,约影响至少 1/10 000 的人群。当免疫系统组分被其他因素,例如辐射、感染或药物等改变或破坏时导致**继发性免疫缺陷病**(**secondary immunodeficiency**)。例如,引起获得性免疫缺陷综合征(AIDS)的人类免疫缺陷病毒(HIV)攻击免疫系统的主要成分——巨噬细胞和辅助性 T 淋巴细胞,从而导致机会性感染的易感性大大增加。

B 细胞免疫缺陷病导致患者特别容易遭受复发性细菌感染,如**肺炎链球菌**。B 细胞免疫缺陷病的一个重要实例是 X- 连锁性无丙种球蛋白血症(X-linked agammaglobulinemia,XLA)。这种疾病的绝大多数患者为男性,他们完全缺乏 B 细胞,血清中没有 IgA、IgE、IgM 或 IgD。因为 IgG 在怀孕期间能穿过胎盘,所以具有 XLA 的婴儿在出生的最初几个月具有一定程度的体液免疫。然而,IgG 的供应将很快耗尽,婴儿会出现反复的细菌感染,可以使用大量的 γ- 球蛋白来进行治疗。编码正常 B 细胞成熟必需的酪氨酸激酶基因(*BTK*)的突变将导致 XLA 的发生。编码免疫球蛋白重链和轻链基因中的突变可导致常染色体隐性的 B 细胞免疫缺陷。

T 细胞免疫缺陷疾病直接影响 T 细胞,也同时影响体液免疫应答,因为 B 细胞的增殖很大程度依赖于辅助 T 细胞。因此,在最严重的 T 细胞缺陷中,受影响的患者发展为严重联合免疫缺陷(severe combined immune deficiency,SCID)并且对许多机会性感染易感,包括**耶氏肺孢子虫**(即感染艾滋病患者的常见真菌)。如果不做骨髓移植,这些患者通常出生后几年便死亡。大约 1/2 的 SCID 病例是由编码 γ 链的 6 种不同细胞因子受体(白介素 2、4、7、9、15 和 21)基因的 X- 连锁隐性突变引起的。如果缺乏这些受体,T 细胞和自然杀伤细胞不能接收这些细胞正常成熟时所需要的信号。这些受体都与细胞内的信号分子 Jak3 相互作用。可以预料,常染色体 *JAK3* 基因隐性突变导致 Jak3 激酶缺乏的 SCID 与之前描述的 X- 连锁表型非常类似。

约 15% 的 SCID 病 例 由 腺 苷 脱 胺 酶(severe combined immune deficiency,ADA)缺乏引起,是一种常染色体隐性嘌呤代谢异常,导致对 B 细胞和 T 细胞有毒的代谢物淤积。这种类型以及 X- 连锁形式的 SCID 都可以通过骨髓移植进行治疗,某些病例已经应用基因疗法成功治疗(参见第十三章)。

SCID 也可以由 *RAG1* 或 *RAG2* 基因突变引起,这两个基因参与 VDJ 重组、T 细胞和 B 细胞受体形成。这些突变尽管还能产生正常的自然杀伤细胞,但都可以引起 B 细胞和 T 细胞的联合免疫缺陷。表 9.3 是 SCID 的其他实例。

表 9.3 原发性免疫缺陷病的实例

疾病	遗传方式	简要描述
X-连锁无丙种球蛋白血症	XR	缺乏 B 细胞导致反复的细菌感染
SCID（γ 链细胞因子受体缺陷或 ADA 缺陷）	XR，AR	T 细胞缺陷导致体液免疫应答的损害；致死性的——除非通过骨髓移植或基因疗法进行治疗
Jak3 缺陷导致的 SCID	AR	蛋白激酶缺陷导致 T 细胞缺陷、自然杀伤细胞缺陷和受损的体液免疫应答
RAG1 或 *RAG2* 缺陷导致的 SCID（也称 Omenn 综合征）	AR	缺乏重组酶活性损害 VDJ 重组，导致 B 细胞和 T 细胞缺陷
白细胞介素-α 链缺陷导致的 SCID	AR	T 细胞缺陷导致 B 细胞应答受损
Zap70 激酶缺陷	AR	缺乏细胞毒性 T 细胞；缺陷型辅助性 T 细胞；受损的抗体反应
嘌呤核苷磷酸化酶缺乏症	AR	嘌呤代谢紊乱导致 T 细胞缺乏
裸淋巴细胞综合征（BLS）	AR	1 型 BLS 中 MHC Ⅰ 类表达缺陷（*TAP2* 突变）导致 T 细胞和 B 细胞缺陷型；2 型 BLS 中 MHC Ⅱ 类基因转录因子突变导致辅助 T 细胞的相对缺乏
补体系统缺陷	大多数 AR	对细菌和其他感染的易感性增加
DiGeorge 异常	AD，散发	先天性畸形，包括异常面部特征、先天性心脏病和导致 T 细胞缺乏的胸腺异常
共济失调毛细血管扩张	AR	DNA 修复缺陷，其特征为不稳定步态（共济失调）、毛细血管扩张（扩张的毛细血管）和胸腺异常导致的 T 细胞缺陷
Wiskott-Aldrich 综合征	XR	异常血小板、小血小板、湿疹和异常 T 细胞导致对机会性感染易感
Chediak-Higashi 综合征	AR	部分白化病、溶酶体装配缺陷、巨大胞质颗粒、异常自然杀伤细胞和中性粒细胞导致复发性细菌感染
白细胞黏附缺陷	AR	整合素受体基因突变产生不能识别和内吞微生物的吞噬细胞，导致严重的细菌感染
慢性肉芽肿病	XR，AR	吞噬细胞内吞微生物但不能杀死它们，导致肉芽肿形成和反复感染
高 IgE 综合征	AD，AR	反复葡萄球菌感染，显著升高的血清 IgE 水平，面容进行性粗糙
IRAK-4 缺陷	AR	白细胞介素 1 受体相关激酶 4（IRAK-4）缺乏导致的 Toll 样受体缺陷，导致细胞外细菌（特别是肺炎链球菌的）感染

注：AD，常染色体显性遗传；AR，常染色体隐性遗传；SCID，严重联合免疫缺陷；XR，X-连锁隐性遗传。

某些免疫系统缺陷导致淋巴细胞表面缺乏 MHC 分子，统称为**裸淋巴细胞综合征（bare lymphocyte syndrome）**，其中的一种由 *TAP2* 基因突变引起。*TAP2* 编码的蛋白质协助将肽类输送到内质网与 MHC Ⅰ 类分子结合。TAP2 蛋白缺陷使 MHC Ⅰ 类分子不稳定，从而不在细胞表面表达。胸腺中 T 细胞的正常发育，需要暴露于 MHC 分子中。裸淋巴细胞综合征导致有功能的 T 细胞和 B 细胞数目严重减少。结合 MHC Ⅱ 类启动子的转录因子缺陷也可以引起裸淋巴细胞综合征，其后果是 APC 上 MHC Ⅱ 类分子缺乏，辅助 T 细胞缺陷以及由此导致的抗体产生缺乏。

慢性肉芽肿病（chronic granulomatous disease，CGD）是一种原发性免疫缺陷病，吞噬细胞能够内吞细菌和真菌，但不能杀死它们，产生对内吞微生物的持续细胞免疫应答，导致肉芽肿形成（包含巨噬细胞的结节性炎性损伤）。这些患者可能发展为肺炎、淋巴结感染以及皮肤、肝脏和其他部位的脓肿。CGD 最常见的原因是一种 X-连锁突变，但是也存在至少 3 个以上可以导致 CGD 的常染色体隐性遗传基因。引起 X- 连锁 CGD 的基因是第一个通过定位克隆分离的致病基因。它编码细胞色素 b 的一个亚基，一种吞噬细胞微生物杀伤氧代谢爆发的必需蛋白质。

目前，已经发现了构成补体系统蛋白质中的多种缺陷，其中大多数为常染色体隐性疾病，主要导致对细菌感染的易感性增加。

最后，免疫缺陷是许多综合征的特征之一。例如，DiGeorge 序列征（参见第六章）患者的胸腺发育异常导致 T 细胞缺乏。Wiskott-Aldrich 综合征是一种 X- 连锁隐性疾病，涉及血小板缺乏和进行性 T 细胞功能障碍。它是由 *WAS* 基因丧失功能突变引起的，其蛋白质产物在造血干细胞表达，负责将细胞表面信号转运到细胞骨架。像 SCID 一样，Wiskott-Aldrich 综合征已经通过基因疗法成功治愈（参见第十三章）。免疫缺陷也发生在其他几种 DNA 不稳定性综合征（例如，毛细管扩张性共济失调，Bloom 综合征，范可尼贫血等；参见第三章）。

原发性免疫缺陷病与免疫应答细胞（例如，B 细胞、T 细胞、MHC、补体系统或吞噬细胞）的内在缺陷有关，通常因遗传改变引起。继发免疫缺陷病，如艾滋病，是由外部因素引起的。免疫缺陷也常见于包括几种 DNA 不稳定性疾病的许多遗传综合征中。

章节问题

1. 比较主要组织相容性复合体 Ⅰ、Ⅱ、Ⅲ 类分子的功能。

2. 主要组织相容性复合体和免疫球蛋白以不同的方式呈现巨大的多样性，主要包括什么方式？为什么存在这些多样性？

3. T 细胞受体和免疫球蛋白在哪些方面相似？又在哪些方面不同？

4. 如果有 80 个 V 片段、6 个 J 片段和 30 个 D 片段可以用于编码一种特定免疫球蛋白重链，基于体细胞重排可以形成多少不同的免疫球蛋白？

5. 在器官移植配型时，同胞多为潜在的可能供者，因为他们的 HLA 与受者相容的可能性更高。我们假设 HLA 位点间无交换且父母存在 4 种不同的 HLA 单体型，一个受者与其同胞 HLA 一致的概率为多少？

6. 可以导致 Rh 母胎不相容的婚配方式包括哪些？

推荐阅读

Abbas AK, Lichtman AH, Pillai S. *Basic Immunology: Functions and Disorders of the Immune System*. St. Louis: Elsevier; 2016.

Conley ME, Casanova J-L. Discovery of single-gene inborn errors of immunity by next generation sequencing. *Curr Opin Immunol.* 2014;30:17–23.

Dendrou CA, Petersen J, Rossjohn J, Fugger L. HLA variation and disease. *Nat Rev Immunol.* 2018;18:325–339.

Kelly A, Trowsdale J. Genetics of antigen processing and presentation. *Immunogenetics.* 2018.

Male D, Brostoff J, Roth D, Roitt I. *Immunology.* 8th ed. St. Louis: Elsevier; 2013.

Matzaraki V, Kumar V, Wijmenga C, Zhernakova A. The MHC locus and genetic susceptibility to autoimmune and infectious diseases. *Genome Biol.* 2017;18:76.

Schroeder Jr HW, Cavacini L. Structure and function of immunoglobulins. *J Allergy Clin Immunol.* 2010;125:S41–S52.

Sollid LM, Pos W, Wucherpfennig KW. Molecular mechanisms for contribution of MHC molecules to autoimmune diseases. *Curr Opin Immunol.* 2014;31:24–30.

Yu JE, Orange JS, Demirdag YY. New primary immunodeficiency diseases: context and future. *Curr Opin Pediatr.* 2018;30:806–820.

网络资源

International Immunogenetics Information System: http://www.imgt.org/

第十章　发育遗传学

——郑伟　译

发育遗传学是研究从受精卵开始到个体死亡整个过程中基因编码的指令如何控制和协调有机体的发育的学科。由于基因突变会扰乱发育过程，导致发生出生缺陷、智力残疾和癌症的风险增加，因此该领域对卫生保健提供者是十分重要的。在世界范围内，约 3% 的活产儿有严重的出生缺陷（即对健康有严重影响），所以大约有 800 万儿童出生时就有重大的先天缺陷。在美国，出生缺陷是导致婴儿 * 死亡的主要原因，并且有着较高的发病率。

出生缺陷可以是单独的异常，也可以是数千种已知的遗传综合征中的一种。大多数先天缺陷的病因尚不清楚；然而，很大一部分是由控制正常发育的基因突变引起的，有可能是单个基因也有可能是多基因联合作用的。协调动物发育的基因和发育过程的表征彻底改变了我们对人类先天缺陷分子基础的理解。本章简要回顾了调控发育的基因和蛋白质，然后讨论了一些在受到干扰时会导致出生缺陷的主要发育过程。

发育

基本概念

动物的发育过程可以被定义为从受精卵变成具有繁殖能力的成熟的个体的过程。一个单一的受精卵分裂生长形成不同的细胞类型、组织和器官，所有这些都按照物种特有的**躯体模式（body plan）**来排列。许多正常发育所需的指令是由动物的基因编码的。由于在一个生物体的每个细胞中的基因是相同的，那么具有相同的遗传信息的细胞是怎么构成具有各种不同的细胞类型和组织组成的有机体的？是什么调控每一个细胞的命运，指令细胞分化成诸如脑细胞或肝细胞的？细胞如何形成一个不连续的组织？一个有机体的身体结构是如何确定的？在超过一个世纪的时间里回答这些基本问题一直都是发育生物学的一大焦

点。在过去的几十年里，研究发现的脚步急剧加快，帮助我们了解导致人类畸形和遗传综合征的原因。

因为伦理和技术的原因，很难研究人类胚胎早期的发育事件。因此，各种动物模型被用来研究人类发育过程（表 10.1）。这种方法是可行的，因为调控发育的主要元素（基因和通路）在大多数物种中是保守的。此外，许多调控开关和信号通路在发育过程中反复使用，以调控各种图式形成和细胞分化。这强调了物种进化的一部分内容，是通过持续修改相似的发育程序以影响生物表型的变化。

例如，果蝇的 *eyeless* 基因的**异位表达（ectopic expression）**（即基因在异常位置或组织类型中表达）将形成结构正常但位置错误的眼睛（图 10.1）。小鼠同源基因 *Pax6*† 突变可以产生异常的小眼睛，而将此基因异位插入至果蝇的基因组中也将产生一个错位的复眼。人类同源 *PAX6* 突变将导致眼睛的缺陷，例如：白内障、虹膜缺损（虹膜缺失）。*PAX6*、*Pax6* 及 *eyeless* 是编码 DNA 转录因子的同源基因（参见第二章）。尽管在 5 亿及 6 000 万年前果蝇和小鼠的祖先就分别与人类的祖系分离，但是参与眼睛发育的基因和信号通路却是保守的。

大约 2%~3% 的婴儿出生时就有明显的先天缺陷。许多出生缺陷是由调控发育相关的信号通路的基因突变引起的。这些基因参与的信号通路在不同物种中高度保守。因此，非人类动物模型的研究对于了解人类发育和出生缺陷的原因非常有意义。

胚胎发育的主要过程概述

胚胎发育的主要过程包括：**胚轴特化（axis specification）**、**图式形成（pattern formation）** 及 **器官形成（organogenesis）**。顾名思义，图式形成涉及分化细胞在空间上有序排列形成组织及器官的一系列步

---
* 婴儿是一岁以下的人。

† 按照惯例，人类基因名称的所有字母大写，但小鼠基因名称的第一个字母大写，除了隐性突变，它以一个小写字母开始。

表 10.1　人体发育的动物模型

物种	世代时间[*]	优点	缺点
秀丽隐杆线虫	9 天	每个细胞的命运已知 基因组确定 易于繁殖和维系	躯体模式与脊椎动物不同 组织不能培养
黑腹果蝇	10 天	易于繁殖 种群大 巨大的突变体数据库 能够大规模筛选	躯体模式与脊椎动物不同 必须活体,不能冷冻 病理学和人不同
斑马鱼	3 个月	胚胎透明 易于维系 大种群 能够行大规模筛选且便宜	遗传改造操作困难
非洲爪蟾	12 个月	胚胎透明,操作简单	四倍体基因组,遗传实验困难
原鸡	5 个月	胚胎易于观察和操作	遗传实验困难
小鼠	2 个月	病理学和人相似 表型鉴定有很好的工具 基因靶向修饰 基因组完成注释	品系维持花费高 胚胎操作较难
狒狒	60 个月	生理学和病理学都与人很类似	维系花费高 小种群 妊娠时间长 伦理学关注多

注:[*]世代时间,为生物体第一次具有繁殖能力的年龄。

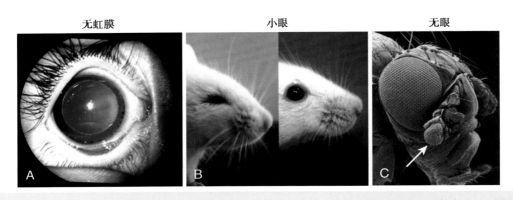

图 10.1　*PAX6* 同源基因的进化关系和相关表型说明了 *Pax* 基因在人类、小鼠和果蝇中的功能保守。A. *PAX6* 中的突变引起虹膜发育不全或虹膜缺失。B. 与野生型小鼠(右)相比,鼠 *Pax6* 的功能丧失导致小眼(左)。C. 异位表达 *eyeless* 基因导致在触角位置形成正常但位置错误的眼睛(箭头)

（A 图引自 Jones KL. *Smith's Recognizable Patterns of Human Malformation*. 6th ed. Philadelphia: Mosby; 2006: 53。B 图引自 courtesy James Lauderdale, University of Georgia。C 图引自 Science. 1995 Mar 24; 267[5205]. 经 AAAS 的允许后 , 重新出版）

骤。这些细胞间的相互作用通过**诱导（induction）**实现,诱导的发生主要是一个区域的细胞影响另一个区域细胞的组成和分化。胚轴形成定义身体的主要轴:腹/背,前/后,内/外和左/右。**极性（polarity）**（方向）的确定是这个过程的一个重要组成部分。一旦体轴确定了,器官和肢体就开始形成。每一个重要的过程都涉及到许多不同的蛋白质,有的为结构蛋白,还有的作为信号分子参与调控胚胎的发育。这些主要的蛋白质及编码它们的基因,将在下文进行描述。

胚胎的发育涉及图式形成、胚轴特化及器官形成,每一过程都受一系列的蛋白质调控,这些蛋白质有的提供必要的结构支持,有的参与胚胎发育过程中的信号传递。

发育过程中的遗传介质：分子工具箱

正常发育所需的基因编码许多不同类型的产物，包括信号分子及其受体、DNA转录因子、细胞外基质的成分、酶、转运系统和其他蛋白质。这些遗传介质同时在空间和时间上调控不同的发育过程。正如本章将详述，这些参与发育调控的基因发生突变是造成人类出生缺陷的一个常见原因。

旁分泌信号分子

相邻细胞之间的相互作用通常是由某些蛋白质介导的，这些蛋白质可以在很短的距离内扩散以引起反应。这些分子通常被称为旁分泌因子，因为它们被分泌到细胞周围的空间中（不像激素被分泌到血液中）。目前已从多种有机体中分离出密切相关的旁分泌分子，并且发现同源分子在动物界被广泛利用。到目前为止，有四类主要的旁分泌因子家族被发现：成纤维细胞生长因子（fibroblast growth factor，FGF）家族，Hedgehog家族，Wnt家族及转化生长因子β，TGF-β）家族。这些信号分子通过结合到一个或多个受体发挥作用，这些基因的突变可能会导致细胞之间的信号传递异常。临床评述10.1讨论FGF家族及其受体的相关内容；其他3个家族的内容在这部分描述。

Hedgehog家族的第一个成员，最初是在果蝇突变体中被分离出来，该果蝇突变体在正常果蝇本该无毛的区域出现了刚毛样成分进而命名为 *Hedgehog* 基因。脊椎动物中的同源物 *Sonic hedgehog*（*Shh*）主要参与胚轴的形成，诱导神经板内运动神经元和肢体的图式形成。*Shh* 的主要受体是由 *patched* 编码的跨膜蛋白，*patched* 基因的正常功能是抑制 *Smo* 编码的跨膜蛋白 *smoothened* 的正常功能。*Shh* 与 *patched* 受体的结合导致对 *smoothened* 的抑制功能去除，引起靶向转录因子GLI家族的胞内信号级联反应（图10.2）。

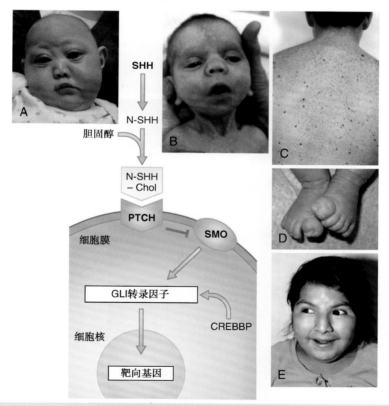

图 10.2 *Shh-Ptch*-Gli 途径信号转导途径和相关疾病。Shh 蛋白通过胆固醇结合于 Patched 上。Smo 通常被 Patched 抑制，但当被 Shh 蛋白结合时，该抑制作用消失，Smo 活化下游靶标，例如 Gli 转录因子。环腺苷单磷酸（cAMP）反应元件结合蛋白（CREBBP）是 Gli 转录因子的辅因子。由该途径中蛋白质功能异常引起的疾病包括：A，前脑无裂畸形（Shh；大脑中线发育异常）；B，Smith-Lemli-Opitz 综合征（胆固醇生物合成；参见第七章）；C，Gorlin 或痣基底细胞癌综合征（PTCH；肋骨异常，颌骨囊肿和基底细胞皮肤癌）；D，Greig cephalopolysyndactyly 综合征（Gli；craniosynostosis，多指/趾）；和 E，Rubenstein-Taybi 综合征（CREBBP；智力障碍，特征面部特征和短宽的拇指与大的脚趾）

（照片引自 *Jones K. Smith's Recognizable Patterns of Human Malformation.* 6th ed. Philadelphia: Saunders; 2006: 116; 示意图引自 Turnpenny P, Ellard S. *Emerery's Elements of Medical Genetics.* 13th ed. London: Churchill Livingstone; 2007)

人类同源基因 *PATHCHED*（*PTC*）的突变导致 Gorlin 综合征（参见图 10.2），表现为肋骨异常紊乱、颌骨囊肿与基底细胞癌（一种皮肤癌）。并且在散发性基底细胞癌中发现 *PTC* 的体细胞突变。因此，生殖细胞中出现 *PTC* 的突变将导致出生缺陷，体细胞 *PTC* 突变可改变终末分化细胞导致肿瘤的产生。

临床评述 10.1　成纤维生长因子受体异常

4 种成纤维细胞生长因子受体（FGFRs）是高度同源的糖蛋白，由信号肽（有助于将蛋白质导向其正确的细胞位置的氨基酸序列）、3 种免疫球蛋白（Ig 样）结构域、跨膜区段和胞内酪氨酸激酶结构域组成。FGFRs 是参与包括细胞迁移、生长和分化（例如，肢体形成，脑图式形成等）的多种生物过程的 22 种成纤维细胞生长因子（FGFs）的受体。FGFs 以不同的亲和力结合 FGFRs，导致酪氨酸激酶结构域的磷酸化激活。

FGFRs 在发育的骨中广泛表达，并且常见的人类全身性骨生长（即骨骼发育不良）的这种常染色体显性疾病是由 *FGFR* 基因的突变引起的。其中影响全世界超过 250 000 人的异常便是软骨发育不全（ACH），其特征表现为不成比例的身材矮小（四肢比躯干短得不成比例）和大头畸形（参见第四章）。几乎所有 ACH 的人在 FGFR3 的跨膜结构域中存在甘氨酸→精氨酸取代，导致组成型 *FGFR3* 活化（图 10.3）。

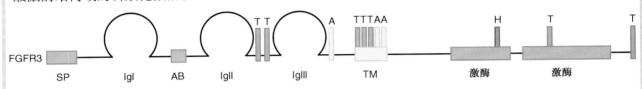

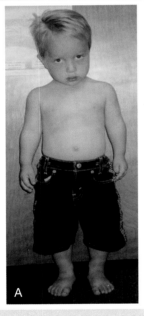
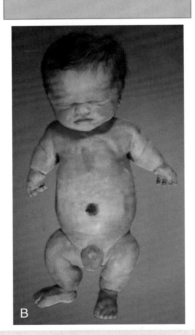
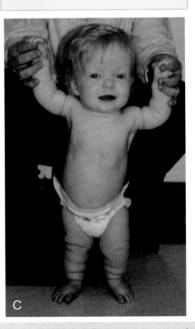

图 10.3　顶部，成纤维细胞生长因子 3 受体（FGFR3）蛋白的示意图。FGFR3 的重要功能结构域包括信号肽（SP）、3 个免疫球蛋白样（Ig）结构域、酸性盒子（AB）结构域、跨膜（TM）结构域和裂解酪氨酸激酶（激酶）结构域。指示区域的点突变引起软骨发育不全（A；红色），软骨发育不良（H；黄色）和致病性骨发育不全（T；浅蓝色）。底部，具有 *FGFR3* 突变的儿童的照片。A. 一个患有软骨发育不良的男孩。他的四肢相对于他的躯干而言较短。B. 具有致死性骨发育不全的婴儿，最常见的致死性骨骼发育不良。他的肢体明显变短和胸廓非常狭小。C. 软骨发育不全的女孩。相对于她的躯干长度四肢较短（导致手臂和腿部中的多余皮褶），突出的前额和低鼻根

（修改自 Webster MK, Donoghue DJ. FGFR activation in skeletal disorders: Too much of a good thing. *Trends Genet*. 1997; 13: 178-182.）

临床评述 10.1　成纤维生长因子受体异常 - 续

FGFR3 通常在静息期的软骨细胞中表达,它抑制软骨细胞的增殖和分化。过度激活会进一步抑制软骨细胞的生长,产生骨骼缺陷。*FGFR3* 活化程度取决于被改变的结构域大小,其对应于长骨缩短的严重性程度。较小程度的激活导致软骨发育不全中观察到的较轻的骨骼异常,而显著增加的激活导致了一种几乎致命的矮小综合征,称为致死性骨发育不全。

这些发现表明,一种潜在的治疗策略可能是减少或阻断 *FGFR3* 的活性或拮抗其下游效应。然而,保持一些残留的 *FGFR3* 功能对于正常发育是必要的。在小鼠中,*FGFR3* 失活突变引起增殖软骨区的扩张和促进长骨生长,导致小鼠体型大于平均值水平。人类中,降低 *FGFR3* 功能的 *FGFR3* 突变引起的罕见综合征同样观察到类似的现象,患者的平均身高增加。

异常骨生长也是一组常染色体显性疾病,其特征表现为颅缝合、畸形颅骨和各种类型的肢体缺陷的早期融合(骨性结合)。总的来说,这些疾病被称为颅缝早闭综合征。*FGFR1*、*FGFR2* 和 *FGFR3* 中的突变引起至少 10 种不同类型的颅缝早闭病症,其中最著名的是 Apert 综合征。相同的突变有时可以引起 2 种或更多种不同的颅缝早闭综合征。例如,*FGFR2* 的半胱氨酸→酪氨酸的取代可导致 Pfeiffer 或 Crouzon 综合征。这表明另外的因素,例如基因修饰,部分参与了不同的表型的产生(图 10.4)(表 10.2)。

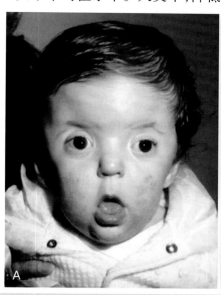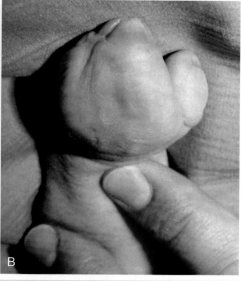

图 10.4　A.Apert 综合征儿童的面部。注意,头骨高而窄。眼眶较浅导致眼球突出。B.Apert 综合征的孩子的手显示一个宽拇指和其他手指融合(并指)
(引自 Jones KL. *Smith's Recognizable Patterns of Human Malformation*. 6th ed. Philadelphia: Mosby; 2006.)

表 10.2　FGFR 突变导致的颅缝早闭综合征

基因	综合征	特征
FGFR1	Pfeiffer	短宽的拇指与大的脚趾、眼距宽
FGFR2	Antley-Bixler	面中份发育不全,肱桡骨骨性结合
	Apret	面中份发育不良及并指(趾)
	Pfeiffer	宽拇指、眼距宽
	Crouzon	面中份发育不全、眼球突出
	Beare-Stevenson	面中份发育不全、皮肤褶皱
	Jackson-Weiss	面中份发育不全、脚异常
FGFR3	Crouzon	面中份发育不全、眼球突出、黑棘皮病*
	Muenke	面中份发育不全、短指、听力丧失

注:*黑棘皮病的特征是不同色素沉着的增生性和肥厚性皮肤,最常覆盖在腋下、颈部、生殖器和皱褶部位的皮肤。

Wnt 家族成员是以果蝇的 *wingless* 基因命名，并且在脊椎动物发现同源物为 *integrated*。*wingless* 基因主要在果蝇的肢体形成过程中建立极性，并且在脊椎动物发挥类似的作用。*Wnt* 基因编码的分泌蛋白与 *frizzled* 家族成员及低密度脂蛋白（low-density lipoprotein，LDL）受体家族成员结合。在人类中，发现 19 种不同的 Wnt 基因家族成员，参与下述 3 种信号转导：经典的 Wnt（也被称为 Wnt-β-catenin）通路，两种不依赖于 β-catenin 的非经典平面细胞极性和 Wnt/ 钙信号通路。这些途径参与调节多种发育过程，包括背 / 腹轴的特化，大脑、肌肉、性腺、肾脏的形成。*WNT* 基因的致病性变异导致人类的各种遗传性疾病的产生，包括四肢缺失或四肢全无（*WNT3*）、Robinow 综合征（*WNT5A*）、尺骨和腓骨缺损（*WNT7A*）以及牙本质软骨发育不良（*WNT10A*）。Wnt 信号通路的异常同样与肿瘤的形成有关。

TGF-β[‡] 超家族是由一大类结构相关基因组成，这些基因编码的蛋白形成同源或异源二聚体。TGF-β 超家族成员包括 TGF-β 家族本身、骨形态发生蛋白（BMP）家族、活化素（activin）家族及 Vg1 家族。尽管 BMPs 的作用不局限于骨发育，但 BMP 家族成员最早是由于其具有诱导骨形成的功能而被分离出来。

BMP 家族成员软骨形成发生蛋白 1（*CDMP1*）的突变，导致各种骨骼异常。不同的突变类型可以产生不同的表型（等位基因遗传异质性；参见第四章）。例如，*CDMP1* 上的无义突变主要导致短指畸形。*CDMP1* 中 22 个碱基重复的纯合患者有短指畸形和四肢长骨缩短的表型，这是一种常染色体隐性遗传病，称为肢端肢中发育不全。*CDMP1* 的纯合错义突变出现常染色体隐性遗传模式的 Grebe chondrodysplasia 综合征，同样也表现为长骨及指骨的严重缩短。突变蛋白不会被分泌出来，它主要是通过与其他 BMPs 蛋白形成异源二聚体使它们失活从而抑制它们的分泌功能。因此，导致软骨发育不良的突变通过使其他基因的产物失活而产生一种新的显性负性突变效应。

细胞外信号转导系统对于细胞产生非常必需。RTK/RasGTPase/MAPK[§]（RTK-MAPK）信号通路就是著名的细胞外信号转导系统之一。RTK-MAPK

信号通路调控细胞的各种功能，如基因表达、分裂、分化和死亡。因此，该信号通路在发育过程中发挥着广泛的作用。该信号通路上的基因突变将导致人类畸形综合征（图 10.5）。其中，最广为人知的便是 Noonan 综合征，该患者特征表现为身材矮小、五官特殊面容、颈蹼及先天性心脏病（常见为肺动脉流出道狭小）。大约有 1/2 的 Noonan 综合征是由于非受体类型的蛋白质酪氨酸磷酸酶 *PTPN11* 的获得性功能性突变导致，而至少 7 个其他基因（*SOS1*、*NRAS*、*KRAS*、*RIT1*、*SHOC2*、*RAF1* 和 *CBL*）的突变可以解释大多数其他病例。每个基因都编码一种蛋白质，这种蛋白质是 RTK-MAPK 通路的一部分。

Noonan 综合征的临床表型有时还与另外两种罕见综合征表型——Costello 综合征和 Cardio-facial-cutaneous（CFC）综合征重叠。这主要是由 RTK-MAPK 通路的独特和重叠部分的基因的突变引起的（图 10.5）。因此，同一信号通路或发育通路的不同成分的中断导致不同的畸形综合征，具有重叠的临床特征。

其他分泌蛋白抑制 BMPs 的功能。人体中编码其中一个抑制因子的基因 *Noggin* 突变造成各种关节的骨融合。这些患者中，关节初期是正常的。然而，随着年龄增长，过量生长的软骨逐渐将关节的骨头融合在一起（即骨性融合）。主要受影响的关节是脊柱、中耳骨及四肢，特别是手和脚的关节。患者的这些关节活动逐渐受限，并出现听力损失。

旁分泌信号分子是分泌型蛋白，扩散距离短，与受体结合发挥作用。旁分泌的信号分子主要有四类：成纤维细胞生长因子（FGF）家族、Hedegehog 家族、Wnt 家族及转化生长因子 β（TGF-β）家族。

DNA 转录因子

调节基因表达的方式有多种多样。例如，基因可能不被转录，转录的速率可能发生改变或者转录的 mRNA 不被翻译成蛋白质。在第二章中提及的，被称为转录因子的这一类基因编码的蛋白能够打开（激活）或关闭（抑制）其他基因转录。转录因子不仅仅只有一个靶基因，它们往往调节许多基因的转录，产生级联效应。因此，转录因子基因的突变通常具有多效性。

[‡] 基因超家族是一组功能相关的基因。

[§] GTPase，鸟苷三磷酸酶；MAPK，丝裂原活化蛋白激酶；RTK，受体酪氨酸激酶。

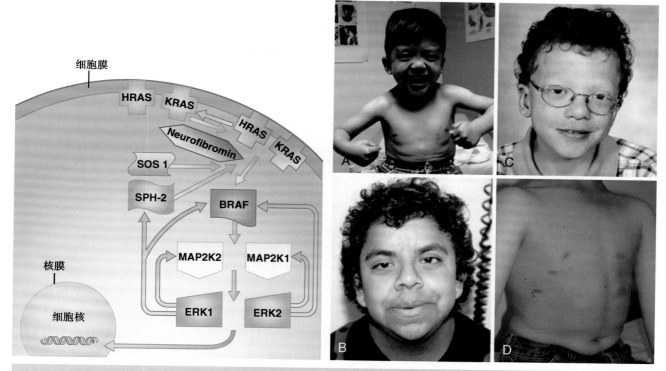

图 10.5　RAS-MAPK 信号通路中的基因突变导致的疾病。A.Noonan 综合征（蹼颈，先天性心脏病）；B.Costello 综合征（智力缺陷，厚唇，鼻梁凹陷，卷发，心肌病）；C.Cardio-facial-cutaneous 综合征（智力障碍、前额突出、眼距过宽、皮肤异常）；D. 神经纤维瘤病Ⅰ型（见第四章）。*RAS-MAPK,* RTK/RasGTPase/MAPK 信号系统（RTK，受体酪氨酸激酶；GTP 酶，鸟苷三磷酸酶；MAPK，丝裂原活化蛋白激酶）

（照片引自 Jones KL. *Smith's Recognizable Patterns of Human Malformation.* 6th ed. Philadelphia: Saunders; 2006: 127; 示意图改自 Turnpenny P, Ellard S. *Emery's Elements of Medical Genetics.* 13th ed. London: Churchill Livingstone; 2007.）

目前已知有多种不同的转录因子家族，家族成员之间通常具有共同特性，如共同的 DNA 结合结构域。这些转录因子家族的成员在发育过程中发挥着重要作用，它们的突变会导致出生缺陷。这样的例子包括：含同源盒结构域基因（如 HOX、PAX、EMX 和 MSX 家族）；含 HMG-box 基因如（SOX 家族）；与 T-box 家族。

SOX 蛋白的 HMG 结构域通过弯曲 DNA 间接激活转录，使得其他因子可以与基因的启动子区域接触。很多 *SOX* 基因在不同的发育途径中发挥功能。例如 *SOX* 基因的原型 *SRY* 基因（性别决定基因）编码哺乳动物睾丸决定因子（参见第六章临床评述 6.2）。*Sox9* 在两性的生殖嵴中均有表达，但是在性腺分化之前，在雄性中表达上调，在雌性中表达下降。*Sox9* 同样调节软骨形成和椎间盘胶原基因 *Col2A1* 的表达（参见第二章）。通过其表达的位置和互作模式预测，*SOX9* 基因突变会导致一种以骨骼缺陷（躯干发育异常）和性逆转（产生 XY 女性）为特征的疾病。而相关基因 *SOX10* 的突变会导致一种以先天性巨结肠症（由于肠神经细胞数量减少而

引起的肠蠕动低下）、色素紊乱及耳聋为特点的综合征（临床评述 10.2）。

　　转录因子有许多不同的家族，每一个家族都调节特定基因的转录。同一转录因子常参与不同的发育过程的调节。因此，编码转录因子的基因突变引起的疾病往往具有多重效应。

胞外基质蛋白

细 胞 外 基 质 蛋 白（extracellular matrix proteins，EMPs）是多种分泌性的大分子物质，是所有组织和器官的支架。这些分子包括胶原、原纤维蛋白、蛋白聚糖和一些大的糖蛋白如纤维连接蛋白、层粘连蛋白、肌腱蛋白。胞外基质蛋白不只是简单的惰性结构组成部分。从它们可以分离邻近的细胞群并形成细胞可以迁移的基质来看，说明细胞外基质蛋白是发育的活性介质。例如，**原纤维蛋白（fibrillin-1）**和弹性蛋白在细胞外基质中协调微原纤维的组装，上述两编码

基因发生突变会分别导致 Marfan 综合征(参见第四章)和主动脉瓣狭窄(参见第六章)。这两种综合征的特征都是伴有心脏和 / 或大血管的异常。

为了促进细胞迁移,EMPs 必须黏附于细胞表面。这至少由两种细胞表面受体家族成员共同参与完成:整合素和糖基转移酶。整合素之所以如此命名,是因为它们可以将细胞外基质和细胞骨架整合在一起发挥功能。同样地,它们也使得细胞和细胞外基质之间的连接更为持久。其中一种发挥黏附作用的蛋白被称为层粘连蛋白。编码层粘连蛋

白亚基蛋白的基因 *LAMC2* 突变会导致常染色体隐性遗传性疾病——大疱性表皮松解症(junctional epidermolysis bullosa,JEB),该病症的产生主要是由于上皮细胞不能正确锚定于基底膜上,JEB 病患的皮肤将自发地形成大疱。

胞外基质蛋白是分泌性大分子物质,可作为组织和器官的动态支架。它们还是发育中的活性介质。

临床评述 10.2 神经嵴发育缺陷

在神经形成过程中,神经嵴细胞(neurulation neural crest cells,NCCs)沿着既定的路线从神经上皮细胞迁移到组织中,它们沿着整个胚胎分化成不同的细胞类型(如血管平滑肌细胞、背根神经节的神经元和胶质细胞、皮肤上的黑色素细胞等)。因此,神经嵴细胞命运的破坏是多种畸形和肿瘤综合征的基础。神经嵴细胞的一种命运是填充小肠和大肠,并与神经细胞一起形成肠神经系统。这些细胞部分地控制和协调肠道的正常运动,促进肠道内容物的消化和运输。肠内神经细胞减少或缺失会导致一种叫作先天性巨结肠的疾病(Hirschsprung disease,HSCR)。

HSCR 在新生儿中发生率约为 1/5 000,其发病率在不同族群中有所不同。此外,该病发生率具有性别差异,男性发病率是女性的 4 倍。HSCR 的主要特征为肠蠕动功能低下,导致严重便秘。该病通常在新生儿期出现,在儿童和成人中也有发生。如果不及时治疗,肠蠕动低下会导致肠梗阻和肠的大体积膨胀。因此,HSCR 以前被称为先天性巨结肠。

在大约 70% 的病例中,HSCR 作为孤立的病症发生,患者没有除此以外的其他病症。然而,HSCR 也是许多出生缺陷综合征的公认特征,例如:唐氏综合征和 Waardenburg 综合征。在过去的几十年中,HSCR 被认为是一种多因素遗传模型(即遗传因素结合环境因素引起的疾病;参见第十二章)。然而,已经很清楚的是,在所有非综合征家族性 HSCR 病例中,有 1/2 病例和 15%~20% 的散发病例是由至少 10 种不同基因中的一种突变引起的。关于这些基因的研究为我们提供了一

个切入点,可以借此来观察神经嵴细胞的发育。

通常,非综合征性 HSCR 是由编码受体酪氨酸激酶的 *RET*(rearranged during transfection)基因突变引起的功能失活所致(*RET* 的其他突变与癌症相关;参见第十一章)。目前已经发现了几十种不同的突变,包括错义突变、无义突变以及包含 *RET* 的基因缺失。因此,单倍体剂量不足是 *RET* 突变导致 HSCR 的最可能的机制。*RET* 突变在男性中的外显率高于女性,这表明表型上可能存在性别特异性的修饰。

RET 参与的正常信号转导似乎是神经嵴向肠远端迁移和向神经细胞分化所必需的。RET 的配体之一是胶质细胞源性神经营养因子(GDNF)。

另一种细胞膜受体,内皮素 B(*EDNRB*)或其配体内皮素 -3(*EDN3*)的突变也引起 HSCR。外显率因性别和基因型而异。在 Mennonite 社区中,*EDNRB* 纯合突变发生 HSCR 的概率比杂合子高 4 倍。除了会导致 HSCR 外,一些发生 *EDNRB* 或 *EDN3* 突变的人具有黑素细胞异常,这会导致皮肤上出现色素减退斑并引起感觉神经性耳聋(正常黑素细胞是听觉发育所需的),这种疾病称之为 Waardenburg-Shah 综合征。因此,正常的 EDNRB 和 EDN3 信号转导对于神经嵴细胞发育成肠神经细胞和黑素细胞是必要的。

在患有 Waardenburg-Shah 综合征的人中还发现了 *SOX10* 转录因子的突变。同源小鼠基因 *Sox10* 的突变导致被膜斑点和神经节巨结肠。虽然已知 *SOX* 基因家族与多种生物进程有关,但 *SOX10* 在神经嵴细胞发育中的作用仍有待确定(图 10.6)。

临床评述 10.2　　神经嵴发育缺陷 - 续

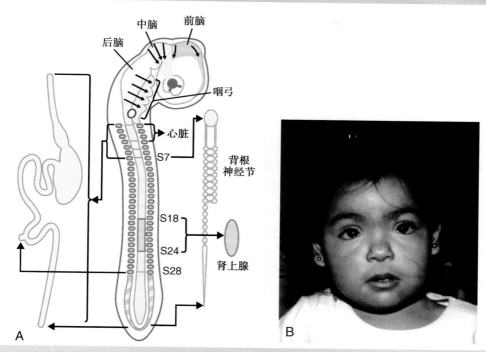

图 10.6　　A. 沿着发育中的胚胎的前 / 后轴从不同水平迁移的神经嵴细胞的命运决定。神经嵴命运取决于正常的细胞迁移和终末分化。B. 神经嵴细胞的缺陷可引起先天性巨结肠或 Waardenburg–Shah 综合征（参见正文）
（照片引自 Jones KL. *Smith's Recognizable Patterns of Human Malformation*. 6th ed. Philadelphia: Mosby; 2006; 示意图修改自 Gilbert S. *Developmental Biology*. 7th ed.Sunderland, Mass: Sinauer; 2003: 429.）

图式形成

　　分化的细胞形成不同组织、器官，构成有序空间结构的过程称为**图式形成（pattern formation）**。在胚胎发育过程中，动物的躯体模式是既定的，这促使胚胎的半自主特化区域的形成。在该区域内，图式形成的过程不断重复来形成器官和附属肢体。这个过程涉及几个步骤：定义一个区域的细胞，建立能够提供位置信息的信号中心，并在一些额外信号的作用下促使一个区域的细胞发生分化。例如，在发育中的脊椎动物中，上肢的形成需要细胞分化成多种细胞类型，包括肌肉、软骨和骨细胞（成骨细胞）。然而，这些细胞的分化必须被安排在一个能够形成功能性肌肉和骨骼的时空模式下。同时其他一些信息决定骨细胞是形成尺骨还是肱骨。那么，如何在特定的地方形成特定的结构？细胞如何获得它们的相对位置信息？对于这类问题的解释需要细致的观察研究。

　　对于模式的形成，细胞和组织通过许多不同的信号通路相互应答。这些信号途径已被公认在发育过程中反复使用从而调控特定的**细胞命运（cell fates）**（即最终位置和细胞功能）。例如，Shh 蛋白参与了脊椎动物的神经管、体节、四肢以及左 / 右侧形成。人体中 *SHH* 基因的点突变可引起脑中线发育异常（前脑无裂畸形；参见图 10.2），重度智力残疾以及早期死亡（但不是所有受影响的人都出现前脑无裂畸形，有些人只出现轻微的出生缺陷，如单上中切牙）。SHH 蛋白与胆固醇相结合是正常 Hedgehog 信号的转导所必需的，这可以部分解释一些抑制胚胎阶段胆固醇合成的环境因素和导致胆固醇代谢异常的疾病（如 Smith-Lemli-Opitz 综合征）导致大脑中线发育异常（参见图 10.2）。

　　已分化的细胞依照有序的空间排列形成组织和器官的过程称为图式形成。区域特化包括以下几个步骤：定义一个区域的细胞，建立提供位置信息的信号中心，并在一些额外信号下促使一个区域的细胞分化。

原肠形成

原肠形成(gastrulation)是细胞和组织相互运动的过程,使得囊胚的细胞在空间位置上重新排列。人的原肠胚形成发生在妊娠的 14~28 天之间。在这个过程中,胚胎转化为三层,由三个胚层组成:外胚层结构(外层)、内胚层(内层)及中胚层(中间层)(图10.7)。三胚层的出现为发育的下一阶段器官发生的先决条件。哺乳动物的原肠胚的主要结构特征是**原条(primitive streak)**,主要由外胚层组织沿前后轴延伸加厚所致(图 10.7)。在胎盘动物如人类中,原肠形成还包括胚外组织的形成。可以推测的是,细胞迁徙在原肠形成中占主导地位。因此,许多在

原肠形成中表达的基因编码可以促进细胞运动的蛋白。

***

人的原肠胚的特征是细胞和组织的运动,促使三胚层的形成:外胚层、内胚层及中胚层。哺乳动物原肠胚的主要构造特征是原条。

***

神经胚形成和外胚层

一旦形成三胚层胚胎,背部中胚层和紧靠其的外胚层相互作用形成中空的神经管。这一事件,称为**神经胚形成(neurulation)**,是通过诱导实现的。在两栖动物的神经管诱导产生和侧中胚层转

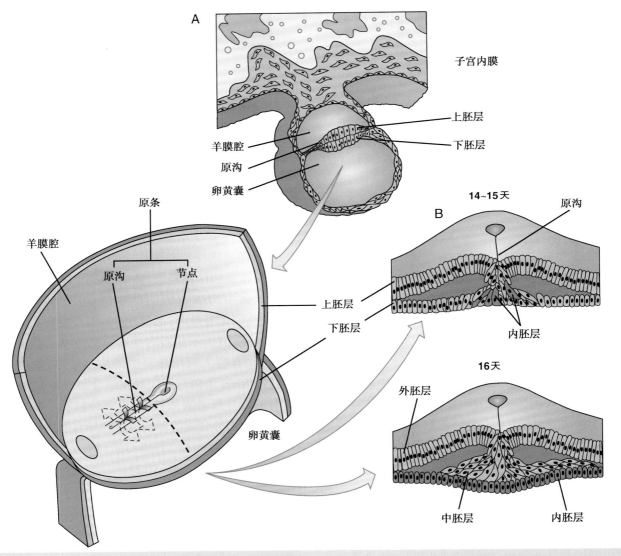

图 10.7   人类原肠形成。A. 矢状切面通过嵌在子宫胚胎的中线。B. 去除围绕羊膜腔和卵黄囊的部分中胚层后暴露的胚胎背表面。箭头表示进入的外胚层细胞。在第 14~15 天,外胚层细胞替代下胚层细胞形成内胚层。一天后,迁移的外胚层细胞产生一层中胚层

化形成具有清晰的前/后轴和背/腹轴的胚胎是由一群被称为 **Spemann-Mangold 组织者(Spemann-Mangold organizer)** 的细胞调控的。许多蛋白质几乎都是在组织者细胞中表达的。Chordin 是其中一种分泌蛋白,阻止背部中胚层变成腹侧。另一个分泌蛋白 Noggin 诱导背外胚层和中胚层形成神经组织。了解组织者的主要功能及调控这些功能的分子是研究的热点。

神经胚形成是发育中的一个关键事件,因为它启动器官形成,并将外胚层细胞分为三类细胞群:神经管,最终将形成脑和脊髓;皮肤的表皮和神经嵴细胞。在人类中,神经管在 5 个不同的位置开始闭合。神经管的某个位置不能正常闭合对应常见的神经管缺陷,如无脑畸形(大脑缺失)、枕部脑膨出、腰椎脊柱裂(参见第十二章)。神经嵴细胞沿预定的路线从神经上皮处开始迁移至不同位置分化形成不同的细胞类型,如神经元、黑素细胞、小肠的神经元、平滑肌细胞(临床评述 10.2)。

诱导是胚胎一个区域的细胞影响另一个胚胎区域的细胞组织和分化的过程。神经胚的形成启动器官形成,诱导外胚层分为神经管和神经嵴细胞。神经管闭合和神经嵴细胞迁移或分化的缺陷导致了某些类型的出生缺陷。

中胚层和内胚层

在内胚层和外胚层之间形成中胚层是原肠胚形成过程中的主要事件之一。中胚层可分为 5 个区域:脊索、背侧中胚层、间介中胚层、侧板中胚层和脑**间质(mesenchyme)**[1]。脊索是一个短暂的中线结构,会诱导神经管和体轴的形成。在脊索两侧相邻的背侧中胚层将分化为构成皮肤中轴骨骼、骨骼肌和结缔组织的成分。间介中胚层形成肾脏和泌尿生殖系统。侧板中胚层分化成心脏、四肢骨骼、内脏结缔组织、体壁及结缔组织羊膜和绒毛膜。眼部和头部的肌肉由脑间质分化而来。

内胚层细胞的主要功能是形成消化管道和呼吸道的内层。肠道的衍生物形成胰腺、胆囊和肝脏。呼吸道的分支产生左右肺。内胚层同样还产生咽囊。咽囊与来自神经嵴细胞的结合,演变成内胚层

衍生结构如中耳、胸腺、甲状旁腺、甲状腺。

内胚层衍生结构的产生都会经历芽殖和分支。这两个过程一定程度上受 FGFs、BMPs 以及它们的受体调控。FGFR3 基因突变导致骨骼发育不良(参见临床评述 10.1)。最严重的、具有致死性的发育异常是由激活 FGFR3 的基因突变所致,进而引起长骨缩短、脊柱发育不良、小胸廓和大颅骨的产生。患有致死性骨发育异常的儿童还可能伴有肺发育不全和大脑异常,这提示 FGFR3 在肺和大脑形成中发挥作用。

内胚层和外胚层之间的中胚层的形成是原肠胚形成的重大事件。中胚层参与形成骨骼、泌尿生殖系统和四肢。内胚层对应消化管和呼吸管,形成内脏器官和肺等结构。

体轴特化

动物的身体结构已经进化成各种各样的对称性。有些动物,如海葵,表现出完全对称。其他动物,例如海星,则表现出背/腹轴对称。还有的动物,如蠕虫,还多加一个前/后轴对称。所有的脊索动物(发育过程中产生脊索)都有第三个轴,垂直于前两个轴,称为左/右轴。这些轴的形成和特化是发育中的关键事件,因为它们决定了身体结构的方向。介导这些过程的蛋白质很快就为人所知。其中许多调控蛋白还具有额外的功能,参与身体结构和组织图式形成。

前后轴形成

发育中的哺乳动物胚胎的前/后轴是由原条的位置决定的。原条的前端是一个被称为节点的结构。Nodal 基因的表达对于启动和维持原条是必需的;在之后原肠胚的形成中,Nodal 基因作用主要是形成左/右轴(临床评述 10.3)。

沿前后轴的基本图式形成(即身体区域分成头部、躯干和尾部)的调控机制仍然不清楚。一旦身体的基本布局确定,轴线祖细胞的衍生物的形成将由一簇编码转录因子的基因调控,这类转录因子包含一个含有约 60 个氨基酸的 DNA 结合区域,称为**同源异型域(homeodomain)**。这些基因最初在果蝇的突变体鉴定时被分离鉴定出来,在果蝇中组成同源异型基因复合物(HOM-C)(图 10.8)。(这种突变的一个典型例子,被称为触角足突变,由于扰乱了轴模式,触角被腿所代替)与果蝇相比,在人和小鼠中发

---

[1] 间质是形成结缔组织、血管和淋巴管的组织

现 HOM-C 的 4 个拷贝的基因群集（HOXA、HOXB、HOXC 及 HOXD）。这 4 个 100kb 的基因簇位于不同的染色体上，最终产生 39 个 Hox 基因成员。哺乳动物的 Hox 基因编号从 1 到 13，但并不是每个基因群集中都包含 13 个基因，在每个基因群集中的等效基因（例如：Hoxa13，Hoxc13，Hoxd13）称为**旁系同源基因（paralogs）**。

Hox 基因的表达沿背轴从后脑前边界到尾部。在每一个集群中，3′Hox 基因早于 5′Hox 基因表达（**时间共线性，temporal colinearity**）。同时，3′Hox 基因表达的位置较 5′Hox 基因而言更为靠前（**空间共线性，spatial colinearity**）。因此，Hoxa1 基因表达较 Hoxa2 表达发生更早且位置更靠前（图 10.8）。这些重叠的 Hox 基因表达区域产生了一系列的编码

组合，这些编码组合为来源于轴向祖细胞的细胞提供了与它们最终分化的轴向水平相对应的模式信息（即指定细胞和组织的位置）。为了研究不同的 Hox 基因在哺乳动物发育的作用，常见手段是构建基因敲除小鼠，即使得感兴趣基因的功能拷贝缺失（框 10.1）。

发育中的哺乳动物的胚胎前后轴是由原条所决定。脊椎动物的基本躯体模式是独立于 Hox 基因被描绘的。之后，多种 Hox 基因结合起来确定沿着躯干和四肢的前 / 后轴的多个区域。Hox 基因的异常将导致身体、四肢、器官图式形成异常。

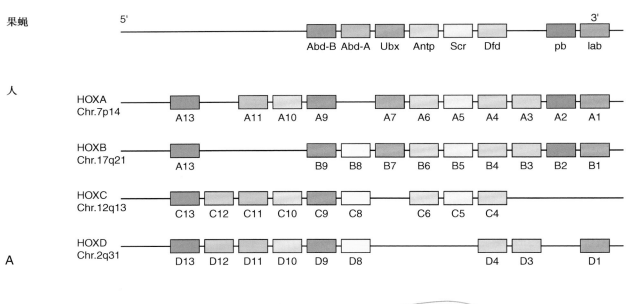

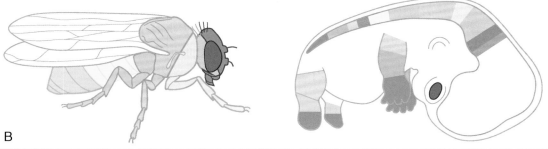

图 10.8 A. 果蝇中单个簇中的 8 个 Hox 基因和人类 4 个染色体簇中的 39 个 HOX 基因的分布。单个 Hox 基因在每个簇内从 1（3′）到 13（5′）标记。基因后的数字相同但位于不同簇中的 Hox 基因称为旁系同源物（例如：HOXA13 和 HOXD13）。旁系同源物在同一簇中通常表现出比不同 Hox 基因更多的序列同源性。Hox 基因沿着胚胎的前 / 后轴从 3′ 到 5′ 表达，位于 3′ 的 Hox 基因比位于 5′ 的 Hox 基因早表达。B. 沿前 / 后体轴的重叠 Hox 基因表达结构域的组合代码的示意图。Hox 代码确定每个段的标识。因此，如果消除了 Hoxb4 的表达（例如敲除），则将第三片段中的组合代码从 1 + 2 + 3 改变为 1 + 2。这导致第三片段转化成另一个第二片段。一个结构到另一个结构的转换称为同源异形转换（修改自 Verakas A, Del Campo M, McGinnis W. Developmental patterning genes and their conserved functions: From model organisms to humans. Mol Genet Metab. 2000; 69: 85-100.）

框 10.1 人类发育研究中的动物模型

研究影响人类发育的基因存在重大障碍。这些基因很大一部分都在胚胎期表达，并且难以（或在一些情况下在伦理上不可取）直接分析人胚胎。人类具有相对较小的家庭规模和较长的生育周期，并且人类交配模式通常不利于遗传学研究。由于这些和其他的一些原因，人类疾病的动物模型是直接研究人类疾病的最有用的替代方案。

小鼠通常用作人类疾病的动物模型，因为它是一个众所周知的易于操作的实验系统，并且许多发育相关的基因在大多数哺乳动物物种中是保守的。在一些情况下，存在人类遗传疾病的天然动物模型（例如，肌营养不良的狗和小鼠模型），但是天然小鼠模型是相对不常见的。为了克服这个困难，人基因可以直接插入小鼠胚胎干细胞，然后将其置于小鼠胚胎中以产生**转基因（transgenic）**小鼠。这样便可以在小鼠胚胎中直接研究人基因的表达。还可以使用**靶向破坏（targeted disruption）**来改变特定的小鼠基因，使得其不表达，这是一个**敲除（knockout）**模型。这种遗传改造的杂合小鼠可以用于交配以产生不表达功能性蛋白的纯合小鼠模型。已经使用敲除小鼠研究了许多人类遗传疾病，包括1型神经纤维瘤病、戈谢病、亨廷顿病、肌强直性营养不良、脆性X综合征、囊性纤维化和阿尔茨海默病亚型。小鼠敲除对于研究人体发育情况是如此重要，现已形成国际联盟协会，以系统地产生小鼠基因组中每个蛋白质编码基因的敲除，目前这项计划进展顺利。

除了研究它们在形态发生和器官发生中的作用，一些基因对于早期胚胎发生是关键的。因此，敲除它们的功能导致胚胎致死。这使得难以利用传统破坏这些基因来研究其功能。克服这个问题的一种方法是使得基因破坏仅局限在特定类型的细胞（例如神经嵴），特定组织（例如肢体）中或在发育的特定时间点。这就是**条件性敲除（conditional knockout）**模型，例如，*Fgf8* 的全身性破坏在早期胚胎发生中是致死的，为了研究 *Fgf8* 失活在肢体发育中的作用，便可以遗传改造小鼠使得 *Fgf8* 的功能仅在前肢芽的顶端外胚层脊（AER）中被破坏。这样便产生一只活着的小鼠，其前肢严重被截断，但其他器官和身体部位都是正常的。

用于产生基因敲除小鼠的方法相对低效且昂贵，并且它们不能用于在大多数其他物种中实现基因敲除。此外，许多人类病因由单碱基取代或是小缺失/插入不至于失活这个基因的功能。因此，开发更为准确的小鼠模型，使其具有上述突变是极具挑战性的。最近，已经引入了几种新的基因靶向技术来工程化小鼠基因组中的微小变化。锌指核酸酶（ZFNs）和**转录激活子样效应物核酸酶（transcription activator-like effector nucleases，TALENs）**已被证明不仅能有效地在 ES 细胞中高效率产生靶向突变，而且当直接注射到受精小鼠卵母细胞同样有效的工程化核酸酶类。

最近，已经引入了更强大的编辑基因组的策略。该系统基于降解侵入的细菌病原体（即噬菌体和质粒）核酸的细菌酶。该系统由**成簇的有规律地间隔交织的短回文重复（clustered regularly interspersed short palindromic repeat，CRISPR）**基因和 CRISPR 相关（即 Cas）基因组成。CRISPR/Cas 系统可以用于在多个不同物种的基因组中产生突变，并且多个基因可以同时进行。该系统提供了显著增加产生靶向突变通量的潜力，并且显著降低了产生新的突变小鼠等位基因的成本。这些用于编辑小鼠和其他生物体的基因组的新系统提供了令人兴奋的机会来探索人类蛋白质编码基因中数十万个位点的功能。

动物模型并不总是准确地模拟人体。有时，这反映了基因产物在模式动物和人类中的相互作用的差异。这种差异可能解释了这样的事实，即视网膜母细胞瘤同源物（*RB*）的杂合小鼠敲除产生垂体肿瘤而不是视网膜母细胞瘤。在一些情况下，敲除几乎没有可检测到的效应，可能反映遗传冗余：即使一个基因产物的表达被阻断，备份系统可以补偿其功能。因此，单独的 *Hoxa11* 或 *Hoxd11* 的小鼠敲除具有很小的表型效应，但是两个基因的同时敲除导致半径和尺骨的长度的严重缩短。尽管存在这些潜在的缺点，在小鼠和其他模式系统中引入或破坏一些基因仍然是分析人类遗传疾病的有力方法。

框 10.1 人类发育研究中的动物模型 - 续

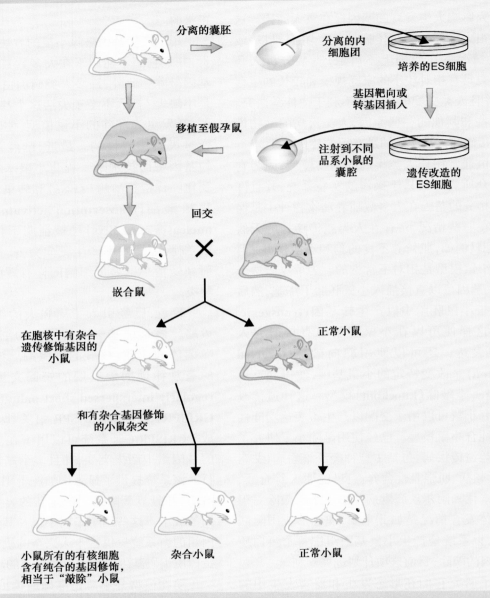

框 10.1- 图 1 动物模型的构建从具有品系标记的怀孕小鼠收集囊胚，分离内细胞团，并培养胚胎干（ES）细胞。修饰 ES 细胞以引入外源基因（产生转基因动物模型）或破坏内源基因的正常功能（产生敲除动物模型）。将遗传修饰的 ES 细胞植入来自不同小鼠品系的囊胚中，而这种小鼠品系具有相对于 ES 来源小鼠品系隐性的标志物（例如，黑色皮肤相对于浅色皮肤为隐性）。将修饰的囊胚注射到假孕鼠中。引入的囊胚的发育导致具有两个细胞群体的嵌合动物（即一些细胞具有遗传修饰，而其他细胞不具有遗传修饰）。嵌合体可以通过在同一小鼠中存在两种标志物（例如，在相同小鼠中的两种不同的皮肤色）来检测。嵌合体的回交和杂合体的交配可以产生对于遗传修饰纯合的小鼠（例如敲除）、杂合或正常的小鼠

（修改自 Strachan T, Read AP. *Human Molecular Genetics*. Oxford: Bios Scientific; 1996.）

框 10.1 人类发育研究中的动物模型 - 续

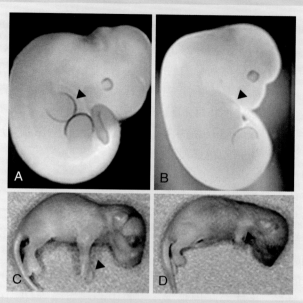

框 10.1- 图 2 前肢顶端外胚层脊（AER）中 *Fgf8* 条件性突变小鼠。A. 在野生型小鼠的四肢 AER 原位杂交显示 *Fgf8* 表达（暗带；箭头）。B. 在前肢 *Fgf8* 条件性突变小鼠中，*Fgf8* 在前肢中不表达（无暗带；箭头），但是它是在后肢芽表达。C. 野生型小鼠前肢（箭头）。D. 条件性突变小鼠严重发育不全的肢体（箭头）

（引自 Courtesy Dr. Anne Moon, Geisinger Clinic and the University of Utah.）

临床评述 10.3 偏侧性缺陷：左 / 右轴的紊乱

左 / 右 [Left/right（L/R）] 不对称这种现象在自然界广泛存在。例如，所有动物仅使用 L- 氨基酸和 D- 糖。同样，所有脊椎动物具有一致定向的中线 L/R 的不对称结构。例如，在所有脊索中可以看到心管向右循环。L/R 不对称是如何演变的？如何和何时建立 L/R 不对称？在理解 L/R 不对称的分子基础方面取得实质性进展，从而解释这些问题。正由于大约 1 万的活产中能发现 1 例 L/R 不对称性异常（即偏侧性缺陷）的病患，故而解释这些问题变得非常有意义。

不对称放置脊椎动物结构的最终位置由至少 3 种不同的机制决定。胸部和腹部不配对的器官（如心脏、肝脏）在中线开始发育，然后向两侧延伸至成年体位。配对结构的镜像可能会退化，留下一个偏侧的、未配对的结构（例如，一些血管）。一些器官（例如肺）开始于来自中线结构的不对称生长。尚不清楚这些机制之间的偏侧性决定的分子基础是否不同。L/R 不对称的紊乱可以导致器官位置的随机化（局部模糊）或器官位置的 L/R 反转（位点反转）。这些缺陷可以限于单个器官（如右侧

心脏或右心室），或者它们可以包括具有 L/R 不对称性的许多器官（例如：胃和脾）。在具有 L/R 不对称疾病的所有人中近 1/2 观察到中线缺陷（例如：腭裂，神经管缺陷）。

最初，L/R 不对称的建立需要产生不对称性的机制。对称性"破碎"的机制是未知的，是很多研究和争论的话题。在鱼类、两栖动物、小鼠和人类中，在脊索后端的左右组织者（left-right organizer, LRO）的细胞表面上的运动性纤毛在细胞外空间中产生向左流动的流体，似乎参与对称性破缺的形态因子被释放了。感知流动的机制依旧未知，认为是 LRO 边缘细胞上不动的纤毛感知流动，这些细胞表达 Nodal 和 Nodal 的抑制剂 Cerl2。由于流体向左侧流动，Cerl2 开始下调，导致左侧结节的堆积。Nodal 通过基因编码的蛋白酶 PCSK6 裂解成其活性形式，并且 Nodal 信号通过 ACVR2B 编码的跨膜受体传导。Nodal 信号在其自身的抑制因子 Lefty 的侧板中胚层以及同源框转录因子 Pitx2 中启动了一系列的基因表达。在其他生物模型（如鸡）中，对称被打破的机制似乎是不同的（图 10.9）。

临床评述 10.3 偏侧性缺陷：左/右轴的紊乱 - 续

这些纤毛的功能部分取决于两个蛋白质——左右动力蛋白（lrd）和多囊蛋白 -2（polycystin-2）的表达。人类中的动力蛋白异常引起被称为原发性纤毛运动障碍的疾病，其中大多数个体具有内脏逆位，纤毛功能异常还与复发性鼻窦炎、不孕症和脑积水有关。编码多胱氨酸 -2 的 *PKD2* 基因突变在小鼠中产生侧性缺陷，在人类中产生常染色体显性遗传性多囊肾病（参见第四章）。

虽然超过 75 个基因被认为是模式生物体中正常的 L/R 发育所必需的，但是只有少数基因的突变被发现会导致人类的侧性缺陷。锌指蛋白（*ZIC3*）是位于 X 染色体上的 Gli 转录因子家族中的一员，其突变是人类侧向性缺陷最常见的遗传原因。受影响的男性表现出随机化缺陷，并且一些携带者女性具有 L/R 反转。在果蝇中，Gli 家族的一些成员被认为是通过与 costal2 形成复合物来调节的，costal2 是一种类似于动力蛋白的运动分子。这可以解释编码不同蛋白质的基因中的突变如何可以引起人类侧向性缺陷。引起侧向性缺陷的基因还包括 *LEF-TYA*、*CRYPTIC* 和 *ACVR2B*。

一旦在早期胚胎中建立了 L/R 不对称，各个器官的左右侧也被图式化。例如，两种相关的转录因子 *dHAND* 和 *eHAND* 参与左右心室的图式形成。在小鼠中，*dHAND* 的纯合突变产生不能形成右心室，表明 *dHAND* 参与心脏分化。

在人类连体双胎出现 L/R 不对称的异常比在单胎或双卵双胞胎中更为常见。通常在右侧出现的连体双胎表现为 L/R 信息的随机化，研究表明这种右侧连体双胎的随机化由来自左侧胚胎的信号转导不足引起的。在青蛙体内发现的参与该信号的分子为 *Vg1*，这为人类连体双胞胎先天缺陷的形成提供了一种可能的分子途径。

框 10.2 纤毛的功能

纤毛是从几乎每个人类细胞的表面投射出来的细胞器，在动物物种间高度保守。纤毛可大致分为运动和不运动的亚型，它们共有一个称为轴突的细胞骨架支架。轴突由数百个蛋白质组成，但其主要结构成分是 9 对二联管，有时围绕着中心一对微管（图 10.10）。纤毛在大脑、肾脏、骨骼、眼睛、四肢和肺等多种器官的发育和功能中起着关键作用。例如，纤毛对于建立正常的左右对称和器官的不对称位置至关重要（参见临床评述 10.3）。运动的纤毛排列在上、下呼吸道、中耳和脑室的上皮表面。因此，编码纤毛蛋白的基因突变导致了以这些器官重叠异常模式为特征的各种情况（表 10.3），并且区分不同的情况极具挑战性。考虑到许多纤毛蛋白的重叠功能，其中一些条件是高度遗传异质性的。例如，Joubert 综合征可以由编码纤毛蛋白的 30 多个不同基因突变引起。

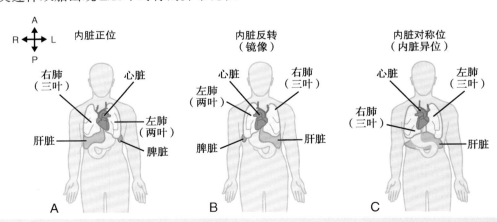

图 10.9 人类左/右（L/R）不对称的异常。A. 器官的正常 L/R 位置沿中线排列（内脏正位）。心尖指向左边。右肺为三叶，左肺为两叶。在腹腔内，脾胃位于左侧，肝脏位于右侧。小肠呈逆时针方向的环状。B. 器官沿中线排列的完全镜像称为内脏逆位。患有内脏逆位的人可能没有任何症状。C. 心脏、肺、肝脏、脾脏和胃沿着中线排列的随机化。内脏对称位通常与先天性心脏缺陷有关

背腹轴形成

脊椎动物背/腹侧图式形成取决于背部和腹侧的信号之间的相互作用。如前所述，*noggin* 和 *chordin* 编码的分泌蛋白能够使腹侧中胚层背化，并恢复已被腹化的背侧结构。相反，*Bmp-4* 在腹侧表达，诱导腹侧命运，形成背侧/腹侧轴。*Noggin* 和 *chordin* 直接与 *Bmp-4* 结合，防止激活其受体。因此，机体通过抑制 *Bmp-4* 编码的腹化信号促进背侧的发育。这种通过抑制一个竞争性的过程来促进另一过程发育的机制，是胚胎发育的共同特征。

胚胎的背/腹侧图式形成是一个由信号分子和它们的拮抗剂共同协调的活性过程。

器官及肢体形成

器官和肢体的形成出现在原肠胚形成后。参与调控的蛋白质同样参与了早期胚胎发育过程的调控。如预想的一样，一些之前转录沉默的基因在这过程中被激活。迄今为止，许多导致人类出生障碍的基因在这过程中发挥重要作用，但是由于这些基因的突变导致早期胚胎发育的异常往往是致死性的，所以在研究上具有一定的局限性。

颅面发育

颅颌面部区域的发育与中枢神经系统的形成有直接关系。在哺乳动物胚胎中，来源于前脑和中脑的神经嵴细胞参与鼻突、腭裂和第一咽囊间质的形成。间充质参与形成上颌骨、下颌骨、砧骨及锤骨。后脑前段神经嵴细胞迁移分化为第二咽囊、镫骨和面软骨的间充质。颈神经嵴细胞产生第三、第四和第六咽部弓的间充质（人类的第五咽部弓退化）。间充质形成颈部的肌肉和骨骼。每组神经嵴细胞的命运都是由 *Hox* 基因决定的。例如，*Hoxa3* 的功能性失活导致小鼠的胸腺、甲状腺和甲状旁腺过小或缺如，以及出现心脏和大血管畸形。虽然这些突变小鼠的神经嵴细胞的数量是正常的，但是由于缺乏命运决定信息，无法进行增殖和分化。这些缺陷与染色体 22q11 微缺失的儿童表型类似（参见第六章）。

头盖骨直接从神经嵴细胞产生的间充质发育而来。这些骨骼直到成年后才完全融合。颅骨过早融合（颅缝早闭）导致头部畸形，损害大脑发育。通常，颅缝早闭还伴随着其他出生缺陷（例如，听力损失）。许多颅缝早闭综合征是由 *FGFR* 基因突变造成的（参见临床评述 10.1）。颅缝早闭也可能由基因 *MSX2* 突变引起，一个可能调控脑神经嵴细胞程序性死亡的转录因子。

颅缝早闭还有一个特点是出现 Greig cephalopolysyndactyly 综合征，这种异常是由 *GLI3* 基因突变引起的。*GLI3* 是一个锌指转录因子，*GLI3* 基因编码至少 7 个保守结构域，包括 DNA 结合、锌指以及微管锚定结构域。果蝇中 *GLI3* 的同源基因的研究表明，该基因可被双向调节，兼具有激活和抑制的功能。导致 Greig cephalopolysyndactyly 综合征的突变发生在 *GLI3* 的羧基末端，该突变同时消除了该基因的激动剂和抑制剂功能。*GLI3* 在编码锌指结构域和微管锚定域之间的区域发生突变后产生的蛋白质中的氨基末端被切割，以至于其可以迁移到细胞核，抑制基因转录。这种基因突变导致的疾病称为 Pallister-Hall 综合征，其主要临床特征为下丘脑错构瘤、内脏异常及多指畸形。微管锚定域编码区 3' 突变产生的蛋白，既保留抑制因子，又保留激活因子功能。这种类型的突变会导致患者的孤立性后多指畸形表型，一种相对小的出生缺陷。因此，*GLI3* 的突变会改变它发挥激动剂和抑制剂功能的平衡，导致三种严重程度不一且表型独特的疾病。除此之外，导致作为 Gli 蛋白辅因子的 CREBBP 蛋白功能丧失的突变会引起 Rubenstein-Taybi 综合征，临床表现为智力障碍、独特的面部特征和宽拇指（图 10.2）。

大多数的颅颌面结构源自神经嵴细胞。每类神经嵴细胞的命运是由包含同源盒结构域的基因所决定。一些控制颅面生长发育的基因在颅缝早闭综合征的研究分析中被分离出来。

肢体发育

肢体是目前了解得最为清楚的经典发育模型。手术操作、异位基因表达和动物模型中基因的靶向破坏（参见框 10.1）已分离鉴定出许多调控肢体生长和图式形成的很多基因。在果蝇和鸡的模式动物研究中发现的许多协调肢体发育的信号通路和转录控制元件在哺乳动物中似乎是保守的。由于肢体缺陷的新生儿患病率仅次于先天性心脏病，人们对肢体缺陷的表型已经有很好的记录。因此，我们对人肢体缺陷的分子基础已有大量的了解;然而,肢体发育和图式形成的具体调控因子和机制仍然存有争议,并且在最常用的动物模型(例如:鸡和小鼠)之间似乎不完全相同。

脊椎动物肢体由衍生自侧板中胚层(骨、软骨和肌腱)和体细胞中胚层(肌肉、神经和脉管系统)的元件组成。肢芽形成涉及多个步骤,包括沿前后轴确定肢体形成的位置和诱导向外生长。有大量证据表明,近轴中胚层的 *Hox* 基因表达参与调控沿前后轴的特化。肢体形成的下一步是诱导其生长,尽管许多基因可能参与此过程,但是启动诱导的信号并不清楚。基因 *Tbx5* 和 *Tbx4* 的表达分别对于前肢和后肢发育是必需的。*Tbx4* 和 *Tbx5* 是含有称为 T 盒(T-box)的 DNA 结合结构域的高度保守的 DNA 转录因子家族的成员。TBX5 和 TBX4 蛋白调节 *Fgf10* 的表达,该基因对于侧板中胚层的肢芽起始是必要的。Fgf10 激活上覆外胚层中的 Wnt/Fgf8 信号来诱导被称为顶端外胚层脊(AER)的特定区域的形成,AER 特定区域沿着肢芽的背侧 / 腹侧边界由前向后延伸(图 10.10)。

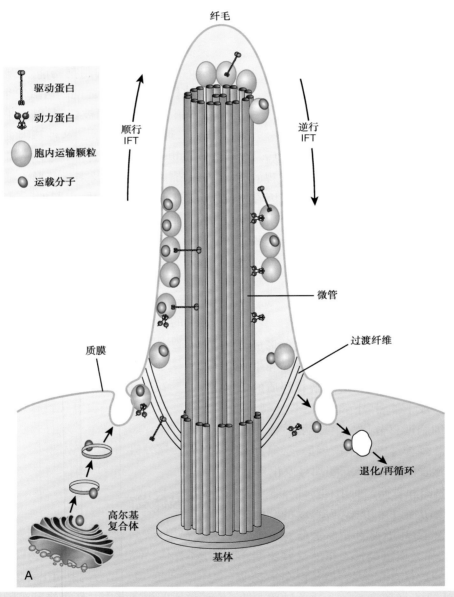

图 10.10　A. 纤毛示意图和胞内运输(IFT)模式。由二联微管组成的核心被 9 个二联微管包围,二联微管子被一个基底体锚定,提供结构支撑。IFT 是一个双向运输系统,将分子即通过 IFT-b 和 IFT-a 两个多蛋白复合物运送物质到纤毛(即,顺行 IFT)和出纤毛(逆行 IFT),其中 IFT-B 用于协调 base-to-tip 传输,IFT-A 用于协调 tip-to-base 传输(引自 Turnpenny PD. *Emery's Elements of Medical Genetics*, 15th ed. Philadelphia: Elsevier; 2017.)

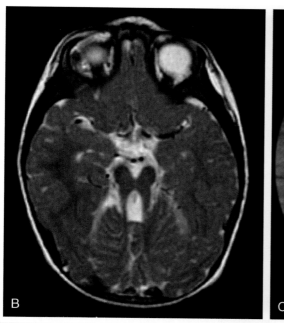
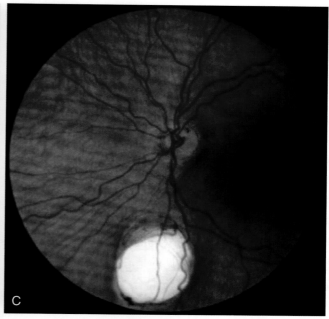

图 10.10 B. 脑轴向平面的磁共振图像显示小脑蚓部发育不全,小脑上足长而厚,以及足间窝深,导致典型的 Joubert 综合征(引自 Doherty D. Joubert Syndrome: Insights into brain development, cilium biology, and complex disease. *Seminars in Pediatric Neurology*. 2009; 16(3): 143-154.)。C. 眼底镜检查示脉络膜视网膜缺损(苍白区)(Courtesy Avery Weiss.)(续)

表 10.3 由编码纤毛蛋白的基因突变引起的综合征

类型	临床特征	致病基因
原发性纤毛运动障碍	慢性气道疾病,侧性缺陷	>30 个基因
多囊肾(隐性遗传)	早发性肝肾囊肿,高血压,肾功能衰竭	*PKHD1*
多囊肾(显性遗传)	晚发性肾囊肿,血管动脉瘤	*PKD1*、*PKD2*、*GANAB* 和 *DNAJB11*
Bardet-Biedl 综合征	视锥视杆营养不良,肥胖,多指(趾),性腺功能减退	>19 个基因
Joubert 综合征	发育迟缓,肌张力减退,小脑畸形	>34 个基因
Meckel-Gruber 综合征	枕部脑膨出,囊性肾,肝纤维化,多指(趾)	>14 个基因
短肋骨多指综合征	胸廓狭小,短肋骨,短管状骨	>18 个基因
Oral-facial-digital 综合征	面部,大脑,肾脏异常	>15 个基因
肾结核	肾浓缩能力下降,慢性肾小管间质性肾炎,肾脏囊样病变	>17 个基因

一旦开始肢体发育,肢芽的近端/远端生长取决于顶端外胚层脊(apical ectodermal ridge, AER)。在 AER 分化前,Radical fringe(*r-Fng*)和 *Wnt7a* 两个基因在背侧外胚层中表达。在腹侧外胚层,*r-Fng* 和 *Wnt7a* 的表达被 Engrailed-1(*En-1*)阻断,Engrail-1 是含有同源框的转录因子。*Wnt7a* 的表达指示中胚层采用背侧特征,而 *Wnt7a* 表达被阻断的中胚层采用腹侧特征。因此,是 *En-1* 使得 AER 形成和背侧/腹侧图式形成这两个过程相互连接、相互协调。在小鼠中,*Wnt7a* 的功能性失活导致背部表面腹侧化,四肢背侧的腹侧化已经在人类中得到了描述,但其病因仍不清楚。

由 AER 介导的近/远端生长一定程度上受 FGFs(例如,*FGF2*,*FGF4*,*FGF8*)调控,这类基因会刺激进展区(progress zone, PZ)中的中胚层细胞的增殖。AER 依靠来自肢芽后部的,被称为极化区

（polarizing activity，ZPA）的信号来维持。该 ZPA 的信号分子为 *Shh*，同时还参与中枢神经系统的背侧 / 腹侧图式形成与建立胚胎左 / 右轴。ZPA 同时还指定沿着前 / 后轴的肢芽的位置信息。

上肢的前部和后部元件的缺陷分别导致 Holt-Oram 综合征和 Ulnar-mammary 综合征（图 10.11）。Holt-Oram 综合征由基因 *TBX5* 的突变引起，而 Ulnar-mammary 综合征由紧密连锁的基因 *TBX3* 突变引起。*TBX3* 和 *TBX5* 从共同的祖先基因演变而来，并且在哺乳动物上肢的前 / 后轴图式形成中具有特定且互补的功能。同时，*TBX3* 和 *TBX5* 也参与其他器官的发育。例如，Holt-Oram 综合征的患者还具有先天性心脏缺陷，最常见的是心房间隔缺损，导致左心房和右心房中的血液混合。在心脏发育过程中，*TBX5* 与另一种转录因子 *Nkx2-5* 相互作用。编码 *Nkx2-5* 的基因发生突变也会导致房间隔缺损。因此，在同一发育过程下，两个不同基因的异常将导致出现相同类型的出生缺陷。

如果肢芽的早期事件的信号转导为发育的细胞提供了位置信息，那是什么控制这些细胞的生长和分化？一个重要调控因子便是 Hox 基因编码的转录因子。*Hoxa9* 和 *Hoxa13* 的表达模式定义了在发育的肢体芽的近 / 远轴上的重叠区域。Hox 的旁系同源物根据它们 5′ 端在 Hox 簇内的位置，促进肢体不同节段的生长。例如，具有 *Hoxa11* 或 *Hoxd11* 突变的小鼠仅具有轻微的异常，但是 *Hoxa11/Hoxd11* 双突变体的小鼠桡骨和尺骨的尺寸明显减小。类似地，Hox-13 旁系同源物在数量上缺失得越多，对手或脚的表型异常具有累积效应，可能是因为 Hox 旁系同源物的功能一定程度上是**冗余（redundant）**的。

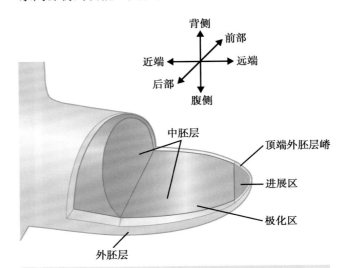

图 10.11 肢芽的示意图。顶端外胚层嵴（apical ectodermal ridge，AER）沿着肢体的背侧 / 腹侧边界从前向后延伸。AER 的近端是一个快速增殖的中胚层细胞区域，称为进展区（progress zone，PZ）。位于后中胚层的是一个重要的信号中心，称为极化区（polarizing activity，ZPA）。AER、PZ 和 ZPA 的信号通路相互连接，图式形成和生长部分依赖于它们的协调功能

由于这种冗余的存在，可以推测 Hox 基因的突变不太可能是人类先天缺陷的根本原因。然而，迄今为止，已经在具有出生缺陷的个体中发现了至少 10 个 *HOX* 基因的突变。例如，*HOX* 突变已经在具有并指症和 hand-foot-genital 综合征的人中被发现。并指的特点是双手和双脚中间的手指重复和融合。它是由 *HOXD13* 基因突变引起的，此突变导致 HOXD13 蛋白的氨基末端产生多聚丙氨酸链的延长。*Hoxd13*、*Hoxd12* 和 *Hoxd11* 功能障碍会导致类

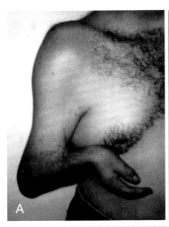
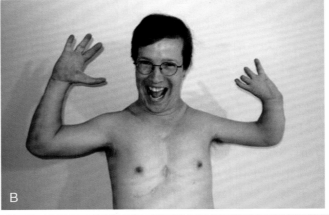

图 10.12 A.Ulnar-mammary 综合征表现为尺骨、桡骨发育不全，右侧第三、第四和第五指的缺失。B.Holt-Oram 综合征的成人中，表现为双侧拇指缺失（即，前指）和肱骨明显发育不全

（引自 Jones KL. *Smith's Recognizable Patterns of Human Malformation*. 6th ed. Philadelphia: Mosby; 2006.）

似的缺陷出现,这表明 HOXD13 中多聚丙氨酸链的延长导致其 3′ 邻近结构域功能失活。

脊椎动物肢体元件衍生于侧板中胚层和体细胞中胚层。肢体的生长和图式形成由顶端外胚层嵴、进展区和极化活性区的特殊细胞集合分泌的蛋白质调控。

器官形成

人体必须同时协调多种发育过程来构建组成器官的细胞和组织的特定排列。在肢体发育中,器官的形成涉及许多相互作用。这些相互作用由分泌的信号分子介导,这些信号分子能够结合受体,通过各种互连网络传递信号,活化或抑制 DNA 转录。使用相同的精细调控网络形成不同的器官,保证发育过程中的灵活性。

一旦器官内的特化细胞最终分化,各种蛋白质就会启动其分子机制,使其发挥预期的功能。通常,器官的发育和分化细胞的功能是相互关联的。例如,内分泌胰腺主要由 3 种不同的细胞类型组成:α、β 和 γ。胰岛素启动子因子 1(insulin promoter factor 1,IPF1)通过与胰岛素启动子区域的结合来刺激胰岛素在 β 细胞中的转录。编码 IPF1 的基因突变会抑制胰腺发育,表明 IPF1 是胰腺前体细胞的成熟和分化所必需的。

间充质细胞和上皮细胞之间的相互作用在皮肤结构(例如:头发,汗腺,乳房)、实质器官(例如:肝脏,胰腺)、肺、甲状腺、肾脏和牙齿的发育中是相当重要的。这些相互作用是动态的,这是因为上皮和间充质中的表达模式会随时间改变并且继续相互调节。例如,在牙齿发育期间,上皮分泌的 *Bmp-4*,会诱导间充质表达包括 *Msx1* 在内的一系列转录因子。上皮和间质之间的信号的相互交换导致牙乳头和尖端的形成,并且最终导致间充质到成牙母细胞的终末分化。在人类中,*MSX1* 的突变会影响牙齿的形成并导致第二前磨牙的损失。类似地,小鼠无毛基因的人同源物的突变会引起全身毛发的缺失,包括头皮、眉毛、腋窝和耻骨等部位。

上皮和间充质之间交换的信号的完整性取决于这些组织的完整性。现已知上皮内产生的几种蛋白质能够促进上皮的生长和分化。这些蛋白质其中的

一种是 P63,抑癌基因 *p53* 的同源物。导致 *p63* 功能缺陷的突变会降低上皮祖细胞的可用性,导致至少 6 种不同的畸形综合征,表现为四肢、皮肤、牙齿、毛发和指甲的异常。

人体最大的器官之一是骨骼。骨骼形成依赖一种被称为成骨细胞的骨形成细胞。成骨细胞的分化由成骨细胞特异性转录因子 *Runx2* 调节。靶向性地破坏 *Runx2* 会产生骨骼完全无法骨化的小鼠。杂合小鼠具有颅缝变宽、指头缩短以及肩带骨的异常。类似的缺陷也在锁骨头颅发育不良的人中被发现,这是由于 *RUNX2*(小鼠 *Runx2* 的人同源基因)基因突变引起的。

器官的形成涉及上皮和间质之间的相互作用。这种相互作用由分泌的信号分子介导,这些信号分子结合受体后,通过各种互连通路传导信号,刺激或抑制 DNA 转录。

章节问题

1. 解释如何利用非人的动物模型研究人类发育过程和出生缺陷,至少举一个例子说明。

2. 成纤维细胞生长因子受体(FGFRs)的突变引起至少 6 种不同的颅缝早闭综合征。此外,*FGFR2* 中相同的突变在某些家族中会引起 Pfeiffer 综合征,而在其他家族中则会引起 Crouzon 综合征,为什么相同的突变产生两种不同的疾病?

3. 编码转录因子的基因发生突变所引起的疾病通常是多效性的,请给予一定的解释。

4. 给图式形成下一个定义,并给出该过程异常导致出生缺陷的示例。

5. 如果发育过程受到严格调控,如何解释一些发育基因(例如 *Hox* 基因)的突变产生微小的表型?

6. 通常通过构建敲除小鼠模型研究哺乳动物的功能缺失突变体。请解释为什么使用一些生物体(例如狒狒)来产生基因敲除是不切实际的。你能想出一种方法来规避这些障碍吗?

7. 给出一个由配体或其受体缺陷引起的出生缺陷的实例。

8. 解释使用基因治疗治疗出生缺陷可能存在

的一些问题。

推荐阅读

Blake JA, Ziman MR. Pax genes: regulators of lineage specification and progenitor cell maintenance. *Development*. 2014;141:737–751.

Blum M, Feistel K, Thumberger T, Schweickert A. The evolution and conservation of left-right patterning mechanisms. *Development*. 2014;141:1603–1613.

Carreira AC, Alves GG, Zambuzzi WF, et al. Bone morphogenetic proteins: structure, biological function and therapeutic applications. *Arch Biochem Biophys*. 2014;561:64–73.

Erickson RP, Wynshaw-Boris A, eds. *Inborn Errors of Development*. 3rd ed. New York: Oxford University Press; 2016.

Ghosh TK, Brook JD, Wilsdon A. T-Box genes in human development and disease. *Curr Topics Dev Biol*. 2017;122:384–405.

Menke DB. Engineering subtle targeted mutations into the mouse genome. *Genesis*. 2013;51:605–618.

Mitchison HM, Valente EM. Motile and non-motile cilia in human pathology: from function to phenotypes. *J Pathology*. 2017;241:294–309.

Moosa S, Wollnik B. Altered FGF signaling in congenital craniofacial and skeletal disorders. *Sem Cell Dev Biol*. 2016;53:115–125.

Quinonez SC, Innis JW. Human HOX gene disorders. *Mol Genet Metab*. 2014;111:4–15.

Saijoh Y, Viotti M, Hadjantonakis A. Follow your gut: relaying information from the site of left-right symmetry breaking in the mouse. *Genesis*. 2014;52:503–514.

Segal DJ, Meckler JF. Genome engineering at the dawn of the golden age. *Annu Rev Genomics Hum Genet*. 2013;14:135–158.

Sheeba CJ, Logan MPO. The roles of T-Box genes in vertebrate limb development. *Curr Topics Dev Biol*. 2017;122:356–375.

Sheeba CJ, Andrade RP, Palmeirim I. Getting a handle on embryo limb development: molecular interactions driving limb outgrowth and patterning. *Sem Cell Dev Biol*. 2016;49:92–101.

Steinhart Z, Angers S. Wnt signaling in development and tissue hemostasis. *Development*. 2018;145:1–8.

Vega-Lopez AG, Cerrizuela S, Tribulo C, Aybar MJ. Neurocristopathies: new insights 150 years oafter the neural crest discovery. *Dev Biol*. 2018;17:30838–30872.

第十一章　癌症遗传学

——卢光琇 译

目前的数据显示,约有 1/4 的死亡是由于癌症造成的,并且未来有超过 1/2 的人群将在其生命的某个时刻被诊断为侵袭性癌症。人群平均寿命的提高,是癌症发病率增高的主要原因。

如本章所示,癌症是环境和发生在我们组织中遗传学改变共同作用的结果。遗传易感性也在一些家族中起作用。分子生物学和遗传学的巨大进展,阐明了癌症的基本分子要素,提供了导致癌症发生的细胞事件示意图。这种认识对癌症的防控至关重要,将为基础知识的掌握打下基础,从而大大改善治疗方法和预防策略。

"癌症"是一类以具有不受控制的细胞生长为共同特征的疾病的总称。细胞的过度生长形成**赘生物(neoplasm)**(希腊语,"新形成")或**肿瘤(tumor)**。肿瘤的形成称为**肿瘤发生(tumorigenesis)**。如果细胞要摆脱常规约束来组织不受控制的增殖,就必须发生几个关键事件。附加生长信号的产生和处理使细胞抑制生长的信号并产生抗性。由于这些异常特征通常会触发细胞程序性死亡(**细胞凋亡apoptosis**)过程,因此细胞必须以某种方式使这一过程失效。生长中的细胞(肿瘤)需要营养,因此必须通过**血管生成(angiogenesis)**(新血管的形成)来获得新的血液供应。为了使肿瘤达到**恶性(malignant)**状态,必须克服额外的抑制信号使肿瘤细胞能够侵入附近的组织并**转移(metastasize)**(扩散)至体内其他位置。恶性肿瘤与良性肿瘤的区别在于侵袭和转移的能力。

肿瘤按其发生的组织类型来进行分类。主要类型包括上皮组织(**癌,carcinoma**,最常见的肿瘤)、结缔组织(**肉瘤,sarcoma**)、淋巴组织(**淋巴瘤,lymphoma**)、中枢神经系统的神经胶质细胞(**神经胶质瘤,glioma**)和造血器官(**白血病,leukemia**)。肿瘤细胞通常源自单个祖细胞并形成一个单细胞克隆(**单克隆,monoclonal**)。

目前**癌变(carcinogenesis)**(癌症发生)的许多基本生物学特征已经得到认识。在我们的一生中,许多细胞都在持续生长和分化。这些细胞形成了如肺和结肠的上皮层以及免疫系统的前体细胞。相对未分化的干细胞会产生大量的子代细胞,以补充和更新我们磨损的防御层。通过整合由一系列复杂的生化信号所提供的信息,新的细胞停止分裂,最终分化为与体内作用相符合的细胞类型(图 11.1)。或者,如果细胞异常或受损,它可能走向凋亡。

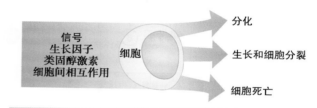

图 11.1　细胞响应环境信号,分裂、分化或死亡(凋亡)

偶然情况下,其中一个细胞无法分化并开始无限制地分裂,它的子代有可能成为肿瘤的创始细胞,并进一步转变为具有侵袭性、转移能力的癌。我们希望详细了解这些细胞出了什么问题,以便及早发现、最终干预其发展并将其消除。

人体内的细胞根据复杂的生化信号进入发育、生长、分化和死亡的程序。癌症的产生是由于细胞摆脱了这些发育程序的限制,出现了细胞克隆并且进行不适当的增殖。

癌症的病因

遗传因素

细胞调控系统的遗传改变是癌变的主要基础。我们可以通过在动物模型中破坏特定基因来制造癌症,也可以在细胞培养系统中导入受损基因的正常拷贝来逆转癌症表型。大多数导致癌症的遗传事件都发生在体细胞。这些事件的发生频率可以通过暴露于诱变剂而改变,从而与环境**致癌物**(**carcinogen**)(致癌剂)建立联系。然而,这些遗传事件不会传递给后代,因为它们发生在体细胞而不是生殖细胞。即使它们属于遗传学事件,也不会遗传。

生殖细胞中也可能出现致癌突变,从而导致致癌等位基因一代代传递,产生特定癌症高发的家族(图 11.2)。这种"癌症家族"虽然很少见,但表明了遗传有害的基因会导致癌症。在这些家族中,似乎遗传单个等位基因突变就足以引起特定形式的癌症。大多数遗传了等位基因突变的个体都将患癌。这是因为他们的每个细胞都携带改变的基因,已经在向癌症的发展中迈出了第一步。儿童时期的眼癌、视网膜母细胞瘤,就是一个很好的例子。正如第四章所讨论的,那些继承了视网膜母细胞瘤基因突变的人大约有 90% 的机会患上一个或多个视网膜母细胞瘤。

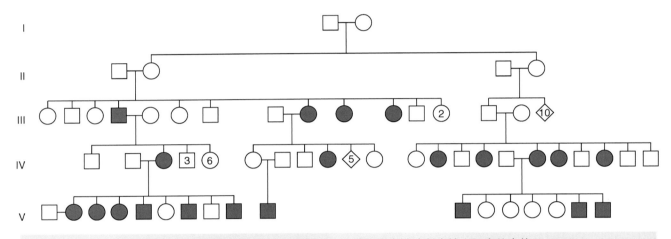

图 11.2 家族性结直肠癌谱系。深色的符号代表被诊断为结直肠癌的个体

虽然癌症作为单基因遗传相对罕见,但有充足证据表明,某些癌症类型具有家族聚集性。对于许多种类的癌症,例如乳腺癌、结肠癌和前列腺癌,如果某个体的一级亲属被诊断为某类癌症,意味着其本人患该类癌的风险增加 2~3 倍。特定基因变异的遗传对患癌风险增加负有部分责任。

这些机制中遗传的生殖系突变与体细胞中发生的突变在多大程度上导致人类癌症是一个重要的问题。如果遗传易感性是一个人罹患某种特定癌症风险的重要决定因素,那么就应该有可能确定哪些人患某种癌症的风险更高。对确定的高危群体加强筛查,可及早发现并干预,从而为患者提供更好的预后并降低发病率和死亡率。

癌症的根本原因是特定基因的损伤。通常,这些基因突变会在体细胞中累积数年,直到一个细胞累积足够多的突变以引发肿瘤。然而,如果生殖系细胞受损,那么这些基因就有可能改变一种形式传递给后代,使其更容易患癌症。这些人患癌风险的增加是由于他们的每个细胞都在癌症发生的多步骤途径中迈出了第一步。

环境因素

非遗传的环境因素在致癌过程中起什么作用? 在细胞水平,癌症似乎具有内在遗传性。肿瘤细胞的出现是由于负责调节生长的基因发生了某些变化或突变。然而,这些突变的频率和后果可被许多环境因素改变。有充分的文献证明,例如,许多导致实验动物发生突变的化学物质也会引起癌症,因此是致癌物。此外,一些环境因素不会直接引起新的突变,但能够促进基因改变细胞的生长。因此,癌变往往是基因与环境相互作用的结果。两者在此过程中都非常关键。另外两种论点也支持这样的观点,即环境因素的暴露可以显著改变个体患癌症的风险。首先一些具有致癌特性的环境因素被确定。例如,流行病学调查和实验室研究都表明,香烟烟雾会导致肺癌和其他类型的癌症。其他环境因素在特定癌症中的作用也有充分的证据(例如,矿工肺癌中的铀尘,石棉暴露导致肺癌和间皮瘤)。

第二个论点基于生活方式不同的人群进行流行病学比较。许多癌症类型在不同人群中的发生频率有明显差异,例如,乳腺癌在北欧和欧洲裔美国人中很常见,但在发展中国家的女性中相对少见。通常很难确定这种差异是来自于生活方式还是基因频率。

开展对不同生活方式下遗传背景相似人群的研究,为评估癌症的遗传和环境因素提供了机会。日本移民人口的流行病学研究就在结肠癌方面取得了重要发现。一直以来,这种类型的癌症在长期居住于日本的日本人中相对罕见,终生患病风险为 0.5%,但美国人则是 10 倍风险。另一方面,胃癌在日本很常见,但在美国却相对少见。这些统计数据本身无法区分环境和遗传因素对这两种人群的影响。但是,由于大量日本人首先移民到夏威夷,然后到美国大陆,因此我们可以观察到移民中胃癌和结肠癌的发病率发生了什么变化。重要的是许多日本移民保持了一种遗传背景,因为大部分人都是同胞结婚。在夏威夷的第一代日本移民中,结肠癌的发病率上升了几倍,虽然还没有美国大陆那么高,但高于日本。在美国大陆的第二代日裔美国人中,结肠癌的患病率升至 5%,与美国平均水平相当。同时,胃癌在日裔美国人中已经变得相对少见。

这些观察结果有力地表明,环境或生活方式在结肠癌病因学中的重要作用。在每个病例中,饮食都可能是罪魁祸首:美国的高脂、低纤维饮食被认为会增加患结肠癌的风险,而日本通常用来保存鱼的技术和调味方式被认为会增加患胃癌的风险。有趣的是,在过去的几十年中,由于日本人接受了与北美和欧洲相似的饮食习惯,日本的结肠癌发病率急剧上升。那么我们是否可以假设遗传因素在结肠癌中不起作用呢?事实上,在北美环境中,虽然一些人会患上结肠癌,但大多数人不会。这种区别可能是环境中的差异(例如饮食差异)以及遗传易感性不同所致:遗传基因增加了个体患癌症的可能性。为了解释在美国生活的日本人和在日本生活的日本人之间结肠癌发病率的差异,有人认为是日本的环境特

征使易感基因的外显率降低。此外,当有一级亲属患有结肠癌时,个体患癌风险数倍增加强烈表明了存在遗传因素。因此,癌症风险很可能是遗传和环境共同作用的结果。

已知环境因素在致癌过程中起重要作用。然而,个人总体癌症风险取决于遗传因素和环境条件的结合。

癌基因

细胞生长和分化的遗传调控

癌症形成于对生长和分化失去正常控制的细胞克隆。目前,已经鉴定出超过 100 个致癌基因编码的蛋白质参与该调控。这些基因产物的生化活性和相互作用的特征揭示了细胞生长和分化的正常调控以及失控后导致癌症发生的详细画面。

目前这一基本过程的许多特征已经得到很好地理解(图 11.3)。细胞调节的一个方式是通过其他细胞产生的**生长因子(growth factor)**(如血小板衍生生长因子、表皮生长因子、类固醇激素)向细胞内传递外部信号。每个生长因子与细胞表面的特定**生长因子受体(growth factor receptor)**相互作用。在**信号转导(signal transduction)**途径中,与生长因子结合并激活受体,触发分子向细胞核传递信息。这些信号转导分子包括**蛋白激酶(protein kinase)**,如 Src 酪氨酸激酶、促分裂原活化的蛋白激酶(MAPK)和 Jun 激酶(JunK),它们可以在特定位点上标记一个磷酸分子(磷酸化)来改变靶蛋白的活性。信号转导途径的最终目标是实现细胞核内 DNA 转录的调控。信号转导级联组成部分与调节特定基因活性的核转录因子相互作用,这些基因的蛋白产物影响细胞的生长和增殖。编码这些转录因子的基因包括 *MYC*、*FOS* 和 *JUN*。

经过几轮细胞分裂后,细胞通常会收到停止生长和分化成特定细胞的信号。这些信号可能来自多肽、类固醇激素、与邻近细胞的直接接触,或者来自允许细胞分裂数量的内部程序。信号被转导到接收细胞的细胞核。在这里,通过改变细胞周期调控基因的转录模式,可以抑制促进细胞分裂的基因,并诱导抑制细胞分裂的基因。

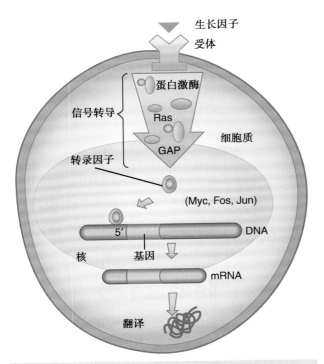

生长因子
受体
蛋白激酶
信号转导
Ras
GAP
细胞质
转录因子
(Myc, Fos, Jun)
5'
DNA
核
基因
mRNA
翻译

图 11.3 细胞调节的主要特征。外部生长因子(蛋白质和类固醇激素,如表皮生长因子)与细胞表面的跨膜生长因子受体结合,从而激活诸如 *RAS* 等基因参与的信号转导途径。信号转导通路的组成部分反过来又与核转录因子相互作用,如 *Myc* 和 *Fos*,它们可以与 DNA 的调控区域结合。mRNA,信使 RNA

调控细胞生长的物质包括:①将信号从一个细胞传递到另一个细胞的生长因子;②生长因子特异性受体;③激活细胞内一系列磷酸化级联反应的信号转导分子;④核转录因子。细胞整合并解读其从环境接收的信号,这些信号的处理结果决定了细胞是继续生长分裂,还是停止生长进入分化。

癌细胞可以通过这些基因突变的积累,从生长中的细胞群体中产生。虽然此类突变很少发生,但这些细胞可能对分化信号没有反应,而是持续分裂,并不进入正常的分化程序。此外,癌症似乎通常是由一系列不断进展的事件导致的,这些事件逐渐增加了一个细胞谱系生长失调的程度。最终,一个细胞出现,产生的后代在无适当限制的情况下增殖。进一步的改变使这群细胞具有侵袭邻近组织并形成转移的能力。每一种变化都涉及基因突变,对不止一个基因突变的要求被认为是**癌变的多重打击原则**(**multi-hit concept of carcinogenesis**)。结直肠癌就是典型的例子,它需要几个遗传事件才能完成从良性生长到恶性肿瘤的进展(请参见后面的讨论)。

突变可发生在调节细胞生长和分化的任何步骤中。细胞谱系中此类突变的积累可导致生长的逐渐失调,最终产生肿瘤细胞。

遗传性癌症基因与体细胞突变基因

尽管"癌症家族"早已得到认识,但直到 20 世纪 70 年代初,人们才开始了解可遗传的基因异常与体细胞组织中发生的致癌事件之间的关系。1971 年,Alfred Knudson 对视网膜母细胞瘤(一种已经被认为是遗传性癌症的疾病)进行分析并提出假说,为研究致癌机制打开了新窗口。在视网膜母细胞瘤的遗传形式中(参见第四章),患病个体通常具有患病的父母,并且遗传给后代的机会为 50%。在散发性(非遗传)形式中,父母未受到影响,其他子代也不会有风险。区分这两种形式的关键特征是遗传性视网膜母细胞瘤通常是双侧的(累及双眼),而散发性视网膜母细胞瘤通常仅涉及单个肿瘤,因此仅影响一只眼睛(单侧)。

Knudson 推断,可能至少需要 2 个突变才能形成视网膜母细胞瘤。其中一个突变会改变视网膜母细胞瘤基因;如果这种情况发生在生殖系中,它将存在于遗传了等位基因突变孩子的所有细胞中。第二个突变是发生在一个已经突变的细胞中的另一种未知的遗传事件。第二个事件的假设解释了为什么遗传视网膜母细胞瘤基因突变的个体只有一小部分视网膜母细胞会发展为肿瘤。Knudson 的假说被称为**癌症发生的二次打击模型**(**two-hit model of carcinogenesis**)。

因此,家族性视网膜母细胞瘤可能是由于继承了其中一个遗传性"打击"形成一个**组成型**(**constitutional**)突变(即,身体所有细胞存在突变)而引起。遗传了一次打击的个体只需在一个视网膜母细胞中增加另一次突变事件,该细胞就可能产生肿瘤克隆。在散发性病例中则是另一种情况,这两个突变都必须在发育中的胎儿中发生(图 11.4)。即使目标组织存在几百万个细胞,这种罕见事件组合出现的可能性也极小。通过这种二次打击体细胞突变发展成视网膜母细胞瘤的儿童不太可能发生一个以上的肿瘤。然而,遗传了视网膜母细胞基因突变的孩子,只需要视网膜母细胞中发生一次额外的遗传打击,肿瘤克隆就会形成。Knudson 认为这种情况很可能发生在每个携带突变基因的视网膜原细胞

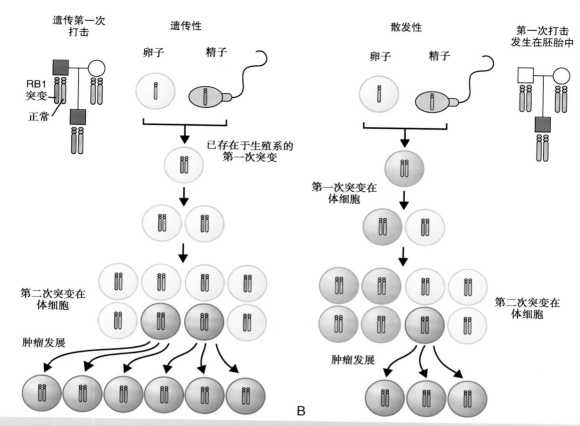

图 11.4　A. 遗传 *RB1* 突变的个体体内所有细胞的 *RB1* 基因均存在杂合突变。第二次打击发生在胚胎发育期间,通常影响一个以上的视网膜母细胞,导致多个肿瘤发生。B. 在体细胞视网膜母细胞瘤中,*RB1* 基因的两个拷贝必须在同一视网膜母细胞中被破坏才能导致肿瘤的形成。引起 *RB1* 等位基因纯合突变的过程导致了肿瘤的发生

中,从而解释了遗传性视网膜母细胞瘤的双侧性。

　　如果二次打击模型中的第一个事件是遗传性突变,那么第二次打击的本质是什么?对视网膜母细胞瘤致病基因 *RB1* 所在的 13 号染色体区域进行广泛分子分析后表明,第二次打击与第一次打击一样,是造成功能丧失的突变。其机制包括 *RB1* 启动子区域的点突变、缺失和高甲基化(与转录降低有关;请参见第三章和第五章),都可以产生这种效果。第二次打击发生在胎儿视网膜母细胞快速分裂和增殖的时期,清除了该基因剩余的正常等位基因。这意味着一个 *RB1* 等位基因突变和一个正常 *RB1* 等位基因的细胞并不能形成肿瘤。因此,正常基因的产物,即使只有一个拷贝,也能阻止肿瘤的形成。

　　二次打击假说的一个重要推论是,遗传突变导致的家族性癌症综合征的基因可能与通过体细胞突变导致常见癌症的基因相同。因此,通过了解罕见的癌症家族中遗传的等位基因突变的本质,我们将会对常见癌症的体细胞途径有更多的认识。事实上,*RB1* 基因两个拷贝的体细胞功能丧失突变在

许多类型的肿瘤中都很常见,包括小细胞肺癌、乳腺癌、胶质母细胞瘤(一种脑肿瘤)和骨肉瘤。

　　Alfred Knudson 在视网膜母细胞瘤中提出的二次打击理论,成为描述遗传性的基因突变如何使携带者易患癌症的典范。该理论指出,仅当一个细胞含有两个受损的等位基因时,才能引发肿瘤。因此,个体如果遗传了一个突变的视网膜母细胞瘤基因拷贝,再经历一个或多个视网膜母细胞的第二次体细胞突变,就会发展成一个或多个视网膜母细胞瘤。两次体细胞突变也可能发生在不具有遗传倾向胎儿的单个视网膜细胞中,从而导致散发的视网膜母细胞瘤。了解家族遗传的基因突变可以增加我们对常见癌症的体细胞基因突变途径的认识。

癌症基因的主要类别

　　导致癌症的基因可分为三大类:正常情况下抑

制细胞增殖的基因(抑癌基因)、激活增殖的基因(致癌基因)和参与 DNA 修复的基因。

肿瘤抑制基因

RB1 基因是第一个被证实的**肿瘤抑制基因**(**tumor suppressor gene**),这是一类控制细胞分裂从而有助于预防肿瘤发生的基因(表 11.1)。肿瘤抑制基因有一个令人困惑的特征,那就是其在个体水平上遗传性突变是显性的等位基因(即杂合子通常会导致疾病),但在细胞水平上,它们是隐形的等位基因(杂合子细胞不会形成肿瘤)。那些遗传了第一次打击的个体,在身体细胞中接受第二次打击而引起肿瘤。这一明显的矛盾可用此得以解决。发育中的胎儿有几百万的目标视网膜母细胞,平均来看,携带突变的杂合子个体可能形成几个 *RB1* 纯合突变的视网膜母细胞。纯合子中的每一个都可以导致视网膜母细胞瘤。因此,强烈倾向于肿瘤形成(即第一次打击)呈常染色体显性遗传特征。视网膜母细胞瘤

突变的外显率不完全(90%)的原因是一些遗传了致病突变的人,他们存活下来的视网膜母细胞中没有经历第二次打击。

肿瘤抑制基因的一个普遍特性是它们通常阻止可能导致癌症的不受控制的细胞增殖。这通常是通过参与调节细胞周期的通路来实现的。例如,由编码 *RB1*(pRb)的蛋白质在未磷酸化时具有活性,而在细胞周期 S 期之前被细胞周期蛋白依赖性激酶(CDKs)磷酸化导致活性下调(参见第二章)。在低磷酸化状态下,活化的 pRb 与 E2F 转录复合体结合,使其失活(图 11.5)。E2F 活性是细胞进入 S 期所必需的,pRb 失活将导致细胞周期停止。可见,pRb 作为细胞周期制动器,通常只有当 pRb 被 CDKs 磷酸化失活时才被释放,直到 pRb 去除磷酸基团并再次被活化,细胞可以继续进入有丝分裂周期。*RB1* 基因的功能丧失突变、基因缺失或 5′ 区域超甲基化可能导致其永久失活。如果细胞周期缺乏这种制动,则进入不受控制的分裂。

表 11.1 肿瘤抑制基因和 DNA 修复基因举例及其在遗传性癌症中的作用

基因 (括号内为相关基因)	基因产物的功能	由种系突变引起的疾病
肿瘤抑制基因		
RB1(p107, p130)	细胞周期阻断;结合 E2F 转录因子复合物	视网膜母细胞瘤;骨肉瘤
APC	在 Wnt 信号转导通道中与 β - 连环蛋白相互作用	家族性腺瘤性息肉病
SMAD4	参与 TGF-β 信号转导	幼年性息肉病
NF1	下调 RAS 蛋白	神经纤维瘤 Ⅰ 型
NF2	调控细胞骨架蛋白	神经纤维瘤 Ⅱ 型
TP53	转录因子;诱导细胞周期停滞或凋亡	Li-Fraumeni 综合征
VHL	调节多个蛋白质,包括 p53 和 NFκB	von Hippel-Lindau 病(肾囊肿和癌症)
WT1	锌指转录因子;与表皮生长因子基因结合	肾母细胞瘤
CDKN2A(p14, p16)	CDK4 抑制剂	家族性黑素瘤
PTEN	调节 PI3K 信号通路的磷酸酶	Cowden 综合征(乳腺癌和甲状腺癌)
CHEK2	磷酸化 p53 和 BRCA1	Li-Fraumeni 综合征
PTCH	Sonic hedgehog 受体	Gorlin 综合征(基底细胞癌、成神经管细胞瘤)
CDH1	钙黏附蛋白 E;调节细胞 - 细胞黏附	胃癌
DPC4	转化 TGF-β 信号	幼年性息肉病
TSC2	下调 mTOR(哺乳动物类雷帕霉素靶蛋白)	结节状硬化
DNA 修复基因		
MLH1	DNA 错配修复	HNPCC
MSH2	DNA 错配修复	HNPCC
BRCA1	与 BRCA2/RAD51 DNA 修复蛋白复合物相互作用	家族性乳腺癌和卵巢癌
BRCA2	与 RAD51 DNA 修复蛋白相互作用	家族性乳腺癌和卵巢癌
ATM	蛋白激酶;磷酸化 BRCA1 以应对 DNA 损伤	共济失调毛细血管扩张;乳房直接累及的有抵触的证据
XPA	核苷酸切除修复	着色性干皮病

其他抑制因子的功能丧失型突变也可能造成细胞周期失去调控。许多肿瘤抑制基因编码 **CDK 抑制子（CDK inhibitor）**（图 11.5）使 CDKs 失活，从而阻止它们磷酸化靶蛋白，如 pRb。肿瘤抑制因子同样可以通过影响转录或细胞 - 细胞相互作用来控制细胞增殖（稍后将讨论一些案例）。同样，这些基因的突变将导致细胞分裂不受限制，并最终引发癌症。

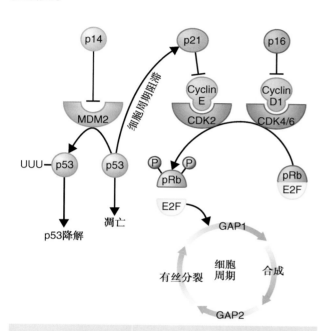

图 11.5　细胞周期的调控是通过活化剂和阻遏剂之间一系列复杂的相互作用来完成的。pRb 结合 E2F 转录复合物，在细胞周期作为主制动器，将细胞周期阻滞在 S 期前。细胞周期蛋白 D-CDK4 复合物使 pRb 磷酸化将其失活，从而释放 E2F 复合物使细胞进入 S 期。CDK 抑制剂，如 p16 和 p21 使 CDKs 失活，从而在循环中起到另一个制动器的作用。p53 通过 p21 起作用，既可以阻滞细胞周期，也可以诱导细胞凋亡来应对 DNA 损伤。*CDK*，细胞周期蛋白依赖性激酶

视网膜母细胞瘤的发生是由于 13 号染色体上同一位置的两个等位基因在同一个视网膜母细胞中均失去活性，这一发现引出了肿瘤抑制基因的概念。

这一类基因的产物通过控制细胞生长来抑制肿瘤的形成，即使细胞仅包含该基因的一个正常拷贝，也可以抑制肿瘤的形成。引起该类基因两个拷贝的功能丧失型突变，将导致细胞增殖失去控制。

由于肿瘤抑制基因在预防肿瘤形成中起着关键作用，其研究具有重要的医学意义。通过了解癌症是如何被身体自然抑制的，我们最终可以开发出更有效地预防和治疗肿瘤的医学疗法。

癌基因

癌基因（oncogene）（即"癌症基因"）是第二类可导致癌症的基因。大多数癌基因起源于**原癌基因（proto-oncogene）**，涉及到前面提及的正常细胞生长的 4 个基本调节因子（生长因子、生长因子受体、信号转导分子和核转录因子）。当原癌基因发生突变时，它可能成为致癌基因，基因过度激活的产物将导致细胞的生长和分化失控。当细胞的生长从受调控发展为不受调控时，称为被**转化（transform）**。

与肿瘤抑制基因不同，癌基因通常在细胞水平上呈显性；突变的癌基因仅需一个拷贝即可促进肿瘤进展的多步骤过程。肿瘤抑制基因一般以缺失或功能丧失型突变而失效，而癌基因则主要通过获得性功能突变而激活、基因扩增（即采用三倍体或其他机制增加基因拷贝的数量）、基因 5′ 区域去甲基化（增加转录）引起表达增加，或以染色体重排（例如：费城染色体易位，第六章）的形式来上调其表达。大多数抑癌基因存在生殖系突变，导致遗传性癌症综合征（例如：视网膜母细胞瘤、Li-Fraumeni 综合征）。相反，虽然癌基因突变常见于散发性肿瘤中，但引起遗传性癌症综合征的生殖系突变并不常见（一些例外情况将在后面的讨论中提到）。这些差异汇总在表 11.2 中。

在本节中，我们将回顾已用于鉴定特定癌基因的三种方法：逆转录病毒定义、转染实验和肿瘤图谱。

表 11.2　肿瘤抑制基因和癌基因关键特征的比较

特征	肿瘤抑制基因	癌基因
常规功能	调节细胞生长和增殖；一些还可以诱导细胞凋亡	促进细胞生长和增殖
突变（在细胞水平）	隐性（基因的两个拷贝均失活）	显性（基因的一个拷贝突变）
突变的影响	功能丧失	功能获得
生殖系突变导致遗传性癌症综合征	在大多数肿瘤抑癌基因中可见	仅在少数致癌基因中可见

原癌基因编码控制细胞生长和分化的产物。当其突变或扩增时，成为癌基因，导致癌症发生。大多数癌基因以显性、功能获得性突变的形式导致细胞周期控制失调。与肿瘤抑制基因相反，大多数癌基因不表现出可引起遗传性癌症综合征的生殖系突变形式出现，而体细胞突变会导致散发性癌症。

人们早就知道某些类型的病毒会引起癌症。**逆转录病毒（retroviruses）** 尤其如此，它是一种 RNA 病毒，能够使用逆转录酶将 RNA 转录成 DNA。逆转录病毒以这种方式将 RNA 基因组转化为 DNA，并插入宿主细胞的染色体中。一些逆转录病毒携带改变的促生长基因进入细胞。这些促进生长的基因就是癌基因，最初是通过研究引起鸡癌症的逆转录病毒时发现的。当逆转录病毒入侵新细胞时，它可以将癌基因转运到新的宿主的基因组中，从而转化细胞引发癌症。

通过研究逆转录病毒携带的癌基因，已经发现了许多影响细胞生长或分化的基因产物。例如，通过 ERBB 癌基因的逆转录病毒研究，确定了表皮生长因子（EGF）受体分子的编码基因。这些研究还确定了 RAS（大鼠肉瘤）癌基因，它在至少 25% 的人类癌症中发生了改变。通过转化逆转录病毒还确定了核转录因子基因，MYC、JUN 和 FOS，以及其他能够启动细胞转化的分子成分。表 11.3 列举了一些原癌基因的例子。

将人类肿瘤细胞中提取的物质转移到非肿瘤细胞（**转染，transfection**）可造成受者的细胞转化为肿瘤

表 11.3　癌基因及其在癌症中的作用的例子 [*]

癌基因	功能	相关肿瘤
生长因子基因		
HST	成纤维细胞生长因子	胃癌
SIS	血小板衍生生长因子 β 亚基	脑胶质瘤（脑瘤）
KS3	成纤维细胞生长因子	卡波西肉瘤
生长因子受体基因		
RET[†]	受体酪氨酸激酶	多发性内分泌肿瘤；甲状腺癌
ERBB	表皮生长因子受体	胶质母细胞瘤（脑瘤）；乳腺癌
ERBA	甲状腺激素受体	急性早幼粒细胞白血病
NEU（ERBB2）	受体蛋白激酶	神经母细胞瘤；乳腺癌
MET[†]	受体酪氨酸激酶	遗传性乳头状肾癌；肝细胞癌
KIT[†]	受体酪氨酸激酶	胃肠道间质瘤综合征
信号转导基因		
HRAS	GTP 酶	结肠、肺、胰腺癌
KRAS	GTP 酶	黑色素瘤、甲状腺癌、急性单核细胞白血病、结直肠癌
NRAS	GTP 酶	黑色素瘤
BRAF	丝氨酸 / 苏氨酸激酶	恶性黑色素瘤；结肠癌
ABL	蛋白激酶	慢性粒细胞性白血病；急性淋巴细胞白血病
CDK4[†]	细胞周期蛋白依赖性激酶	恶性黑色素瘤
转录因子基因		
NMYC	DNA 结合蛋白	神经母细胞瘤；肺癌
MYB	DNA 结合蛋白	恶性黑色素瘤；淋巴瘤；白血病
FOS	与 JUN 癌基因相互作用以调节转录	骨肉瘤

注：[*] 有关其他示例，请参见 Croce CM. Oncogenes and cancer. *N Engl J Med* 2008;358(5):502-511；Garraway and Lander. Lessons from the cancer genome. *Cell* 2013;153: 17-37; Bailey MH, Tokheim C, Porta-Pardo E, et al. Comprehensive characterization of cancer driver genes and mutations. Cell 2018;173:371-385.

[†]*CDK4*、*KIT*、*MET* 和 *RET* 都是原癌基因，基因生殖系突变可导致遗传性癌症综合征。

细胞,这一现象确定了癌基因。一个经典的实验是将人类膀胱癌细胞的 DNA 转移到小鼠细胞中,造成一些受体细胞被完全转化。在克隆和检测转化小鼠细胞中存在的人类特异性 DNA 序列时发现转化基因是以往逆转录病毒研究中鉴定的 *RAS* 癌基因的突变等位基因。因此,逆转录酶病毒转运的同一癌基因也自然作为原癌基因存在于人类基因组中。

　　RAS 突变型基因蛋白产物的特征揭示了信号转导调控的重要机制。RAS 蛋白通常在结合**三磷酸鸟苷(guanosine triphosphate,GTP)**的活化形式和结合**二磷酸鸟苷(guanosine diphosphate,GDP)**的失活形式之间循环。*RAS* 突变的生物化学后果是 RAS 蛋白无法从刺激生长的活化 GTP 形式转变为失活的 GDP 形式。突变的 RAS 蛋白不能消除其生长信号,从而导致细胞过度分裂。

　　鉴定癌基因的第三种方法来自对某些类型肿瘤细胞中常见染色体重排(例如易位)的观察(参见第六章)。一个著名的例子就是费城染色体,9 号和 22 号染色体之间的易位使得 *ABL* 原癌基因融合到 *BCR* 基因,从而增强了酪氨酸激酶活性并导致了慢性粒细胞白血病。在急性早幼粒细胞白血病(APL)中发现了另一种易位 t(15;17)(q22;q11.2-12),导致 17 号染色体上的维 A 酸受体 α(*RARA*)基因和 15 号染色体上的早幼粒细胞白血病(*PML*)基因形成融合基因(PML-RARα),这一产物干扰正常 RARα 蛋白诱导髓样细胞终末分化的能力(有趣的是,维 A 酸已经被用作 APL 的治疗药物)。融合产物还会损害 PML 蛋白的功能,该蛋白作为肿瘤抑制子,有助于受损细胞启动凋亡。

　　逆转录病毒能够将癌基因插入到宿主细胞的 DNA 中,从而将宿主转化为产生肿瘤的细胞。通过对逆转录病毒传播的研究已经鉴定出一些特定的癌基因。肿瘤细胞癌基因转染至正常细胞,可引起正常细胞的转化。在发现某些类型的癌症存在染色体的特定重排时,鉴定出一些癌基因。这些染色体易位改变了对细胞生长控制至关重要的基因,因此,研究这些重排的位点可以为鉴定新的癌基因提供线索。

　　癌基因的鉴定极大地增加了我们对某些癌症潜在病因的了解。此外,癌基因在癌症发生中起着关键作用,为治疗提供了重要靶点。例如,先前提到的 *ERBB2*,也称为 *HER2/NEU* 的癌基因在大约 20%~30% 的浸润性乳腺癌中扩增。这一扩增可以通过荧光原位杂交(FISH)或微阵列比较基因组杂交(CGH)(参见第六章)进行检测,与浸润性癌症相关。*HER2/NEU* 的蛋白质产物是位于乳腺癌细胞表面的生长因子受体。癌基因及其产物的鉴定促进了药物的开发,例如曲妥珠单抗可与扩增的基因产物结合,有效地下调其水平,并有助于这一类型乳腺癌的治疗。类似的药物已经开发出来用于对抗慢性粒细胞白血病中的 *ABL* 癌基因上调,非小细胞肺癌中表皮生长因子受体基因上调等。

DNA 修复基因,染色体完整性和肿瘤发生

　　肿瘤细胞典型的表征是存在广泛的突变、染色体断裂和非整倍性。这种情况称为**基因组不稳定性(genomic instability)**,突变和染色体缺陷通过激活癌基因或失活抑癌基因,从而有助于肿瘤发生。由于精确调控细胞分裂的蛋白或负责 DNA 修复的蛋白存在缺陷,可导致基因组不稳定性发生。基因组不稳定性还与 DNA 的低甲基化有关,这是许多肿瘤的共同特征。这些缺陷是突变的结果。有时,这些突变是遗传的,导致相对罕见的遗传性癌症综合征(表 11.1),但更常见的情况是,它们出现在体细胞中,并导致常见的非遗传性癌症。各种类型的基因组不稳定性通过多种方式引发癌症。某些类型的乳腺癌是由于 DNA 双链断裂损伤(例如,来自于辐射暴露)修复缺陷造成的。这可能是 *BRCA1*、*BRCA2* 或 *ATM* 等基因突变的结果。后面将提及的一种结肠癌的遗传形式,是由于 **DNA 错配修复(DNA mismatch repair)**(这一命名是指单碱基突变导致 DNA 分子的碱基对彼此不互补:错配)缺陷引起。着色性干皮病是一种遗传性疾病,其特征包括核苷酸切除修复受损,造成多发性皮肤肿瘤(请参阅第三章)。有丝分裂期间负责染色体分离的蛋白质(例如纺锤体纤维)缺陷可引起肿瘤细胞典型的多种非整倍性。非整倍性可产生癌基因的额外拷贝或肿瘤抑制基因缺失,从而促进肿瘤发生。

　　基因组不稳定性是 DNA 修复缺陷造成的,在肿瘤细胞中经常可以观察到,其表征是广泛的突变、染色体断裂和非整倍性。当这些改变影响到调控细胞增殖的通路时,就会导致癌症。

遗传改变和癌细胞永生化

肿瘤细胞即使逃逸了肿瘤抑制因子或 DNA 修复蛋白的调控,也必须克服另一个障碍才能实现无限增殖:每个细胞分裂次数的内在限制。通常一个细胞只能进行 50~70 次有丝分裂。达到这个数目后,细胞通常进入**衰老(senescent)**,不再分裂。研究为计数细胞分裂次数的机制提供了新见解,并阐明了肿瘤细胞绕过计数系统的方式。

每一次细胞分裂时,染色体的端粒都会略微缩短,这是因为 DNA 聚合酶无法复制染色体的末端。端粒一旦缩短至临界长度,就会传递信号使细胞进入衰老或凋亡。这一过程将严重限制肿瘤细胞中的增殖,从而阻止进一步的克隆扩增。许多肿瘤细胞通过激活编码**端粒酶(telomerase)**的基因来克服这一过程。端粒酶是一种逆转录酶,可以重新合成细胞分裂过程中丢失的端粒片段。这种酶的活化很少在正常细胞中存在,但在 85%~90% 的肿瘤细胞中可以找到,是使肿瘤细胞不受端粒缩短的限制而持续分裂过程的一部分。这种不受抑制的分裂使肿瘤长大,并通过允许细胞 DNA 继续复制积累更多额外的突变,进一步增强肿瘤细胞的侵袭性。全基因组测序研究表明,70% 的黑色素瘤患者的 *TERT* 基因启动子区(负责编码端粒酶的一种成分)发生体细胞突变。这些突变增加了 *TERT* 表达,可能导致了黑色素瘤细胞的端粒酶活性的增加。

正常情况下,端粒逐渐缩短将细胞的分裂次数限制在 50~70 次。肿瘤细胞通过激活端粒酶来克服这一限制。端粒酶可以重新合成细胞分裂过程中丢失的端粒,这似乎有助于肿瘤细胞摆脱衰老的束缚。

遗传性致癌基因的鉴定

尽管前一节所述的方法已成功地鉴定了许多癌基因,但它们并不适合于肿瘤抑制基因的识别。这些方法需要突变表型显性表达,这是癌基因的特征,而肿瘤抑制等位基因突变在细胞水平上主要表现为隐性表型。因此,有必要建立鉴定肿瘤抑制基因的其他方法。在患有遗传性癌症的家庭中,利用多态标记进行连锁分析(参见第八章)可以识别带有致癌突变的染色体片段。这种方法已被用于识别引起遗传性乳腺癌和结肠癌的突变(后文讨论)。

第二种方法则是利用了与肿瘤抑制基因相关的染色体频繁丢失。如前所述,遗传性肿瘤抑制基因突变导致个体的所有细胞的突变都是杂合的(第一次打击)。然而,肿瘤抑制基因突变在细胞水平上是隐性等位基因;存在二次打击,导致肿瘤抑制基因的两个正常拷贝均缺失。通常在肿瘤细胞中,携带正常等位基因的同源染色体的另一拷贝部分缺失可以揭示该突变等位基因为遗传性的。因此,观察到肿瘤细胞中特异性染色体片段丢失,提示了遗传性突变的位置。定位肿瘤中染色体缺失的区域,可以采用检测该区域一系列紧密连锁的多态性标记(例如单核苷酸多态分析 SNP 或短串联重复序列 STR)来确定患者组成型 DNA 中哪些杂合子标记在肿瘤 DNA 中变成了纯合子(即,哪些标记在肿瘤发生过程中丢失了等位基因)。肿瘤 DNA 中**杂合性丢失(loss of heterozygosity)**,表明正常的肿瘤抑制基因以及周围的多态性标记已经丢失,仅留下了肿瘤抑制基因的异常拷贝(见图 11.4 和图 11.6)。这种方法已经被用来帮助缩小基因的定位范围,例如视网膜母细胞瘤基因定位于 13 号染色体长臂以及 Wilms 肿瘤(肾胚细胞瘤)基因定位于 11p。肿瘤 DNA 中的缺失区域也可以采用微阵列 CGH(参见第六章)或全基因组测序(参见第三章)进行鉴定。在确定杂合性丢失的染色体区域后,可以对该区域内的 DNA 序列进行测序,以确定导致肿瘤的突变。

鉴定遗传性致癌变异的第三种方法是全基因组关联分析(GWAS)。如第八章所述,GWAS 是在大量病例和相匹配的无病对照中,通过比较成千上万到数百万个 SNP 的频率来进行的,通常采用微阵列芯片或全基因组测序进行分析。如果一个 SNP 在两组中呈现明显不同的频率,那么它很可能位于癌症易感基因内或附近。这种方法在确定乳腺癌、结肠癌和前列腺癌等常见癌症的附加风险位点方面特别有效。通常这些单核苷酸多态性单独增加(或降低)癌症风险的幅度很小,仅为 5%~20%。但是,如果癌症风险谱基于多个相关的 SNP 时,则可以推导出有关个人癌症风险的重要信息。

随着外显子组和全基因组测序价格越来越实惠(参见第八章),这项技术越来越多地被用于进行病

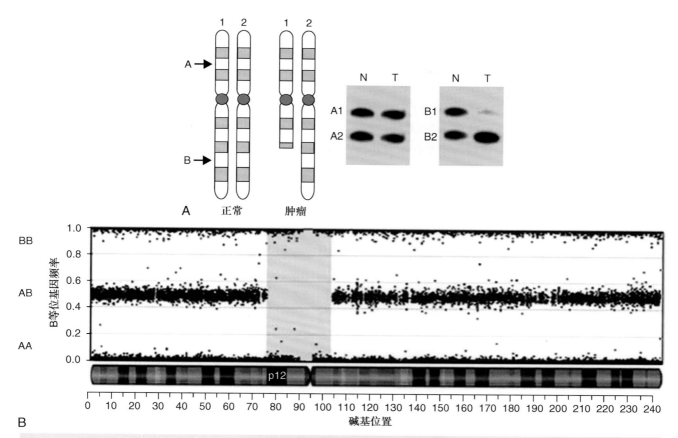

图 11.6　A. A 和 B 代表两个微卫星(STR)多态性,来自癌症患者正常细胞(N)和肿瘤细胞(T)的 DNA 进行检测。在正常细胞中,患者的两个标记位点都是杂合的。在肿瘤细胞中,同源染色体中的一条长臂丢失,导致 B 位点的杂合性丢失(LOH)(即,缺少与等位基因 B1 相对应的条带,仅由于肿瘤标本中正常细胞的残留而产生了微弱的信号)。LOH 是肿瘤抑制基因在缺失位点附近的标记。B. SNP 微阵列芯片显示乳腺肿瘤细胞的杂合性丢失。每个点代表一个个体肿瘤细胞一个 SNP 的基因型。每个 SNP 有三种可能的基因型:AA、AB 或 BB。2 号染色体上超过 20Mb 的区域没有杂合的 SNPs(基因型 AB),说明该区域杂合性丢失(因此可能存在肿瘤抑制基因,细胞中仅表达突变拷贝)(A, Courtesy Dr. Dan Fults, University of Utah Health Sciences Center.)

例对照和基于家族史的研究,以鉴定致癌基因。由于测序可以确定外显子组或基因组中的所有变异,因此它比基于微阵列的研究更有可能确定特定的致癌变异。这些变异中有许多在人群中是罕见的,因此需要大量的病例和对照样本用以提供足够的证据证明其与癌症发生的关系。有着多个受累成员的家庭在分析罕见变异时有着重要意义,可以采用连锁原则分析致癌变异是否与家庭中的癌症表型一起传播。

在许多测序研究中,将肿瘤样本的 DNA 序列与未受累组织(如白细胞或颊黏膜细胞)的 DNA 序列进行比较。来自未受累组织的 DNA 代表患者的生殖细胞系遗传状况,来自肿瘤的 DNA 则可能经历了非遗传的体细胞突变,从而导致肿瘤的发生。在一种特定的肿瘤类型中,体细胞突变水平一致升高的基因成为致癌基因的候选位点。此外,肿瘤组织可以进行 RNA-seq(第三章)以测试基因表达水平的变化,以及进行表观遗传学变化的分析(例如,甲基化模式,组蛋白修饰和框 11.1 中讨论的其他内容)。现在已经使用这些方法分析了成千上万个肿瘤 DNA 样本,揭示了数百个额外的致癌基因。

本节概述的技术(连锁分析、杂合性丢失分析、GWAS 和 DNA 测序)已鉴定出数百个在各类癌症中突变的基因。其中一些基因直接促进了肿瘤的生长,被认为是癌症发生的主要原因。大约 300 个这样的**驱动基因(driver gene)**已被描述。大量的基因在肿瘤发生过程中经历体细胞突变,但是没有直接赋予细胞生长优势,被称为**乘客基因(passenger gene)**。*RB1* 基因通常作为细胞分裂的"制动器",是一个众所周知的驱动基因。

框 11.1 表观遗传学和癌症

表观遗传学（Epigenetics）是研究由于其他生物学机制而不是 DNA 序列变异引起的基因表达改变或表型变化的学科。表观遗传变化的例子包括甲基化、组蛋白修饰以及 microRNA 与 mRNA 的结合。如第二章所述，基因启动子区域的甲基化以及组蛋白的低乙酰化与染色质浓缩有关，可抑制转录因子与基因启动子的结合。随后基因的表达（即，转录到 mRNA）降低。甲基化和组蛋白修饰参与了基因组印记的过程（见第五章）和 X 染色体失活（见第六章）。表观遗传学改变可能导致具有相同 DNA 序列（即同卵双胞胎）的个体具有完全不同的疾病类型。

表观遗传改变在癌症中很重要，因为它们可以改变许多癌症相关基因的表达。肿瘤细胞通常表现出广泛的低甲基化（甲基化下降），这可以增加癌基因的活性。低甲基化程度的增加使肿瘤从良性进展到恶性。此外，肿瘤抑制基因（如 *RB1* 和 *BRCA1*）启动子区域通常超甲基化，从而降低了它们的转录水平和抑制肿瘤形成的能力。超甲基化也存在于 microRNA 基因的特定亚群中。当这些 microRNA 基因被甲基化时，其 mRNA 靶标就会过表达，这些过表达常常与肿瘤发生有关。除了通过基因治疗（见第十三章），DNA 序列的突变无法改变。然而，表观遗传修饰可以通过药物治疗来逆转。例如，去甲基化的 5- 氮胞苷已被用于治疗白血病和骨髓增生异常综合征。另一类药物，组蛋白去乙酰化酶（histone deacetylase，HDAC）抑制剂，可以抵消组蛋白低乙酰化状况，能够压制那些肿瘤抑制基因的活性。组蛋白去乙酰化酶抑制剂已被用于治疗 T 细胞淋巴瘤。发明这种调节表观遗传改变的药物时，面临着只能靶向特定癌症基因的挑战。

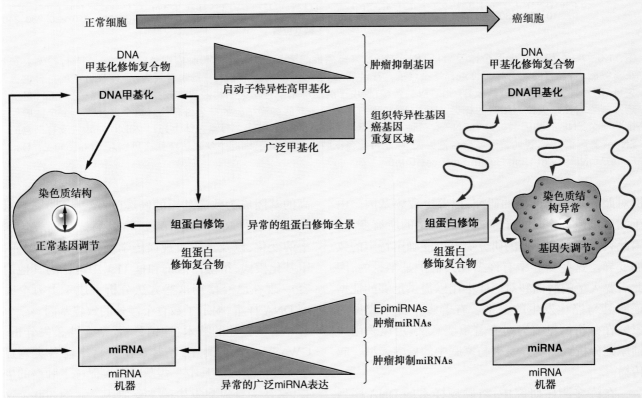

框 11.1- 图 1 广泛表观基因组改变和癌症。肿瘤发生包括累积的遗传改变和表观遗传改变：DNA 甲基化、组蛋白修饰和 miRNAs。在癌细胞中，肿瘤抑制基因发生高度甲基化及组蛋白修饰引起异常的基因沉默，导致肿瘤进展。广泛的低甲基化导致染色体不稳定和脆性增加。此外，这些修饰会产生异常的 mRNA 和 miRNA 表达，从而导致癌基因的激活和肿瘤抑制基因的沉默

（ 引自 McCance KL, Huether SE, Brashers VL, Rote NS. *Pathophysiology*: *The Biologic Basis for Disease in Adults and Children*. 8th ed. St Louis: Elsevier; 2019. Adapted from Sandoval J, Esteller M. Cancer epigenomics: beyond genomics. *Curr Opin Genet Dev* 2012; 22: 50-55. ）

癌症相关基因可以通过连锁分析或在肿瘤DNA中发现同源染色体(或部分的)丢失来鉴定。全基因组关联分析和外显子组或全基因组测序也被用来识别致癌基因。这些方法已经确定了肿瘤驱动基因和乘客基因,前者给细胞带来了可导致癌症的生长优势,后者在癌症发生过程中突变,但与生长优势无关。受累患者DNA中基因突变的一致性,为证实致癌基因的病因学作用提供了证据。

神经纤维瘤病Ⅰ型

将神经纤维瘤病Ⅰ型基因(*NF1*)定位到17号染色体的最初证据来自于家系连锁分析。随后,在两名没有亲属关系的神经纤维瘤病患者的核型中发现了染色体易位,他们的染色体17q均出现一个断点,其位置与*NF1*基因的位点重复。这些易位被认为是通过破坏*NF1*基因而导致了神经纤维瘤病。这些断点相距仅50kb,为筛选NF1患者的几个候选

基因突变提供了必要的生理学线索(图11.7)。*NF1*基因的核苷酸测序预测了其氨基酸序列,当与计算机数据库中已知基因产物的氨基酸序列进行比较时,为早期的功能提供了线索。与哺乳动物GTP酶活化蛋白(GAP)具有明显的相似性。重要的发现是GAP至少有一个功能是减少与GTP结合的RAS的活化数量。RAS蛋白是信号转导通道的关键组成部分,以其活性形式传递正向生长信号。*NF1*基因产物神经纤维瘤蛋白,通过降调RAS在信号转导过程中发挥作用。

随着*NF1*基因产物被确定为信号转导的一个组成部分,人们逐渐了解一个*NF1*等位基因突变的遗传如何导致神经纤维瘤和咖啡斑(*café-au-lait*)的发生。*NF1*基因的表达降低可以增加RAS活性,使细胞逃逸分化,并继续生长。一些细胞(如许旺细胞)中剩余的正常等位基因的丢失进一步促进了无限制的生长。*NF1*基因的发现导致了一种关键的肿瘤抑制因子的鉴定,这种抑制因子有助于调节信号转导的基本过程。

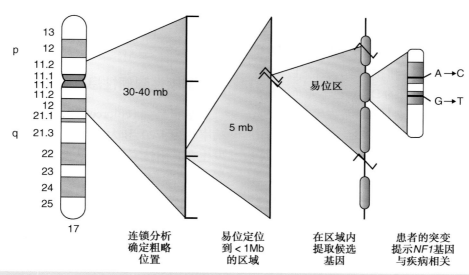

图11.7　染色体17q上*NF1*基因的定位以及连锁分析识别两个患者中基因的易位断裂点。通过检测该区域NF1患者和正常对照的突变鉴定候选基因

*NF1*基因通过家系连锁分析以及患者的易位和点突变的鉴定被定位。基因的DNA序列预测了一个与GAP相关的蛋白产物结构域,并通过生化实验证实了其在降调RAS信号转导蛋白方面的类似作用。

*TP53*基因

在超过1/2的人类肿瘤中发现*TP53*基因的体细胞突变,使其成为最常见的发生基因突变的致癌基因。例如,约70%的结直肠肿瘤、40%的乳腺肿瘤和60%的肺部肿瘤中可见到体细胞*TP53*突变。约有80%~90%的*TP53*突变聚集在编码DNA结合的结构域,通常会阻止了p53蛋白产物与其他基因DNA

结合。与 *RB1* 和 *NF1* 一样，*TP53* 通常作为肿瘤抑制基因（但是，由于 *TP53* 突变通常具有显性负效应，因此二次打击模型不适用于该肿瘤抑制基因）起作用。它的蛋白质产物 p53 随着细胞损伤（例如，电离辐射引起的双链 DNA 断裂）而增加数量。p53 作为一种转录因子，帮助调节几十个影响细胞生长、增殖和存活的基因。例如，p53 与 *CDKN1A* 的启动子结合，*CDKN1A* 的蛋白产物 p21 阻止视网膜母细胞瘤基因产物 pRb 的失活（见图 11.5）。这使得细胞周期停止在 G1 期，G1 期是在发生 DNA 复制的 S 期之前的时期。细胞周期在 S 期之前停止，为受损 DNA 的修复提供了时间。若细胞的 DNA 严重受损，p53 可能会转而诱导程序性细胞死亡（细胞凋亡）。这种反应在细胞周期阻滞的 pRb 通路不完整时更可能发生。由于缺乏细胞周期阻滞来修复损伤的可能性，p53 蛋白通过与凋亡通路中的相关基因（例如 *PTEN*、*BAX*）相互作用来"选择"细胞死亡。通过这种方式，p53 阻止异常的、可能致癌的细胞增殖。

当 *TP53* 发生突变时，DNA 受损的细胞可以逃逸修复和死亡，受损 DNA 的持续复制会导致肿瘤的形成。要做到这一点，细胞周期调控的其他部分也受累。例如，几种 DNA 肿瘤病毒，如导致大多数宫颈癌发生的人乳头瘤病毒，会使 pRb 和 p53 均失去活性。这样产生的细胞既不能修复自身的 DNA，也不能通过凋亡来应对损伤，在某些情况下会导致癌症发生。

致癌物质可诱发特定的 *TP53* 突变。从饮食中摄入的黄曲霉素 B_1 可导致肝癌发生，导致 p53 蛋白 249 位精氨酸被丝氨酸替代。暴露于苯并芘中，这是香烟烟雾中一种强诱变剂和致癌物，可导致肺肿瘤中特定 *TP53* 碱基对的改变。这表明了吸烟与肺癌之间存在的直接分子联系。由此可见，肿瘤中发现的 *TP53* 突变的类型可以为致癌物的鉴定提供线索。

尽管引起肿瘤的 *TP53* 突变主要是在体细胞中观察到，但 *TP53* 的生殖系突变是一种被称为 Li-Fraumeni 综合征（LFS）的遗传性癌症的病因。这种罕见疾病以常染色体显性方式遗传，包括乳腺癌和结肠癌、软组织肉瘤、骨肉瘤、脑瘤、白血病和肾上腺皮质癌。这些肿瘤通常在 LFS 家族成员中早发，且在 LFS 患者中常见多个原发瘤。LFS 患者组成型 DNA 中发现一致的 *TP53* 突变，证实了该基因的致病作用。遗传性 *TP53* 基因突变大大增加了个体对后续细胞转化和肿瘤发展的易感性。在遗传了 *TP53* 基因突变的 LFS 家庭成员中，约 50% 的人会

在 30 岁之前发展成浸润性癌，而 90% 以上的人会在 70 岁之前患上浸润性癌。

TP53 突变仅占 LFS 病例的 75% 左右。其余一些病例是另一个肿瘤抑制基因 *CHEK2* 突变的结果。该基因编码的激酶响应电离辐射而使 p53 磷酸化，引起 p53 的积累和激活。*CHEK2* 功能丧失的突变导致 p53 活化缺失，从而通过 p53 通路导致 LFS。

TP53 在医学上至少有两个方面的重要性。首先，肿瘤中存在 *TP53* 突变，尤其是乳腺癌和结肠癌中，通常是浸润性肿瘤的信号，其生存期预期相对较短。因此，它是重要的预后指标。其次，*TP53* 最终可能被证实在肿瘤预防中发挥重要作用。实验室研究表明，将正常的 *TP53* 基因插入肿瘤细胞，可以诱导异常癌细胞凋亡，引起肿瘤衰退。这导致了基因治疗方案（参见第十三章）将正常的 *TP53* 拷贝插入肿瘤中，用以消除癌细胞。

大部分肿瘤中存在 *TP53* 基因的体细胞突变。该基因编码一种蛋白质，在 DNA 损伤中这种蛋白质可以诱导细胞周期阻滞或细胞凋亡。遗传性的 *TP53* 突变可导致 Li-Fraumeni 综合征。

家族性腺瘤性息肉病基因，*APC*

结直肠癌（colorectal cancer, CRC）在美国的发病率约为 1/20，和大多数常见的癌症一样，它更可能发生在有阳性家族史的人身上。如果有一级亲属受累，个体患结直肠癌的风险将增加 2~3 倍；如果两个直系亲属受累，其患病概率将增加 3~6 倍。大约 2%~5% 的结肠癌病例是呈常染色体显性遗传的综合征，这里我们讨论其中两个最重要的综合征。

家族性腺瘤性息肉病（familial adenomatous polyposis, FAP）的特征是在生命的第二个或第三个十年时结肠内出现大量腺瘤（一种息肉）。结肠腺瘤目前被认为是结直肠癌的直接前体细胞。因此，FAP 患者的多发性腺瘤存在早期恶性肿瘤的严重风险。早期发现和切除腺瘤性息肉可显著减少癌症的发生，因此了解致病基因及其在息肉发展过程中的作用至关重要（见临床评述 11.1）。

家系连锁分析发现，与 FAP 相关的基因定位于 5 号染色体的长臂。在两名没有亲属关系的患者中发现该区域微小重叠缺失片段，为分离腺瘤性结肠息肉病的致病基因 *APC* 提供了关键线索。在这两例患者中

均存在 100kb 区域的缺失,在缺失区域内其中有一个显现出明显的突变。这个基因突变只在一名患者身上出现,而在他未受累的父母身上不存在(即新发突变;请参见第四章),这有助于确认 *APC* 基因的鉴定。

像 *RB1* 和 *NF1* 一样,*APC* 是肿瘤抑制基因,*APC* 的两个拷贝都必须在细胞中失活才能形成肿瘤进展。遗传了 *APC* 突变(第一次"打击")的个体通常会在数百个结肠上皮细胞中经历体细胞功能丧失性突变,从而导致多发腺瘤。在某些情况下,*APC* 功能丧失是由于其启动子区域超甲基化程度导致转录水平降低(请参阅第二章)。已经在许多肿瘤抑制基因和 DNA 修复基因失活中观察到甲基化以及其他基因调控的变化(框 11.1),包括与视网膜母细胞瘤(*RB1*)、乳腺癌/卵巢癌(*BRCA1*)、遗传性非息肉性结直肠癌(*MLH1*)、恶性黑色素瘤(*CDKN2A*)和 von Hippel-Lindau 综合征(*VHL*)发生相关的基因。

APC 基因的鉴定对于在家族性腺瘤性息肉病家庭中的结直肠癌诊断和管理具有重要意义(见临床评述 11.1)。此外,或许更重要的是,在有 85% 的散发性、非遗传性结肠癌病例中发现了体细胞 *APC* 突变。这些体细胞 *APC* 突变(即那些使结肠细胞中两个基因拷贝失效的那些突变)是引起结肠癌的早期改变之一。但是,*APC* 突变自身不足以完成进展到转移性癌症。如图 11.9 所示,其他基因也被改变。例如,在大约 50% 的结肠肿瘤中,发现了 *KRAS* 基因功能获得性突变。该基因编码信号转导分子,功能获得突变增加信号传递,因此细胞增殖。超过 50% 的结直肠肿瘤中也可以看到 *TP53* 基因的功能丧失性突变,而且通常发生在癌症通路上的晚期。正常情况下,对于 *APC* 和 *KRAS* 的突变,p53 会对它们做出反应而被激活,从而导致 DNA 修复或凋亡。尽管 DNA 受损,缺乏 p53 活性的细胞仍可以自由地沿着恶性肿瘤的通道继续前进。还有另一个肿瘤抑制基因 *SMAD4*,也在结直肠癌通路中频繁突变。由此可见,肿瘤抑制基因和癌基因需要多重突变才能引发结直肠肿瘤。

大量研究揭示 APC 蛋白作为肿瘤抑制因子至少以三种方式发挥作用。或许最重要的是,它参与了 Wnt 信号转导通道中的关键分子 β-连环蛋白(β-catenin)的磷酸化和降解。除此之外,该通路还参与了 Myc 转录因子的活化。通过降低 β-catenin 的水平,*APC* 抑制导致细胞增殖的信号。对未携带 *APC* 基因突变的结直肠癌进行检查后发现,其中一

临床评述 11.1　APC 基因与结直肠癌

结直肠癌的确诊率在美国大约为 1/20。目前,这种癌症的死亡率约为 1/3。遗传和环境因素,如饮食中的脂肪和纤维,是已知的影响结直肠癌发生的可能原因。

如文中所示,家族性腺瘤性息肉病(familial adenomatous polyposis,FAP)是一种常染色体显性遗传的结肠癌亚型,以大量的腺瘤性息肉为特征(图 11.8)。这些息肉通常发生在十几岁左右,数量达到数百或更多(息肉病的定义是存在 >100 个息肉)。未经治疗的 FAP 患者结直肠癌平均诊断年龄为 39 岁;95% 未经治疗的 FAP 患者在 50 岁左右发展成结直肠癌。*APC* 基因的生殖系突变在 FAP 家族成员中得到了一致性的鉴定,大约 25%~30% 的病例是 *APC* 基因新发突变的结果。已有 2 000 多种 *APC* 基因的不同突变被报道,其中大部分是无义突变或移码突变。这些突变会产生截短的蛋白质产物,因此可以使用**蛋白质截短检测(protein truncation test)**来帮助确定高危人群是否遗传了 *APC* 突变(如第三章所述,该测试涉及目的基因蛋白质产物的体外制造和分析)。现在更常见的是依靠包括直接测序在内的 DNA 检测来识别 *APC* 突变。这些测试可以在 80%~90% 的典型 FAP 病例中诊断突变,对于家庭成员而言非常重要,因为阳性结果提示他们需要频繁监测以及可能的结肠切除术。

由于遗传 *APC* 突变的人通常在十几岁开始出现息肉,因此建议这些人从 10~12 岁开始,每年进行一次结肠镜检查。FAP 的治疗通常涉及手术结肠切除和化疗。90% 的 FAP 患者在 70 岁前出现上消化道息肉。因此,建议从 20~25 岁开始,每 1~2 年接受一次上消化道内镜检查。因为典型的 FAP 会导致成百上千的息肉,所以在 20 岁之前有必要进行结肠切除术。有证据表明,使用非甾体类抗炎药会引起一定程度的息肉消退。FAP 患者罹患其他癌症的风险增加,包括胃癌(<1% 的终生风险)、十二指肠腺癌(5%~10% 的终生风险)、肝母细胞瘤(1% 的终生风险)和甲状腺癌。

临床评述 11.1　APC 基因与结直肠癌 - 续

APC 基因突变也可引起相关的综合征,称为**衰减型家族性腺瘤性息肉病(attenuated familial adenomatous polyposis)**。这种综合征与 FAP 的不同之处在于,患者的息肉少于 100 个(通常为 10~20 个)。产生这种类型 FAP 的突变大多位于 *APC* 基因的 5′ 或 3′ 区域。

FAP 也可能由 *MUTYH* 基因的隐性突变引起,*MUTYH* 是一种编码 DNA 修复蛋白的基因。据估计,这些突变约占衰减型 FAP 病例的 30%,约占未检测到 *APC* 突变的经典 FAP 病例的 10%~20%。

FAP 相对少见,发病率仅为万分之一,占所有结肠癌病例不到 1%。*APC* 基因更广泛的意义来自这样一个事实,即在大约 85% 的结肠癌中可以看到该基因的体细胞突变。此外,*APC* 突变通常发生在结直肠恶性肿瘤的早期。对 *APC* 基因产物如何与其他蛋白质相互作用,以及如何与如饮食等环境因素相互作用的进一步了解,为预防和治疗常见的结直肠癌提供了重要的线索。这样看来,鉴定一种相对罕见的癌症综合征基因可能产生广泛的临床意义。

由于 CRC 之前通常会出现良性息肉,因此它是最可预防的癌症之一。美国国家息肉研究工作组(National Polyp Study Work-group)估计,通过结肠镜切除息肉可以减少全国范围内 90% 的 CRC 发病率。早期干预和治疗的重要性进一步强调了了解结直肠癌早期事件的必要性,如 *APC* 基因的体细胞突变。

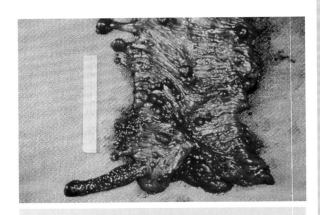

图 11.8　从家族性腺瘤性息肉病患者中取出的一部分结肠,可见覆盖结肠的大量腺瘤性息肉。这些良性肿瘤中的每一个都有可能发展为恶性肿瘤

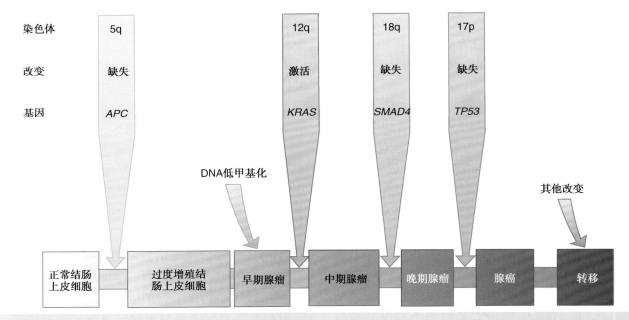

图 11.9　结肠癌发生的途径。*APC* 基因的缺失使肠道内正常的上皮组织转变为增生组织。DNA 的甲基化不足(可能导致基因组不稳定和原癌基因上调)、*KRAS* 原癌基因的激活和 *SMAD4* 基因的丢失与良性腺瘤的发展有关。*TP53* 基因的缺失和其他改变参与了恶性肿瘤的进展和转移。注意,这些改变以不同的频率存在于结肠肿瘤细胞中

(修改自 Vogelstein B. Cancer genome landscapes. *Science*. 2013; 339: 1546-1558.)

小部分癌细胞中发生 β-catenin 基因功能获得性突变，从而证实了该基因在结直肠癌病因中的作用。*APC* 突变还被认为会影响细胞与细胞之间以及细胞与基质之间的黏附特性（这很重要，因为改变细胞黏附控制可使细胞侵入其他组织并转移到其他部位）。此外，这种活性也是通过 β-catenin 介导的，β-catenin 与细胞表面分子（E- 钙黏素）相互作用，其功能丧失导致异常细胞黏附特性。最后，*APC* 在减数分裂期间将在染色体分离的微管中表达（参见第二章）。*APC* 的改变导致微管活性的改变，如有丝分裂过程中出现非整倍性和染色体断裂。因此，*APC* 突变还通过增加基因组不稳定性来促进癌症。

腺瘤性息肉病基因（*APC*）是结直肠癌的显著易感基因，最终从患者的突变中被鉴定出来。*APC* 也参与了绝大多数散发的结直肠癌病例，事实上，它是导致结肠肿瘤发生最早的改变之一。这个肿瘤抑制基因与 β-catenin 相互作用，是 Wnt 信号转导通路的主要调节者。它还参与细胞黏附控制和在有丝分裂期间保持染色体稳定性。

Lynch 综合征

遗传性非息肉病性结肠癌（hereditary nonpolyposis colorectal cancer，HNPCC，或 Lynch 综合征）是遗传性结肠癌的第二种形式，占所有结直肠癌病例的 2%~5%。与 FAP 一样，Lynch 综合征（Lynch syndrome，LS）是一种常染色体显性、高外显率的肿瘤综合征，杂合子的结直肠癌终生风险为 50%~80%。此外，LS 女性患子宫内膜癌的风险约为 40%~60%，卵巢癌的风险为 5%~10%。小肠、胃、大脑、胰腺、肾盂和输尿管的癌变在突变携带者中所占比例较小。与 FAP 相比，LS 患者没有息肉病，主要它们的息肉数量相对较少。此外，LS 患者息肉更可能发生在近端结肠，而 FAP 患者息肉更可能集中在远端结肠。

大约 40%~60% 的 LS 病例是由 *MSH2* 基因突变引起的，另外 25%~30% 的病例由 *MLH1* 基因突变引起。其他三种基因的突变，如 *PMS2*、*MSH6* 和 *EPCAM*，解释大多数其他病例。*MLH1*、*MSH2*、*PMS2* 和 *MSH6* 基因的每一个都在不同器官的 DNA 错配修复中扮演着重要的角色（事实上，鉴定它们的一个关键线索是酵母和细菌中的 DNA 修复基因高度相似）。这些基因中任何一个基因的两个

等位基因失活，都会使受影响细胞的全基因组突变率增加 1 000 倍之多。突变率的增加改变了一些细胞调节基因，从而导致癌症发生概率升高。EPCAM（epithelial cell adhesion molecule，表皮细胞黏附分子）不直接参与错配修复，但是该基因的遗传缺失使 *MSH2* 失活，占 LS 病例的 1%~3%。与其他 3 个 LS 基因中的突变相比，*EPCAM* 和 *PMS2* 中的突变不太可能引起结肠外肿瘤。

LS 患者肿瘤的一个特征是，微卫星位点的高度不稳定性（参见第三章），由此产生了许多新的微卫星等位基因。这种微卫星不稳定性也见于约 15% 的散发性结直肠癌，但 LS 基因中的体细胞功能丧失性突变似乎在这些肿瘤中很少发生。相反，在这些散发性肿瘤中最常见的改变是 *MLH1* 基因的超甲基化，导致其失活。FAP 和 LS 的比较揭示了它们在导致结肠癌方式上的有趣差异。在 FAP 中，遗传的 *APC* 突变会导致数百个息肉，每个息肉都有相对较低的概率引起其他的遗传变化，这些变化是转移性癌症所需的。但是，由于息肉的数量很大，因此其中至少有一个很有可能（几乎 100%）会进展为癌症肿瘤。在 LS 中，息肉的数量要少得多（因此称为非息肉病，*nonpoluposis*），但是由于相对缺乏 DNA 修复，每个息肉都有很大的概率经历肿瘤发展所必要的多种改变。因此，LS 中大肠癌的平均发病年龄仅比 FAP 晚 10 年。对于 LS 突变的携带者，建议从 20~25 岁开始定期进行结肠镜检查。

Lynch 综合征是一种遗传性结直肠癌综合征，由 DNA 错配修复相关的 5 个基因其中之一的突变引起。它代表了微卫星不稳定性相关的癌症综合征的一个例子。

遗传性乳腺癌

女性患乳腺癌的终生风险为 1/8，如果有一级亲属受累，则风险增加 1 倍。已经确定 *BRCA1* 和 *BRCA2* 引起遗传性乳腺癌的两个主要基因。本节阐述与这些基因有关的 3 个关键问题：乳腺癌病例中有多少是 *BRCA1* 和 *BRCA2* 突变所致？在这些遗传基因突变的个体中，罹患癌症的风险是多少？这些基因的突变如何导致癌症易感性？

基于人群的研究表明，在所有乳腺癌中，只有小部分——大约 1%~3%——是由 *BRCA1* 或 *BRCA2*

的遗传突变引起。在有乳腺癌且有阳性家族史的女性患者中,由这些基因发生遗传突变的比例增加到大约 20%~30%。在乳腺癌和卵巢癌家族史均为阳性的患者女性中,有 60%~80% 遗传了 *BRCA1* 或 *BRCA2* 突变。这些基因的遗传突变在早发乳腺癌患者和双侧乳腺癌患者中也更为常见。

遗传 *BRCA1* 突变的女性终生罹患乳腺癌的风险为 50%~80%;遗传 *BRCA2* 突变者的终生风险略低,平均约为 50%。*BRCA1* 突变也增加了女性患卵巢癌的风险(40%~50% 的终生风险,大大高于普通女性人群 1/70 的终生风险)。这些突变也导致前列腺癌和结肠癌的风险略有增加。*BRCA2* 突变也会增加患卵巢癌的风险,终生风险为 20%。携带 *BRCA2* 突变的男性中约有 6%~7% 的人会发展成乳腺癌,这比普通男性人群的患病风险高 70 倍(有关乳腺癌危险因素的更多讨论,请参见第十二章)。遗传 *BRCA1* 突变的男性有约 1% 的概率发展为乳腺癌。

BRCA1 和 *BRCA2* 最初都是通过家系连锁分析鉴定,随后进行定位克隆。大多数 *BRCA1* 和 *BRCA2* 突变引起 mRNA 或蛋白质产物截短,从而导致功能丧失。与 *RB1* 和 *APC* 基因的情况一样,受累个体遗传了一个 *BRCA1* 或 *BRCA2* 突变拷贝,然后在一个或多个细胞中经历剩余正常等位基因的体细胞丢失(遵循肿瘤抑制基因的二次打击模型)。与 *RB1* 和 *APC* 相比,散发性(非遗传性)乳腺肿瘤很少见到受这些基因影响的体细胞突变。*BRCA1* 和 *BRCA2* 都是大基因,它们有广泛的等位基因异质性(每个基因已经报道了大约 2 000 个不同的突变,其中大多数是缺失、无义或移码突变)。这对遗传诊断提出了挑战,通过直接对两个基因的编码和调控区进行 DNA 测序来实现(参见第十三章)。通常情况下,对于一组大约 12 个与乳腺癌相关的风险基因进行致病突变测试(参见第十三章)。

受建立者效应的影响(第三章),某些种群的特定 *BRCA1* 或 *BRCA2* 突变频率较高。德系犹太人群也许是最好的例子,大约每 40 个个体中就有一个携带这 2 个基因中 3 个相对常见的突变之一。因此,对该群体成员的这些突变进行了专门的检测。

尽管 *BRCA1* 和 *BRCA2* 没有显著的 DNA 序列相似性,但它们都参与 DNA 修复过程。*BRCA1* 的蛋白质产物被 *ATM* 和 *CHEK2* 激酶磷酸化(从而活化),为了对 DNA 损伤作出反应(图 11.10)。BRCA1

蛋白与 *BRCA2* 产物结合,依次又与 RAD51 结合,该蛋白参与双链 DNA 断裂修复(与 LS 综合征的基因一样,酵母和细菌都具有与 *RAD51* 相似的 DNA 修复基因)。因此,BRCA1 和 BRCA2 参与了一个重要的 DNA 修复通路,它们的失活导致错误的 DNA 修复和基因组不稳定。除了在 RAD51 通路中的作用外,BRCA1 和 BRCA2 还通过与先前讨论的蛋白质(如 p53、pRb 和 Myc)相互作用帮助维持基因组稳定性来抑制肿瘤形成。

图 11.10 中所示的所有基因都参与 DNA 修复通路,因此可以预期该通路中除 *BRCA1* 或 *BRCA2* 以外其他基因突变也可能导致 DNA 修复缺陷,甚至可能导致癌症。事实的确如此。如前所述,*CHEK2* 中的突变可引起 LFS。*ATM* 基因的突变可引起共济失调毛细血管扩张(参见第三章),这是一种常染色体隐性遗传疾病,涉及广泛的基因组不稳定、小脑性共济失调、眼睛和皮肤血管扩张(毛细血管扩张)以及主要是淋巴系统起源的癌症。另一种常染色体隐性遗传的染色体不稳定性综合征——范可尼贫血,可能是由 *BRCA2* 两个拷贝的突变引起。

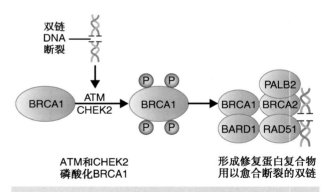

图 11.10 BRCA1 和 BRCA2 在 DNA 修复中的作用。BRCA1 被 ATM 和 CHEK2 磷酸化以响应双链 DNA 断裂(例如,离子辐射产生)。BRCA1 与 BRCA2 结合,后者与 RAD51 相互作用形成参与 DNA 修复的复合物

BRCA1 和 *BRCA2* 突变是家族性乳腺癌中最常见的已知病因,但这种疾病也可由其他几种肿瘤抑制基因(如前面讨论的 *CHEK2* 和 *TP53* 基因)的遗传突变引起。*PTEN* 肿瘤抑制基因的生殖系突变导致了 Cowden 综合征(多发性错构瘤综合征),其特征是多发性良性肿瘤和乳腺癌易感性增加。在 *ATM* 基因突变的杂合子携带者中,乳腺癌的风险大约是一般人群的 2 倍。*PALB2* 基因的突变(BRCA2 的合作伙伴和定位器),其基因产物在修复双链

DNA 断裂时与 BRCA1 和 BRCA2 形成复合物,也使乳腺癌的风险增加了 1 倍。

据估计,主要导致乳腺癌易感的基因,如 *BRCA1*、*BRCA2*、*PTEN*、*PALB2* 和 *CHEK2*,占乳腺癌总体遗传易感因素的比例不到 25%。也可能存在其他可能导致乳腺癌的基因,但它们对个体癌症风险的影响被认为相对较小。大规模的全基因组关联分析和 DNA 测序研究(参见第八章)已经确定了几十个额外的遗传性基因变异,这些变异导致乳腺癌风险小幅增加(图 11.11)。例如,基因中编码成纤维细胞生长因子受体 2(FGFR2)的变异可使乳腺癌风险增加约 25%。

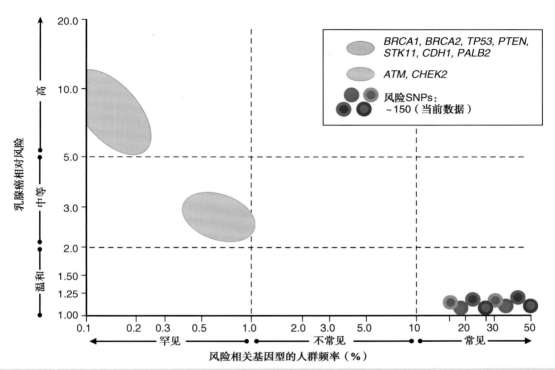

图 11.11　乳腺癌相关基因变异的相对风险(Y 轴)与群体突变型频率(X 轴)的关系。在人群中,*BRCA1* 和 *BRCA2* 的遗传性致病变异很少见,但在变异携带者中,患病的风险大大增加。*ATM* 和 *CHEK2* 中的风险等位基因频率更高,但它们仅使风险增加了 2~3 倍。数十种常见的 SNP 等位基因与罹患乳腺癌的风险增加有关,但它们各自带来的额外风险仅为 5%~20%

(Courtesy Sean Tavtigian, PhD, Huntsman Cancer Institut, University of Utah Health Sciences Center.)。

大多数研究表明,虽然 *BRCA1* 或 *BRCA2* 突变的乳腺癌患者平均发病年龄较早,但临床病程与其他患者无显著差异。然而,由于卵巢癌(死亡率高且难以早期发现)的风险显著大幅增加,因此建议有 *BRCA1* 或 *BRCA2* 突变的女性应该在生育年龄结束后进行预防性卵巢切除术。这将卵巢癌的风险降低了约 80%~90%,并且由于它降低了雌激素水平,因此将乳腺癌的风险也降低了约 50%。双侧预防性乳房切除术也是 *BRCA1* 和 *BRCA2* 突变携带者的一种选择,可将乳腺癌风险降低约 90%。他莫昔芬是一种化学治疗剂,在绝经前的 *BRCA1* 或 *BRCA2* 突变携带者中,可降低乳腺癌的风险约 40%。

BRCA1 和 *BRCA2* 的突变导致相当一部分遗传性乳腺癌,尤其是那些早期发病的病例。这些突变通常导致蛋白质产物的截短和功能的丧失。这些基因的蛋白质产物在 DNA 修复、基因组稳定性和其他关键的细胞功能中发挥重要的作用。

家族性黑色素瘤

在过去的 70 年里,美国黑色素瘤的发病率增加了大约 20 倍,主要是由于暴露于紫外线辐射的增加。现在它是最常见的癌症之一,每年有 90 000 个新病例。当一级亲属受累时,个体患黑色素瘤的风险增加 2 倍。如果一级亲属在 50 岁之前受累,风险将进一步增加,约为 6 倍。据估计,约 10% 的黑色素瘤病例呈遗传性家族的形式。

据估计,20%~40% 的家族性黑色素瘤病例与 *CDKN2A* 基因的生殖系突变有关。*CDKN2A* 编码两种不同的蛋白质,它们都是细胞周期的重要组成部分。第一个蛋白 p16,是一种细胞**周期蛋白依赖性激酶抑制剂[cyclin-dependent kinase（CDK） inhibitors]**,它与细胞周期蛋白依赖性激酶（CDK4 和 CDK6）发生负相关作用,使 pRb 蛋白磷酸化并降调（图 11.5）。由于 pRb 是细胞周期的制动器,CDK4 和 CDK6 降调 pRb 可促进细胞周期的进行发展并导致细胞增殖。p16 通过负调控 CDK4 和 CDK6,在细胞周期中起到上游制动器的作用。当 p16 由于 *CDKN2A* 的功能丧失突变而丢失活性时,CDK4 和 CDK6 活性增加,细胞增殖随之发生,导致黑色素瘤。*CDKN2A* 编码的第二个蛋白产物是通过基因转录本的选择性剪接产生的。这种被称为 p14 的蛋白质可结合并抑制 MDM2。如图 11.5 所示,MDM2 蛋白与 p53 结合并降解 p53。因此,p14 通过抑制 MDM2,增加了 p53 的表达。如前所述,细胞损伤后需要 p53 的表达来休止细胞周期进行 DNA 修复,使受损细胞发生凋亡。p14 活性的丢失引起 p53 活性的丢失,这也会导致黑色素瘤产生。遗传 *CDKN2A* 突变的个体更容易患早发性黑色素瘤以及多种原发性黑色素瘤。与 *BRCA1* 和 *BRCA2* 一样,由于建立者效应,某些欧洲人群中特定的 *CDKN2A* 突变的发生频率相对较高。

编码 CDK4 的基因突变也可能导致家族性黑色素瘤,尽管这比 *CDKN2A* 的突变要少见。这种罕见的功能获得性突变将细胞周期蛋白依赖性激酶从原癌基因转变为活化的癌基因。活化的 CDK4 降调 pRb,再次导致细胞周期控制的缺乏并促进肿瘤形成。黑素瘤提供了一个样本,相同的肿瘤类型可能由原癌基因（*CDK4*）的活化或肿瘤抑制基因（*CDKN2A*）的丢失导致。

CDKN2A 不仅在家族性黑色素瘤中起作用,也参与了大多数散发型黑色素瘤的发生。在这种情况下,该基因的体细胞功能丧失性突变导致 p16 肿瘤抑制蛋白失活。约 50% 的散发性黑色素瘤含有 *CDKN2A* 基因体细胞缺失,另外 5%~10% 的黑色素瘤中存在功能丧失性点突变。1/4~3/4 黑色素瘤中出现 *CDKN2A* 启动子区域的超甲基化,并降调其基因表达。正如预期的那样,散发性的黑色素瘤中也可以看到其他基因的体细胞突变。这些肿瘤大约 1/2 含有 *BRAF* 的体细胞获得性功能突变,该基因编

码激酶参与 RAS 信号转导通道（抑制 BRAF 的药物现已用于治疗黑色素瘤）。此外,*RAS* 基因中的一个名为 *NRAS* 基因在 15%~30% 的散发型黑色素瘤中发生突变。大约 10% 的黑色素瘤有 *TP53* 体细胞突变,约 6% 有 *RB1* 体细胞突变（遗传了一个 *RB1* 突变的人患黑色素瘤的风险也会增加）。

利用微阵列、外显子组和全基因组测序数据进行的全基因组关联分析已经确定了一些影响黑色素瘤发生风险的额外的基因。这些基因中与疾病相关的变异相比 *CDKN2A* 等基因中的变异有更高的频率,但外显率更低。这些基因中的许多都参与了真黑色素的形成,真黑色素是一种有助于保护皮肤细胞免受有害紫外线辐射的皮肤色素。*MC1R* 基因就是一个例子,遗传的功能丧失变异与低水平的真黑色素和高风险晒伤有关（红发和雀斑也与这些变异有关）。遗传这些变异中的其中之一,就会使黑色素瘤的风险增加约 50%,而多个 *MC1R* 变异的遗传会使黑色素瘤的风险增加 1 倍以上。此外,*MC1R* 中的变异可作为遗传修饰剂,从而增加 *CDKN2A* 突变的外显性。

家族性黑色素瘤可以由 *CDKN2A* 肿瘤抑制基因的功能丧失性突变或 *CDK4* 原癌基因的功能获得性突变引起。这两种突变均通过 pRb 和 p53 通路丧失对细胞周期的控制。大多数散发性黑色素瘤中可见 *CDKN2A*、*BRAF* 和 / 或 *NRAS* 的体细胞突变。

前列腺癌

前列腺癌是男性第二常见的癌症。虽然许多前列腺癌病程缓慢,但它在美国男性癌症死亡率中排行第二（仅次于肺癌）。与其他常见的癌症如乳腺癌和大肠癌一样,前列腺癌有显著的家族聚集性;如果男性家族中一级亲属受累,该家族中的男性患这种癌症的风险将增加 4 倍;如果一级亲属在 60 岁之前诊断出癌症,则该家族成员患病风险将增加 4 倍。但是,与许多其他常见癌症（例如,乳腺癌 / 卵巢癌的 *BRCA1* 和 *BRCA2*;结肠直肠癌的 *APC*、*MLH1* 和 *MSH2*;黑色素瘤的 *CDKN2A*）不同的是很难鉴定出主要致病基因。

在几个家族进行连锁分析,确认 *HOXB13* 突变可导致早发前列腺癌。*HOXB13* 致病性变异编码参

与前列腺发育的转录因子,可使前列腺癌的风险增加约 4 倍,约占前列腺癌病例的 1%。许多已知会引起其他类型癌症的基因(例如:*BRCA1*、*BRCA2*、*CHEK2*、*PALB2* 和 *MSH2*)的遗传变异显著地增加了前列腺癌的风险,其中大部分与 DNA 修复有关。在过去的 10 年中,全基因组关联分析(GWAS)已识别出 160 多种与前列腺癌发病风险相关的变异,尽管对相当少的个体产生影响。这些变异中有许多位于细胞周期调控或 DNA 修复相关基因的附近或内部(例如:*ATM*、*MYC* 和 *MDM2*,前面已进行了讨论)。最后,某些基因在前列腺肿瘤细胞中表现出较高的体细胞突变率,包括雄激素受体基因(*AR*)和一些参与 DNA 修复的基因(例如:*TP53*、*RB1*、*PTEN* 和 *BRCA2*)。

像所有常见的癌症一样,前列腺癌病因也有多基因遗传和非遗传因素(关于非遗传原因的讨论,参见第十二章)。此外,疾病的进程差异很大;许多是惰性肿瘤,发展比较慢,可能只需要定期监测,但是有些肿瘤的侵袭性很强,进展非常迅速。遗传分析的主要目标是鉴定与肿瘤快速进展和转移相关的遗传变异,以便只在必要时才进行外科手术,放射治疗或化学疗法等干预措施。

前列腺癌具有显著的遗传性,HOXB13 基因在生殖细胞变异以及一些 DNA 修复基因的变异,会增加患病风险。此外,体细胞中雄激素的受体基因和其他 DNA 修复基因的突变导致了前列腺癌的发生。

RET 原癌基因和多发性内分泌瘤

RET 原癌基因,最初由转染分析试验法鉴定(在转染过程中进行重组,参见之前的讨论),其编码的受体酪氨酸激酶包括细胞外受体结构域、转膜结构域和细胞内酪氨酸激酶结构域。RET 参与胚胎神经嵴细胞的迁移(参见第十章),并且通常由神经胶质来源的神经营养因子(glial-derived neurotrophic factor,GDNF)和称为 GFRα 的共受体组成的复合物活化。RET 蛋白与几种信号转导通路相互作用,包括众所周知的 RAS 通路。

遗传性 *RET* 基因功能丧失性突变可导致先天性巨结肠疾病(一种肠神经细胞缺乏,导致严重的慢性便秘和直肠扩张的疾病)。同一基因的功能获得性突变引起过多的酪氨酸激酶活性和信号转导增加,最终导致细胞增殖,取决于突变的类型和位点,导致三种形式的常染色体显性多发性内分泌瘤 Ⅱ 型(multiple endocrine neoplasia type 2,MEN2)中的任何一种:① MEN2A,占 MEN2 病例的 80%,其特征是近 100% 的患者发生甲状腺髓样癌(medullary thyroid carcinomas,MTC),30% 的患者甲状旁腺增生病和 50% 的患者嗜铬细胞瘤(一种肾上腺肿瘤)。超过 98% 的 MEN2A 病例是由错义突变引起,影响 RET 细胞外结构域中半胱氨酸残留物。② MEN2B 与 MEN2A 相似,但无甲状旁腺增生,有包括多发性黏膜神经瘤和 Marfan 综合征外貌。几乎所有 MEN2B 的改变都是错义突变,影响 RET 的酪氨酸激酶结构域。MEN2B 约占 MEN2 病例的 5%,是 MEN2 最具侵袭性的形式。③由 RET* 的细胞外或酪氨酸激酶结构域中的突变引起家族性甲状腺髓样癌组成的综合征。

RET 是少数几种可导致遗传性癌症综合征的原癌基因突变之一(其他例子见表 11.3)。对遗传性癌症综合征突变提供了精确的早期诊断方式。建议散发性甲状腺髓样癌的患者接受 *RET* 突变的基因检测,因为这些患者中有 1%~7% 的人有生殖系 *RET* 突变,因此可能是家族性的而不是散发的甲状腺髓样癌。对于遗传致病突变的儿童,建议在 6 岁之前行预防性甲状腺切除术(对于更具侵袭性的 MEN2B 肿瘤,可建议 3 岁之前进行甲状腺切除术)。

RET 的体细胞突变可引起乳头状甲状腺癌,这是最常见的甲状腺肿瘤类型。在切尔诺贝利核反应堆事故暴露于放射性尘埃的人群中,这种肿瘤的发病率大幅度增加。这些乳头状甲状腺癌患者中 60% 的有体细胞 *RET* 改变。*RET* 基因提供了一个特殊的等位基因异质性的例子。该基因功能丧失性突变导致直肠在胚胎期发育过程中的缺陷,功能获得性突变导致信号转导增强和各种形式的内分泌肿瘤。这个例子说明了正常发育和癌症之间的关键联系:两者都涉及细胞生长和分化的精准遗传调控。

RET 原癌基因功能丧失性突变可导致先天性巨结肠疾病,这是一种胚胎发育缺陷。同一基因的生殖系功能获得性突变可导致三种不同类型的遗传性多发性内分泌肿瘤。RET 的体细胞改变可导致非遗传性甲状腺乳头状癌。

许多与遗传性癌症综合征相关的其他基因已经被鉴定。例如，导致神经纤维瘤病 II 型、von Hippel-Lindau 综合征和 Beckwith-Wiedemann 综合征的基因（表 11.1）。利用当前的基因组资源，包括高通量 DNA 测序，我们有理由期待更多此类基因被鉴定。

癌症遗传学的发展前景

如本章所示，随着人们对癌症的遗传学基础越来越了解，出现了几个广泛的主题。对于大多数常见的癌症，约 5%~10% 的病例主要由单个遗传突变引起。这里讨论的一些示例包括乳腺癌/卵巢癌（*BRCA1* 和 *BRCA2*）、黑色素瘤（*CDKN2*）和结直肠癌（*APC*、*MSH2*、*MLH1*、*PMS2*、*MSH6* 和 *EPCAM*）。尽管这些只是少数病例，但它们通常涉及发病年龄早，多灶性肿瘤以及家庭成员患病风险增加。因此，在根据家族病史、发病年龄和表型（例如息肉病）而怀疑存在生殖系突变的受累个体中，通常提倡进行基因检测，因为它有助于确保快速诊断并有助于估计家庭成员风险。在某些情况下，了解突变基因有助于指导治疗。

例如，携带 *BRCA1* 或 *BRCA2* 突变的乳腺癌患者对铂类化疗（如顺铂）尤其敏感，因为这些药物可诱导交联，而这些交联通常由 BRCA- 依赖性的机制修复；具有 *BRCA1* 或 *BRCA2* 功能丧失性突变的肿瘤细胞无法修复交联并选择性死亡。同样，由 *BRCA1* 或 *BRCA2* 突变引起的肿瘤对 PARP 抑制剂的一类药物反应良好。

对遗传性癌症基因（*NF1*、*RB1*、*BRCA1*、*BRCA2*、*TP53* 和 *CDKN2A*）的鉴定，使我们对癌症发生过程基本原理的了解有了进步，例如细胞周期控制和 DNA 修复，是理解癌症发生的基础。另外，现在发现导致相对罕见的遗传性癌症的基因在许多最常见的癌症体细胞中发生突变。这些驱动基因，例如 *RB1* 和 *TP53*，提供了癌症治疗的理想靶点。

人们逐渐认识到，许多主要与一种癌症有关的基因也会导致其他癌症的发生。遗传性黑色素瘤相关的 *CDKN2A* 突变也会增加胰腺癌的风险。导致神经纤维瘤病的 NF1 生殖系突变也会增加乳腺癌的风险。主要与乳腺癌和卵巢癌相关的 *BRCA1*

和 *BRCA2* 突变，也增加了许多其他癌症的风险，包括胰腺癌、前列腺癌和结肠癌。这些关联对了解癌症患者的家族史有重要意义。例如，一个有结肠直肠癌家族史和子宫内膜癌家族史的结肠癌患者很有可能是 Lynch 综合征，应进行相应的基因测试。有明显卵巢癌家族史的乳腺癌患者携带 *BRCA1* 或 *BRCA2* 突变的可能性大大增加。

大规模的全基因组关联分析（GWAS），通常涉及数以万计甚至数十万的患者和对照组，已经发现了数百个新的致癌基因。携带这些基因变异的个体只会增加癌症风险几个百分点，所以它们中的任何一个都没有带来临床影响。然而，将这些变异的影响加在一起（形成**多基因风险评分**；参见第十二章），可以确定某些人患某种特定癌症的风险增加了几倍。将这一方法应用于乳腺癌研究，最近的一项研究表明，在 15.8 万名女性样本中，有 1.5% 的人患乳腺癌的风险是普通人群的 3 倍或更高。这意味着一生的风险高达 35%。高危人群可以作为早期监测和检测的对象，从而更有效地进行预防。

因为癌症的病因大多与体细胞突变有关，而与遗传突变无关，研究肿瘤细胞的变异有助于识别促进肿瘤发展的驱动基因和乘客基因。各种各样的方法已经应用于数以千计的肿瘤样本，包括 DNA 和 RNA 测序以及一些揭示组蛋白修饰和其他表观遗传特征的方法。这些研究，结合生活方式因素的研究，如饮食、锻炼和接触致癌物，正在描绘出一幅癌症起因的更完整的画面。

许多新的致癌基因的发现也使多种基因产物的相互作用和生物学功能的分析成为可能。这产生了关于癌症发生基础过程的深刻见解，例如炎症和 DNA 修复。对这些基因的以及与它们相互作用因素的持续鉴定，有望创造出新的诊断和治疗工具，最终将减轻癌症负担。

章节问题

1. *G6PD* 位点位于 X 染色体上。对女性肿瘤细胞中 *G6PD* 等位基因的研究表明，尽管女性在 *G6PD* 位点上是杂合的，但所有肿瘤细胞通常表达相同的单个 *G6PD* 等位基因。关于肿瘤细胞的起源，这一发现意味着什么？

2. 如果我们假设 *RB1* 位点的体细胞突变率是每 100 万个细胞中有 3 个突变，并且每一个个体中

---

* 多发性内分泌肿瘤的另一种遗传形式，MEN1，以甲状旁腺、垂体前叶和胰腺肿瘤为特征。MEN1 是由编码 menin 肿瘤抑制因子的基因生殖系突变引起的。

有 200 万个视网膜母细胞,那么在人群中散发的视网膜母细胞瘤的预期频率是多少? 在那些遗传了 *RB1* 基因突变拷贝的个体,平均每个个体的预期肿瘤数目是多少?

3. 比较和对比癌基因和肿瘤抑制基因。这些致癌基因的特征如何影响我们检测它们的能力?

4. Li-Fraumeni 综合征家族的成员几乎总是在 65~70 岁之间出现肿瘤,但是突变携带者不一定会出现相同类型的肿瘤(例如,一个患有乳腺癌,另一个患有结肠癌)。请解释这一点。

推荐阅读:

Bailey MH, Tokheim C, Porta-Pardo E, et al. Comprehensive characterization of cancer driver genes and mutations. *Cell*. 2018;173:371–385. e318.

Berdasco M, Esteller M. Clinical epigenetics: seizing opportunities for translation. *Nat Rev Genet*. 2018.

Couch FJ, Nathanson KL, Offit K. Two decades after *BRCA*: setting paradigms in personalized cancer care and prevention. *Science*. 2014;343:1466–1470.

Farashi S, Kryza T, Clements J, Batra J. Post-GWAS in prostate cancer: from genetic association to biological contribution. *Nat Rev Cancer*. 2018.

Feinberg AP. The key role of epigenetics in human disease prevention and mitigation. *N Engl J Med*. 2018;378:1323–1334.

Kamihara J, Rana HQ, Garber JE. Germline TP53 mutations and the changing landscape of Li-Fraumeni syndrome. *Hum Mutat*. 2014;35: 654–662.

Kanth P, Grimmett J, Champine M, Burt R, Samadder NJ. Hereditary colorectal polyposis and cancer syndromes: a primer on diagnosis and management. *Am J Gastroenterol*. 2017;112:1509–1525.

Kilpivaara O, Aaltonen LA. Diagnostic cancer genome sequencing and the contribution of germline variants. *Science*. 2013;339:1559–1562.

Knudson AG. Two genetic hits (more or less) to cancer. *Nat Rev Cancer*. 2001;1(2):157–162.

Lakhani VT, You YN, Wells SA. The multiple endocrine neoplasia syndromes. *Ann Rev Med*. 2007;58(1):253–265.

Martincorena I, Campbell PJ. Somatic mutation in cancer and normal cells. *Science*. 2015;349:1483–1489.

Michailidou K, Lindstrom S, Dennis J, et al. Association analysis identifies 65 new breast cancer risk loci. *Nature*. 2017;551:92–94.

Nielsen FC, van Overeem Hansen T, Sorensen CS. Hereditary breast and ovarian cancer: new genes in confined pathways. *Nat Rev Cancer*. 2016;16:599–612.

Rahman N. Realizing the promise of cancer predisposition genes. *Nature*. 2014;505:302–308.

Read J, Wadt KA, Hayward NK. Melanoma genetics. *J Med Genet*. 2016;53:1–14.

Roy HK, Khandekar JD. APC gene testing for familial adenomatous polyposis. *JAMA*. 2012;308:514–515.

Shah PD, Nathanson KL. Application of panel-based tests for inherited risk of cancer. *Annu Rev Genomics Hum Genet*. 2017;18:201–227.

Sinicrope FA. Lynch syndrome-associated colorectal cancer. *N Engl J Med*. 2018;379:764–773.

Valle L, Vilar E, Tavtigian SV, Stoffel EM. Genetic predisposition to colorectal cancer: syndromes, genes, classification of genetic variants and implications for precision medicine. *J Pathol*. 2018.

网络资源

National Cancer Institute. Information site (general information on cancer and cancer genetics, as well as links to other useful websites). http://cancer.gov/cancerinformation.

The Cancer Genome Atlas: https://cancergenome.nih.gov/

——刘刚 译

本书前面章节重点关注的是由单个基因突变或者单条染色体异常引起的疾病。研究者对于上述疾病的致病突变的鉴定工作已经取得了很大进展，从而可以实现更好的风险评估，在某些情况下可以更有效地给予治疗。但是，这些疾病只是人类遗传病的一小部分。大部分疾病是先天性畸形和常见成人疾病（诸如癌症、心脏病和糖尿病）。尽管它们通常不是单个基因突变或染色体异常的结果，但遗传因素仍是重要的致病因素。它们是多种遗传和环境因素复杂相互作用的结果。由于常见疾病在医疗保健中具有重要意义，我们必须了解遗传因素在常见病中的致病机制。

多因子遗传的原理

多因子模型

人们认为变异是由多个基因的共同作用引起的，这些变异导致的特征称为**多基因（polygenic）**，通常情况下，环境因素也参与影响性状，则称为**多因子（multifactorial）**。许多定量性状（可用连续定量指标测量的性状，比如血压）受到多因子影响，这些性状受到多个遗传和环境因素累加效应的影响，在人群中呈正态分布。

让我们用一个例子来说明这个概念。在最简单的情况下，假设（实际上是不存在）身高由单个基因决定，其等位基因为 A 和 a，A 使人们长高，a 使人们变矮，如果这两个等位基因无显性，那么存在三种可能的基因型：AA、Aa 和 aa，从而导致三种不同的表型：高个、中等个和矮个。假设 A 和 a 的等位基因频率均为 0.5，我们可以观察到人群中身高分布趋势如图 12.1A 所示。

现在让我们更现实一点地假设身高由两个而不是开始说过的一个位点决定。第二个位点同样有 B（高）和 b（矮）两个等位基因，它们和等位基因 A 和 a

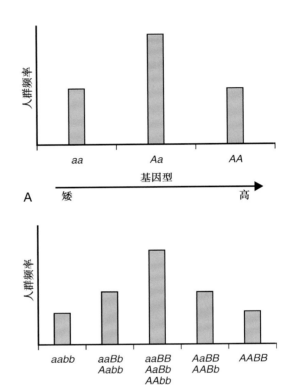

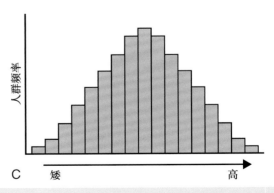

图 12.1　A. 人群身高分布示意图，假设身高由基因型为 AA、Aa 和 aa 的单个位点控制。B. 人群身高分布示意图，假设身高由两个位点控制，表现为 5 种（而不是 3 种）不同的表型，分布图开始看起来更像正态分布。C. 人群身高分布示意图，假设身高受到多个因子影响，单个因子影响效果甚微，多个因子联合作用影响性状（多因子模型）

完全相同的方式影响身高。那么在人群中存在 9 种
不同的基因型：*aabb*、*aaBb*、*aaBB*、*Aabb*、*AaBb*、*AaBB*、
AAbb、*AABb* 和 *AABB*。因为每个个体可能带有 0、1、
2、3、4 个 "高" 等位基因，所以存在 5 种不同表型（图
12.1B）。尽管这个分布仍不是正态分布，但比上述单
个位点决定身高的情况下更接近于正态分布。

现在我们将这个例子加以扩展，假设多个基因
和环境因素都影响身高，每一个因素对性状都有微
小的影响，这样会导致多种区别不大的可能表型，最
终人群中身高分布接近于正态分布，如图 12.1C 所
示。全基因组关联分析（GWAS，参见第八章）结果
显示约有 400 个位点的 700 余种变异与人类身高
有关，证实身高确实是一种多基因、多因子影响的性
状。影响数量性状（如身高）的位点称为**数量性状位
点（quantitative trait loci）**。

必须强调的是，就像其他基因一样，决定多因子
性状（如身高）的单个基因同样遵循分离和自由组
合的孟德尔定律，唯一的区别是多个基因联合影响
性状。

血压是多因子性状的另外一个例子。研究表
明，父母的血压（收缩压和舒张压）与子女的血压存
在相关性，这种相关性部分受基因影响，同时血压也
受到如饮食、应激等环境因素的影响。遗传研究的
一个目的就是鉴定导致多因子性状的相关基因及其
与环境因素的相互作用。

许多性状受到多个基因和多种环境因素的影
响，这些性状被称为多因子性状。如果这些性状能
被连续的定量指标衡量，那么通常在人群中呈正态
分布。

阈值模型

许多疾病并不呈正态分布，在个体中，它们表现
为有或无，但与单基因病的遗传模式不尽相同。通
常的解释是人群中存在针对这些疾病的潜在的**易患
性分布（liability distribution）**（图 12.2）。处于易患
性分布中较低的人群患病的可能性较小（也就是说，
他们受到更少的致病基因或环境因素影响）；处于易
患性分布中较高的人群患病的可能性较大。多因子
疾病是否发病，取决于个体的易患性是否超过**易患
性阈值（threshold of liability）**，易患性在阈值以下，
个体不会发病，反之则发病。

幽门狭窄是符合阈值模型的一种疾病。由于
位于胃和肠之间的幽门变窄或阻塞，患儿出生后不
久即出现症状，表现为慢性呕吐、便秘、体重减轻和
电解质失衡。该疾病可由外科手术治疗，有时会
自然缓解。幽门狭窄在白人新生儿中的发病率约
为 3/1 000。在男性中更为常见，男性发病率约为
1/200，女性则为 1/1 000。发病率的不同反映了不同
性别婴儿在易患性分布中的不同阈值（图 12.2），男
婴的阈值更低，提示更少的致病因素就可导致男婴
发病。

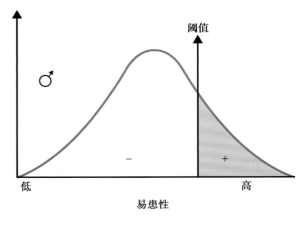

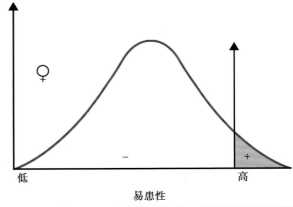

图 12.2　人群中多因子疾病的易患性分布，一个人对某
种疾病的易患性必须超过阈值才会发病。该图显示了男
女两个阈值，男性较低，女性较高（如幽门狭窄）

易患性阈值的概念可以解释幽门狭窄患者同
胞再发率风险，见表 12.1。请注意男性比女性具
有更低的阈值，因而发病风险更高。但是再发风
险也与先证者性别有关，先证者为女性的家族成员
再发风险反而高于先证者为男性的家族成员，
这是由于女性易患性阈值较高，必须暴露在比男
性更多的致病因子中才能发病，因此女性患者必
然带有较多的基因或环境风险因子，从而导致后

代幽门狭窄再发率增高。鉴于此,我们可以假设再发最高风险为女性先证者的男性亲属,表 12.1 证实了这一点。

表 12.1 幽门狭窄的再发风险(%),根据受累的先证者和亲属的性别细分[*]

亲属关系	男性先证者		女性先证者	
	伦敦	贝尔法斯特	伦敦	贝尔法斯特
兄弟	3.8	9.6	9.2	12.5
姐妹	2.7	3.0	3.8	3.8

注: 引自 Carter CO. Genetics of common single malformations. *Br Med Bull.* 1 976; 32: 21-26.

[*] 注意: 这两种人群的风险不一样。

许多其他的先天性畸形也符合这种模型,包括散发的唇裂、腭裂、神经管缺陷(无脑畸形和脊柱裂)、畸形足以及一些先天性心脏病。

阈值模型适用于许多多因子疾病,该模型假定人群中存在潜在的针对疾病的易患性分布,只有易患性高于阈值才能发病。

再发风险和传递模式

单基因病的再发风险非常确定,常显为 50%,常隐为 25%。与之相比,多因子疾病的再发风险评估更为复杂,这是因为致病基因数目不明,父母等位基因的确切组成未知,同时环境因子的影响差异较大。对于大多数多因子病,我们引入了**经验风险(empirical risks**,也就是说,这一风险值是建立在数据观察上)的概念。为评估经验风险值,需要对大量出现先证者患儿的家庭进行检查,对每个先证者的亲戚进行调查,以计算他们罹患该疾病的百分比。例如,在北美地区,神经管畸形先证者的兄弟姐妹中,大约 2%~3% 会表现神经管畸形(临床评述 12.1),因此,生育一个神经管畸形患儿的父母再次生育患儿的风险为 2%~3%。对于例如唇裂、腭裂这些不会产生致死或严重后果的疾病,后代的患病风险可以这样评估。由于每种疾病的风险因子不同,所以经验风险值也是不一样的。

与大多数单基因病不同,多因子疾病的再发风险在不同人群中差异很大(表 12.1 中,伦敦和贝尔法斯特人群存在明显差异),这是因为不同人群中的等位基因频率和环境因子都有所不同。

多因子疾病的经验再发风险值基于对大量家庭的研究,对于特定的人群具有特异性。

■ 有时单基因病外显不全或表达有变化,很难将它与多基因或多因子疾病区分,这时就需要大数据集和良好家族史的数据。以下几种标准常被用来定义多因子遗传:

■ 如果一个以上的家庭成员患病,那么再发风险较高。例如,家庭中有一个成员患有**室间隔缺损(ventricular septal defect, VSD**,一种先天性心脏缺陷),其同胞的再发风险为 3%,如果有两个成员患有 VSD,其同胞的再发风险增加到 10%。与之相反,单基因疾病的再发风险与患病同胞的数量无关。这种风险的增加并不意味着家庭的风险实际上已经改变。相反,它意味着我们现在更多地了解了其家庭的真实风险信息: 因为他们有两个患儿,其易患性可能高于只有一个患儿的家庭。换言之,他们携带有更多的危险因素(遗传和 / 或环境),生育患儿的可能性更大。

■ 如果先证者的症状越严重,再发风险越高。这与易患性模型也是一致的,因为出现严重症状意味着患者易患性在分布曲线的尾部(参见图 12.2),因此患者亲属遗传致病基因的风险更高。例如,双侧唇 / 腭裂患者家系比单侧唇 / 腭裂患者家系有更高的再发风险。

■ 如果先证者为疾病少发性别,再发风险较高(例如,之前讨论过的幽门狭窄)。这是因为疾病少发性别患者的易患性位于分布曲线更极端的位置。

■ 在亲缘关系更远的亲戚中,该类疾病的再发风险通常迅速下降(表 12.2)。在单基因疾病中,亲缘关系远一级,再发风险下降 50%(例如,一个常染色体显性遗传占主导的疾病的再发风险如下,患者后代为 50%,其侄女和侄子为 25%,其表兄弟姐妹为 12.5% 等),多因子疾病的再发风险下降更快。这说明多因子疾病需要多种遗传和环境因素共同作用从而产生性状。较远亲缘关系的家庭成员中,存在所有的必要风险因素的可能性不大。

■ 如果该疾病在人群中的患病率为 f（f 值为 0~1），则先证者的后代和兄弟姐妹的患病风险率约为 $\sqrt{f}$，单基因疾病性状并非如此，因为它们的再发风险在很大程度上与人群的患病率无关。这不是多因子性状疾病的绝对规则，但许多此类疾病的确符合这一预测。表 12.2 中的风险检测表明这三种疾病的再发风险与预测值符合。

如果有更多的家庭成员受累，或者该疾病有更严重的表型，或者受累的先证者是通常较少受到影响的性别成员中的一员，则其他家庭成员多因子疾病的患病风险通常会增加。当亲缘关系越远，再发风险迅速降低。一般情况下，其同胞的再发风险接近该疾病在人群中患病率的平方根。

临床评述 12.1　神经管缺陷

　　神经管缺陷（neural tube defects，NTDs）包括无脑畸形、脊柱裂和脑膨出以及其他一些不常见的形式（图 12.3）。它们是最重要的出生缺陷之一，新生儿发病率约为 1/1 000。不同人群中的发病率有相当大的差异，过去的 30 年间，美国和欧洲多个地区的发病率呈下降趋势。

　　通常情况下，神经管在妊娠第四周左右闭合，闭合障碍或重新开放会导致 NTD。脊柱裂是最常见的 NTD，由脊椎组织穿过椎骨柱的突出物组成（该组织通常包括髓膜、脊髓和神经根）。75% 脊柱裂患者有继发性脑积水，有时导致继发智力障碍、瘫痪或肌无力、括约肌控制乏力以及畸形足。由于外科手术和医疗服务的改善，脊柱裂患者的生存率在过去几十年里有了显著提高，大约 80% 的患者可以存活到 17 岁。

　　无脑儿的特点是颅顶和颅盖部分或完全缺失及大脑半球的部分或全部缺失。至少 2/3 的无脑儿为死产；活产儿仅能存活数小时或数天。脑膨出是指脑组织突出到一个封闭的囊中，患儿很少存活。

　　NTDs 是遗传和环境因素的共同作用的结果，其中遗传度约为 70%。迄今为止，在大多数接受调查的人群中，患者同胞的经验再发风险值从 2% 到 5%。与多因素模型一致，再发风险随着家族中患者例数增加而提高。匈牙利的一项研究结果表明，该国 NTDs 的总体患病率为 1/300，而家系中有 1、2 和 3 个患者的情况下，其同胞的再发风险分别为 3%、12% 和 25%。多因素模型分析结果显示，NTD 患病率较低的人群，再发风险往往较低。再发风险值数据支持以下观点：NTD 的不同主要形式由相似的遗传和非遗传因素引起，无脑儿妊娠可以增加后续脊柱裂妊娠的再发风险，反之亦然。

　　NTD 可以通过超声和**甲胎蛋白（α-fetoprotein，AFP）**检查进行产前诊断，通常患儿母亲血清或羊水中的甲胎蛋白（AFP）会升高（参见第十三章）。脊柱裂病变可以是开放的，也可以是闭合的（即覆盖有一层皮肤），开放性脊柱裂更易被 AFP 检测检出。

　　流行病学研究发现，孕期妇女补充叶酸可有效减少 NTDs 患儿的出生，这一结论在不同的人群得到很好的证实。据估计，通过在饮食中添加叶酸可避免 50%~70%NTDs 患儿的出生（传统的产前补充维生素不会起到同样效果，因为给药时间常常开始于神经管闭合之后）。因为妇女在不同的孕期很可能摄入类似量的叶酸，这可以推断叶酸缺乏至少是导致 NTD 患儿同胞再发风险增高的部分原因。

　　膳食中叶酸是非遗传因素导致家族性疾病的一个重要的例子。然而对于叶酸的反应可能存在遗传变异，这有助于解释为什么大多数叶酸缺乏的母亲能生育正常胎儿，而有些摄取足量叶酸的母亲却生育 NTDs 患儿。为了解决这个问题，研究人员正在分析 NTDs 和一些基因变异之间的相关性，这些基因产物（例如亚甲基四氢叶酸还原酶）参与了叶酸代谢（参见第十五章中临床评述 15.6，可了解膳食补充叶酸和预防 NTD 的更多信息）。

临床评述 12.1　神经管缺陷 - 续

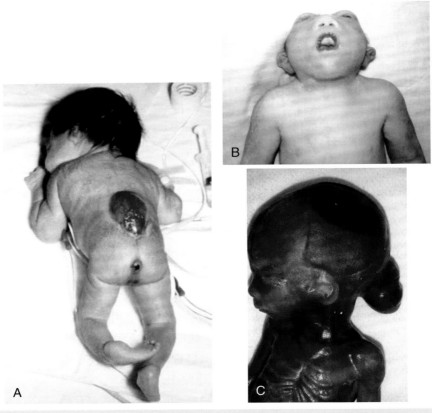

图 12.3　主要的神经管缺陷。A. 一个开放性脊柱裂的婴儿（脊髓脊膜膨出）；B. 一个无脑畸形胎儿，注意眼眶的异常和颅骨的缺损；C. 枕部脑膨出

（A 和 B 图引自 Jones KL. *Smith's Recognizable Patterns of Human Malformation*. 6th ed. Philadelphia: Saunders; 2006: 705.）

表 12.2　先证者的第一、第二、第三级亲属的再发风险

疾病	普通人群的患病率	亲缘关系		
		第一级	第二级	第三级
唇 / 腭	0.001	0.04	0.007	0.003
畸形足	0.001	0.025	0.005	0.002
先天性髋关节脱位	0.002	0.005	0.006	0.004

多因子与单基因遗传

区分多因子疾病和单基因疾病在基因座异质性的差异非常重要。在前一种情况下，疾病是由多个基因和环境因子同时影响而导致的，每种因子的影响相对较小。相反，具有基因座异质性的疾病（例如成骨不全）仅需单个突变即可致病。由于基因座的异质性，两个或多个基因座中的一个突变就能引起疾病，一些受累患者有一种突变，而另一些受累患者则存在其他的突变。

在某些情况下，一个性状可能同时受到单个基因和多个因子的影响，单个基因的影响较大，多个因子包括其他的多个基因和环境因子（图 12.4），这些因素单个的影响较小。例如，假设高度的变异情况是由单个基因座（定义为**主基因，major gene**）和多因子所引起的。*AA* 基因型的个体倾向于更高，*aa* 基因型的个体倾向于较矮，*Aa* 型的个体则介于这两者之间。但是多因子可引起额外的其他变异。因此，*aa* 基因型的个体身高从 130cm 至 170cm 不等，*Aa* 基因型的个体身高从 150cm 至 190cm 不等，

而 *AA* 基因型的个体身高从 170cm 至 210cm 不等。因为多因子背景的影响,在这 3 种主要的基因型中存在着实质性的重叠部分。人群身高的总分布情况呈钟型,它是由 3 种基因型的分布图叠加而得到。

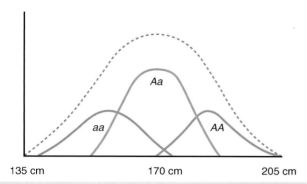

图 12.4 身高的分布假设,存在主基因(基因型 *AA*、*Aa* 和 *aa*)和多因子组合背景。多因子组合导致同一种基因型的不同个体有身高的差异。将 3 种基因型各自的身高分布图叠加,则得到近似正常情况下身高的总分布图(如图中虚线所示)

稍后将讨论的许多疾病可能由一个主基因和 / 或多因子遗传所引起。也就是说,在某些人群中,结肠癌、乳腺癌或心脏病等疾病被认为是单基因疾病(但同时易感性受到其他遗传和环境因子的额外影响)。这些人群通常只占总病例数的一小部分。然而,重要的是鉴定发挥决定作用的主基因,因其功能能够为疾病的病理生理学和治疗提供重要的线索。

> 可以通过基因座异质性来区分多因子疾病和单基因疾病。有时一种疾病可以同时受到单基因和多因子影响。

先天还是后天因素:解读基因与环境的影响

同一家庭成员拥有相似的基因以及共同的生活环境,他们的某些受到基因(先天)和环境(后天)因子共同调控的性状也非常相似(例如血压)。几个世纪以来,人们一直在争论这两种因素的相对重要性。当然,将这两种因素相互排斥是错误的,很少有性状仅受基因或环境影响,大多数为两种因素共同作用的结果。

确定一种疾病主要受环境还是基因影响可以帮助我们更好地了解致病原因,也可以帮助我们制定公共健康策略。例如,对肺癌这种遗传相关性很小的疾病,我们应该选择改善生活方式来预防该类疾病(例如拒绝吸烟)。而对乳腺癌这类遗传因素占主导地位的疾病,我们在改善生活方式的同时也应该重视家族史。

在接下来的章节中,我们先回顾两种研究策略:"双胞胎研究"和"领养研究",它们常用于评估基因和环境的相对重要性。之后,我们将讨论一些研究多因子病中致病基因的方法。

双胞胎研究

双胞胎在欧洲血统的人群中出现的概率约为 1/100,在非洲人群中出现的概率高于欧洲,在亚洲人群中低于欧洲。**同卵(monozygotic**,MZ 或 **identical**)双胞胎是指胚胎发育过程中一个胚胎分裂为两个独立但是带有相同遗传物质的胚胎。由于同卵双胞胎的遗传物质完全相同,所以可以说是天然克隆的范例。他们拥有惊人相似的外貌(图 12.5)。**异卵(dizygotic**,DZ 或 **fraternal**)双胞胎是双排卵的结果,每个卵子再分别与不同的精子结合。[†]因此异卵双胞胎的相似度通常不会比普通的兄弟姐妹更高,由于是不同精子与两个卵子受精,所以异卵双胞胎的父亲可以不是同一个人。

同卵双胞胎有相同的遗传物质,那么他们之间的差异性状应归因于环境因素。而他们之间非常相似的性状主要受基因调控。异卵双胞胎提供了一个非常好的参照:他们之间的环境差异和同卵双胞胎之间相近,而基因差异则和普通兄弟姐妹之间相似。因此,双胞胎研究中通常包括对同卵和异卵双胞胎的比较分析。如果一对双胞胎的某一性状相似(如唇裂),可被认为是**一致的(concordant**),而如果他们这一性状相差很大,则可被认为是**不一致的(discordant**)。当一个性状完全由基因决定的时候,同卵双胞胎之间应该总是一致的,而异卵双胞胎之间一致的概率则非常低。与普通兄弟姐妹相同,异卵双胞胎只有 50% 的 DNA 相同,他们各自获得来自父母的一半 DNA。某些性状在同性异卵双胞胎和异性异卵双胞胎中的一致率有差异(例如那些性别导致不同频率的性状),对于这种类型的性状只能比较同性异卵双胞胎和同卵双胞胎之间的一致率。

一致性评估不适用于像血压、身高这样的数量性

[†]同卵双胞胎的出生率与一般人群相似,但异卵双胞胎的出生率差异很大。异卵双胞胎的出生率会因为母亲年龄的增高而上升直到大约 40 岁,40 岁之后,出生率会降低。在过去的几十年里,由于促排卵药物的使用和体外受精的应用,某些国家异卵双胞胎的出生率显著增加。

状,这时应采用**组内相关系数(intraclass correlation coefficient)**进行评估。该相关系数在 −1.0~+1.0 之间变化,可以测量个体样本中某一性状的同质性程度。假设,我们想评估一对双胞胎之间身高的相似程度,首先收集多对双胞胎的身高数据,再分别计算出同卵双胞胎之间和异卵双胞胎之间的相关系数。如果这一性状完全由基因调控,那么我们期望同卵双胞胎之间的相关系数为 1.0(即每一对双胞胎都身高完全相同)。如果同卵双胞胎之间的相关系数为 0.0 的话,意味着这一性状在同卵双胞胎之间相似是偶然事件。在异卵双胞胎中,由于异卵双胞胎之间只有一半相同的基因,理想情况下如果一个性状完全受基因调控,它在异卵双胞胎中的相关系数应为 0.5。

同卵双胞胎是胚胎早期分裂的产物,而异卵双胞胎则是两个卵子分别与两个精子结合产生的。比较同卵双胞胎与异卵双胞胎之间的一致率与相关性可以帮助我们估计某种性状受基因影响的程度。

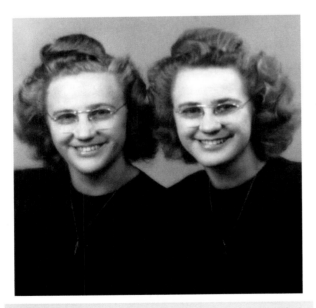

图 12.5 同卵双胞胎有着非常相似的外貌。这对双胞胎在青少年时期都患上了近视

表 12.3 中列出了一些性状的一致率以及相关系数。在同卵双胞胎以及异卵双胞胎中,麻疹等传染病的一致率非常相似,这是可以理解的,因为大多数传染病不太可能受到基因的明显影响。另一方面,在同卵和异卵双胞胎中,精神分裂症的一致性率差异很大,这表明遗传因素对其发病影响很大。在同卵双胞胎中,皮肤纹理(指纹)的相似系数接近于

1.0,表明这一系列性状几乎完全由基因决定。

同卵和异卵双胞胎的相关性和一致率可用于衡量多因素性状的**遗传度(heritability)**。实质上,遗传度是受到基因调控的某一性状的群体**方差(variance)**百分比(用统计学来说明就是:在一个性状中由于基因导致的变异占总变异的比例)。估算遗传度(h^2)的简单公式如下,涉及的变量有双胞胎之间的相关性和一致率:

$$h^2 = \frac{C_{MZ} - C_{DZ}}{1 - C_{DZ}}$$

C_{MZ} 是同卵双胞胎之间的一致率(或组内相关性),而 C_{DZ} 是异卵双胞胎之间的一致率(或组内相关性)。如该公式所示:遗传度计算值越接近 1.0,就越表明该性状由遗传因素主导(即 C_{MZ} 接近 1.0,C_{DZ} 接近 0.5),而当同卵和异卵双胞胎的一致率之间相差非常小的时候,遗传度计算值接近 0。其他类型的亲戚(例如父母与后代之间)的相关性和一致性比率也可以用来计算遗传度。

与再发风险一样,遗传度值只适用于计算该遗传度的数据采集人群,但是通常认为大多数性状的遗传度参考范围在不同人群是一致的(例如,身高的遗传度值总是较高,而传染病的遗传力度总是较低)。经验再发风险也是如此。

比较同卵和异卵双胞胎的相关性和一致率,可以估算得到遗传度。这是一种可归因于基因的疾病中群体变异百分比的度量。

双胞胎曾被认为是研究基因与环境相对影响力的完美"天然实验室",但是困难接踵而至。双胞胎研究中最为重要的前提之一是,假设同卵和异卵双胞胎之间的环境相同,但实际生活中,同卵双胞胎较异卵双胞胎更容易获得相同的对待。环境上的更大相似性可以使同卵双胞胎在性状上更加一致,从而夸大了基因的表观影响力。除此之外,与异卵双胞胎相比,同卵双胞胎更加趋向于寻找同类型的环境,这就进一步加强了环境的相似性。另一方面,有人认为某些同卵双胞胎倾向于发展个人差异,以表明其独立个性。

另一个困难是,同卵双胞胎的母体子宫环境并不完全相同,这取决于两个胚胎是使用两个羊膜腔两个绒毛膜,还是使用两个羊膜腔共用一个绒毛膜,还是既共用羊膜腔又共用绒毛膜。此外,胚胎发育过程中一个胚胎分裂为两个独立的同卵双胞胎胚

表 12.3　双胞胎中性状与疾病一致率列表（节选） *

性状或疾病	一致率		遗传力
	同卵双胞胎	异卵双胞胎	
情感障碍（双相）	0.79	0.24	>1.0‡
情感障碍（单相）	0.54	0.19	0.70
酗酒	>0.60	<0.30	0.60
自闭症	0.58	0.23	0.70
血压（舒张）†	0.58	0.27	0.62
血压（收缩期）†	0.55	0.25	0.60
体脂百分比†	0.73	0.22	>1.0
体重指数†	0.95	0.53	0.84
唇裂/腭裂	0.38	0.08	0.60
畸形足	0.32	0.03	0.58
皮纹学（手指脊数）	0.95	0.49	0.92
糖尿病（Ⅰ型）	0.30~0.70	0.05~0.10	~0.80
糖尿病（Ⅱ型）	0.35~0.60	0.15~0.20	~0.60
癫痫（特发性）	0.69	0.14	>1.0
身高†	0.94	0.44	1.0
IQ†	0.76	0.51	0.50
麻疹	0.95	0.87	0.16
多发性硬化	0.28	0.03	0.50
心肌梗死（男性）	0.39	0.26	0.26
心肌梗死（女性）	0.44	0.14	0.60
精神分裂症	0.47	0.12	0.70
脊柱裂	0.72	0.33	0.78

注：DZ：异卵；IQ：智商；MZ：同卵。

* 数据来源多样数量庞大，主要代表欧洲和美国人，遗传力公式：$2(C_{MZ}-C_{DZ})$。

† 因为这些是数量性状，所以给出相关系数而不是一致率。

‡ 一些遗传力估计超过 1.0。由于由遗传决定的性状差异不可能 >100%，这些值表明，其他因素如共同的环境因素，一定在起作用。

后，两个胚胎细胞的有丝分裂过程中可能会发生体细胞突变，所以同卵双胞胎并不是完全相同的，尤其是当体细胞突变发生在胚胎发育早期的时候。随着年龄的增长，可能影响特定基因转录的甲基化模式，使同卵双胞胎变得越来越不同。当这对双胞胎有完全不同的习惯和生活方式的时候，这种差异会越发明显（例如双胞胎中的一个吸烟，另一个不吸烟）。

在双胞胎研究方法的各种问题中，最为严重的问题可能是同卵双胞胎之间高度共享的环境。解决（至少是部分解决）该问题的一种方法是：将分开抚养的同卵双胞胎作为研究对象，他们之间的一致性应该由遗传而不是环境相似引起。正如所预料的那样，获取这样的研究对象非常困难。明尼苏达大学的研究人员付出了巨大的努力的研究表明，分开抚养的同卵双胞胎之间具有惊人的一致性，甚至包括许多行为特征。但是这些研究必须谨慎看待，因为

样本量相对较小，并且许多双胞胎在研究之前彼此之间有一定的联系。

尽管双胞胎研究法提供了有用的信息，但是这些信息也受到特定的偏倚影响。最为严重的偏倚是同卵双胞胎较异卵双胞胎有更为一致的环境因素。其他偏倚包括：体细胞突变（可能只影响一个独立胚胎）以及不同的母体子宫环境。

领养研究

对领养儿童的研究也被用来估算遗传对多因子性状的影响。如果子代的生物学父母患有某种疾病，而养父母未患此种疾病，那么我们就可以观察该子代是否会发病。在一些研究案例中，被领养的孩子比作为对照组的孩子更加容易患病（对照组为被领养的小

孩,其生物学父母未患病),由于被领养的小孩与他们的生物学父母并没有在同一环境中,所以这一结果表明,基因导致该疾病的发生。例如:生物学父母为精神分裂症患者的被领养儿童,其患精神分裂症的概率为8%~10%,而生物学父母未患精神分裂症的被领养儿童,其患精神分裂症的概率只有1%。

与双胞胎研究一样,在解释领养研究的结果时,必须采取一些预防措施。首先,出生前环境将对领养的孩子产生长期持续的影响。其次,有些孩子被领养的时候已经好几岁了,这时候他们已经从生物学父母那里获得了一些非遗传性的影响。最后,收养机构有时会尝试让养父母与生物学父母在某些属性上更加配对,例如经济地位。所有这些因素都可能夸大生物遗传因素的影响力。

领养研究为我们提供了第二种估计基因对多因子疾病影响力的方法。这种研究方法包括:比较生物学父母患病的被领养儿童与生物学父母健康的被领养儿童之间的患病率。与双胞胎研究一样,领养研究也存在一些影响结果的偏差。

这些建议以及对双胞胎研究总结都强调了基于双胞胎研究以及领养研究得到结论时必须谨慎。这些方法没有提供确定基因在多因子疾病中作用的确切方法,也无法确定引起疾病的特定基因。但是这些方法可以给我们关于该疾病是否受遗传因素影响的初始提示。而那些直接检测多因子疾病致病基因的方法在框12.1中进行了总结。

框12.1 找寻多因子疾病的致病基因

如文中所述,设计双胞胎研究和领养研究的目的并非揭示导致多因子疾病的特定基因。鉴定特定的致病基因是一个重要的目标,因为只有这样我们才能掌握疾病的深层次生物学原理并着手矫正缺陷。然而,对于复杂的多因素性状,这是一项艰巨的任务,因为受到基因座异质性、多个基因的相互作用、低外显率、年龄依赖性发作以及**拟表型**(**phenocopies**,拟表型指的是,患者虽然是乳腺癌患者,但是致病因素并不是已知致病突变,例如*BRCA1*基因突变)等多个因素的影响。幸运的是,随着最近技术的迅速进步,这一目标变得更容易实现。在这里,我们讨论了几种用于鉴定多因素性状相关基因的方法。

寻找这些基因的方法之一是使用常规的连锁分析,如第八章所述。收集疾病家系,假设该疾病为单基因遗传病,然后对基因组大量的多态标记进行连锁分析(这被称为**基因组扫描,genome scan**)。如果我们通过一个多态性位点获得了一个足够大的LOD值(计算参见第八章),那么我们就认为在多态性位点附近的区域中可能包含有致病基因,这种方法有时可以获得成功,特别是在该疾病家系表现出单基因遗传病遗传方式的时候(例如:常染色体显性遗传、常染色体隐性遗传)。例如,在家族性乳腺癌和家族性阿尔茨海默病家系中,有一些家庭呈现出明显的常染色体显性遗传方式。

然而,在大量多因子疾病中,由于受到基因异质性以及拟表型等影响,有这种明显遗传方式的家系并不多见,使用传统的连锁分析经常无效。另一种方法是对同一疾病家系中各亲属进行配对或成组比较分析,并评估他们基因组各个不同区域之间相似的程度。这种方法的逻辑很简单:如果家系中两个成员都有某种遗传病,理论上我们在包含易感基因的基因组区域会发现多态性或DNA序列的共同部分增加。例如,一级亲属(例如兄弟姐妹或父母和后代)之间预计有50%基因组序列相同,但是如果患病亲属间在特定基因组区域中有更高比例的相同DNA序列,则该特定区域可能包含致病基因。这种方法的优点是不必明确疾病的特定遗传方式。

另外,该方法不受不完全外显的影响,因为分析仅限于患病个体。有时候通过选择极端值的性状(例如选择血压非常高的兄弟姐妹)有助于富集对该性状相关基因,该方法作用将变得更加强大。这种方法的另外一种做法是对一对性状差别明显的亲戚进行采样(例如,一个人的血压非常高,而一个人的血压非常低),然后寻找连锁标记差异较大的基因组区域进行后续分析。

在过去的20年中,全基因组关联分析(GWAS,请参见第八章)在寻找引起复杂疾病的基因中变得非常普遍。由于人类基因组计划提高了遍布全基因组的单核苷酸多态性(single nucleotide polymorphisms,SNPs)的密度,这一技术变得更加

框 12.1　找寻多因子疾病的致病基因 - 续

实用。现在通常设立病例组和对照组,可使用两种方法进行 GWAS 分析,一种是微阵列技术,可同时分析数百万个 SNP,另一种是高通量 DNA 测序策略。GWAS 利用 SNPs 以及较大的 CNV(可包含多个基因)。由于发现致病变异的频率可能很低,因此在这些研究中经常需要成千上万的病例和对照。与所有病例对照研究一样,充分考虑遗传背景等混淆因素,使得病例和对照组相匹配这一点至关重要(请参见第八章中的讨论)。目前已有复杂的方法来检测祖先的差异并进行统计学校正。GWAS 面临的主要挑战是,用这种技术检测到的变异通常对疾病风险的影响很小(5%~20%),其生物学意义通常很难解释。如果相当数量的疾病相关基因编码相同疾病相关通路(例如,神经管缺陷的叶酸代谢途径或精神分裂症的多巴胺能途径)中的产物,那么这些基因致病性的可信度就会增加。

目前 GWAS 数据经常与其他类型的全基因组数据(例如 RNAseq,参见第三章)结合在一起分析,用以检测 DNA 水平疾病相关变异是否与组织中相应 mRNA 表达水平的改变相关。与基因的 mRNA 表达变异相关的 DNA 变异体称为**表达数量性状基因座(expression quantitative trait loci,eQTL)**。例如,一些与人类身高相关的 DNA 变异也与影响成纤维细胞生长因子信号转导的基因的 mRNA 表达水平的变化相关,从而增加了它们具

有影响身高的生物学作用的可信度。

随着全外显子组和全基因组测序成本的降低,在病例组和对照组中进行 DNA 序列比较变得越来越普遍。如第八章所述,该方法的优点是可以检测所有变异,包括两组间存在差别的罕见基因。由于这些等位基因很少见,因此必须使用大样本量来检测其影响。通过将给定基因座上所有疾病相关基因的影响累计在一起综合分析,可以在某种程度上克服这个问题〔这称为**负荷测试(burden test)**〕。此外,测序技术也引起了人们的兴趣,在许多情况下研究者利用该技术可能发现罕见的等位基因。例如,这种方法已成功用于鉴定与迟发性阿尔茨海默病相关的新基因。

目前,除了寻找编码蛋白质 DNA 中的变异外,研究者对鉴定可能导致复杂疾病的非编码调控 DNA 序列的变异也非常感兴趣。实际上,GWAS 研究与复杂疾病有关的 SNP 中约有 80% 都存在于非编码 DNA 中。这一发现推动了全基因组测序研究。我们对调控序列(例如增强子和启动子)变异的理解是有限的,但是初步结果(例如,本文讨论的增强子与前列腺癌之间的相关性)表明,通过分析基因组中的非编码序列变异,我们将获益匪浅。表观遗传调控的研究(例如甲基化和染色质修饰模式,可能与 GWAS 结果相关)也帮助我们对常见的多因子疾病的病因有了新的见解。

常见疾病的遗传学因素

在讨论了多因子遗传的原理后,我们接下来要讨论的是常见多因子疾病本身。多因子疾病包括先天性畸形,其定义为在出生时就存在的一种疾病。其他多因子疾病包括心脏病、癌症、糖尿病和大多数精神病,主要见于青少年和成年人。因其复杂性,探究这些疾病的遗传学原因是一项艰巨的任务。尽管如此,目前研究也正在取得重大的进展。

先天性畸形

约有 2% 的新生儿存在先天性畸形(即出生时就有的畸形);这些情况大多被认为是多因素遗传造成的。一些较常见的先天性畸形见表 12.4。其中大多数疾病的复发风险在 1% 到 5% 之间。一些先天性

畸形,如唇裂 / 腭裂和幽门狭窄,相对来说更容易修复,因此不会造成持久的问题。其他的疾病例如神经管缺陷,通常会造成更严重的后果。尽管有些先天性畸形可以在没有其他任何异常的情况下发生,但与其他疾病相关的情况相当常见。例如唇 / 腭裂常见于 13 号染色体三体的婴儿,先天性心脏缺陷见于多种综合征,包括 13、18 和 21 号染色体三体综合征。

目前,在筛选鉴定导致先天性畸形的单个基因方面取得了相当大的进展。其中许多基因,包括 *HOX*、*PAX* 和 *TBX* 家族基因,在第十章中已讨论过。另一个例子是 *RET* 原癌基因,它是某些先天性巨结肠的致病原因。然而,仍有许多先天性畸形的致病原因尚未阐明。事实上,大多数导致重要先天性畸形(如神经管缺陷、常见先天性心脏缺陷和唇 / 腭

裂)的遗传因素尚未确定。

表 12.4　欧洲人后裔常见先天性畸形患病率

疾病	每出生 1 000 人中畸形率
唇裂 / 腭裂	1.0
畸形足	1.0
先天性心脏缺陷	4.0~8.0
水肿	0.5~2.5
单纯腭裂	0.4
神经管缺陷	1.0~3.0
幽门狭窄	3.0

环境因素也被证明会导致某些先天性畸形。一个例子是沙利度胺,这是一种在 20 世纪 60 年代早期用于怀孕期间的镇静剂(最近被重新引入用于治疗皮肤病,如麻风病)。这种药物在妊娠早期摄入后通常会导致婴儿海豹畸形(四肢严重缩短)。母亲接触用于治疗痤疮的视黄酸会导致婴儿心脏、耳朵和中枢神经系统的先天性缺陷。母体风疹感染可导致婴儿先天性心脏缺陷。第十五章讨论了其他可能导致先天畸形的环境因素。

大约每 50 名出生的婴儿中就有 1 名会出现先天畸形。其中大多数被认为是多因子疾病。现有研究已经发现了造成某些先天性畸形的特定基因和环境因素,但是大多数先天性畸形的原因仍不清楚。

成年人群中的多因素疾病

直到十年以前,人们对导致常见成人疾病的特定基因知之甚少。随着更强大的实验室和分析技术的发展,这种情况正迅速得以改变。接下来,我们回顾一下主要的常见成人疾病的遗传学最新进展。

心血管疾病

心脏病　心脏病是全球主要的死亡原因,约占美国人口死因的 25%。心脏病最常见的原因是冠状动脉疾病(coronary artery disease,CAD),主要由动脉粥样硬化(脂质负载病变导致的冠状动脉狭窄)引起。这种变窄会阻碍血液流向心脏,并最终导致心肌梗死(由于氧气供应不足而导致心脏组织死亡)。当动脉粥样硬化发生在向大脑供血的动脉中时,会导致脑卒中。导致 CAD 的危险因素包括肥胖、吸烟、高血压、胆固醇水平升高和阳性家族史(通常定义为一级亲属中有一个或多个患者)。许多研究分析了家族史在冠心病中的作用,结果表明家族史阳性的个体较家族史阴性的个体 CAD 发病风险增加至少 2 倍。研究结果还显示,亲属中患病人数越多,或者女性患病亲属(女性的患病风险通常较低)高于男性患病家属,或者亲属患病时的年龄<55 岁,患病风险就越高。例如,有研究表明年龄在 20~39 岁之间的男性,如果有一个患病的一级亲属,则 CAD 风险会增加 3 倍。如果有两个一级亲属在 55 岁之前发病,则这一风险增加到 13 倍。

基因在 CAD 的家族聚集中起什么作用? 由于脂质在动脉粥样硬化中的关键作用,许多研究聚焦于循环脂蛋白水平变异的遗传检测。其中一个重要的进展是低密度脂蛋白(low-density lipoprotein,LDL)受体基因的鉴定。该基因的杂合性突变导致 LDL 胆固醇水平大约提高一倍,人群中突变频率约为 1/500(这种情况称为家族性高胆固醇血症,在临床评述 12.2 中有进一步描述)。编码载脂蛋白 B 的基因突变也会引发 LDL 胆固醇水平增长,人群中突变频率约为 1/1 000。Apo B-100 是 LDL 的成分,它充当识别信号,协助 LDL 进入肝细胞。

致病突变位点位于编码载脂蛋白 B 与 LDL 受体结合的基因序列位置,与 LDL 受体的结合障碍导致循环 LDL 胆固醇水平增加 50%~100%。包括编码各种载脂蛋白(脂蛋白的组成成分)在内的其他几十种参与脂质代谢和运输的基因也已经被确认(表12.5)。除此之外,一些促进炎症发生的基因也被认为与 CAD 相关,说明炎症在动脉粥样硬化斑块的形成中起重要作用。对这些基因功能学的研究可以帮助我们更深入地了解 CAD 并找到有效的治疗方法。

环境因素(大部分可以被改善)也是导致 CAD 的重要原因。大量的流行病学证据表明吸烟和肥胖增加患 CAD 的风险,而运动和低饱和脂肪饮食会降低这一风险。1950 年以来,在美国由于成人吸烟的百分比下降、饱和脂肪消耗的减少、医疗条件的改善以及提倡健康的生活方式等因素,因 CAD 和脑卒中导致的死亡率(不计年龄影响)降低了 60%。

心脏病的另一种形式是心肌病,心肌的异常导致心脏功能不足。心肌病是心力衰竭常见的一个原因,在美国每年导致约 10 000 人死亡。大约有 100 种不同的基因与心肌病有关。肥厚型心肌病是该病的一种主要形式,其特征是左心室部分增厚(肥大),成人发病率为 1/500。大约 1/2 的肥厚型心肌是家族性的,可由编码心脏肌节各组成部分的多个基因中的任一基因的突变引起,遗传方式为常染色体显性。最

临床评述 12.2　家族性高胆固醇血症

常染色体显性遗传的家族性高胆固醇血症（familial hypercholesterolemia,FH）是心脏病的一个重要原因,在 60 岁以下心肌梗死(myocardial infarctions,MIs)患者中约占 5%。FH 是最常见的常染色体显性遗传疾病:迄今为止,在大多数接受调查的人群中,每 500 人中就有 1 人是杂合子。血浆胆固醇水平大约为正常的 2 倍(即约 300~400mg/dl),导致动脉粥样硬化明显加速,并在皮肤肌腱中形成独特的胆固醇沉积,称为黄瘤(xanthomas,图 12.6)。多项研究数据显示,到 60 岁时,大约 75% 的 FH 男性会发展为冠状动脉疾病,而 50% 的人患有致命的 MI。女性的相应发病概率较低(分别为 45% 和 15%),因为女性通常比男性晚发心脏病。

与 Hardy-Weinberg 定律相符(第四章),FH 基因的纯合子的出生概率大约为 1/1 000 000。纯合子受到影响严重,胆固醇水平从 600~1 200mg/dl。大部分纯合子在 20 岁前发展成 MI,有报道有一例在 18 个月时即发展成 MI。如果不进行治疗,大多数 FH 纯合子在 30 岁前去世。

所有的细胞都需要胆固醇作为细胞膜的组成部分。细胞可以合成自己的胆固醇,或优先从细胞外环境中获得,主要是由低密度脂蛋白(LDL)运输。在**内吞作用(endocytosis)**过程中,LDL 结合的胆固醇通过细胞表面的 LDL 受体进入细胞。FH 是由于细胞表面 LDL 受体数量减少引起的。细胞对胆固醇的吸收减少,循环胆固醇水平增加。

我们所掌握的关于内吞作用的大部分知识是通过对 LDL 受体的研究获得的。图 12.7 将对内吞作用和在细胞中 LDL 处理的过程进行详细描述。这些过程导致细胞内胆固醇水平的微调,并且影响循环胆固醇的水平。

1984 年,研究者发现了低密度脂蛋白受体基因(LDL receptor gene,*LDLR*),这是准确理解 LDL 受体缺陷导致 FH 的关键步骤。目前已有近 3 000 种 *LDLR* 突变被陆续发现,其中 2/3 为错义和无义突变。其余大多数为插入和缺失,许多插入和缺失来源于同源染色体 *Alu* 重复序列之间(参见第二章)的不等互换(参见第五章和第六章),这些重复序列遍布整个基因组。根据对受体活性的影响,*LDLR* 突变可分为五大类:

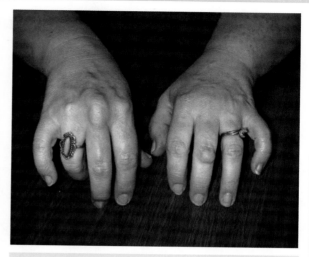

图 12.6　在指关节上可见黄瘤,在家族性高胆固醇血症患者中经常见到

■ Ⅰ类突变,检测不到蛋白。因此杂合突变将产生正常数量 1/2 的 LDL 受体。

■ Ⅱ类突变,有 LDL 受体的产生,但突变后蛋白不能离开内质网,最终被降解。

■ Ⅲ类突变,产生的 LDL 受体能够迁移到细胞表面,但不能与 LDL 正常结合。

■ Ⅳ类突变,相对少见,产生的受体是正常的,但他们不特异迁移到有被小窝,因此不能将 LDL 运输到细胞。

■ Ⅴ类突变,合成的 LDL 受体进入细胞后不能与 LDL 颗粒分离。因而不能将 LDL 携带到细胞中。该受体不能返回到细胞表面,并被降解。

每种类型的突变都降低了有效的 LDL 受体的数量,导致 LDL 摄取降低,因此循环胆固醇水平升高。FH 杂合子的有效受体数量减少约 1/2,而纯合子实际上没有功能性 LDL 受体。

了解导致 FH 的缺陷有助于开发针对该疾病的有效疗法。饮食中胆固醇的减少(主要是通过减少饱和脂肪的摄入)对 FH 杂合子中的胆固醇水平仅有中等程度的影响。因为胆固醇被重新吸收到肠中,然后通过肝脏循环(大多数胆甾醇合成发生在肝脏中),所以可以通过服用胆汁酸吸收树脂(例如胆甾醇胺)降低血清胆固醇水平。吸收的胆固醇排出体外。肠道再循环减少导致肝细胞形成额外的 LDL 受体,从而降低循环胆固醇水平。然而,细胞内胆固醇的减少也会刺激肝细胞

临床评述 12.2　家族性高胆固醇血症 - 续

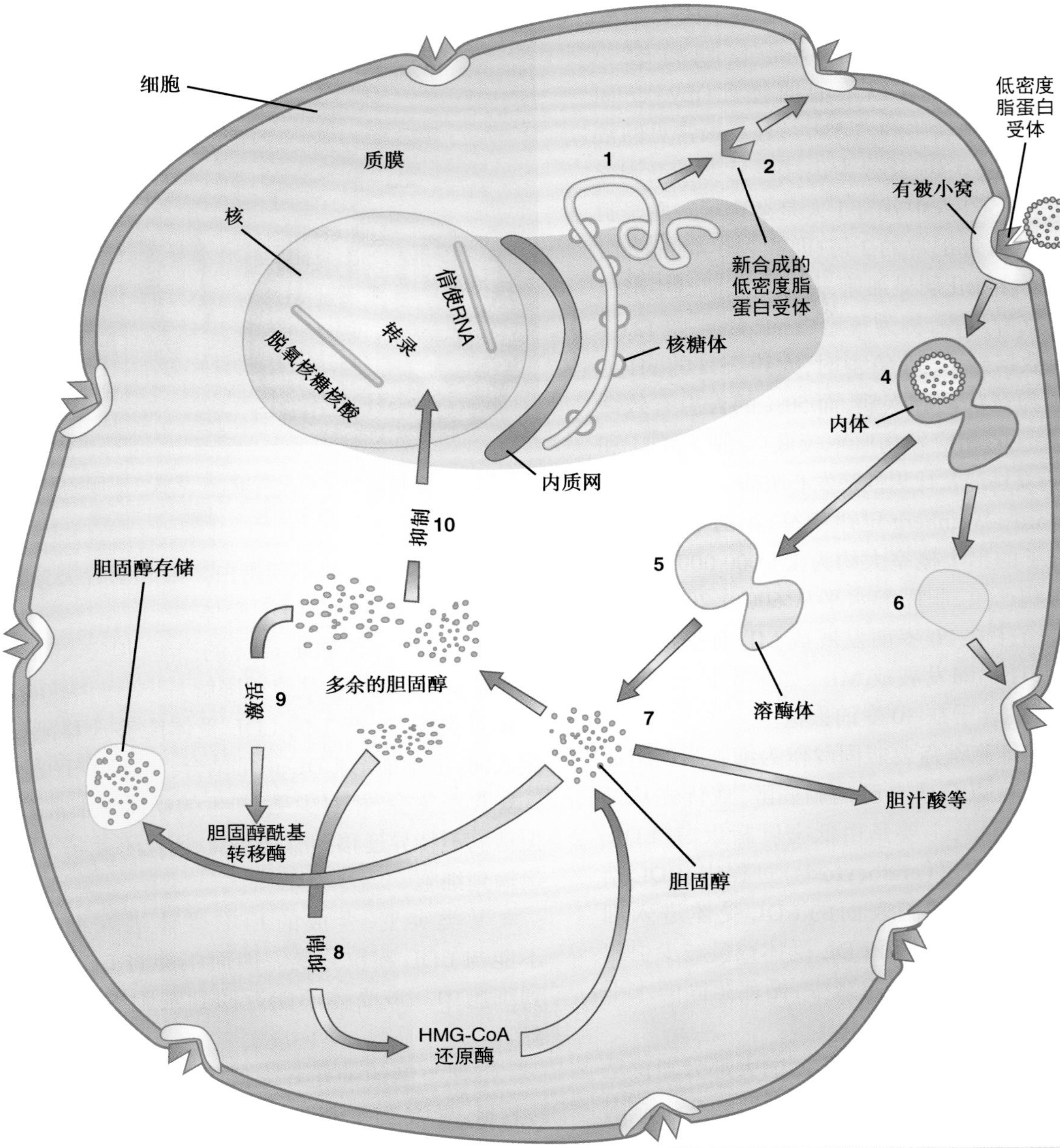

图 12.7　受体介导的内吞过程。1. 低密度脂蛋白（LDL）受体是一种糖蛋白，在细胞的内质网中合成。2. 它们通过高尔基复合体运输到细胞表面，受体的一部分突出到细胞外。3. 循环的 LDL 颗粒通过 LDL 受体结合，定位到细胞表面的凹陷处，称为有被小窝（如此命名是因为它们被称为网格蛋白的蛋白包覆）。4. 有被小窝内陷，使 LDL 颗粒进入细胞内。5. 进入细胞后，LDL 颗粒与受体分离，溶入溶酶体后溶酶体酶分解。6. LDL 受体再循环到细胞表面结合另一个低密度脂蛋白颗粒。每个 LDL 受体大约每 10 分钟经历一次此循环，即使它没有与 LDL 颗粒结合。7. 游离胆固醇从溶酶体释放，参与合成细胞膜或代谢成胆汁酸或类固醇。多余的胆固醇可以胆固醇酯的形式存储在细胞中，也可以通过与高密度脂蛋白（HDL）结合而从细胞中去除。8. 当细胞中的胆固醇水平上升时，细胞内限速酶 HMG-CoA 还原酶受抑，胆固醇合成减少。9. 胆固醇水平升高也增加了酰基辅酶 A 的活性：如胆固醇酰基转移酶（cholesterol acyltransferase, ACAT），一种可将胆固醇修饰为胆固醇酯的酶。10. 此外，通过降低 LDL 受体基因转录速度，可以减少 LDL 受体的数量，从而降低胆固醇的摄取

临床评述 12.2　家族性高胆固醇血症 - 续

的胆固醇的合成,因此,血浆 LDL 的整体降低只有约 15%~20%。当与一种他汀类药物(例如:洛伐他汀、普伐他汀)组合使用时,这种治疗方法会更加有效,后者通过抑制 3- 羟基 -3- 甲基戊二酰辅酶 A(HMG-CoA)还原酶来降低胆固醇的合成。胆固醇合成减少导致进一步的 LDL 受体的产生。当这些疗法联合使用时,FH 杂合子血清胆固醇水平往往可以降低到正常水平。

对于 FH 纯合子而言,情况则不太乐观。上述治疗方法可以促进胆固醇的消除并减少其合成,但对纯合子而言则基本无效,因为这些人很少或没有 LDL 受体。肝移植提供了有正常 LDL 受体的肝细胞,在有些病例中获得成功,但是这种选择通常是受到供体缺乏和移植后免疫抑制的限制。另外一种方法是每 1~2 周进行一次血浆置换,结合药物治疗,可使胆固醇水平降低约 50%。但是,这种治疗很难长期持续。体细胞基因治疗是目前正在测试的一种方法,可将携带正常 LDL 受体基因的肝细胞引入到门脉循环(参见第十三章)。它可能最终被证明是 FH 纯合子的有效治疗方法。

正文中已提及,FH 也可由编码载脂蛋白 B 基因的遗传突变引起。此外,少量 FH 病例是由编码 *PCSK9*(前蛋白转化酶枯草溶菌素 9)基因突变引起的,该基因在降解 LDL 受体中起关键作用(总的来说,*LDLR*、*APOB* 和 *PCSK9* 中的突变约占家族性高胆固醇血症病例的 40%)。*PCSK9* 基因的功能获得性突变减少 LDL 受体的数量,从而导致 FH。该基因的功能缺失性突变可以增加 LDL 受体的数量,导致循环 LDL 水平极低。这些发现促进了抑制 PCSK9 活性从而降低 LDL 胆固醇水平的药物的开发。这些药物现已获得 FDA 批准,可将高胆固醇血症人群的 LDL 胆固醇水平降低 50% 左右,甚至对正服用他汀类药物的患者也起到显著效果。

FH 的事例说明了医学遗传学研究如何对基础细胞生物学的理解和临床治疗的进展作出重要贡献。对 LDL 受体缺陷的研究在很大程度上阐明了受体介导的内吞作用的过程,对了解全身的细胞活动都具有重要的基础性意义。同样,旨在阐明胆固醇的合成和摄取的调节机制的研究促进了 FH 治疗方法的发展,而 FH 是导致心脏病的重要病因。*PCSK9* 罕见突变的发现促进了 PCSK9 抑制剂药物的发明,这可能使数百万的高胆固醇患者受益。

表 12.5　已知会增加患冠心病风险的脂蛋白基因

基因	染色体上的位置	蛋白质功能
载脂蛋白 A-Ⅰ	11q	HDL 组分;LCAT 辅因子
载脂蛋白 A-Ⅳ	11q	乳糜微粒和 HDL 的组成;可能影响 HDL 代谢
载脂蛋白 C-Ⅲ	11q	与高甘油三酯血症相关的等位基因变异
载脂蛋白 B	2p	LDL 受体的配体;参与 VLDL、LDL、IDL 和乳糜微粒的形成
载脂蛋白 D	2p	HDL 组分
载脂蛋白 C-Ⅰ	19q	LCAT 活化
载脂蛋白 C-Ⅱ	19q	脂蛋白脂酶活化
载脂蛋白 E	19q	LDL 受体的配体
载脂蛋白 A-Ⅱ	1p	HDL 组分
LDL 受体	19p	循环 LDL 颗粒的摄取
脂蛋白(a)	6q	胆固醇转运
脂蛋白脂酶	8p	水解脂蛋白脂类
肝甘油三酯脂酶	15q	水解脂蛋白脂类
LCAT	16q	胆固醇酯化
胆固醇酯转移蛋白	16q	促进脂蛋白间胆固醇酯和磷脂的转移

注:引自 King RA, Rotter JI, eds. *The Genetic Basis of Common Diseases.* 2nd ed. New York: Oxford University Press; 2002.
HDL,高密度脂蛋白;*IDL*,中密度脂蛋白;*LCAT*,卵磷脂胆固醇酰基转移酶;*LDL*,低密度脂蛋白;*VLDL*,极低密度脂蛋白。

常见的致病基因为编码 β- 肌球蛋白重链（占家族性病例的 35%）、肌球蛋白结合蛋白 C（占家族性病例的 20%）以及肌钙蛋白（占家族性病例的 15%）的基因。

与肥厚型心肌病相对的是扩张型心肌病，主要症状是心室扩张以及收缩能力减弱，最终导致心泵功能受损，人群发病率为 1/2 500。扩张型心肌病患者中有 1/3 为家族性遗传，最常见的遗传性方式为常染色体显性，但是也有一部分为 X 连锁或者线粒体遗传病。该病最常见的致病基因为编码细胞骨架的肌联蛋白。其他引起扩张型心肌病的基因可编码其他细胞骨架蛋白，包括肌动蛋白、心脏肌钙蛋白 T、肌间线蛋白和肌营养不良蛋白聚糖 - 肌聚糖复合物组成部分（回顾第五章，后者蛋白的异常可引起肌营养不良）。

研究表明，至少 15 个基因的突变引起长 QT（long QT）综合征。LQT 发病率 1/2 000，是指患者心电图特征性的 QT 间期延长，提示心肌复极延迟。患者容易发生致命的心律失常。该疾病可能由遗传突变引起，也可能是由于接触阻断钾离子通道的药物引起。Romano-Ward 综合征为常染色体显性遗传，可以由编码钾通道蛋白基因（如 KCNQ1、KCNH2、KCNE1、KCNE2 或 KCNJ2）功能缺失性突变引起，这些突变引起心肌复极延迟。因此推断，这些基因功能获得性突变可能产生缩短的 QT 间期。Romano-Ward 综合征还可能由钠、钙离子通道基因（分别为 SCN5A 和 CACNA1C）获得性突变引起，导致去极化电流延长（表 12.6 列出了其他可能引起 LQT 突变的例子）。KCNQ1、KCNH2 和 SCN5A 中的突变约占所有 LQT 病例的 75%。

Jervell-Lange-Nielsen 综合征为常染色体隐性遗传的长 QT 综合征，比 Romano-Ward 综合征少见，但同样与延长的 QT 间期相关，患者突发性心律失常和感觉神经性耳聋的发生率较高。该综合征由 KCNQ1 或 KCNE1 突变引起。长 QT 综合征可能在临床上难以诊断，因此遗传诊断可以使患者得以更精确地诊断。另外，目前致病基因和蛋白产物的鉴定可以指导开发激活离子通道药物的治疗。美国每年有 300 000 人发生心脏猝死（大部分为心律失常），因此更好地了解引起心律失常的基因缺陷具有显著的公共健康意义。

心脏病有家族聚集性。如果有年龄较小的发病病例，或有几个受影响的亲属，这种聚集性就特别强。在部分心脏病的家系中已经确定了特定的基因，包括家族性高胆固醇血症、扩张型和肥厚型心肌病以及长 QT 综合征。生活方式的改变（运动、合理膳食和避免吸烟）可以明显降低心脏病的风险。

脑卒中 脑卒中是由突发或持续的脑组织缺血引起的脑组织损伤，可由动脉堵塞（缺血性脑卒中，占脑卒中病例的 80%）或出血（出血性脑卒中）引起。该疾病是美国第四大死亡原因，每年造成近 140 000 人死亡。和心脏病一样，脑卒中有家族聚集性。如果父亲或母亲患脑卒中，子代患脑卒中的风险增加 2~3 倍。迄今为止进行的最大的双胞胎研究表明，MZ（同卵双生）和 DZ（异卵双生）双胞胎中脑卒中死亡的一致率分别为 10% 和 5%。这些数据表明基因可能影响机体对该疾病的易感性。

脑卒中可能是由 12 种以上的单一基因疾病引起的，包括镰状细胞病（参见第三章）、MELAS 综合征（mitochondrial myopathy, encephalopathy, lactic acidosis, stroke，线粒体肌病脑病伴乳酸中毒及脑卒中样发作，也是第五章已论述过的线粒体疾病）、伴皮质下梗死和白质脑病的常染色体显性遗传性脑动脉病（cerebral autosomal dominant arteriopathy with subcortical infarcts and leukoencephalopathy，也称 CADASIL，一种由于 NOTCH3 基因突变导致的反复中风脑卒中和痴呆为特征的疾病）。由于血栓是脑卒中的常见原因，所以编码凝血因子的基因突变可能会影响脑卒中的易感性。例如，血栓抑制因子蛋白 C 和蛋白 S 的遗传缺陷与脑卒中的风险增加相关，在儿童中相关性尤其显著。莱顿因子 V 的特定突变可引起对活化蛋白 C 的抗性，从而增加了对凝血的易感性。该基因的杂合突变（约占白人的 5%）使静脉血栓形成（血栓）的风险增加了 7 倍。纯合突变则使得这个风险增加 100 倍。莱顿因子 V 基因增加了儿童脑卒中的风险，对成人脑卒中风险的影响尚不清楚。

除家族史和特定的基因外，还有其他多种因素会增加脑卒中风险，包括高血压、肥胖、动脉粥样硬化、糖尿病和吸烟。

家族聚集性的脑卒中与许多单基因疾病和某些遗传性凝血障碍疾病相关。

高血压 全身性高血压是心脏病、脑卒中和肾病的关键风险因素。据估计，高血压导致近 1/2 的心血管死亡。对家庭内血压相关性的研究认为收缩压和舒张压的遗传率约为 30%~50%。基于双胞胎研究

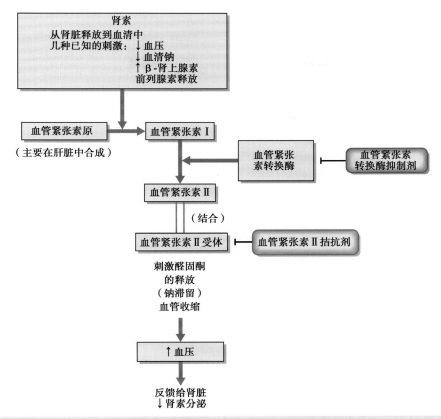

图 12.8 肾素 - 血管紧张素 - 醛固酮系统。↑,增加；↓,减少；AT₁, Ⅱ 型血管紧张素受体 1
（修改自 King RARotter JI, Motulsky AG, eds. *The Genetic Basis of Common Diseases*. New York:
Oxford University Press; 1992.）

表 12.6 复杂疾病中孟德尔亚型的例子*

孟德尔亚型	蛋白（基因）	突变的后果
心脏病		
家族性高胆固醇血症	LDL 受体（*LDLR*）	LDL 水平升高
	载脂蛋白 B（*APOB*）	LDL 水平升高
	前蛋白转化酶枯草杆菌蛋白酶 /kexin 9 型（*PCSK9*）	功能突变增加可升高 LDL；功能突变丧失可降低 LDL
丹吉尔病	ATP 结合盒 1（*ABC1*）	HDL 水平降低
家族性扩张型心肌病	心肌肌钙蛋白 T（*TNNT2*）	减少肌节产生肌力
	肌联蛋白（*TTN*）	失稳肌节
	心肌 β- 肌球蛋白重链（*MYH7*）	肌节产生的力减少
	β- 肉瘤聚糖（*SGCB*）	肌膜失稳与信号转导
	δ- 肉聚糖（*SGCD*）	肌膜失稳与信号转导
	肌营养不良素	心肌细胞膜失稳
家族性肥厚性心肌病	心脏 β- 肌球蛋白重链（*MYH7*）	肌节产生的力减少
	心肌肌钙蛋白 T（*TNNT2*）	肌节产生的力减少
	肌球蛋白结合蛋白 C（*MYBPC*）	肌节损伤
长 QT 综合征	心脏钾通道 α 亚单位（*LQT1,KCNQ1*）	心电图 QT 间期延长,心律失常
	心脏钾通道 α 亚单位（*LQT2,KCNH2*）	心电图 QT 间期延长,心律失常
	心脏钠通道（*LQT3,SCN5A*）	心电图 QT 间期延长,心律失常
	锚蛋白 B 锚定蛋白（*LQT4,ANK2*）	心电图 QT 间期延长,心律失常
	心脏钾通道 β 亚单位（*LQT5,KCNE1*）	心电图 QT 间期延长,心律失常
	心脏钾通道亚单位（*LQT6,KCNE2*）	心电图 QT 间期延长,心律失常
高血压		
利德尔综合征	肾上皮钠通道亚单位（*SCNN1B,SCNN1G*）	重度高血压、低肾素和醛固酮抑制

孟德尔亚型	蛋白（基因）	突变的后果
戈登综合征	WNK1 或 WNK4 激酶基因	高血钾与肾盐重吸收增加
糖皮质激素治疗性醛固酮增多症	醛固酮合成酶和类固醇 11β- 羟化酶基因的融合	早发性高血压伴血浆肾素抑制和醛固酮水平正常或升高
表观盐皮质激素过多综合征	11β- 羟基类固醇脱氢酶（11β-HSD2）	早发性高血压，低钾、低肾素，低醛固酮
糖尿病		
MODY1	肝细胞核因子 -4α（HNF4A）	胰岛素分泌减少
MODY2	葡萄糖激酶（GCK）	糖代谢受损，导致轻度非进展性高血糖
MODY3	肝细胞核因子 -1α（HNF1α）	胰岛素分泌减少
MODY4	胰岛素启动因子 -1（IPF1）	胰岛素基因转录降低
MODY5	肝细胞核因子 -1β（HNF1β）	β 细胞功能障碍导致胰岛素分泌减少
MODY6	神经 D 转录因子（NEUROD1）	胰岛素分泌减少
阿尔茨海默病		
家族性阿尔茨海默病	淀粉样 β 前体蛋白（APP）	淀粉样 β 前体蛋白裂解位点的改变，产生较长的淀粉样片段
	早老素 1（PS1）	改变淀粉样 β 前体蛋白的裂解，产生较大比例的长淀粉样片段
	早老素 2（PS2）	改变淀粉样 β 前体蛋白的裂解，产生较大比例的长淀粉样片段
帕金森病		
家族性帕金森病（常染色体显性遗传）	α- 突触核蛋白（PARK1，SNCA）	α- 突触核蛋白聚集体的形成
家族性帕金森病（常染色体隐性遗传）	帕金蛋白：E3 泛素连接酶，被认为是泛素 α- 突触核蛋白（PARK2）	α- 突触核蛋白的降解
家族性帕金森病（常染色体显性遗传）	泛素 C- 氢化锏 L1（PARK5）	α- 突触核蛋白的积累
肌萎缩侧索硬化		
家族性肌萎缩侧索硬化症	超氧化物歧化酶 1（SOD1）	神经毒性功能增强
家族性肌萎缩侧索硬化症	C9ORF72	扩大重复突变
青少年肌萎缩侧索硬化症（常染色体隐性遗传）	Alsin（ALS2）	推定功能丧失
癫痫		
良性新生儿癫痫，Ⅰ 型和 Ⅱ 型	电压门控钾通道（分别为 KCNQ2 和 KCNQ3）	降低 M 电流增加神经元兴奋性
全身性癫痫伴热性发作加 Ⅰ 型	钠通道 β1 亚单位（SCN1B）	钠电流持续导致神经元过度兴奋
常染色体显性遗传性夜间额叶癫痫	神经元烟碱乙酰胆碱受体亚单位（CHRNA4 和 CHRNB2）	胆碱能刺激增强神经元兴奋性
全身性癫痫伴热性发作加 Ⅲ 型	GABA_A 受体（GABRG2）	突触抑制丧失导致神经元兴奋性

注：HDL，高密度脂蛋白；LDL，低密度脂蛋白；MODY，青壮年糖尿病。

* 与其他疾病有关的基因见表 8.2，包括听力损失和失明。这个表并不是要提供一个详尽的基因列表；附加的基因在第十二章末尾引用的综述文章中进行了讨论。

的估计遗传率往往更高（约 60%），这个值可能被高估了，因为 MZ 比 DZ 的环境具有更高的相似性。高血压的遗传率估计值远 <100%，这表明环境因素也是引起血压变异的重要原因。高血压最主要的环境风险因素有钠摄入增加、运动减少、心理压力和肥胖（稍后讨论，肥胖本身也受到基因和环境的影响）。

血压调节是一个高度复杂的过程，受到许多生理系统的影响，包括肾功能、细胞离子转运、血管张力和心脏功能等各方面。因为这种复杂性，现在许多研究集中在可能影响血压变化的特定因素上，如肾素 - 血管紧张素系统(图 12.8)(涉及钠重吸收和血管收缩)、一氧化氮等血管扩张药和激肽释放酶 - 激肽系统、离子转运系统(如内收蛋白和钠 - 锂转换体)。与血压本身相比,这些因素更可能受到较少的基因控制,从而简化了鉴定这些基因及其功能机制的工作。例如,连锁关联分析研究表明一些涉及肾素 - 血管紧张素系统的基因(例如,编码血管紧张素原、血管紧张素转化酶 I 和血管紧张素 II 受体的基因)可引起高血压。

小部分高血压病例由罕见的单基因病引起,如 Liddle 综合征(改变 ENaC 上皮钠通道的突变引起的血浆低胆固醇和高血压)和 Gordon 综合征(*WNK1* 或 *WNK4* 突变引起的高血压,血清高钾和肾脏钠盐重吸收增加);表 12.6 列出了更多的例子。研究结果显示,20 多种基因可导致罕见的遗传性高血压,其中很多影响肾脏对水和钠的重吸收,进而影响血容量和血压。对这些基因的分离鉴定和作用通路研究,将有助于识别原发性高血压的遗传因素[‡]。

研究者在超过 100 万的人类及实验动物(例如:小鼠和大鼠)中进行了大规模的基因组扫描,试图寻找其他的原发性高血压相关基因(见框 12.1)。这些研究已经鉴定了 900 多个影响高血压易感性的基因。尽管每个基因的个体作用较小(正如对多因素性状的预期),但它们的共同效应反映了遗传因素在高血压发病机制中的重要作用。

舒张压和收缩压的遗传率估计为 30%~50%。已经鉴定出许多与罕见高血压综合征有关的基因,基因组扫描发现了一些候选区域,可能含有原发性高血压易感性基因。高血压的其他风险因素包括钠摄入增加、缺乏运动、心理压力和肥胖。

癌症

癌症是美国第二大主要死因,据估计它很可能将超过心脏疾病成为第一大死因。众所周知,许多主要类型的癌症(如乳腺癌、结肠癌、前列腺癌和卵巢癌)有显著的家族聚集性,这是因为家庭成员共享基因和环境因素。尽管大量的癌症基因被分离,但环境因素也通过诱导体细胞突变起着重要的致癌作用。据估计,在高收入国家,吸烟占所有癌症病例的 1/3,这使其成为已知的最重要的致癌原因。饮食(即含有致癌物质和缺乏如纤维、水果和蔬菜之类的 “抗癌” 成分)是造成癌症的另一个主要原因,也可能占到癌症成因的 1/3。据估计全世界大约 15% 的癌症病例主要由传染性病原体引起(例如,诱发宫颈癌的人乳头状瘤病毒,诱发肝癌的乙型肝炎和丙型肝炎病毒)。因为癌症遗传学是第十一章的主题,所以我们在这里将重点关注影响一些最常见癌症易感性的遗传和环境因素。

乳腺癌　乳腺癌是女性中第二常见的癌症(仅次于皮肤癌),终生患病风险为 12%。2018 年,约有 265 000 名美国妇女被诊断出患有浸润性乳腺癌。尽管乳腺癌死亡率已经下降了 30 年,但美国每年仍约有 40 000 名妇女死于这种疾病。乳腺癌曾是女性癌症死亡的主要原因,但现在已被肺癌超越。乳腺癌也可发生在男性,其终生患病率约比女性低 100 倍。几个世纪以前,研究者就认识到了乳腺癌的家族聚集性。古罗马的医生发现:如果女性有一个患病的一级亲属,那么她患乳腺癌的风险就会加倍;如果患病亲属数目增加,患病风险就会提高;如果这些亲属发病年龄相对较早(50 岁之前),患病风险会进一步提高。

现在已知几种基因可以预测女性遗传性乳腺癌的发病风险。其中最重要的是 *BRCA1* 和 *BRCA2*,它们参与 DNA 修复(参见第十一章)。*TP53* 和 *CHK2* 基因的生殖细胞突变可引起 Li-Fraumeni 综合征,后者易患乳腺癌。Cowden 综合征是一种罕见的常染色体显性遗传疾病,包括多种错构瘤和乳腺癌,是由 *PTEN* 肿瘤抑制基因的突变引起的(参见第十一章)。共济失调性毛细血管扩张症是一种 DNA 修复缺陷引起的常染色体隐性遗传疾病,并发症包括乳腺癌。*MSH2* 和 *MLH1* DNA 修复基因的突变可导致遗传性非息肉性结肠直肠癌(hereditary nonpolyposis colorectal cancer,HNPCC),也增加乳腺癌的发病风险。尽管这些基因具有重要意义,但应该强调的是,超过 90% 的乳腺癌发病不遵循孟德尔遗传规律。

已知许多环境因素会增加患乳腺癌的风险,包括从未生育(一直不生孩子)、30 岁以后才生育第一个孩子、高脂肪饮食、饮酒和雌激素替代疗法。

结直肠癌　据估计,20 个美国人中有 1 人患结直肠癌,大约有 1/3 的患者会死于此病。在美国每年约有 145 000 例新病例和 50 000 例死亡病例,在每年癌症死亡总人数中,结直肠癌仅次于肺癌。和乳腺癌一样,它也有家族聚集性;早在 1881 年,医学文献中就报道了这种癌症的家族性聚集。一级亲属中患有结直肠癌的人比普通人患结直肠癌的概率高 2~3 倍。

[‡] 原发性高血压是指不由已知突变或综合征引起的高血压,占到高血压患者的 95%。

如第十一章所述,家族性结直肠癌可能是 APC 肿瘤抑制基因或几种 DNA 错配修复基因之一(Lynch 综合征)突变的结果,另一个不常见的遗传性结直肠癌发病原因是常染色体显性遗传性 Peutz-Jeghers 综合征。大约 1/2 的 Peutz-Jeghers 病例是由编码蛋白激酶的肿瘤抑制基因 STK11 突变引起的。青少年肠道息肉病是一种以在成年前有 10 个或更多肠道息肉的存在为特征的常染色体显性遗传病,该病可由 SMAD4(参见第十一章)、BMPRA1(一种丝氨酸 - 苏氨酸激酶受体基因)中的突变引起。在极少数情况下,PTEN 的突变也可引起青少年肠道息肉病。

与乳腺癌一样,大多数结肠直肠癌病例(>90%)不遵循孟德尔遗传规律,可能由遗传、体细胞遗传变异和环境等多个因素相互作用引起。后者的风险因素包括缺乏体育锻炼、高脂肪和低纤维的饮食。

前列腺癌 前列腺癌是男性第二常见的癌症(仅次于皮肤癌),在美国每年约有 165 000 例新病例,终生患病风险为 11%。前列腺癌是男性因癌症死亡的主要原因,仅次于肺癌,每年导致近 30 000 人死亡。一级亲属中存在患者的人发病风险增加 2~3 倍,据估计,前列腺癌的遗传度约为 40%。

大多数前列腺癌病例发病年龄相对较晚(中位数为 72 岁),这使得针对前列腺癌的遗传分析特别困难。然而,研究者在前列腺肿瘤细胞中观察到许多基因组区域的杂合性丢失(参见第十一章),可能表明这些区域存在遗传改变。此外,全基因组关联分析(GWAS)已经确定了超过 160 个与前列腺癌风险相关的位点。它们中的少部分位于染色体 8q24,该区段含有与几种其他癌症(结肠癌、胰腺癌和食管癌)相关的基因多态性位点。虽然 8q24 区域不含蛋白质编码基因,但它含有影响癌基因 MYC(距 8q24 约 250kb)表达的增强子元件。

前列腺癌的非遗传风险因素可能包括高脂饮食、吸烟和饮酒。因为前列腺癌通常进展缓慢,并且可以通过数字化检查和前列腺特异性抗原(prostate specific antigen,PSA)测试来检测,所以通常可以在病灶转移前发现并干预。

大多数常见的癌症都具有遗传因素。如果有几个患病亲属,并且这些亲属发病年龄较早,则复发风险往往会更高。在一些家族中已经发现了引起遗传性结肠癌、乳腺癌和前列腺癌的特定基因。

糖尿病

像本章中讨论的其他疾病一样,糖尿病的病因复杂,且未被充分认识。然而,糖尿病的遗传基础研究已经取得进展。它是成人失明、肾衰竭和下肢适应证的主要原因,也是心脏病和脑卒中的主要原因。一个重要的进步是认识到糖尿病实际上是一组异质性疾病,所有疾病均以血糖升高为特征。在这里,我们主要关注三种主要类型的糖尿病:Ⅰ 型(以前称为胰岛素依赖型糖尿病或 IDDM)、Ⅱ 型(以前称为非胰岛素依赖型糖尿病或 NIDDM)和青年发病的成年型糖尿病(MODY)。

糖尿病 Ⅰ 型 糖尿病 Ⅰ 型的特征是胰腺的 T 细胞浸润和胰岛素 β 细胞破坏,通常在 40 岁以前出现。糖尿病 Ⅰ 型患者必须接受外源胰岛素才能存活。除了胰腺的 T 细胞浸润之外,还形成针对胰腺细胞、胰岛素和谷氨酸脱羧酶等酶的自身抗体;这些自身抗体可以在临床症状出现之前很长时间就观察到。这些发现以及糖尿病 Ⅰ 型与几种人类白细胞抗原(human leukocyte antigen,HLA)Ⅱ 类等位基因之间存在关联都表明这是一种自身免疫性疾病。在过去几十年中,糖尿病 Ⅰ 型的发病率显著增加。

糖尿病 Ⅰ 型患者的兄弟姐妹患病风险大大增加,大约为 6%,而一般人群的风险约为 0.3%~0.5%。当父母为糖尿病患者时,复发风险也升高,但这种风险随患病父母的性别而变化。糖尿病母亲的后代风险仅为 1%~3%,而糖尿病父亲的后代则为 4%~6%(由于糖尿病 Ⅰ 型在普通人群中对男性和女性的影响大致相等,因此这种风险差异与针对多因素性状的性别差异阈值的旧模型不一致)。双胞胎研究显示,糖尿病 Ⅰ 型患者的同卵双胞胎的经验风险值为 30%~50%。相比之下,异卵双胞胎的一致率为 5%~10%。在同卵双胞胎中糖尿病 Ⅰ 型并非 100% 一致的事实表明,遗传因素并非唯一的致病原因。有证据表明,至少某些人可能通过激活自身免疫应答而在特定的病毒感染中诱发糖尿病 Ⅰ 型。

特定的 HLA Ⅱ 类等位基因与糖尿病 Ⅰ 型的关联已得到广泛研究,据估计 HLA 基因座占糖尿病 Ⅰ 型的遗传易感性约 40%~50%。约 95% 的糖尿病 Ⅰ 型白人具有 HLA DR3 和 / 或 DR4 等位基因,而只有约 50% 的普通白种人群具有这些等位基因之一。如果患病先证者和兄弟姐妹都是 DR3 和 DR4 等位基因的杂合子,那么兄弟姐妹患糖尿病 Ⅰ 型的风险接近 20%(即比普通人群发病风险高约 40 倍)。这种关联可以部分地反映 *DR* 基因座与 *HLA-DQ* 基因座等位基因之间的连锁不平衡。*DQ* 多肽第 57 位天冬氨酸缺失与糖尿病Ⅰ型易感性密切相关。实际上,那些在第 57 位天冬氨酸缺失(被其他氨基酸代替)的个体患糖尿病Ⅰ型的可能性要高 100 倍。天冬氨酸的存在改变了 HLA Ⅱ类分子的形状,从而改变其结合多肽并呈递给 T 细胞的能力(请参见第九章)。T 细胞识别能力的改变可能有助于保护天冬氨酸存在的个体免受自身免疫反应影响。

胰岛素基因位于 11 号染色体的短臂上,是糖尿病Ⅰ型易感性的另一个候选基因。已有研究检测了该基因内和附近的多态性与糖尿病Ⅰ型的关联。有趣的是,位于胰岛素基因 5′ 端的 VNTR 多态性(参见第三章)和糖尿病Ⅰ型易感性密切相关。VNTR 重复单元数目的差异可能影响胰岛素基因的转录(可能通过改变染色质结构),从而导致易感性的变化。据估计,胰岛素基因遗传变异约占糖尿病Ⅰ型家族聚集的 10%。

全基因组关联分析已广泛用于鉴定引起糖尿病Ⅰ型的其他基因。此外,非肥胖糖尿病(NOD)小鼠动物模型已被用于鉴定在人类中可能具有相似作用的糖尿病易感基因(见框 12.1)。这些研究已经鉴定出至少 50 个与糖尿病Ⅰ型易感性相关的基因。其中之一是 *CTLA4*(细胞毒性淋巴细胞相关 -4)基因,它编码抑制性 T 细胞受体。几项研究已经证明,*CTLA4* 的等位基因与糖尿病Ⅰ型的风险增加相关。越来越多的证据表明,*CTLA4* 的变异也与其他自身免疫性疾病有关,例如:类风湿性关节炎和乳糜泻。与糖尿病Ⅰ型易感性相关的另一基因 *PTPN22* 参与 T 细胞调节,还与其他自身免疫性疾病(包括类风湿性关节炎和系统性红斑狼疮)相关。

糖尿病Ⅱ型 糖尿病Ⅱ型占所有糖尿病病例的 90% 以上,并且在高热量饮食的人群中发病率迅速上升。目前,它影响了许多发达国家大约 10%~20% 的成年人口。一项研究估计,由于这种疾病的快速增长,2000 年出生的美国人中有 1/3 最终会患上糖尿病Ⅱ型。

糖尿病Ⅱ型与糖尿病Ⅰ型有许多不同点。通常糖尿病Ⅱ型患者至少在疾病的早期阶段具有一定程度的内源性胰岛素,有时可以通过饮食调整、口服药物或两者结合得以成功治疗。与糖尿病Ⅰ型的患者不同,糖尿病Ⅱ型患者具有胰岛素抵抗(即细胞难以利用胰岛素)并且更容易肥胖。糖尿病Ⅱ型以前主要见于 40 岁以上的患者,但是由于青少年和年轻人中肥胖的增加,这部分人群中糖尿病Ⅱ型的发病率

现在也迅速提高。在糖尿病Ⅱ型患者中,通常没有观察到 HLA 关联或自身抗体。在各种研究中,同卵双胞胎的一致率从 35% 到 60% 不等,远高于异卵双胞胎的一致率,遗传度估计范围从 30% 到 70%(一致率与年龄相关,如果研究对象年龄较大,一致率会提高)。糖尿病Ⅱ型患者一级亲属的经验复发风险高于Ⅰ型患者,通常在 15%~40% 之间(这一差异主要是由于糖尿病Ⅱ型的较高患病率)。表 12.7 总结了Ⅰ型和糖尿病Ⅱ型之间的差异。

表 12.7 糖尿病Ⅰ型和Ⅱ型主要特征的比较

特征	Ⅰ型糖尿病	Ⅱ型糖尿病
发病年龄	通常 <40 岁	通常 >40 岁
胰岛素分泌	无	部分
胰岛素抵抗	无	是
自身免疫	是	无
肥胖症	不常见	常见
MZ 双胞胎一致性	0.35~0.50	0.90
同胞复发风险	1%~6%	15%~40%

注:MZ,同卵。

糖尿病Ⅱ型的两个最重要的危险因素是家族史和肥胖,后者增加胰岛素耐受性。欧美典型的饮食和运动方式可导致发病率上升,这种现象在不同人群中被发现,如美国的日本移民、澳大利亚和美洲的一些原住民。一些研究的研究对象同时包括男性和女性受试者,结果表明即使有家族病史的人,经常运动也可以大大降低患上糖尿病Ⅱ型的风险。部分原因是运动可以减肥,但即使体重没有减轻,运动也会提高胰岛素敏感性并改善葡萄糖耐量。

研究者通过连锁分析和全基因组关联分析已经确定了 250 多个糖尿病Ⅱ型易感性相关基因。迄今为止,鉴定出的最重要的基因是 *TCF7L2*,该基因编码参与分泌胰岛素的转录因子。*TCF7L2* 突变会提高 50% 的糖尿病Ⅱ型发病风险。有研究者发现糖尿病Ⅱ型和 PPAR-γ(过氧化物酶体增殖物激活受体 -γ)基因存在显著关联,PPAR-γ 是参与脂肪细胞分化和葡萄糖代谢的核受体。该受体是噻唑烷二酮(TZDs)的靶标,噻唑烷二酮(TZDs)是一类通常用于提高糖尿病Ⅱ型患者胰岛素敏感性的药物。尽管常见的 *PPARG* 等位基因只会使糖尿病Ⅱ型发病风险增加 25%,但在超过 75% 的欧洲血统个体中发现该基因,这有助于解释大部分糖尿病Ⅱ型病例。*KCNJ11* 基因编码葡萄糖刺激胰岛素分泌所必需的钾通道蛋白,

阳性筛查的准确性是临床的一个主要关注点。我们需要知道真正有疾病的人检测出阳性的比例［即表 13.1 中的 a/(a + b)］。这个数字被定义为**阳性预测值（positive predictive value）**。了解**阴性预测值（negative predictive value）**也是很有用的，该数值也代表检测结果为阴性的人中真正没有疾病的那部分人的比例［d/(c + d)］。

灵敏度、特异性和阳性预测值的概念可以通过一个例子来说明。先天性肾上腺皮质增生（congenital adrenal hyperplasia，CAH）是由于 21- 羟化酶缺乏引起的一种先天性类固醇生物合成错误，可导致女性外生殖器畸形和两性肾上腺危象。针对 17- 羟孕酮的筛查，具有约 95% 灵敏度和 99% 特异性（表 13.2）。CAH 在白人中的患病率约为 1/10 000，但在 Yupik Native Alaskan 人群中的患病率则上升到约 1/400。

表 13.2　在低流行率白种人和高流行率 Yupik 人群中筛查先天性肾上腺皮质增生症的假设结果 *

筛查结果	有 CAH	无 CAH
阳性		
白种人	47	5 000
Yupik 人	24	100
阴性		
白种人	3	494 950
Yupik 人	1	9 875

注：* 白种人阳性预测值 = 47/(47 + 5 000) ≈ 1%；Yupik 阳性预测值 = 24/(24 + 100) ≈ 19%。CAH，先天性肾上腺皮质增生症。

我们假设在两个人群中都进行了 CAH 筛查。在人口为 50 万的白人群体中，假阳性率（1- 特异性）为 1%。所以，约有 5 000 名未患病的人将得到阳性结果。以 95% 的灵敏度来算，50 名患 CAH 的白人中有 47 名将筛查出阳性结果。值得注意的是，绝大多数有阳性结果的人并无 CAH：阳性预测值为 47/(47 + 5 000)，或 <1%。现在假设有 1 万名 Yupik Native Alaskan 人来做 CAH 筛查。如表 13.2 所示，25 名 CAH 患者中有 24 名将检测为阳性，100 名未患有 CAH 的人也将检测为阳性。这里，阳性预测值是远远高于白人群体的：24/(24 + 100) = 19%。这个例子说明了一个重要的原则：对于一个给定水平的灵敏度和特异性，阳性预测值随疾病的流行率增加而增高。

筛查的阳性预测值被定义为真阳性的人数占检测为阳性的人数的比例。它随疾病的患病率增加而增高。

新生儿先天性代谢异常筛查

新生儿期进行筛查是早期检测和预防遗传病的一个理想时机。目前，美国所有州都对新生儿进行苯丙酮尿症（PKU）、半乳糖血症（参见七章）和甲状腺功能减退症的筛查。它们符合先前规定的人群筛查标准：都是一种疾病，患者有显著的智力残疾风险，可以早期发现和有效干预。

近年来，美国大多数州和其他许多国家都制订了筛查计划，来确定患有血红蛋白疾病（如镰状细胞贫血）的新生儿。制订计划的原因是高达 15% 未经治疗的镰状细胞病儿童在 5 岁之前死于感染（参见第三章）。可以用预防性抗生素进行有效治疗。一些社区已经开始通过测量新生儿肌酸激酶水平来筛查杜氏肌营养不良症。其目的不是症状前治疗，而是确定家庭成员中谁应该要接受**遗传咨询（genetic counseling）**，以便做出生育决策。

串联质谱法（tandem mass spectrometry）被越来越多地用于筛查新生儿的蛋白质变异，这些变异是氨基酸紊乱（如苯丙酮尿症、酪氨酸血症、同型胱氨酸尿症）、有机酸紊乱和脂肪酸氧化紊乱（如 MCAD 和 LCHAD 缺陷；参见第七章）的信号。这种方法从一个干燥的血斑样本开始，然后用两步质谱进行分析。第一步质谱根据分解的离子质量将其分开。第二步质谱评估这些离子的质量和电荷，由计算机生成样品的分子谱。串联质谱法是非常准确且快速的检测方法，可以在约 2 分钟内筛查出超过 30 种疾病。

随着筛查技术的不断进步，许多国家已建立了**扩大的新生儿筛查（expanded newborn screening）**计划，以及时处理阳性的结果，并提供确诊疾病的快速治疗。美国医学遗传学和基因组学学院（American College of Medical Genetics and Genomics，ACMG）针对目前筛查的所有疾病（https://www.acmg.net）编制了指南和行动计划，并一直在为正在考虑筛查的疾病（例如 Pompe 病）制订新计划。表 13.3 总结了常见的新生儿筛查疾病。

表 13.3 新生儿筛查项目的特点

疾病	遗传方式	患病率	筛查方法	治疗方法
苯丙酮尿症	常染色体隐性	1/15 000~1/10 000	串联质谱法	苯丙氨酸限制饮食
半乳糖血症	常染色体隐性	1/100 000~1/50 000	转移酶测定	半乳糖的饮食限制
先天甲状腺功能减退症	通常散发	1/5 000	测量甲状腺素（T$_4$）或促甲状腺激素（TSH）	激素替代
镰状细胞病	常染色体隐性	黑色人种中 1/600~1/400	等电聚焦或 DNA 诊断	预防性青霉素
囊性纤维化	常染色体隐性	1/2 500	免疫反应性胰蛋白酶原通过 DNA 诊断证实	抗生素，胸部理疗，胰酶替代（如果需要）

注：来自美国医学遗传学院指南的数据（ACMG），http://www.acmg.net/resources/policies/ACT/condition-analyte-links.htm.

新生儿筛查是治疗苯丙酮尿症、甲状腺功能减退症、半乳糖血症和镰状细胞病等疾病的有效公共卫生策略。串联质谱法的使用扩大了新生儿筛查可以检测到的疾病数量。

杂合子筛查

上述人群筛查原则也可应用于有致病突变的携带者。目标人群是处于危险中的群体。干预的措施包括告知其风险系数和提供产前诊断等。可进行杂合子筛查的遗传病是典型的常染色体隐性遗传病，产前诊断和遗传咨询是有效、可行和准确的。

北美洲 Tay-Sachs 病的筛查项目，就是一个非常成功的杂合子筛查的例子。婴儿 Tay-Sachs 病是一种常染色体隐性遗传性溶酶体储存障碍，溶酶体内 β-氨基己糖苷酶 A（HEX A）缺乏（参见七章），导致底物 G$_{M2}$ 神经节苷脂在神经溶酶体内积累。这种物质的积累损坏神经元进而导致失明、癫痫、肌张力低下，患者约 5 岁时死亡。Tay-Sachs 病在 Ashkenazi 犹太人中尤为常见，杂合子频率约 1/30。因此，该群体是杂合子筛查的合理候选人群。可以对携带者进行精确的检测（针对 HEX A 的检测或直接进行 DNA 基因突变检测）。由于这种疾病的致命性，许多夫妇可以选择终止妊娠或选择非携带者精子进行人工授精。已制订详细计划来告知目标人群再发风险、检测方法和可能的选择。通过筛查，美国和加拿大 Ashkenazi 犹太人中 Tay-Sachs 病出生人数下降了 90%，从 1970 年前的每年 30~40 例，下降到 20 世纪 90 年代每年 3~5 例，再到 2003 年降为零。

β-地中海贫血是一种严重的常染色体隐性遗传病，在许多地中海和南亚人群中尤为常见（参见第三章）。在希腊、塞浦路斯和意大利，有效的携带者筛查计划已经使这种疾病的新生儿患病率降低了 75%。囊性纤维化是另一种常染色体隐性遗传病，其携带者筛查也是可行的（见临床评述 13.2）。表 13.4 列出了许

临床评述 13.2 囊性纤维化（CF）的筛查

目前 *CFTR* 基因中已经报道了大约 2 000 个突变，虽然有一些是良性多态，但大多数是可以导致囊性纤维化的。在群体筛查中检测所有已报道的突变，在技术上是不切实际的。然而，白种人中可引起 CF 的突变里面，约 70% 是 F508del 的三碱基缺失（参见第四章）。在该群体中，针对 F508del 使用基于 PCR 的检测对携带者进行筛查将发现约 90% 的夫妇一方或双方是该突变的携带者（$1-0.30^2$，其中 0.30^2 表示双方都不携带 F508del 突变的夫妇的频率）。目前推荐同时检测 25 个最常见的 CFTR 突变，将检出所有欧洲血统的人中大约 85% 的 *CFTR* 突变（因为突变频率在群体中不同，这个数字在美国的其他人群中有所降低，例如非裔和西班牙裔

美国人）。在白种人中，98% 的夫妇一方或双方携带 CF 突变可被检测出来（即 $1-0.15^2$），有很高灵敏度。还有些检测包括了 100 个已知的 *CFTR* 突变，提高了大多数群体或种族的灵敏度。美国医学遗传学与基因组学学院和美国妇产科学院建议，应该为计划怀孕的或目前已怀孕的夫妻提供 CF 携带者的筛查。双亲都是杂合子的夫妇将被划定为需要进行 CF 产前诊断的群体。值得注意的是，一些商业实验室可为孕妇提供超过 100 种隐性疾病的杂合子筛查。美国所有 50 个州都开展新生儿 CF 筛查。第一个筛查是测量免疫反应性胰蛋白酶原（IRT）水平，这是因胰腺损伤引起的新生儿 CF 升高。如 IRT 筛查阳性，通常会进行确认性基因检测。

多国家制定的杂合子筛查方案的选定条件。

除了建立遗传病人群筛查计划的标准外,还制订了关于杂合子筛查计划方面的伦理和法律准则。总结在框 13.2 中。

表 13.4 特定族群中杂合子筛查程序的选择实施例

疾病	特定族群	携带频率	高危夫妇频率	新生儿疾病发生率
镰状细胞病	黑人	1/12	1/150	1/600
Tay-Sachs 病	Ashkenazi 犹太人	1/30	1/900	1/3 600
β- 地中海贫血	希腊人,意大利人	1/30	1/900	1/3 600
α- 地中海贫血	东南亚人,中国人	1/25	1/625	1/2 500
囊性纤维化	北欧人	1/25	1/625	1/2 500
苯丙酮尿症	北欧人	1/50	1/2 500	1/10 000
脊髓性肌萎缩	亚洲人	1/50	1/2 500	1/10 000

注: 修改自 McGinniss MJ, Kaback MM. Carrier screening. In: Rimoin DL, Conner JM, Pyeritz RE, Korf BR, eds. *Emery and Rimoin's Principles and Practice of Medical Genetics*, 5th ed. New York: Churchill Livingstone; 2007, pp 752-762.

框 13.2 杂合子筛查的公共政策指南

推荐的准则:

筛查应该是自愿的,并且必须保证隐私。

筛查需要知情同意。

筛查服务提供者有义务确保该筛查方案中包括适当的教育和咨询。

要求对实验室检测的所有方面进行质量控制,包括系统能力验证,并应尽快实施。

应该有平等的机会进行检测。

引自 Elias S, Annas GJ, Simpson JL. Carrier screening for cystic fibrosis: implications for obstetric and gynecologic practice. *Am J Obstet Gynecol* 1991; 164: 1077-1083.

杂合子筛查包括在表型或基因型水平检测目标人群,以确定致病基因的携带者。随后,可以向携带者提供有关风险和生育选择的信息。

症状前诊断

随着直接检测突变技术在基因诊断领域的发展,对许多遗传病的**症状前诊断(presymptomatic diagnosis)**已成为可能。高危人群在出现临床症状之前,便可以进行检测,以确定他们是否遗传了致病突变。症状前诊断可用于亨廷顿病、成人多囊肾病和常染色体显性遗传性乳腺癌/卵巢癌。通过症状前诊断,高危人群会知道自己是否携带致病突变,可以帮助其作生育决定。同时还可以使那些知道自己没有携带致病突变的人安心。在某些情况下,早期诊断有利于健康监测。例如,遗传了常染色体显性遗传性乳腺癌突变的人,可以在较早的年龄进行乳房 X 线检查,增加早期发现肿瘤的机会。有遗传

RET 基因突变风险的人(参见第十一章),极有可能发展为多发性内分泌肿瘤 II 型(MEN2),可以进行预防性甲状腺切除术,以减少发展成恶性肿瘤的危险。那些遗传了家族性结肠癌[腺瘤性结肠息肉病(APC)和遗传性非息肉性结直肠癌(HNPCC);参见第十一章]基因突变的人也可以从早期诊断和早期治疗中获益。

由于大多数遗传病在普通人群中相对不常见,因此广泛的症状前筛查目前是不切实际的。通常只推荐给高危人群,一般是有家族史的人,进行症状前筛查。

有时可以进行遗传检测,在出现症状之前就查出那些遗传了致病基因的人,这被称为症状前诊断。

遗传筛查和诊断的社会心理意义

遗传病筛查具有许多社会和心理意义。由于焦虑、成本和阳性结果对名誉产生的影响,人们

会权衡利弊来决定是否做检测。筛查结果经常被误认为是明确的诊断。所以必须向接受筛查的人强调，筛查结果阳性并不一定表明就患有疾病（见框 13.2）。

20 世纪 70 年代，对筛查到的镰状细胞病携带者的误解一直困扰着他们。有时，携带者被医疗保险公司拒绝投保或被雇主歧视。这些经验强调，有必要进行有效的遗传咨询和公共教育。其他需要注意的问题还包括，受试者有选择不接受检测的权利，以及需要告知他们有被侵犯隐私的可能。

随着 DNA 诊断新技术的普及，基因筛查的社会、心理和伦理等各个方面将变得更加复杂。例如，尽管可以对亨廷顿病进行症状前诊断，但一些研究表明，仅不到 20% 的高危人群选择做这个诊断，因为目前尚没有针对该疾病的有效的治疗方法。对于 *BRCA1* 和 *BRCA2* 的症状前诊断（见第十一章），携带者的处境不同选择也会不同。*BRCA1* 或 *BRCA2* 基因中有大量不同的突变，可以导致乳腺癌或卵巢癌，通常会对这两个基因所有的外显子、启动子，以及外显子附近的一些内含子核苷酸进行测序。虽然新技术和日益激烈的竞争使得成本正在降低，但测序费用还是昂贵的。另外，预防性干预如预防性乳房切除术和卵巢切除术（分别切除乳房和卵巢），可将癌症风险降低约 90%，但不能完全消除。

对于某些遗传病，如常染色体显性遗传的结肠癌综合征，早期诊断可改善生存，并能开展有效的预防性治疗（结肠切除术或癌前结肠息肉切除术）。此外，许多高危人群会发现他们没有携带致病等位基因的，从而避免诸如结肠镜检查或乳房 X 线检查等存在潜在危险的诊断程序。然而，随着此类疾病的筛查变得越来越普遍，还必须解决隐私可能泄露的问题，以及如何准确传达风险信息等问题。

筛查和诊断的分子工具

过去，遗传筛查通常依赖于疾病表型的检测，如 Tay-Sachs 病的 β 氨基己糖苷酶检测或杜氏肌营养不良的肌酸激酶测定。DNA 技术的进步使得诊断可以达到基因型水平。在大多数情况下，已经有了直接检测致病突变的方法。DNA 水平上的基因诊断正在得到补充，而且在许多情况下取代了基于表

型分析的检测。

连锁分析和对突变的直接诊断已被用于家族的遗传病诊断和产前诊断，最近更应用于人群的筛查。随着技术的改进和对检测需求的增加，世界各地的许多医疗中心建立了临床分子实验室。

连锁分析

如第八章中所述，DNA 的多态性，如单核苷酸多态性（SNPs）和短串联重复序列（STRs）可以作为连锁分析的标记。在一个家族中建立连锁相，就可以对标记位点进行分析，以确定高危人群是否遗传了包含致病突变的染色体片段或包含正常等位基因的同源片段（图 13.2）。因为这种方法使用连锁标记，而不涉及对致病突变的直接检测，所以它是一种**间接诊断（indirect diagnosis）**。

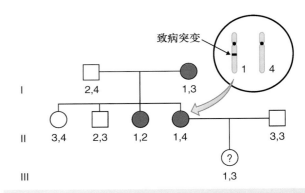

图 13.2　在这个常染色体显性遗传的乳腺癌家系中，对 17 号染色体上的一个紧密连锁标记的分析表明，在第二代中，患病母亲的突变与标记的等位基因 1 在同一染色体上。这表明第三代中的女儿从她的母亲那里遗传了带有突变的染色体，并且很可能患乳腺肿瘤

连锁分析已成功地应用于许多遗传病的诊断。原则上说，它可以用来诊断任何已定位的遗传病。其优点是不需要知道致病基因及其产物。标记只是告诉我们高危人群是否遗传了含有致病突变的染色体片段。

它的缺点是，为了建立连锁相，必须对家庭中几个成员进行检测；并不是所有的标记在每个家庭中都是有用的（足够多杂合子）（参见第八章中关于无可用信息家庭的讨论）；标记和致病突变之间可能发生重组，导致诊断错误。随着直接检测突变技术的发展，利用连锁标记进行间接诊断比过去应用得少了，但当致病突变在一个家族中传递又不能直接识别的时候，它仍然是有用的。

　　连锁分析是一种间接的基因诊断,它使用连锁标记来确定一个人是否从父母遗传了含有疾病基因的染色体。这种方法的缺点是需要对几个家庭成员进行分型,以及可能发生重组和无可用位点的问题。

直接突变分析

　　直接诊断(**direct diagnosis**),就是对致病突变本身进行检测,已成为基因诊断中最常用的方法。与间接诊断相比,它的优点是不需要家族信息(每个个体都可以直接看到突变状况),无可用位点作为标记也就不成为问题,也不存在重组导致的错误(表13.5总结了直接和间接诊断的优缺点)。直接诊断的几种形式(表13.6)已在前面章节描述。例如,荧光原位杂交(FISH)或微阵列比较基因组杂交(array CGH)可用于检测染色体区域的缺失或重复(参见第六章)。Southern印迹或多重连接依赖性探针扩增(MLPA)可用于检测拷贝数变异或大片段的重复扩增(参见第三章)。

表13.5　间接和直接诊断的特性总结

特性	间接诊断	直接诊断
需要家庭信息	是	否
因为重组可能误诊	是	否
标记也许不能提供信息	是	否
单次检测可以提示多种突变	是	否
致病突变位点必须已知	否	是

表13.6　直接的基因检测方法 *

方法	单基因突变	拷贝数变异(包括缺失和重复)	单亲二倍体	重复扩增	应用实例
FISH		×			Prader-Willi综合征;Williams综合征;非整倍体
array CGH 或细胞基因组芯片		×	×		智力低下或其他病因不明的疾病;疑似微缺失,微重复或非整倍体
SNP 芯片	×	×			药物敏感性;智力残疾;心血管疾病风险
等位基因特异性寡核苷酸(ASO)杂交	×			×	镰状细胞病;α$_1$-抗胰蛋白酶缺乏症
Sanger DNA 测序	×				家族性乳腺癌/卵巢癌
Southern 印迹或 MLPA		×		×	强直性营养不良;脆性X综合征
靶向疾病测序包	×				家族性心肌病;长QT综合征;家族性结直肠癌
全外或全基因组测序	×	×			未确诊的疾病或病因不明的疾病

注:*引自 Katsanis SH, Katsanis N. Molecular genetic testing and the future of clinical genomics. *Nat Rev Genet*. 2013; 14: 415-426.

　　如果突变周围的DNA序列已知,则可通过聚合酶链反应(PCR)扩增含有该序列的区域(参见第三章),合成寡核苷酸探针(此类探针通常被称为**等位基因特异性寡核苷酸,allele-specific oligonucleotides**,或ASOs),只对突变的序列进行杂交(通过碱基互补配对)。同时还合成杂交正常DNA序列的第二个探针。在严格的杂交条件下,一个碱基错配就将阻止杂交的进行。突变纯合子的DNA只与ASO突变的序列杂交,而正常人的DNA序列与正常ASO杂交,杂合子的DNA则与两个探针都杂交(图13.3)。ASO探针的长度通常为18~20个核苷酸,这是至关重要的。较短的探针在基因组中的结合位点不是唯一的,因此将与多个区域杂交上。比较长的探针比较难正确合成,所以可能既可以和正常序列杂交,也可以和突变序列杂交。

　　使用ASO探针进行基因诊断需要对致病基因进行鉴定和测序。此外,每个致病突变都需要不同的寡核苷酸探针。因此,尽管这种方法很有效,但如果疾病由大量不同突变造成,而且每个突变在人群中的频率都很低,那么这种方法就变得更具挑战性。

　　直接基因诊断是通过测定致病突变本身来完成的。它可能比间接诊断更准确,且不需要家庭其他成员信息。直接诊断可以通过将人的DNA与等位基因特异性寡核苷酸探针杂交来完成。如果引起疾病的DNA序列是已知的,并且致病突变的数量有限,可以采用这种方法。

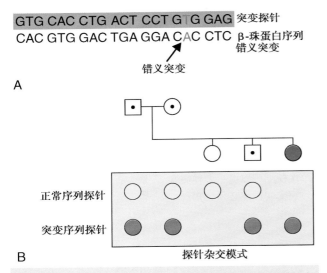

GTG CAC CTG ACT CCT GAG GAG 正常探针
CAC GTG GAC TGA GGA CTC CTC 正常 β-珠蛋白序列（反义链）

GTG CAC CTG ACT CCT GTG GAG 突变探针
CAC GTG GAC TGA GGA CAC CTC β-珠蛋白序列错义突变

错义突变

A

正常序列探针
突变序列探针
探针杂交模式

B

图 13.3　A. 构建一个 21bp 等位基因特异性寡核苷酸（ASO）探针（黄色），仅与正常 β-珠蛋白序列进行互补碱基配对，同时构建另一个 ASO 探针（绿色）来与错义突变的 β-球蛋白序列碱基互补配对，这个错义突变在 β-珠蛋白多肽的位置 6 处产生缬氨酸取代了谷氨酸（参见第三章），从而在纯合子中引起镰状细胞病。B. 在这个家族中，双亲都是错义突变的携带者，因此他们的 DNA 与两个 ASO 探针杂交。第一个女性后代具有纯合正常的基因型，第二个后代是杂合子，第三个后代是发病的纯合子。包括微阵列（参见第三章）在内的多种方法都可用于检测这些 ASO 的杂交模式

诸如镰状细胞病和 α_1-抗胰蛋白酶缺乏（临床评述 13.3），是由数量有限的突变引起的疾病。尽管囊性纤维化已鉴定出约 2 000 个突变，但在患者群中最常见的突变只有 25 个（见临床评述 13.2）。因此，直接诊断可以用来检测大多数囊性纤维化纯合子和杂合携带者，甚至可以用于产前诊断。直接诊断还可以用于检测基因缺失或重复（例如，导致大多数杜氏肌营养不良的 DMD 基因的缺失或重复）。目前，临床遗传检测可用于 11 000 多种遗传病，其中许多是单基因疾病。尽管基因检测可以检测包括本书中讨论的几乎所有单基因疾病，存在广泛的可用性，但它像所有检测项目一样，都有一些局限性（见框 13.3）。

芯片上的大量寡核苷酸探针与标记的患者 DNA 进行杂交（见第三章），代表了一个大规模的扩展 ASO 技术。芯片有很多方便的特点，包括微型化和自动化的计算机处理。它们可被设计成在一次快速的分析中（框 13.4）检测出大量的序列变异（包括致病突变）。例如，一个芯片可包含成千上万的寡核苷酸探针，从而与 CYP2D6 和 CYP2C19 基因中大量可能的序列变异进行杂交。该基因的产物大约影响 25% 处方药的代谢率，分析它们的变异有助于预测患者对这些药物的反应。

虽然芯片技术相对便宜和有效，但它只能用芯片中有限的探针检测 DNA 突变。这个缺点可以通过高通量 DNA 测序（参见第三和八章）来克服，这种测序变得越来越快速和经济。在**疾病靶向测序（disease-targeted sequencing）**中，只有与已知特定疾病相关的基因被测序。例如，一个有结直肠癌家族史的个体，可以在十几个候选基因中进行致病变异的检测，而这些基因的突变已经被证明会导致遗传性结直肠癌的发生（参见第十一章）。这种方法的优点是可以检测基因包中所有的致病突变，包括以前未被发现的突变。已开发出针对遗传病的一些基因测序包，包括心肌病、心律失常（如长 QT 综合征）、肌营养不良和许多遗传性肿瘤（如乳腺癌、结肠癌、卵巢癌和胰腺癌）。

疾病靶向测序必然受局限于测序包中包含的基因，而全外显子组测序和全基因组测序（参见第三章和第八章）可以检测基因组中几乎所有的致病突变，克服这一限制。但是，外显子组和全基因组测序产生的大量数据亦带来了额外的挑战。第一个挑战，如在第八章中所讨论的，每个人的外显子组包含了成百上千个潜在的致病候选突变。许多都是**意义不明变异（variants of uncertain significance）**，对表型的影响是未知的。人们付出大量的努力，通过先进的计算机算法不断扩大致病突变数据库，同时对模式生物进行功能研究，来提高我们区分良性多态和致病突变的能力。

第二个挑战是，由于某种疾病或在某种情况下做了全外显子或全基因组测序（例如，有结直肠癌家族史），但同时又发现另一种已知的引起其他疾病（如遗传性心肌病）的致病突变。目前，如果这些偶然发现得到了很好的验证，而且是临床上"可行的"情况（见 Kalia 等，2017 年总结的 ACMG 指南），还是建议将这些偶然发现报告给患者。例如导致遗传性乳腺癌、卵巢癌或结肠癌的基因，视网膜母细胞瘤的基因，还有马方综合征和遗传性心肌病的基因等。随着测序个体数量的增加，以及我们对疾病遗传基础理解的深入，可确定的变异数量也在不断扩大。

临床评述 13.3 α₁- 抗胰蛋白酶缺乏症的遗传学诊断

α₁- 抗胰蛋白酶（α₁-antitrypsin，AAT）的遗传缺陷是白种人中最常见的常染色体隐性遗传病之一，发病率约为 1/(2 000~5 000)。AAT 主要在肝脏合成，是一种丝氨酸蛋白酶抑制剂。顾名思义，它能与胰蛋白酶结合。然而，AAT 与中性粒细胞弹性蛋白酶有更强烈的结合，这是一种由中性粒细胞在感染和刺激反应中产生的蛋白酶。它主要在下呼吸道发挥结合和抑制作用，防止中性粒细胞弹性蛋白酶消化肺泡隔膜。

AAT 活性低于正常水平 10%~15% 的人，在 30 岁、40 岁或 50 岁时会出现明显的肺损伤，通常会发展成肺气肿。此外，至少有 10% 的人会因为在肝脏中积累了变异的 AAT 分子而发展成肝硬化。在美国，AAT 缺乏造成的肝硬化几乎占所有非酒精性肝硬化的 20%。AAT 缺陷的吸烟者比不吸烟者更早发生肺气肿，因为吸烟会刺激肺组织，增加中性粒细胞弹性蛋白酶的分泌。同时，吸烟使 AAT 失活，因此对弹性蛋白酶的抑制也较少。一项研究显示，不吸烟的 AAT 缺乏症患者平均死亡年龄为 62 岁，而吸烟的患者死亡年龄

为 40 岁。吸烟（环境因素）和 AAT 突变（遗传因子）的组合比任一因子单独产生的疾病更严重；因此，这是**基因 - 环境相互作用（gene-environment interaction）**的一个实例。

通常来说，首先通过直接测定血清 AAT 浓度来检测是否有 AAT 缺陷。由于很多条件可以降低血清 AAT，因此会再进行额外的蛋白质电泳（参见第三章）或 DNA 检测，以诊断 AAT 缺乏症。可以直接检测编码 AAT 的 *SERPINA1* 基因。已经鉴定了 120 多个 *SERPINA1* 突变，但只有标记为 S 和 Z 的两个等位基因的错义突变是常见的，并且具有临床意义。大约 95% 的 AAT 缺陷症病例是 ZZ 纯合子或 SZ 复合杂合子。后一种基因型通常产生较轻的症状。两项大型研究表明，在 ZZ 纯合子中，非吸烟者患肺气肿的风险为 70%，吸烟者患肺气肿的风险为 90%。由于绝大多数 AAT 病例由 Z 和 S 两个等位基因突变引起，所以通过等位基因特异性 DNA 检测可以有效地诊断该疾病，并且具有 95% 的灵敏度。如有必要，可通过对整个基因测序来检测其他致病突变。

框 13.3 基因检测的局限性

尽管基因检测提供了许多优点，但它的局限性也必须牢记。这些限制可以总结如下：

- 没有一个基因检测是 100% 准确的。虽然大多数基因检测确实达到了很高的准确度，但嵌合现象等因素会使诊断复杂化，在诊断单基因疾病时可能会出现分型错误。
- 基因检测能发现突变，但并不能确定疾病的存在，因为许多致病突变具有不完全外显性。例如，大约有 50%~80% *BRCA1* 或 *BRCA2* 突变的女性会得乳腺癌，70%~90% *HNPCC* 基因突变的人会得结直肠癌。即使外显率接近 100%（如神经纤维瘤 I 型或亨廷顿病），突变的情况也不能预测疾病的严重程度或发病年龄。
- 基因检测可能无法检出所有可能导致疾病的突变。即使没有基因分型或测序错误，许多基因检测也缺乏敏感性。例如，用于检测囊性纤维化突变的基因包对纯合子检测的灵敏度往往

<90%（参见临床评述 13.2）。即使有 DNA 测序，致病变异也不一定能确定。在这种情况下，如果家庭中多个成员受到影响，则连锁标记分析可以进一步为诊断提供准确性。降低准确性的其他因素包括位点异质性和拟表型的存在。

- 基因检测可能导致复杂的伦理和社会思考。基因检测的结果可能导致受试者名誉受损，受到雇主和保险公司的歧视[现在联邦法律《遗传信息非歧视法案》禁止雇主或医疗保险提供者基于遗传检测的结果对患者进行歧视（参见第 15 章）]。某些遗传病（例如亨廷顿病、家族性阿尔茨海默病）无法得到有效治疗，降低了通过基因检测进行早期诊断的价值。因为基因在家族中是世代传递的，基因检测的结果不仅可能影响受试者，还会影响家族中的其他成员（有可能他们并不想知道患遗传病的风险）。这些顾虑和其他伦理和社会问题将在第十五章进一步讨论。

框 13.4 直接面向消费者的基因检测

许多私营公司直接向消费者提供微阵列或基于测序的基因检测。一般来说，顾客用棉棒刮取一点口腔黏膜或收集一点唾液即可。从样本中提取 DNA，同时检测大量 DNA 变异，包括一些与囊性纤维化、血色素沉着症、年龄相关性黄斑变性、乳腺癌、前列腺癌和结肠直肠癌相关的变异。许多公司还通过分析变异，告知客户其地理祖先等信息。在某些情况下，也可提供遗传咨询服务。花费通常在 100~1 000 美元之间。

这种类型的检测，有时被称为"消遣的基因组学"，其吸引力是可以理解的。许多人想更多地了解他们的遗传祖先，以及 DNA 变异如何影响他们的健康状况。许多人可能会向他们的初级保健医生展示这些检测的结果，期望得到解释甚至预测。已经有数百万人向私营公司提交了样本。应牢记以下几个重要的考虑因素。

对于大多数疾病，这些检测具有相对较低的灵敏度和特异性，特别是许多公司只检测与疾病相关的少数已知变异（例如囊性纤维化）。阳性结果很少能准确地预测疾病（见框 13.3），而阴性结果也不能说明一定不得病。对于常见的多因素疾病，大多数致病的基因变异尚未被确定，如第十二章所述，非遗传因素通常在导致疾病的过程中起着很大的作用。大多数变异与疾病风险增加的相关性是很小的，约几个百分点。这些风险的估计是基于特定的人群，通常是欧洲人或欧洲后裔的美国人，也许并不能适用于其他的人群。对这些结果有时会有很大的误解，框 13.3 中讨论了直接对消费者进行检测而引发的许多问题（名誉受损，隐私泄露）。（有关直接对消费者检测的历史和进一步的讨论，请参阅推荐阅读部分：Allyse, et al., 2018。）

基因芯片和高通量测序的应用大大提高了基因筛查与诊断的速度和准确性。外显子组和全基因组测序带来了新的挑战，包括大量意义不明的变异怎样解读和偶然发现的变异是否需要告知受试者的问题。

遗传病和先天性缺陷的产前诊断

产前诊断（prenatal diagnosis）是基因检测的一个主要方向，已经发展起来一些重要的技术提供这项服务。产前诊断的主要目的是为风险家庭提供信息，使他们在怀孕期间能够作出明智选择。产前检查的好处包括：正常的结果可为风险家庭消除疑虑；给选择不怀孕的夫妇提供风险信息，以便他们作出生育决策；若结果异常，可使夫妇作好心理准备，迎接患儿的诞生；若疾病在胎儿期被诊断，卫生保健专业人员可作好计划准备帮助分娩，管理和护理新生儿；向选择终止妊娠的夫妇提供风险信息。

鉴于围绕终止妊娠问题的争议，应强调的是，绝大多数的产前诊断结果是正常的。因此，只有小部分家庭面临终止妊娠的问题。

筛查和诊断都可以在产前进行。例如人群筛查的例子，在妊娠 15 周时分析母体血清中 α- 甲胎蛋白（α-fetoprotein, AFP）水平和其他几种血清成分的水平，以确定是否存在妊娠异常。阳性结果需要做进一步的检测，排除非整倍体综合征和神经管缺陷（neural tube defects, NTDs）。之后的**羊膜穿刺术（amniocentesis）**（孕期抽取羊水）是一个更准确、更特异的诊断检测。产前诊断方法可分为两大类：胎儿组织分析（羊膜穿刺术，绒毛膜绒毛活检，脐静脉穿刺术，胚胎植入前遗传学诊断）和胎儿的可视化技术（超声、磁共振成像）。与非侵入性方法如母血清筛查和胎儿的可视化技术相比，羊膜穿刺术是一种有创的产前诊断方法。在本章节中，将对这些技术进行描述，并讨论其准确性、安全性和可行性。

羊膜穿刺术

羊膜穿刺术通常在孕妇的末次月经（last menstrual period, LMP）后 15~17 周进行。实时超声成像定位胎盘并确定胎儿的位置后，将针头穿过腹壁插入羊膜囊（图 13.4）。抽取 20~30ml 羊水，羊水中含有胎儿脱落的活细胞〔**羊水细胞（amniocytes）**〕。通过培养增加羊水细胞的数量（这一过程需要长达 7 天），然后针对培养的羊水细胞进行细胞遗传学检测。

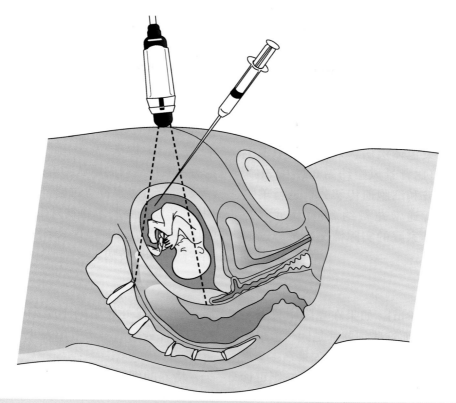

图 13.4　羊膜穿刺术示意图，通常在妊娠 15~17 周时，经腹抽出 20~30ml
羊水（在超声引导下）

此外，细胞可以扩增用于生化分析或进行基于 DNA 的任何遗传学诊断。细胞遗传学检查通常 10~12 天出结果。由于荧光原位杂交（FISH）可以在少量未培养的羊水细胞中进行，所以它可以在 1~2 天内提供胎儿染色体非整倍性的结果。如果 FISH 的结果是阳性的，建议通过常规细胞遗传学方法进行确诊。羊膜穿刺术产前诊断适应证见框 13.5。

　　羊膜穿刺术也用于检测 α-甲胎蛋白（AFP），一种先由卵黄囊产生随后由胎肝合成的胚胎蛋白。羊水中甲胎蛋白水平通常在妊娠 10~14 周升高，然后稳步下降。如果胎儿有 NTD，羊水 AFP 明显增高。

妊娠中期，当羊水 AFP 检测与超声检查（见后面）结合使用时，可以发现超过 98% 的开放性脊柱裂胎儿和几乎所有无脑儿。在接受羊膜穿刺术进行细胞遗传学分析的妇女中，也会常规检测其羊水 AFP 水平。

　　除了胎儿 NTD 外，羊水 AFP 升高（或明显升高）还有其他几个原因：包括对胎龄低估、胎儿死亡、双胞胎、血液污染和一些特殊畸形（如脐膨出或腹裂）。通常，靶向超声可以区分这些情况。

　　羊膜穿刺术的安全性和准确性已经由几项大型合作研究得到证实。孕妇并发症的风险很低。约 1% 的孕妇发生短暂性的羊水泄漏，孕妇感染极为罕见。主要关注的是胎儿流产风险。在 LMP 后的 15~17 周，羊膜穿刺术增加胎儿流产的风险不超过 0.2%~0.3%（约 1/500~1/300）（如果孕妇在 17 周后没有行羊膜穿刺术，有 3% 的流产风险，而进行羊膜穿刺术只会将风险增加到 3.2%~3.3%）。胎儿流产风险和有可能诊断出疾病之间必须做权衡（临床评述 13.4）。

　　尽管羊膜穿刺术提供了高度准确的结果，但染色体的嵌合情况可能导致误诊。最明显的嵌合是体外细胞培养过程中产生额外染色体引起的，被称为

临床评述 13.4 羊膜穿刺的决定

当产前筛查(见正文)结果显示胎儿畸形的风险>1/500时,孕妇通常会考虑做羊膜腔穿刺术进行进一步检测。作出决定要考虑几个因素。首先是估计风险,由筛查结果确定是否为唐氏综合征和其他染色体疾病。第二个是手术中胎儿流产的风险(比背景风险约高0.2%~0.3%)。第三个是用超声波和细胞遗传学分析进行羊膜腔穿刺术的费用,通常花费约2 000美元。必须根据对孕妇及其家庭的实际情况来考虑这些因素。

随着更深入地探讨,经常会出现其他考虑因素。如果一个妇女有流产史,胎儿流产的风险可能更大。此外,不同家庭对生育缺陷儿童的严重性可能有不同看法。有些夫妇对检测结果出来之前(通常10~12天)所经历的这段时间感到不安。这种不安应该得到承认和重视。模棱两可的结果(例如,嵌合体)也值得讨论。最后,临床医生必须明确,羊膜腔穿刺术通常只检测特定类型的疾病(即染色体异常和神经管缺陷),而不是全部范围的出生缺陷和遗传病。

假嵌合(pseudomosaicism)。如果在克隆中只有一些细胞有异常染色体,而这些细胞都是同一个单细胞的后代,这被认为是假嵌合。然而,如果在多个克隆的所有细胞中均可看到一致的非整倍体,则可诊断为真正的胎儿嵌合。通过胎儿血液取样可进一步证实胎儿的嵌合状态(这通常是一种罕见的情况),如后所述。

一些中心评估了在LMP后12~14周的妊娠早期进行羊膜穿刺术的风险性。因为此时羊水较少,所以胎儿流产或损伤的风险可能更高。许多大规模评估表明**早期羊膜穿刺术(early amniocentesis)**导致的胎儿流产率明显较高,一些研究也显示特定先天性异常(特别是畸形足)的发生率增加。

羊膜穿刺术是在LMP后约16周的怀孕期间抽取羊水进行的检测,用于诊断许多遗传性疾病。当胎儿有神经管缺陷时,羊水α-甲胎蛋白水平升高,提供了可靠的产前检查。实施该技术的胎儿流产率比背景风险水平约高1/500~1/300。羊膜穿刺术也可以在怀孕早期进行;但是一些研究显示早期羊膜穿刺术的胎儿流产率升高。

绒毛膜绒毛取样

绒毛膜绒毛取样(chorionic villus sampling,CVS),是另一种常用的有创性产前诊断技术,通过经宫颈或经腹的方法抽取胎儿滋养层组织(绒毛膜绒毛)(图13.5)。由于CVS通常在LMP后10~11周进行,它比妊娠中期羊膜穿刺术在妊娠早期诊断上有优势。这对于考虑终止妊娠的夫妇可能很重要。

培养的细胞(如在羊膜穿刺术中获得的)和可做直接分析的滋养层细胞可以为细胞遗传学分析提供材料。成功获得绒毛膜绒毛后,CVS可为99%以上的病例提供诊断结果。在直接分析绒毛材料的病例中,约1%~2%的病例可见**限制性胎盘嵌合体(confined placental mosaicism)**(胎盘嵌合体,而不是胎儿本身)。这可能会混淆诊断,因为在胎盘(绒毛)材料中观察到的嵌合状态实际上并不存在于胎儿中。通常可以通过后续的羊膜穿刺术来解决这个问题。CVS的缺点是不能测量羊水AFP。接受CVS的妇女可以在LMP后15~16周测定血清AFP水平,来做NTD的筛查。

跟羊膜穿刺术一样,CVS通常是一个安全的手术。多项合作研究显示,相比羊膜穿刺术比背景风险高0.2%~0.3%,CVS的胎儿流产率会升高约1%。增加胎儿流产风险的因素包括手术经验缺乏和多次通过子宫颈取样获得绒毛标本。在经验丰富的医生手中,经宫颈和经腹手术的风险水平类似。

一些研究表明CVS可能增加肢体缺陷的风险。尽管其他研究还没有证实这个结果,但这种关联性一直令人担忧,因为提出的机制(血管损伤导致肢体灌注不足)是生物学上可能发生的。在LMP之后10周前进行CVS风险最大,在LMP后10~11周进行,风险降低到不超过几千分之一。因此,现在许多专业人士建议不要在LMP后10周前进行CVS。

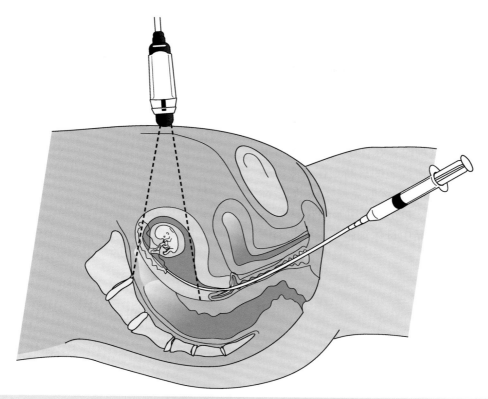

图 13.5　子宫颈绒毛膜绒毛取样程序的示意图。在超声波引导下,插入导管,吸入几毫克绒毛组织

CVS 比羊膜穿刺术(在 LMP 后 10~11 周)早,可采用经子宫颈或经腹的方式。CVS 的胎儿流产风险约为 1%~1.5%。限制性胎盘嵌合体可能混淆诊断。有证据表明 CVS 可以增加肢体缺陷的风险;在 LMP 后 10 周之前进行手术,风险最大。

先天性代谢错误(参见第七章)通常为常染色体或 X 连锁隐性疾病,如果特定的代谢缺陷在羊膜细胞或滋养层组织中表达,则可通过羊膜穿刺术或 CVS 在产前诊断。如果能确定致病突变,也可以通过基于 DNA 的方法在产前进行诊断。表 13.7 列出了一些可用羊膜穿刺术或 CVS 进行检测的先天性代谢错误单基因疾病。

表 13.7　可通过羊膜腔穿刺术和 / 或绒毛膜绒毛取样诊断的先天性代谢紊乱

疾病	可检测的酶
氨基酸代谢紊乱或有机酸代谢紊乱	
枫糖尿症	支链酮酸脱羧酶
甲基丙二酸血症	甲基丙二酸辅酶 A 变位酶

续表

疾病	可检测的酶
多重羧化酶缺乏症	生物素反应性羧化酶
碳水化合物代谢紊乱	
糖原贮积病,2 型	α- 葡萄糖苷酶
半乳糖血症	半乳糖 -1- 尿苷酸转移酶
溶酶体酶类	
神经节苷脂病(所有类型)	β- 半乳糖苷酶
黏多糖贮积症(所有类型)	疾病特异性酶(见第七章)
Tay-Sachs 病	氨基己糖苷酶 A
嘌呤和嘧啶代谢紊乱	
Lesch-Nyhan 综合征	次黄嘌呤 - 鸟嘌呤磷酸核糖转移酶
过氧化物酶体代谢紊乱	
Zellweger 综合征	长链脂肪酸

胎儿组织取样的其他方法

脐带穿刺术或经皮脐血取样(cordocentesis,or percutaneous umbilical blood sampling,PUBS)已成为获取胎儿血液的首选方法。PUBS 通常在妊娠 16 周后进行,通过超声引导下穿刺脐带和抽取胎儿血液来实现。PUBS 的胎儿流产率低,但略高于羊膜穿刺术或 CVS 的胎儿流产率。

PUBS 主要有三种用途。当超声检测到胎儿的结构异常时,需要快速的细胞遗传学分析进行诊断。从胎儿血液取样的细胞遗传学分析可在 2~3 天内完成,而如果必须培养羊水细胞,则羊膜穿刺术后诊断可能需要 10~12 天。这种时差在怀孕后期是非常重要的。第二个应用是对血液病的诊断。在血液样品中做分析是最有效的,或者是诊断免疫疾病,如慢性肉芽肿病(参见第九章)。PUBS 还用于快速区分真正的胎儿嵌合和羊水样品中母体细胞污染引起的假嵌合。

经皮脐血取样(PUBS 或脐带刺穿)是直接取样胎儿血液的方法,用于进行快速的细胞遗传学或血液学分析,或确认是否为嵌合的样本。

超声检查

实时**超声检查(ultrasonography)**技术的进步,使其成为产前诊断的重要工具。放置在母亲腹部的传感器通过胎儿发送脉冲声波,胎儿组织以对应于组织密度的模式反射声波。反射波显示在监视器上,可实现胎儿的实时可视化。超声检查有助于发现许多胎儿畸形,提高羊膜穿刺术、CVS 和 PUBS 的诊断。框 13.6 列出了一些可通过超声诊断的胎儿先天畸形。

超声检查有时用于检测高危胎儿的特殊情况(例如,短肢骨骼发育异常)。更常见的是在产科评估指标时发现胎儿异常,例如不确定胎龄,胎儿生长不良或羊水异常。在发达国家,孕中期的超声筛查已经成为常规。超声检查的研究表明,对大多数主要的先天畸形的灵敏度为 30%~50%。而特异性接近 99%。

超声检查对某些先天畸形的灵敏度较高。特别是,超声几乎可以检测到所有无脑儿和 85%~90% 的脊柱裂胎儿(图 13.6)。有时也检测到先天畸形、宫内发育迟缓、水肿(胎儿中液体的异常积聚)或羊水量改变来识别有染色体异常的胎儿。

超声检查是最常用的胎儿可视化技术,但也使用其他技术。例如,放射照相术仍然偶尔使用以评估胎儿的骨骼缺陷。磁共振成像(MRI)比超声有更高的分辨率,并且在寻找大脑、胸部和躯干畸形特征

时越来越广泛地用于产前筛查。

框 13.6　孕中期可通过超声诊断的疾病 *

症状复杂的疾病
　　积水
　　羊水过少
　　羊水过多
　　胎儿生长受限
中枢神经系统
　　先天无脑畸形
　　脑膨出
　　前脑无裂畸形
　　脑积水
胸部
　　先天性心脏病
　　膈疝
腹部、骨盆
　　胃肠道闭锁
　　腹裂
　　脐突出
　　肾发育不全
　　囊性肾
　　肾盂积水
骨骼系统
　　肢体缺陷
　　软骨营养不良,包括致死性发育异常和成骨不全
颅面
　　裂唇

* 检出率因条件而异。

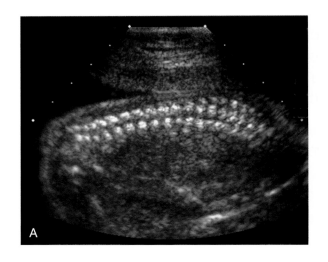

A

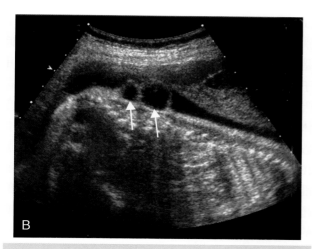

图 13.6　A. 超声结果照片,显示胎儿正常的脊柱。B. 超声结果显示胎儿脊髓脊膜膨出,可见向脊柱底部突出充满液体的囊(箭头)

产前诊断包括用于分析胎儿组织的侵入性技术(CVS、羊膜穿刺术和 PUBS)和非侵入性的胎儿可视化技术(超声、MRI)。

初、中期孕妇血清筛查

确认羊水 AFP 升高和 NTDs 之间的联系后不久,就发现**母体血清甲胎蛋白(maternal serum AFP,MSAFP)**升高和 NTDs 之间存在关联。AFP 穿过胎膜扩散到母体的血清中,因此 MSAFP 水平与羊水 AFP 水平相关。在 LMP 后 15~17 周,通过获取母体血样,可以无创性地测量羊水 AFP。

由于 90%~95% 的 NTD 婴儿是在没有该疾病家族史的情况下出生的,因此非常需要一个安全、无创的 NTD 人群筛查程序。然而,在怀有 NTD 胎儿的女性中和怀有正常胎儿的女性中,MSAFP 水平存在相当大的重叠(图 13.7)。因此,必须考虑灵敏度和特异性的问题。通常,如果 MSAFP 水平比正常中值水平高 2~2.5 倍(在这些计算中包括对母亲重量,是否存在糖尿病和祖先的校准),则认为 MSAFP 水平升高。约 1%~2% 的孕妇表现出高于该阈值的 MSAFP 水平。在调整了孕龄、是否存在胎儿死亡和双胞胎的情况后,大约每 15 名孕妇中就有一位有羊水 AFP 升高。因此,MSAFP 筛查的阳性预测值相当低,约为 6%(1/15)。然而,该检测的灵敏度相当高,MSAFP 筛查能发现大约 90% 的无脑儿病例和大约 80% 的开放性脊柱裂病例。虽然 MSAFP

检测的灵敏度低于羊水 AFP 检测,但是 MSAFP 检测没有胎儿流产的风险,是一种有效的筛查措施。MSAFP 升高的妇女可以选择接受诊断性羊膜穿刺术,以确定她们是否真的怀有 NTD 胎儿。

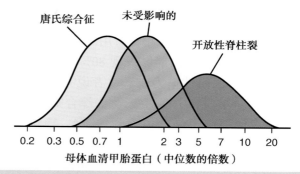

图 13.7　怀有正常胎儿与怀有唐氏综合征胎儿或开放性脊柱裂胎儿的母亲血清甲胎蛋白(MSAFP)水平。当胎儿有唐氏综合征时,MSAFP 有一定程度下降,当胎儿有开放性脊柱裂时,MSAFP 显著升高
(引自 Milunsky A. *Genetic Disorders and the Fetus: Diagnosis, Prevention, and Treatment*, 4th ed. Baltimore: Johns Hopkins University Press; 1998.)

20 世纪 90 年代研究发现,MSAFP 水平低与唐氏综合征胎儿之间存在关联。以前,唐氏综合征的人群筛查包括了 35 岁以上妇女的羊膜穿刺术。虽然非常准确,但这种筛选策略的灵敏度只有 20%。绝大多数唐氏综合征胎儿的母亲年龄在 35 岁以下,仅有约 20% 的 21- 三体婴儿的母亲年龄超过 35 岁。MSAFP 检测扩大了唐氏综合征筛查的人群。

MSAFP 水平在正常妊娠和唐氏综合征妊娠中有相当大的重叠。当调整后的 MSAFP 值低于正常人群中位数的 0.5 倍时,35 岁以下女性唐氏综合征的风险增加 3~4 倍(见图 13.7)。在推导风险估计时,复杂的公式考虑了母亲的体重、年龄和 MSAFP 水平。25 岁的女性通常有约 1/1 250 的风险生出唐氏综合征胎儿,但是如果体重调整后的 MSAFP 是中位数的 0.35 倍,则风险增加到 1/171,这一风险高于 35 岁的女性。大多数筛查项目使用 1/380 的风险因子(相当于 35 岁妇女生出唐氏综合征患儿的平均风险)作为随后用羊膜穿刺术诊断评估的指示。

通过测量血清中未结合的雌三醇、人绒毛膜促性腺激素、抑制素 -A 和 MSAFP 的水平(**四联筛查,quadruple screen**),可以提高唐氏综合征筛查的准确性。虽然 MSAFP 单独检测只能识别约 40% 的唐氏综合征妊娠,但四个指标加起来可以发现大约

80%（假阳性率为 5%）。四项筛查也可以检测到大多数 18- 三体的情况。

美国和欧洲正越来越多地使用唐氏综合征的孕早期母体血清筛查（10~13 周）。人绒毛膜促性腺激素的游离 β 亚基（FβhCG）、妊娠相关血浆蛋白 A（PAPP-A）和超声评估颈项透明层厚度（NT，胎儿颈后液体的异常积聚），是三种最有用的检测方法。孕早期检测这三个指标，能够发现 80%~85% 的唐氏综合征病例（假阳性率为 5%，或者说有 95% 特异性）。结合孕早期和中期筛查，称为综合筛查，将唐氏综合征筛查的灵敏度提高到约 90%，特异性到 95%。FβhCG 和 PAPP-A 的测定也有助于早期检测 13- 三体和 18- 三体。这些筛查结果可以与 CVS 或羊膜穿刺术相结合，能提供更精确的诊断。

MSAFP 提供了一种筛查方法，增加了各种胎儿异常情况的产前检出，包括 NTD、18- 三体综合征和唐氏综合征。这种无创的方法几乎没有风险，但其检测 NTDs 的灵敏性和特异性要低于羊水 AFP 诊断。在妊娠中期使用额外标志物（例如四项筛查），可提高唐氏综合征检测的灵敏度。唐氏综合征、13- 三体和 18- 三体的母体血清学筛查可以在妊娠早期进行。

母体循环中胎儿 DNA 的分析

在怀孕期间从母体血液中分离胎儿细胞和游离 DNA，为产前筛查和诊断开辟了新的方向。这种方法被称为**无创产前筛查（noninvasive prenatal screening，NIPS）**，近年来得到了广泛应用，并有可能在未来几年内取代目前的孕早期和中期的筛查方法。妊娠期间，少量胎儿细胞早在 6~8 周就跨越胎盘屏障，进入母体血液循环。这些细胞可以通过 FISH 或 PCR 等技术进行分析，但是在母体血液中分离胎儿细胞却是一个挑战。

最近，研究人员集中研究了从发生凋亡（细胞程序性死亡；参见第十一章）的滋养层细胞里释放到母体血液循环中的**游离 DNA（cell-free DNA，cfDNA）**。这种 cfDNA 代表胎儿基因组，占母体血浆 cfDNA 总量的 5%~50%。这一比例在孕期趋于增加，可以在 LMP 后 9~10 周取少量母体血液（10ml）获得 cfDNA。通过鉴定在母体血液循环中出现频率过高的 SNP 单倍型，将胎儿 cfDNA 与母体

cfDNA 进行区分。cfDNA 已被用于鉴别胎儿的性别及其 Rh 血型（尤其是当母亲 Rh 阴性而胎儿可能是 Rh 阳性时；参见第九章）。高通量测序技术可用于胎儿 cfDNA 检测，目前已经获得了完整的胎儿基因组序列。测序数据（参见第八章）可以检测非整倍体（例如，21- 三体将产生 50% 过量的 21 号染色体数据）。最近的研究表明，母体来源的 cfDNA 检测 13、18 和 21- 三体的特异性和阳性预测值至少比标准母体血清筛查高出几倍。非整倍体检测的灵敏度超过 99%，三种三体的特异性也接近 100%。目前的主要限制是 13 和 18- 三体的阳性预测值为 50% 和 79%，假阳性率高于 21- 三体。

重要的是，NIPS 是一种筛查而不是诊断，因此阳性结果必须通过 CVS 或羊膜穿刺术来证实。通过减少假阳性的数量，目前的 NIPS 技术可以减少对羊膜穿刺术和 CVS 等侵入性检测的需求。

通过高通量测序，可以评估进入母体血液循环的游离 DNA（cfDNA）的突变或非整倍体。该检测方法不存在胎儿流产的风险，并且对于非整倍体筛查，比其他孕早期和中期的筛查方法有更高的特异性和阳性预测值。

植入前遗传学诊断

最常见的**植入前遗传学诊断（preimplantation genetic diagnosis，PGD）**是在**体外受精（in vitro fertilization）**过程中获得的卵裂球上进行的。受精后 3 天，胚胎包含 6 个或 8 个细胞，从胚胎中安全地取出一个或两个卵裂球细胞。细胞的 FISH 分析（参见第六章）可用于非整倍体的诊断。此外，细胞的 DNA 可以通过全基因组 PCR 扩增，用 SNP 微阵列、aCGH 和第二代测序技术进行突变或非整倍体检测。如果获得卵裂球的胚胎在形态学上是正常的，并且没有检测到致病突变或非整倍体，则将胚胎植入母亲的子宫中。已经针对许多遗传病（例如：囊性纤维化、Tay-Sachs 病、β- 地中海贫血、强直性肌营养不良、亨廷顿病和杜氏肌营养不良）开发了检测方案，并且已经有成千上万名正常婴儿在卵裂球诊断后出生。

存在一些偶然发生的问题，如 PGD 卵裂球基因座两个等位基因，若只检测到其中的一个，就可能导致杂合子表现为纯合子。这种现象被称为"等位基

因脱扣",这是由于使用单个细胞的 DNA 时,部分 PCR 扩增失败而造成的。这会导致少数病例的误诊,需要使用几种方法来提高准确性。例如,与致病基因座密切相关的高度杂合的 STR 可以作为 PCR 分析的一部分进行检测。如果在卵裂球的 DNA 中只观察到亲本的 STR 等位基因中的一个,那么致病基因座也可能发生了等位基因脱扣。对两个细胞而不是一个细胞的检测有助于避免等位基因脱扣。

PGD 也可以在第 5 天 100 个细胞的囊胚期进行,使用来自囊胚的滋养外胚层的细胞进行检测。这种方法的优点是可以分析更多的细胞集合,有助于避免等位基因脱扣。缺点是诊断的是胚外组织(滋养层),而不是胚胎本身。由于胚胎植入通常发生在受精后 6 天,这项技术具有挑战性,完成诊断的时间很短。但是,最近在胚胎超低温保存方面的改进有助于克服这一挑战,这种形式的 PGD 已经越来越流行。

极体诊断(polar body diagnosis)包括检测随卵子一起产生的第一极体或第二极体(参见第二章)。对极体 DNA 进行检测,以确定其是否含有致病突变。如果检测极体不含有突变,那么卵子将使用常规的技术进行受精并植入。但是因为仅检查极体,所以无法评价父系突变。因此,当只有母亲有传递致病突变的风险或检测为非整倍体时[因为大多数非整倍体是由母亲贡献的(参见第六章)],极体诊断才有用。

PGD 适用于采用体外受精技术而且想进行遗传诊断的夫妇。对于那些想要产前诊断但不考虑终止妊娠的夫妇来说,这种方法也很有用。然而,PGD 成本高,技术难度大,其可用性仍然有限。

植入前遗传学诊断可以在极体、卵裂球或囊胚细胞上进行 PCR、FISH、aCGH 或测序分析。基因诊断只允许植入未受影响的胚胎,避免终止妊娠的问题。

胎儿治疗

产前诊断的一个潜在目标是治疗患病胎儿。虽然目前这在大多数条件下是不可能的,但可以举出一些实例,其中许多操作是实验性的。

宫内干预的两种最佳形式是治疗罕见的先天性代谢错误和激素缺乏症。生物素反应性多重羧化酶缺乏症的治疗是生化障碍治疗的一个重要实例,这是一种常染色体隐性疾病,可以通过羊膜穿刺术诊断。在一个病例报告中,母亲在怀孕 23 周时开始口服生物素,结果生下了一个正常的婴儿。

先天性肾上腺增生症(CAH)是在产前诊断后进行宫内治疗成功的第二个实例。由于胎儿肾上腺增大导致雄激素分泌过多,CAH 的女性胎儿变得男性化。从 LMP 后 10 周开始给母亲注射地塞米松能减少或防止这种男性化。

胎儿的外科治疗主要是针对尿路梗阻,已经取得一定的成功。在妊娠 20 周时也曾尝试过手术矫正膈疝,但结果已经令人沮丧,这种方法已经放弃。临床试验表明,在妊娠大约 26 周时行脊髓脊膜膨出(脊柱裂)的外科闭合术,有助于恢复脑脊液的正常流动,并且可以减少脑积水。然而,这种手术也增加了早产和产妇并发症的可能性。将造血干细胞移植到具有 X 连锁严重联合免疫缺陷的胎儿中,也已经取得了一些成功(参见第九章)。随着脊髓脊膜膨出在子宫内闭合后带来有希望的结果,美国和欧洲的许多学术机构已经建立了中心,其中有一个多学科小组协调这些情况的产前管理。

基因治疗

正如我们所看到的,基因的发现改善了我们对许多疾病的理解和诊断。这些基因的鉴定也可能导致患者细胞的基因改变(**基因治疗,gene therapy**)。虽然基因治疗仍处于起步阶段,并刚刚开始影响患者的生活,但其治疗遗传病的潜力已经引起了专业界和非专业界的极大兴趣。超过 2 600 种基因治疗方案涉及超过 100 种不同的基因,已被批准用于临床试验(参见表 13.8 示例)。在本节中,我们将回顾基因治疗技术,并讨论它们在疾病治疗中的应用。

体细胞治疗

体细胞基因治疗(somatic cell gene therapy)是近年来人类基因治疗研究的热点,它是通过改变人体体细胞中的基因来治疗特定疾病。患者的细胞在体外被提取和操作(体外治疗),或者在一些情况下,在体内对细胞进行治疗(体内治疗)。

某些类型的体细胞比其他类型的更容易接受基因治疗。好的候选细胞应该容易获得,同时应该

表 13.8　体细胞基因治疗具有显著治疗效果的遗传疾病实例

疾病	靶标细胞	插入或修饰的基因产物
腺苷脱氨酶缺乏导致严重联合免疫缺陷（SCID）	外周血淋巴细胞,骨髓干细胞	腺苷脱氨酶
X 连锁 SCID	骨髓干细胞	白细胞介素受体 γ 亚基
A 型血友病	肝细胞,皮肤成纤维细胞	凝血因子Ⅷ
B 型血友病	肝细胞,皮肤成纤维细胞	凝血因子Ⅸ
杜氏肌营养不良	肌细胞	肌营养不良蛋白（由外显子修饰）
Wiskott-Aldrich 综合征（原发性免疫缺陷）	造血干细胞	Wiskott-Aldrich 综合征蛋白（WASP）
X 连锁肾上腺脑白质营养不良	造血干细胞	腺苷三磷酸结合盒转运蛋白
Leber 先天性黑矇（儿童失明）	视杆细胞	视网膜色素上皮特异性蛋白 65
β- 地中海贫血	造血干细胞	β- 珠蛋白
脂蛋白脂肪酶缺乏症	肌细胞	脂蛋白脂肪酶
脊髓性肌萎缩 1 型	运动神经元	存活运动神经元 1（SMN1）;存活运动神经元 2（SMN2）

在身体内有很长的寿命。增殖细胞是一些基因传递系统的首选,因为携带该基因的载体可以整合到复制的 DNA 中。骨髓干细胞符合所有这些条件,因此是体细胞治疗的首选。尽管这些细胞难以操作,也很难从骨髓（绝大多数骨髓细胞不是干细胞）中分离出来,但在许多基因治疗方法中,它们已经被成功地分离和改造。其他类型的细胞包括皮肤成纤维细胞、肌肉细胞、血管内皮细胞、肝细胞和淋巴细胞,也被认为是潜在选择,不过这些细胞的缺点是它们的寿命可能相对较短。因此,使用它们作治疗可能需要重复治疗以及使用基因改变的细胞。

基因替代治疗

最新的基因治疗技术包括将正常基因插入体细胞来替换缺失的基因。这种方法最适合于纠正因基因缺失导致的无功能突变或产物缺失的异常。可通过插入正常基因提供缺失的产物。即使是部分有效的基因治疗策略,亦可能产生 5%~20% 的正常数量的基因产物,症状从而可能得到显著改善。

将基因导入细胞的技术有很多种。病毒自然进化出了将基因插入细胞的聪明策略,是最常用的基因治疗载体。在下面的段落中,首先讨论病毒载体,然后讨论一些潜在有效的非病毒传递系统。

逆转录病毒载体

逆转录病毒是 RNA 病毒的一种,可以将其病毒 RNA 逆转录成双链 DNA 后,将其基因组的拷贝插入宿主的细胞核中（参见第十一章）。通过病毒载体将外源 DNA 插入宿主细胞称为**转导（transduction）**。逆转录病毒将外源 DNA 高效地转导进宿主细胞,并且很少引起免疫反应,使得它们成为基因传递载体的合理选择（图 13.8）。重组 DNA 技术用于制造复制缺陷型逆转录病毒,其中 3 个逆转录病毒蛋白编码基因被含有人类基因和启动子元件的正常拷贝所取代（"插入片段",在逆转录病毒中大小约 8~12kb）。然后将改造后的逆转录病毒与患者的体细胞（例如骨髓干细胞、淋巴细胞）一起孵育,使得逆转录病毒将正常人基因转导入宿主细胞的 DNA 中。理想情况下,插入的基因将在患者体细胞中编码出正常的基因产物。这种方案已经实验性地用于许多疾病,包括重症联合免疫缺陷（临床评述 13.5）。

尽管逆转录病毒具有稳定和高效地整合到基因组中的优点,它们也存在特定缺点。由于逆转录病毒偏爱靠近启动子序列整合,所以逆转录病毒载体可以插入至原癌基因附近,激活原癌基因,从而导致肿瘤形成。大多数类型的逆转录病毒只有在细胞分裂期间,当核膜溶解时才能进入核,因此它们只能转导分裂细胞,在非分裂或缓慢分裂的细胞（例如神经元）中无效。这个属性通常是一个缺点,但是当治疗的目标是只针对分裂的细胞,而避免作用于不分裂细胞时又是十分有用的（例如,在治疗脑肿瘤时,肿瘤细胞分裂但附近健康神经元却不分裂)。

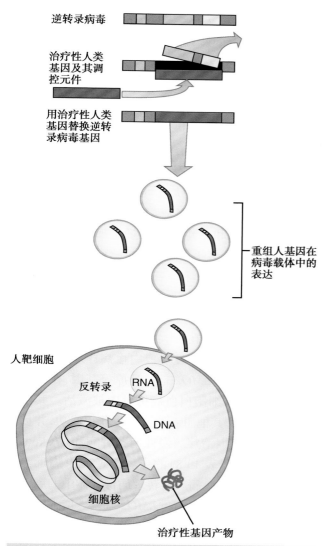

逆转录病毒

治疗性人类基因及其调控元件

用治疗性人类基因替换逆转录病毒基因

重组人基因在病毒载体中的表达

人靶细胞

反转录

RNA

DNA

细胞核

治疗性基因产物

图 13.8 利用逆转录病毒载体进行基因治疗。逆转录病毒通过除去其大部分的基因组,防止其复制,将正常的人类基因插入逆转录病毒中。与人体细胞进行孵育,逆转录病毒将正常的人类基因的拷贝插入体细胞基因组。一旦整合到 DNA,插入的基因将产生一个正常的基因产物

腺病毒载体

由于大多数逆转录病毒不能转导非分裂细胞,科学家研发出了不限制于此方式的其他传递系统。**腺病毒(adenovirus)** 是一个重要的实例,一种双链 DNA 病毒,通常用于疫苗的制备。除了能转导非分裂细胞之外,腺病毒载体现在被设计成可以接受大小约36kb的插入片段。腺病毒不整合到宿主细胞的 DNA 中,它们有不会激活原癌基因或以其他方

式干扰基因组的优点。然而,缺乏整合也是一个缺点,因为腺病毒最终会被灭活。这通常只能引起基因的瞬时表达(尽管有时可以实现长期表达),并且可能需要重新导入载体。因为只除去了腺病毒基因组的一部分,所以载体通常会引起免疫反应(例如,囊性纤维化患者气道中的炎症反应,这些患者中,腺病毒被用来将 *CFTR* 基因的正常拷贝导入气道上皮细胞中)。这个问题随着腺病毒的反复引入而加剧,腺病毒会刺激机体对外来蛋白的进一步免疫反应。目前的研究集中在“无肠”腺病毒上,几乎所有的病毒基因组都被移除以减少免疫反应,同时增加可插入片段的大小。

腺相关病毒载体

腺相关病毒(adeno-associated viruses,AAVs) 是一种细小病毒,需要腺病毒的存在才能正常复制(因此称为腺相关病毒)。与腺病毒一样,AAV 也是 DNA 病毒,可转导非分裂细胞。此外,它们引起的免疫反应比腺病毒少得多,而且几乎没有致病作用。它们还能够维持长期的表达(数月至数年)。然而,这些载体只能接受约 4.5kb 的 DNA 片段插入(在某些情况下,可以通过将插入片段分成两部分,将每个部分置于一个载体中,并设计重组的 mRNA 产物来解决这个问题)。由于它们有许多有用的特性,近年来 AAV 作为基因治疗载体越来越受欢迎。它们已经在治疗囊性纤维化、血友病 B、α_1- 抗胰蛋白酶缺乏症、杜氏肌营养不良、帕金森病、阿尔茨海默病和许多其他疾病的临床试验中得到验证。

慢病毒载体

慢病毒(lentivirus) 是一种复杂的 RNA 逆转录病毒,与简单的逆转录病毒不同,慢病毒可以通过核膜中的小孔转导非分裂细胞[人免疫缺陷病毒(HIV)就是慢病毒的一个例子]。像其他逆转录病毒一样,慢病毒可以稳定地整合到基因组中,并且可以接受相当大的插入片段(8kb)。与简单的逆转录病毒一样,慢病毒载体可以自我灭活(临床评述 13.5),提高其安全性。由于慢病毒结合了稳定整合的特性和能够转导非分裂细胞的能力(尽管不是处于细胞周期 G0 阶段的细胞),因此慢病毒目前是许多研究和开发的重点。

病毒基因治疗的挑战

尽管病毒基因治疗具有相当大的前景,但仍有

第十四章 遗传学与精准医学

——林戈 译

科学技术和医学的进步使人们能够在病程早期就有效地对一些最常见的疾病（例如：哮喘、糖尿病和高血压）进行检测、诊断和治疗。然而，这些进步的实现在很大程度上还取决于临床医生的技能和知识、医疗保健服务的运行以及诊断技术的可及性和价格。大多数的医疗机构仍遵循传统的医疗模式，即对出现了一组症状和体征的患者给出"最有可能的"诊断。然后，医生开出一些他认为最有效的处方。如果这次治疗失败，医疗机构会重复以上过程，直到找到一个正确的诊断或更有效的治疗方案。在本章会提及的模式，是鼓励和提倡预防性的健康策略。然而，由于对疾病相关风险因素的认知以及患者对风险的感知都不准确，要实现大众对该策略的依从并不容易。

精准或预测医学（precision or predictive medicine）是一种新的医学模式，在这种医学模式下，每个人都能直接通过他们自身的遗传和环境风险因素来综合评估罹患罕见病和常见病的个人风险，以及接受不同治疗方法的有效性。因此，医疗机构可以预测每个人患常见病的风险，选择合适的诊断方法来确诊，并制订最好的治疗方案。理想的情况下，医生对患病风险的了解有利于对患者实施干预措施（例如，饮食的调整、治疗药物的选择）。这样不仅可以在疾病早期进行治疗，也可以延缓其发病甚至完全阻止疾病发生。

精准医学的有效性取决于多种因素，包括：确定遗传和环境风险因素（以及它们之间的相互作用），从而准确预测临床上的重大风险；证明个人风险评估能够提高诊断的准确性并改善治疗结果；开发经济高效的基因组评估技术；搭建能为临床医师提供风险数据、解读风险信息并向患者解释风险评估结果的平台；制定相关方针、政策，指导风险评估信息应用于临床和研究。上述目标不可能在每一种常见病中都实现。事实上，目前人们对于许多复杂疾病的病因和病理生理学还了解

得不够，短期内仍然很难取代传统医学模式。然而，对于一些常见的疾病和药物反应，基因检测或者特定情况下的精准医学已经开始在临床上运用。

在这一章中，我们将讨论新技术是如何推动个人基因组评估的普及；全基因组信息如何为个体化医疗提供决策帮助；以及精准治疗可能带来的多种影响。

精准医学是结合每个人独特的遗传和环境风险因素来预测个体的患病风险和对各种治疗的反应。

技术驱动的变革

传统上，寻找孟德尔遗传病与常见复杂疾病风险因素相关的遗传变异一直是一个艰巨的任务，也是发展精准医学的一个主要障碍。寻找相关变异最常见的方法是检测候选基因的多态性是否与一小群互无关联但具有相同表型（例如：糖尿病、肥胖）患者的疾病风险有关。但这种方法是有局限性的，一定程度上是由于难以选择最合适的候选基因，小群体提供的统计功效有限，而且基因分型或测序的过程烦琐且昂贵。但是，现在技术的发展使个人数百万计的多态性检测变得便宜且高效（框 14.1）。除此之外，近几年推出价格便宜的外显子和基因组测序（参见八章）等技术，也大力推动了寻找遗传变异工作的开展。这些新技术，再加上统计和计算能力的进步，使新的方法如全基因组关联研究（参见第八章）得到应用，并且可以开展数万或数十万人的大样本研究。此外，基因分型和 DNA 测序的新技术，使得利用新发现的风险变异来开展经济有效的临床试验成为可能。目前实施精准医学的主要挑战是将风险变异的发现转化为临床实践。

个人的基因组信息可作为重要工具，帮助人们在健康、医疗保健以及生活方式方面做出更好的决策。之前很长一段时间，全基因组分析费用都非常昂贵，而且仅在实验室研究中进行。然而，新技术的出现已经显著降低了全基因组分析的费用并推动全基因组研究直接服务于大众，例如"直接面向消费者"的基因分型（参见第十三章）。因为这些服务新奇，同时能让人们了解自身的基因组成，迅速地受到广泛关注。

大部分全基因组定制服务提供百万个常见单核苷酸多态性（single nucleotide polymorphisms, SNPs）基因型分析。为消费者鉴定分型的 SNPs 与研究者用来鉴别常见多因素疾病（例如：高血压、糖尿病和肥胖）相关的疾病基因是相同的。当基因与疾病之间的联系被报道，就能为明确了自身基因信息的消费者评估患遗传病的风险。因为每个人的基因数据是不变的，每出现一个新的发现或报道，都可以重新对遗传信息进行风险评估。然而，很多在消费者中报道的单核苷酸多态性与疾病间的联系相对较弱，很可能会被外行消费者误解或错误解读。

目前，外显子测序和全基因组测序已经面向大众，但这项服务价格昂贵限制了其应用。了解自身所携带的部分或全部遗传风险变异，是否能促进人们对健康相关风险的理解仍不清楚。之前提到的关于单核苷酸多态性分型的大多数注意事项同样也适用于全基因组测序。但是，由于符合孟德尔定律的风险变异往往能通过测序被检测到，人们总能从中发现具有潜在临床价值的变异。

基因组学的影响

药物遗传学

我们每一天摄取的饮料（如咖啡、茶）和食物中含有成千上万的复杂化合物。这些化合物中有些从未离开胃肠道，但大多数被吸收、运输、代谢、转化成其他立即使用、储存或排泄的物质。对人体产生特定作用的外源性化合物（如药物）同样需要进行生物转化，但转化效率和速度在不同个体中差异很大。此外，药物靶标（例如：酶、受体）的反应性也因人而异。研究个体遗传变异对药物反应的影响被称为**药物遗传学（pharmacogenetics）**，而研究评价多基因作用的影响被称为**药物基因组学（pharmacogenomics）**。

严重药物不良反应的遗传预测

在过去的 10 年中，大量的药理学相关研究增进了人们对药物遗传学的了解。人们期望通过使用药物遗传学来分析不同个体间的遗传差异，并以此来预测个体的药物反应。例如，通过个体的基因谱（总结其风险等位基因）预测此个体对某种药物可能出现的药物反应或者出现**严重药物不良反应（serious adverse drug reaction, SADR）**的可能。

大多数药物的有效性在 25%~75% 之间。例如，在高达 70% 的高血压患者中，血管紧张素转换酶抑制剂（angiotensin-converting enzyme, ACE）和 β-受体阻滞剂无效或仅部分有效。这类患者在服用了对他们无效的药物后，反而会增加严重药物不良反应的发生率并带来额外的医疗费用负担。然而，对于大多数药物，并没有相关测试来确定其在人群中的反应性，所以这些药物通常是在反复试验的基础上使用的。

很多药物都有副作用，在美国批准使用的近 1 200 种药物中，15% 的药物都和严重药物不良反应相关。在 20 世纪 90 年代中期进行的一个被广泛引用的研究表明，即使依据恰当的处方并合理地服用药物，每年仍有近 200 万人因药物不良反应而住院，约有 10 万人因此死亡。欧洲和澳大利亚的研究也得到了类似结果。因此，通过识别遗传图谱来预测药物反应很可能会提高药物的整体疗效和安全性。

目前只有少数几个等位基因可以用来预测严重药物不良反应。例如，硫嘌呤甲基转移酶（thiopurine methyl transferase, TPMT）是一种可以抑制硫嘌呤类药物（例如，6-巯基嘌呤，硫唑嘌呤）的酶，而硫嘌呤类药物经常用于治疗急性淋巴性白血病和预防器官移植的排斥反应。*TPMT* 基因突变降低了酶的活性。大约 1/300 的欧洲血统人群是该基因的纯合突变，这些患者如果服用硫嘌呤类药物会发生可能危及生命的骨髓抑制。现在可以通过基因型分型或酶的检测在给药前对这种变异体的分型进行评估。大规模外显子测序的研究表明，每个人至少携带数个会影响药物代谢的基因位点并改变药物的代谢。

> 每个人对于天然或人工合成化学物质的反应一定程度上是由调控生物转化途径和化学物质靶点的基因多态性所决定。

个体化药物治疗

药物遗传学的主要挑战之一是选择能受到药物调控的适当靶标(比如:特异性酶、细胞因子或细胞表面受体)。遗传研究的结果用来确定多态性与不同疾病易感性的相关性(比如:药物靶向治疗)或者影响患者药物反应的多态性。比如,依法卡托这种药物能够选择性提高囊性纤维化(cystic fibrosis,CF)跨膜受体(cystic fibrosis transmembrane receptor,CFTR)通道的活性,从而改善一部分由于基因突变导致通道受体活性降低的患者的肺功能。长 QT 综合征(长 QT 综合征见:本书第十二章)可能是由于至少 15 个基因中的某个基因发生突变,其蛋白产物影响心肌细胞中离子通道功能(比如:钠离子通道、钙离子通道)。例如,因为钠通道和钙通道被不同的药物阻断,所以人的遗传谱可用于选择最佳的药物来治疗长 QT 综合征。类似地,癫痫的遗传亚型可以由不同的离子通道决定,因此选择不同的药物来治疗。在每一种病例中,疾病和靶标之间的关系都有典型的特征,有利于个性化药物治疗。

编码血管紧张素原、血管紧张素转换酶和血管紧张素 Ⅱ 1 型受体基因的多态性与患者对降压药的不同反应有关。例如,*ACE* 基因含有的 190bp 序列可能存在插入(*I* 等位基因)或缺失(*D* 等位基因),*DD* 纯合的人对 ACE 抑制剂更敏感。对于抗高血压 β- 阻滞剂的反应与编码 β- 肾上腺素能受体亚基基因的多态性有关(表 14.1)。虽然在抗高血压治疗前,通常都不会检测这些变异,但是研究者们正在开展研究以确定遗传信息和环境风险因素(如吸烟和饮食)何时可以共同促进个性化治疗的发展。

表 14.1 基因多态性影响药物反应的举例

基因	酶 / 靶标	药物	临床反应
CYP2D6	细胞色素 P4502D6	可待因	带有失活变异的纯合子的人不能将可待因代谢为吗啡,因此无镇痛效果
CYP2C9	细胞色素 P4502C9	华法林	带有多态性的杂合子的人需要较低剂量的华法林来维持抗凝作用
VKORC1	维生素 K 环氧化物还原酶	华法林	带有多态性的杂合子的人需要较低剂量的华法林复合物,亚基 1 来维持抗凝作用
NAT2	N- 乙酰转移酶 2	异烟肼	带有慢乙酰化多态性的纯合子的人更易发生异烟肼中毒
TPMT	硫嘌呤 S- 甲基转移酶	硫唑嘌呤	带有失活变异的纯合子的人在标准硫唑嘌呤剂量治疗下发生严重毒性反应
ADRB2	β- 肾上腺素受体	沙丁胺醇	带有多态性的纯合子的人在常规沙丁胺醇治疗下病情更为严重
KCNE2	钾离子电压门控通道	克拉霉素	带有多态性的杂合子的人更易发生致命性心律失常
SUR1	磺脲受体 1	磺酰脲	带有多态性的杂合子的人对磺酰脲刺激的胰岛素分泌敏感性降低
F5	凝血因子 V(Leiden)	口服避孕药	带有多态性的杂合子的人发生静脉血栓的风险增加

人类开展药物反应变异的生理效应研究已经有几十年。全球大约超过 2 亿人缺乏葡萄糖 -6- 磷酸脱氢酶(glucose-6-phosphate dehydrogenase,G6PD),这种酶的缺乏会导致服药者对抗疟疾药物伯氨喹的敏感性增加,引起急性溶血性贫血。异烟肼(一种治疗结核病的常用药物)的代谢受到编码 N- 乙酰基转移酶(2N-acetyltransacetylase 2,*NAT2*)等位基因的强烈影响。NAT2 酶能将异烟肼迅速乙酰化,从而使异烟肼失活。该等位基因纯合的患者被称为慢代谢型,他们比快代谢型发生副作用的风险更高。大约 1/2 具有欧洲或非洲血统的人是慢代谢型,但在东亚人中,这种类型所占比例较低。琥珀胆碱是一

种广泛用于麻醉以诱导短期肌肉麻痹的药物。通常,在被血浆中循环的丁酰胆碱酯酶快速降解之前,琥珀胆碱的作用仅持续几分钟。编码丁酰胆碱酯酶的数个等位基因会引起酶活性降低。具有这些等位基因的纯合子或复合杂合子的个人,体内代谢灭活琥珀酰胆碱的能力会降低,可能导致长时间麻痹和呼吸衰竭,需要长达数小时的机械通气。

在以下的举例中,具有相对常见等位基因的人,暴露于特定化学物质时也可能发生意想不到的药理作用。目前已发现多种酶的变异会很大程度上影响机体对药物的反应。例如:异喹胍羟化酶,由基因 *CYP2D6* 所编码。该基因是细胞色素 P450 家族的成员,该家族编码许多不同的酶,参与多种具有不同化学结构化合物的生物转化。*CYP2D6* 多态性影响超过 25% 的药物的代谢,包括 β- 肾上腺素能受体

拮抗剂、神经安定药和三环抗抑郁药(图 14.1)。另一个实例是 *CYP2C19* 的变异会降低前体药物氯吡格雷(抗血小板药物)代谢成其活性形式的速率。超过 200 万的冠状动脉支架术后患者会服用氯吡格雷,携带 *CYP2C19* 变异的患者支架术后血栓形成的风险更高,这可能会引起心脏病发作和死亡。所有这些例子都是影响药物反应的相对简单的遗传谱(单基因多态性)。然而许多药物反应是由多个基因的多态性所组成的更为复杂的基因图谱所决定。

另一个细胞色素 P450 家族基因 *CYP2C9* 的两种变异(*CYP2C9*2* 和 *CYP2C9*3*)会影响华法林抗凝药物的代谢。在欧洲人群中,这些等位基因的变异发生率在 6%~12% 之间,但在撒哈拉以南的非洲及东亚人群中发生率低很多。华法林常用于预防血栓形成,但由于个体所需剂量不同,其副作用

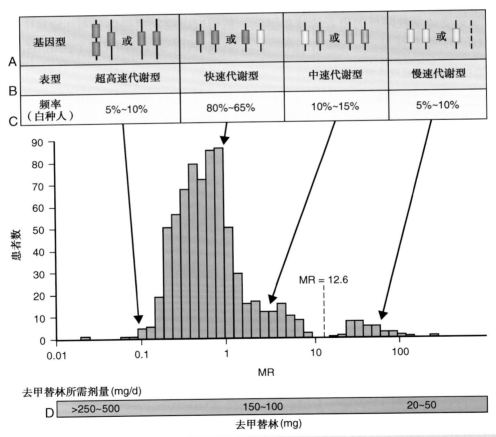

图 14.1 *CYP2D6* 基因型多态性与药物代谢表型间的联系。A. *CYP2D6* 的基因型。*CYP2D6* 基因中功能正常的基因位点用深紫色表示,功能降低的基因位点用粉色表示,功能缺乏的(如失活的)基因位点用浅紫色表示。B. 代谢药物能力的不同是由 *CYP2D6* 基因型决定的。C. 评估欧裔美国人表型频率的分布由异喹胍向 4- 羟异喹胍的尿代谢率决定。D. 代谢率低者需要抗抑郁药去甲替林的剂量较低,而超快速代谢者需要更大剂量来达到相同血浆浓度
(修改自 Meyers U. Pharmacogenetics—five decades of therapeutic lessons from genetic diversity. *Nat Rev Genet*. 2004; 5: 669-676.)

出血在华法林治疗中十分常见。因此，为了确保给予的华法林剂量既能防止血栓形成，又能避免过度出血，患者需要定期检查抗凝功能。具有至少一个拷贝的 *CYP2C9*2* 或 *CYP2C9*3* 的人与一般人群相比，所需华法林抗凝治疗的剂量较少。与此发现结果一致的是，在标准剂量下，出血性并发症在携带 *CYP2C9*2* 或 *CYP2C9*3* 等位基因的人中更常见。因此，*CYP2C9* 变异同时影响华法林代谢与华法林相关的不良反应。华法林药物靶点之一维生素 K 环氧化物还原酶（VKORC1：见表 14.1）的遗传变异，也有助于预测个体对药物的反应。对 *CYP2C9* 和 *VKORC1* 进行遗传检测，有利于调整华法林的剂量。

药物遗传学和药物基因组学开始慢慢改变医学实践的方式，在未来的几十年里这种变革的步伐会更快（框 14.2）。其中主要需解决的问题是，检测这些药物反应相关基因位点是否会影响患者的临床管理，如果有影响，具体影响到什么程度。如果某种药物广泛运用于临床治疗并且对该药物的反应在医学上很重要；如果该药物的治疗和毒性作用难以在临床上评估；如果现有的信息难以预测不良反应；如果遗传谱能够提供兼具高灵敏度和特异性并且易于解释的结果，那么药物反应的遗传谱将是非常重要的。尽管迄今为止已有一百多种药物被认为应该在使用前先对服用者进行基因检测，但仍不清楚有多少药物 - 遗传谱的组合符合这些标准。

框 14.2　个人基因组

时间来到 2025 年，Jonathan 是刚出生 1 小时的婴儿，正安睡在母亲的怀抱中。Jonathan 的父母感到非常欣慰，因为他们已提前了解到 Jonathan 没有罹患会在儿童时期发病的严重遗传病，如囊性纤维化、镰状细胞病或几百种先天代谢异常疾病（如半乳糖血症、苯丙酮尿症）。检测这些遗传病以往是新生儿筛查项目的一部分，但现在能在产前进行筛查。大多数情况下，筛查是对怀孕母亲血液中发现的游离胎儿 DNA 的基因组进行全基因组测序。Jonathan 的父母了解到他是镰状细胞疾病携带者。在 Jonathan 出生前，国家健康信息数据库就有包含 Jonathan 完整基因组序列的电子资料。而在国家取证数据库中有代表其独特遗传特征的一组基因型子集。

Jonathan 的父母可以随时获取他的基因组序列信息，特别是关于他所具有的风险变异信息。他们也有权力决定谁能获得这些信息，他们选择向儿科护理师提供通常在儿童期发病的遗传病风险变异。在 Jonathan 满月的健康检查中，遗传咨询师解释说他有比正常人更高的自闭症、花生过敏、慢性中耳炎和青霉素不良反应的遗传风险，并建议他的父母，在他注射青霉素和接触含花生的产品前最好先测试是否会过敏。除此之外，Jonathan 患哮喘的遗传风险比正常人要低。

在 1 岁的时候，Jonathan 的讲话和语言发育明显延迟。他的遗传特点证实了他没有已知的与听力丧失有关的危险变异，表明语言能力发育的推迟可能是自闭症的早期征兆。基于他的遗传特点，医生为他选择了一个最佳的自闭症治疗方案。Jonathan 对这种干预反应良好，并结合讲话训练，到 5 岁的时候，他的发育恢复正常。

Jonathan 的整个儿童期都十分健康。当他年满 18 岁的时候，他的遗传风险数据控制权由他父母转交回他自己。同时，Jonathan 的健康管理变为由家庭医生负责。他与家庭医生的第一次会面就被告知他有患心脏病、高血压、肥胖、2 型糖尿病和结肠癌的风险。医生提醒 Jonathan 需要警惕自身同时患糖尿病和肥胖的高风险性，并向他推荐一套运动和饮食方案以延缓疾病的发生。

10 年后，Jonathan 告诉家庭医生，他想和妻子生个孩子。他的妻子也是镰状细胞疾病携带者并带有多种哮喘风险变异，所以他们被推荐到产前诊断中心做进一步遗传咨询。当 Jonathan 45 岁的时候，他患上高血压，考虑到他对药物反应变异的特征，医生选用对他最有效的抗高血压药进行治疗。

对药物代谢及药效相关的基因多态性进行遗传检测分析可以更好地预测个体对药物的反应,并减少药物相关副作用的发生率。

常见疾病的诊断和监测

在前面的章节中,我们已经解释了如何利用基因组信息对罕见病、常见疾病以及药物反应进行个体化风险评估。同样地,基因组信息也有利于疾病诊断和监测治疗反应。例如,RNA 测序(参见第三章)可用于估计每个基因在特定组织中的表达水平(mRNA 转录量)。这些基因表达谱可用于鉴定在特定条件下的基因表达模式(例如,在癌组织中癌基因的转录增加或肿瘤抑制基因的转录降低)。这些信息有利于区分不同类型的癌症,不同类型的感染或与疾病相关的其他表型。值得重视的是,基因组信息正好是与个体本身及所处环境有关的数据中的一种,对该数据进行评估可以预测疾病状况。这些数据还包括蛋白质表达(即蛋白质组)、代谢功能(即代谢组)、体内正常菌群(即微生物组)和环境暴露(即暴露组)。

精准肿瘤学

每个癌细胞都含有基因及其调控序列的多种改变,这些改变包括 DNA 序列和拷贝数变异,并常常伴随着可逆的表观遗传修饰。这些变化扰乱了数百到数千个基因的表达和 / 或功能。总的来说,这些变化导致调控癌症特征(例如生长或转移)的各种细胞信号通路发生活化或抑制,并且它们在某些程度上影响了癌症的治疗和预后。肿瘤基因组学是对癌症相关 DNA 变化的研究,其总体目标是为更好地预防、检测、诊断和治疗常见癌症。

基因组学在癌症领域最大的应用是利用全基因组表达分析技术,对某一特定时间点的肿瘤进行基因表达活性图谱的描绘,这促进了基于表达谱对各种类型癌症进行分类的方案开发(包括白血病、淋巴瘤、乳腺癌、肺癌、结肠癌和脑瘤)。同时这些信息还可用于改善预后、指导常规和靶向生物治疗的应用,以及鉴定新药物开发的靶标(图 14.2)。

目前,难以基于传统表型信息来预测癌症患者的预后,例如肿瘤类型(T),是否在附近淋巴结(N)中发现癌症细胞和转移证据(M)。这种 TNM 系统只对大多数实体瘤进行分期,但这些分期通常不能

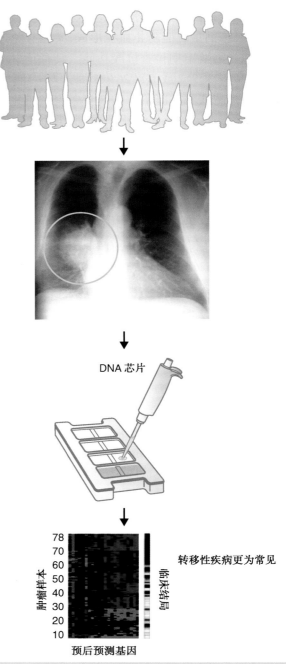

DNA 芯片

转移性疾病更为常见

肿瘤样本 78 70 60 50 40 30 20 10

临床结局

预后预测基因

图 14.2　通过基因表达谱对疾病结果进行预测。患有肺癌(X 线片上圆形肿块)患者的临床结局能通过检测已知的在肺癌细胞中被异常调节的一系列基因的表达来预测。提取每位患者肿瘤块的 RNA 置于芯片上,检测每个基因的表达。底部:每一列代表不同肿瘤肿块的基因表达谱。绿色表示对比其他的肺癌肿块,该肺癌肿块中基因表达下调;红色表示基因表达上调。右边表示临床结局,白色表示患者发生转移(不良结果),黑色表示没有发生转移(良性结果)

预测预后或治疗反应。基因表达谱可以帮助区分容易混淆的癌症(例如,伯基特淋巴瘤与弥漫性大 B 细胞淋巴瘤),同时它还可以鉴定具有相同的 TNM 分期但可能会有完全不同临床结局的肿瘤亚型。目

前已建立了多种基因表达谱可用于评估乳腺癌的预后，也建立了几种预测其他类型癌症复发可能性的基因表达谱。但还需前瞻性试验来确认这些表达谱的使用对临床的有益程度，但可以预料的是，这将对癌症的临床管理产生实质性的改善。

癌症治疗的常规方法是针对癌症起源的组织或器官进行治疗。然而，相同类型癌症的患者常常携带有个体特异性的遗传异常，这会导致同类型癌症患者对治疗具有不同的反应。例如，在乳腺癌尚未扩散到淋巴结的年轻女性中，通过切除肿瘤、局部放射治疗，将来的复发率仅 20%~30%。复发风险高的女性从辅助化疗中获益最多，而那些复发风险较低（大多数）的女性则可能从辅助化疗中受益较少。然而，由于无法有效地区分高风险和低风险组，所有患有这种类型乳腺癌的妇女中 85%~95% 都接受了辅助化疗，这意味着许多妇女可能接受了不必要的治疗，使她们面临药物相关副作用的风险，并增加了医疗费用。相反地，有些时候某种组织来源的癌症（如，肺癌）与另一种组织来源的肿瘤（如，乳腺癌）可能具有共同的遗传异常，而且这种异常在另一种肿瘤中表现得更为典型，这说明针对遗传异常的化疗可能会取得成功。而基因表达谱可以帮助区分癌症的不同亚组，有助于指导每个个体选择更敏感的治疗方案和最佳药物。

最新的人类癌症全基因测序表明，癌症是基因突变的结果，突变过程会发生体细胞突变的特征性累积（即突变标签）。这些突变标签能够提示癌症发生的机制，鉴别癌症亚型的生物标志，还可以提供更多治疗癌症的机会。突变标签能否以及在何种程度上运用于临床目前正在研究中。

癌症的基因表达谱分析有助于改进不同类型肿瘤的分类，并帮助指导治疗。

种族和个体祖先的遗传分析

精准医学中的一个重要而有争议的问题是，一个人的**种族（race）**（种族：利用其历史意义作为非洲人、亚洲人、欧洲人、美洲印第安人和太平洋岛民的一种描述）和/或**遗传祖先（genetic ancestry）**对于健康相关风险的预测是否有效。传统来说，利用种族来预测个体是否携带某种特定的与疾病易感性相关或者影响药物反应的遗传变异已是很常见的做法。这种做法一定程度上是因为不同种族群体间的

健康状况存在着很普遍的差异，例如，非裔美国人的前列腺癌发病率比欧洲裔美国男性高 2 倍。在不同种族群体中发病率不同或者临床结局有差异的疾病还包括高血压、终末期肾病、早产和糖尿病 2 型。然而，目前仍然不清楚遗传风险因素是否部分地解释这些差异，因为许多人种间健康状况的差异可能更多的是受到诸如膳食差异和医疗保健服务供应不公平等外界因素的影响。因此，使用种族来预测一个人是否存在风险因素仍然存在着很大的争议。

更重要的是，我们需要将种族和遗传祖先区分开来。种族在传统上被用于对大人群进行分类，并且可以反映群体的地理起源、语言和各种文化属性（例如，美洲印第安人或亚洲人）。遗传祖先是指某个人祖先的地理、历史或生物起源，对任何人来说，都可能是复杂的。例如，一个人可能有来自非洲、欧洲和北美的祖先（即，一个复杂的祖先），但他或她仍然可以认为自己是非裔美国人。因此，种族只体现了部分关于祖先遗传起源的生物学信息，故这两个概念不能等同。对一个人遗传起源的了解可以提供关于他或她的遗传构成的信息，并且可以用于鉴别常见疾病的遗传和环境因素。因此，在过去的几年里，利用遗传标记（如，单核苷酸多态性）来直接预测个体的遗传起源变得越来越流行，甚至主流方式就是从直接面向顾客的测序公司购买这样的服务（图 14.3）。种族能在多大程度上帮助我们预测影响健康的遗传差异，取决于种族的传统分类与个体祖先的遗传推断是否一致。

平均来说，从不同种族中随机选择的人（如撒哈拉以南的非洲人、欧洲人和东亚人）与从同一种族中随机选择的人相比，彼此之间只会稍有不同，这反映出所有人类在 DNA 序列上都非常相似的事实（参见第三章）。常见疾病相关的多态性，例如与治疗高血压药物反应相关的多态性（见上文），通常在不同种族的人群中仅有发生频率上的差别。还并未发现有哪一种遗传变异会只出现在某个主要种族的所有成员身上，而其他种族的成员都不具有这种变异。因此，人口隶属或种族不是个体基因型的可靠预测指标。

然而，通过同时分析几百个或更多个变异，例如 SNPs（参见图 14.3），或许可以将个体划分至不同地理区域的组别。因为我们的祖先更倾向于在近距离范围内通婚，这就导致某种遗传变异在不同地理区域之间的发生频率不同。因此，地理上的祖先例如种族，有时可以对人的遗传祖先做出合理准确的预

测。事实上,在美国进行的几项研究报告显示,通过自我认知对人群的分类与基于遗传数据对人进行的分类是高度相关的。

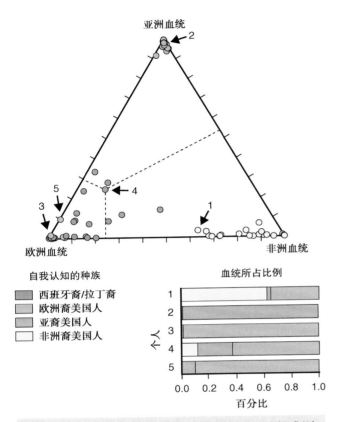

图 14.3　从遗传层面推定个人(彩色圆圈)的血统组成(该抽样调查在美国进行),并对 6 000 个 SNPs 分型。每个圆圈代表一个人,颜色对应于四种自我识别群体中的一种。圆圈到三角形边界的距离与三角形边角的三种祖先(非洲、亚洲、欧洲)贡献的数量成正比。例如,标记为 4 的西班牙裔/拉丁美洲美国人接受了约 60% 来自欧洲,30% 来自亚洲(由于美洲原住民血统),10% 来自非洲的遗传血统。代表西班牙裔/拉丁美洲和非洲的美国人的圆圈聚集分布相对松散,因为其个体间的血统比例变异比亚裔美国人和欧洲裔美国人的大。条形图表示标记为 1~5 的每个个体估计的血统比例

但在许多情况下,种族并不能很好地预测其祖先。例如,来自相邻地理区域的群体通常共享更近的共同祖先,因此它们的等位基因频率可以非常相似。相应地,对某些洲际地区(例如中东或中亚)的人群进行定期抽样分析,很难将其分配到符合种族概念的遗传群体中。对于受到历史上多个祖先混合影响的人群(例如,拉丁美洲人、南亚人),其地理位置的对应也不太明显。

在美国,种族只是一个人遗传祖先的粗略预测。例如,在自认为是非裔美国人的群体中非洲血统占

比平均约为 80%,但他们之中该占比的差异可以从 100% 到 20% 甚至更低。而认为自己是欧洲裔美国人的人群中遗传组成也不同,约 30% 的欧洲裔美国人的欧洲血统不到 90%。与此类似的是,来自美国不同地区的西班牙裔具有高度多变的遗传起源(例如,大部分具有非洲血统的西班牙裔居住在美国东南部,而在西南地区则更多的是美国本土原住民)。因此,同一组中的成员并不意味着该组的所有成员都必然具有相似的遗传祖先和起源。

虽然相较于种族,明确的遗传信息可以更准确地推测遗传祖先,但现在还不清楚利用遗传起源信息对预测个体常见疾病风险有多大帮助。在临床中使用祖先信息的后续影响在很大程度上还是未知的。不能否认的是,祖先信息可能会对个人的风险感知和文化认同有不利影响。同样,这种信息可能加深对特定人群不公平的偏见,故需要进一步研究以确定在临床实践中,使用祖先遗传起源信息的潜在益处和风险。

祖先和传统的种族概念之间的关系是复杂的。遗传信息,而非种族,能更好地预测遗传祖先。

精准医学的开展

过去的几年里,美国(如,"All of Us"项目)、英国(全英 10 万人基因组计划)、丹麦、韩国以及其他一些国家已经开展探索遗传物质、生活方式和所处环境这几个方面的个体差异是如何影响常见病的患病风险。这些项目与早期的尝试有所不同,主要体现在两者的规模上(All of Us 项目计划招募 100 万名参与者),以及现在的项目中研究者、医疗提供者和患者将协同合作。项目所获得的成果将会转化为更有效的治疗手段和更理想的预防措施。

预测医学的未来

当今,针对常见疾病或影响治疗反应遗传变异的检测越来越高效(参见第十二章),但迄今为止只有一小部分的变异被确定与疾病风险和治疗反应相关。此外,多种疾病易感基因产物间的相互作用,以及它们与非遗传因子的相互作用几乎还是完全未知的。因此,期望以详细的遗传谱为常见疾病(例如:

糖尿病、癌症或心脏病）提供临床上有用风险信息的预测医学之目标仍未实现。我们希望随着对致病基因位点认识的深入，基因检测可以对疾病诊断和治疗作出更多实质性的贡献。但必须记住，非遗传因素，如饮食和运动，也是每个人风险图谱的一部分，同时需要对这些非遗传因素进行评估和调整，最大限度地让每个人拥有长寿且健康的生活。

章节问题

1. 请解释与传统的医疗服务模式相比，如何利用遗传信息来加强预测医学的实践效果，至少举出一个例子。

2. 患有相同类型癌症的不同个体对治疗的反应也往往不同。对于这种现象至少提出两种可能的解释。

3. 定义种族和祖先，并解释他们之间的差异。

4. 思考一下祖先明确的遗传信息会如何改变你对自己生物和文化身份的认知。

5. 举一个多态性影响药物代谢和／或对药物的反应的例子。

6. 解释在实践精准医学中，使用遗传信息可能会遇到的一些障碍。

7. 基因医学与基因组医学的区别。

8. 举例说明个人全基因组数据的可用性会如何改变目前医学的实践模式。

建议阅读

Ashley EA. Towards precision medicine. *Nat Rev Genet.* 2016;17:507–522.

Garon SL, Pavlos RK, White KD, et al. Pharmacogenomics of off-target adverse drug reactions. *Br J Clin Pharmacol.* 2017;83:1896–1911.

Helleday T, Eshtad S, Nik-Zainal S. Mechanisms underlying mutational signatures in human cancers. *Nat Rev Genet.* 2014;15:585–598.

McDermott U, Downing JR, Stratton MR. Genomics and the continuum of cancer care. *N Engl J Med.* 2011;364:340–350.

Rehm HL. Evolving health care through personal genomics. *Nat Rev Genet.* 2017;18:259.

Relling MV, Evans WE. Pharmacogenomics in the clinic. *Nature.* 2015;526:343–350.

Royal CD, Novembre J, Fullerton SM, et al. Inferring genetic ancestry: opportunities, challenges and implications. *Am J Hum Genet.* 2010;86:661–673.

Sankar PL, Parker LS. The precision medicine initiative's all of us research program: an agenda for research on its ethical, legal, and social issues. *Genet Med.* 2017;19:743–750.

Smith LA, Ullmann JFP, Olson HE, et al. A model program for translational medicine in epilepsy genetics. *J Child Neurology.* 2017;32:429–436.

Torkamani A, Andersen KG, Steinhubl SR, Topol EJ. High-definition medicine. *Cell.* 2017;170:828–843.

Weitzel JN, Blazer KR, MacDonald DJ, Culver JO, Offit K. Genetics, genomics and cancer risk assessment: state of the art and future directions in the era of personalized medicine. *CA Cancer J Clin.* 2011;61:327–359.

网络资源

National Institutes of Health–sponsored pharmacogenetics research network: http://www.nigms.nih.gov/Initiatives/PGRN

National Cancer Institute–sponsored tutorial on cancer genomics: http://www.cancer.gov/cancertopics/understandingcancer/cancergenomics

第十五章 临床遗传学与遗传咨询

——罗克莉 译

在 20 世纪 80 年代之前，传统医学界把医学遗传学看成一门试验科学或神秘难懂的学科。但近 30 年来，医学遗传学逐渐成了主流医学中的一门特殊学科。自 20 世纪 60 年代开始，生化遗传学、临床细胞遗传学和**畸形学**（**dysmorphology**，体格发育异常）等各领域主要作为儿科的分支而发展。70 年代始，用于产前诊断遗传异常的各种必要技术也开始发展。70 年代末，美国医学遗传学会开始筹备，1981 年组织实施了第一次认证考试。90 年代初，美国遗传咨询委员会成立，此后各领域的遗传学家，如遗传咨询师、医学遗传学家、实验室技术人员、临床生化遗传学家等，均可取得该机构颁发的专业证书。1991 年，美国医学专业委员会正式认可这一新专科，从此医学遗传学成为医学的一个重要分支。最近 10 年，由于二代测序在临床领域的直接应用，基因组医学的概念被认可。目前，"基因组学"已被常规纳入医学遗传学的各种机构和科研单位。

医学遗传学指涉及人类疾病的遗传学，而**临床遗传学**（**clinical genetics**）则涉及遗传性疾病患者的直接临床处理，包括诊断、咨询、管理和治疗遗传病相关障碍，这是临床遗传学的重点。

本章总结了临床遗传学的原理和遗传咨询的程序。此外，我们还涵盖了畸形学和致畸学，因为这些领域和临床遗传学平行发展且对其有影响力。最后，本章末尾讨论了与医学遗传学相关的重要生物伦理学争议。

临床遗传学的原理和实施

如第一章所言，遗传因素总体来说是影响人类死亡率和发病率的重要因素。一般来说，遗传疾病是复杂、罕见的，病变累及多器官、多系统，遗传病患者的治疗需要求助于临床多科室。因此遗传病的诊断需甄别多样化的症状和临床表现。例如，接诊一名皮肤疱疹的患儿时，必须鉴别大疱疹性表皮松解症（epidermolysis bullosa，EB，一种角质细胞相关的

遗传病：轻度外伤即可导致水疱形成）和葡萄球菌感染性皮肤病（staphylococcal skin disease，SSD）。

因人类遗传病种类繁多、病种复杂，其诊断和治疗难度极大。为求掌握信息，我们总结了最重要的概念，包括精准诊断的重要性，以及将医学遗传学理论应用于临床和遗传咨询的作用。

精准诊断

强调精准诊断的基本医疗准则是非常重要的。精确诊断是遗传咨询（作为医学遗传学的重要工具）的起点，精确诊断之后，才能进行随后的病史、预后、处理、风险评估、产前诊断的选择、遗传支持团体（也称为遗传宣传团体）的推荐。例如，生育有智障儿的家庭来做遗传咨询时，通常会问到后代再发风险，临床医生准确回答前必须先明确是否已找到病因。例如，一个生育智力障碍的儿子的家庭来进行遗传咨询时，往往会问到再生育时的再发风险。临床医生必须明确造成智力障碍的确定病因、才能给予准确的回答。一旦有确定的诊断（如脆性 X 综合征，参见第五章），则可继续遗传咨询的常规步骤：提供现有疾病相关信息和处理（临床评述 15.1）。

如其他临床学科一样，在临床遗传学中，准确诊断是患者诊疗工作中最重要的第一步。

遗传病的诊断是一系列复杂的程序。它包含诊断方法的选择、重要表型特征的甄别、畸形学、医学遗传学和实验室诊断原理的应用。对于已有确定诊断标准的遗传病，医生在诊断前可参考相应的标准。例如，诊断神经纤维瘤病 I 型（NF1）时可参照美国国立卫生研究院（National Institutes of Health，NIH）共识发展委员会的相关诊断标准（详见第四章）。这些诊断标准被广泛用于初级诊所和临床遗传学诊所。对于有确定实验室标准的情况（例如：异常染色体核型和生化指标），诊断过程通常很直接。但对于很多罕见而诊断标准不明的遗传病（其定义和描

临床评述 15.1 对综合征进行诊断的原因

与先天性畸形相关的综合征非常多。Smith 所著的《人类畸形可识别的类型》一书中列出了超过 400 种畸形综合征,并且通过 POSSUM 系统或伦敦的畸形学计算机数据库可以查到超过 1 000 种畸形综合征(见本章后面的网络资源)。这种数据的庞大给人一种错觉——畸形相关综合征是学术而非临床问题。但事实并非如此。

图 15.1 是一个足月产但患 Beckwith-Wiedemann 综合征(Beckwith-Wiedemann syndrome,BWS)的小孩,这个小孩存在多种身体畸形:脐膨出、长舌头、面部血管瘤、侧腹肿块以及肢体长短不一。他的家人提出了如下疑问:"他是怎么回事?""他会怎么?""他会看起来不同吗?""他会发育迟缓吗?""我们再怀小孩发生同样异常情况的概率是多少?"

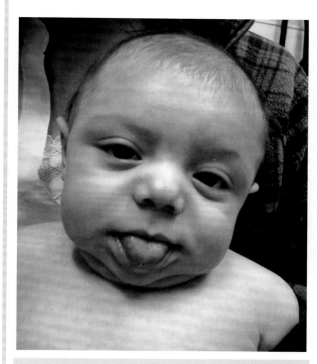

图 15.1 Beckwith-Wiedemann 综合征婴儿。明显的眼突出和大蛇舌

将这些特征汇总,并制作出 Beckwith-Wiede-

mann 综合征的鉴别诊断模式,临床医生就能十分精准地回答出患者提出的问题了。大多数的 Beckwith-Wiedemann 综合征是偶发的,但也有部分是遗传的。此外,这些基因会涉及印记效应(参见第五章)。如果小孩具有典型的甲基化改变(大多数 Beckwith-Wiedemann 综合征患者患病的原因),那么同胞的复发风险较低(<1%)。如果甲基化分析结果正常,则复发风险可能更高,进一步行连锁分析或突变分析能更精确地评估风险。中孕期超声产前诊断能够检出脐膨出、胎儿过大,还可检测到羊水过多、大舌头。如果小孩患 BWS,那么分娩规划会发生改变,并且应该在三级护理中心进行生产。

Beckwith-Wiedemann 综合征的患儿通常不伴认知障碍。因具有大舌头所以会出现语言问题,有时会出现上呼吸道疾病,但是这些情况通常会随着小孩长大而得到改善。少年期不会存在很明显的面部形态异常。

虽然大多数 Beckwith-Wiedemann 综合征患者的 11 号染色体没有发生重复(只报道了少数病例),但是也应该考虑使用基因芯片(参见第六章)进行染色体分析。

医疗护理计划的重点在于定期的肿瘤监测,因为患有 BWS 的儿童发生特定的胚胎性肿瘤的概率为 5%~10%,而如果能早期发现,这些肿瘤都能治愈。监测包括每 3 个月一次的腹部超声检查,看是否存在腹内恶性肿瘤,特别是肾母细胞瘤和肝胚细胞瘤,以及**甲胎蛋白(α-fetoprotein,AFP)** 检测,直到 4 岁;此后,推荐的筛查还包括 7 岁以前的肾脏超声检查。

对于上述病例而言,诊断为 Beckwith-Wiedemann 综合征非常重要。通过正确诊断得出准确的遗传咨询信息、预测病程发展(包括复发)、安排恰当的实验室检查、健康监控计划以及相应互助团体的推荐。准确的诊断对父母、家庭医生和小孩都有帮助。

述均不明确),如何诊断将成为一个挑战。此外,很多被怀疑为遗传病的病例实际上是未确诊的。不能确诊的患者将成为一个难题。认识到这些挑战后,NIH 设立了美国国立卫生研究院未确诊疾病项目

(参见推荐阅读,Gahl 等人),此后美国为解决这些挑战逐步开展遗传门诊网络,并进一步促使欧洲和日本也发展类似项目(框 15.1)。

框 15.1　从"尚未确诊"到确诊：一段经历

确诊前的生活

在我们第二个孩子出生时，没有什么明显的不同。Tosh 是一个健康、快乐、正常的男婴。我们很高兴能拥有一个小孩，这是每个父母都希望的。然而，在 Tosh 9 个月的时候，我们发现到有些异常。并且通过四肢表现出来。他经常跌倒，似乎存在某种平衡问题。他的双腿会失去自觉。他会无缘无故地摔倒。我们的儿科医生建议我们去多个专科就诊；在接下来的 4 年中，我们就诊了至少 10~12 名不同医生和专家，不幸的是，所有的检查都是正常的。其中包括 2 次基因检测、多次磁共振、腰椎穿刺、肌电图以及多次抽血检查等。这使得我们非常沮丧、无助、困惑和无望。无数次的流泪、挣扎和失眠，给整个家庭造成了很大的压力。作为父母，我们想把绝对最好的治疗给自己的孩子。

下一阶段——发现

对于 Tosh 和我们的家庭来说，幸运的是 Penelope 项目（我们当地的儿童医院未确诊的疾病项目）还处于起步阶段。医生在了解我们的经历之后，由于目前 Tosh 尚未确诊，对 Tosh 的病例很感兴趣。Tosh 病例很罕见。我们与医生会面后，医生向我们解释了这个项目的意义。让我们能更好地了解 Tosh 的病情，并给予我们希望。我们渴望得到确诊。作为尚未被确诊的患儿的父母，终于看到了希望，完全改变了我们对这段经历的感受。失眠的夜里仍然继续失眠，但这是由于兴奋，因为我们即将找到病因。Penelope 项目组的人包括护士、医生和其他人（举不胜举），非常地乐于助人、富有同情心和贴心地指导我们完成了下一步工作，即基因组测序。他们解释我们将如何被检测，包括我们的大儿子。我们很兴奋，但也担心检测结果显示问题源于我们这对父母！

确诊

检测结果一出来，遗传学家将所有结果简化为简单易懂的结果给我们看。Tosh 的病因是 *KCND3* 基因突变，这是一种罕见的遗传突变，当时全球只有一个孩子被诊断。这种疾病表现为失用、共济失调、智力和语言发育迟缓以及行为障碍。（备注：自从我们首次得知他的突变以来，发病率发生了很大变化：在全球至少诊断出 20 多个病例。）这是个重要的时刻，彻底改变我们的现状。遗传学家知道这种突变并很敏感地确诊了 Tosh，我们永远感激。

确诊后的生活

此后，我们的家庭就怀着"传递爱心"的初衷，希望为其他的家庭提供帮助。我们希望其他的家庭也能够找到病因、确诊并找到解决的方案。因此，为了 Tosh，我们举办了一个有意义的 5K/1M 募捐活动。该活动得到了朋友、家人、社区、儿科项目等大力的支持。活动在去年四月结束，最高的一笔的捐款是来自项目负责人以及 Penelope 项目内的人。我们很感激能够遇到帮 Tosh 发现遗传突变的遗传学家。我们可以在她的眼中看到，我们拥抱时可以感受到；对于房间中的每个人来说，都是一次非常感动的经历。我们还想指出一点：确诊并不等于治愈疾病。没有绝对的治疗方法。我们仍然存在问题、有糟糕的生活、依旧会沮丧，但是我们更加平静，我们了解了疾病的根源、也就更觉得能掌控自己的生活。

上帝把有特殊需要的孩子给了普通的父母，父母为了自己的孩子变得更坚强！特殊的孩子让父母经历了从未预料的生活，共同经历了整个过程，将学习如何成为孩子需要的父母。最后，通过认知、爱和社会，一起为以后的家庭保持这种可能性。

畸形综合征（dysmorphic syndromes）的诊断需要有对微小畸形、微小异常和表型差异的丰富知识。其他遗传病的诊断（包括肿瘤综合征、先天性代谢异常等）则可能需要多领域的专科医生参与。例如，不同类型视网膜色素变性的诊断均需眼科医生参与（详见第八章），该病表现为视网膜退行性变。很多遗传病的病变程度不一、不完全外显率、异质性强，给诊断增加了不少困难（详见第四章）。

医学遗传学的原理应用

在临床中针对某种人类疾病制定一套遗传研究方法需要用到本书中各种医学遗传学的基本原理。

这种思维模式通常被称为"用遗传方式思考"。例如,确诊或排除 NF1 的诊断需要充分了解 NF1 的临床异质性和特定症状的发病年龄(临床评述 15.2)。

充分认识到 NF1 的临床异质性对于规划有效治疗方案也很重要。

通晓其他的医学遗传学原理也很重要。家族

临床评述 15.2　阴性家族史

查房时的一个常见讨论是评估一个人的家族史是阴性的或是"无意义的"。这通常用来排除遗传疾病。然而大多数有遗传性疾病的人都没有阳性家族史。快速回顾孟德尔遗传机制、染色体和多因素疾病遗传,都表明家庭中无其他患者是很常见的,并不能排除基因疾病的存在。例如,兄弟姐妹患常染色体隐性遗传的概率是 25%。因此,多数有多个后代的家庭只有一个孩子患病,没有家族病史。甚至一些已确定的常染色体显性疾病因高比例的新发突变往往呈现出阴性家族史[例如马方综合征、神经纤维瘤病 I 型(NF1)、软骨发育不全症由新突变而引起的比例分别是 30%、50% 和 80%]。染色体综合征复发概率低。即使父母一方携带一个平衡的染色体重排,后代复发概率通常不到 15%。兄弟姐妹中多因子条件下的复发概率通常是 5% 或更少。

案例

一家人带着一个 6 岁的男孩来看病,这个男孩有 10 处直径超过 0.5cm 的咖啡斑,广泛分布在躯干和手臂,并且通过大脑磁共振发现有视神经胶质瘤(图 15.2)。这个家庭对诊断和未来生育的复发概率有疑问。由最初的电话联系得知,没有家庭成员具有类似病史。

关于这一发现有几种可能的解释。对它们的探究凸显了所谓的"阴性家族史"的含义:

● *NF1* 基因的新发突变。因为这种疾病的新发突变的概率相对较高,这是最可能的解释。

● 可变表达。有可能父母某一方携带了该基因,但表型表达轻微。间或父母中某一方有多个咖啡斑点和一些未被诊断出来的神经纤维瘤,但从未被诊断出 NF1。因此,评估父母身上 NF1 的温和表达很重要。

● 不完全外显率。有这种可能性,但不太可能是 NF1,因为 NF1 的外显率接近 100%。如果一个家庭有两个孩子都有 NF1,并且父母双方都

没有这个基因,有可能的解释就是生殖细胞嵌合。

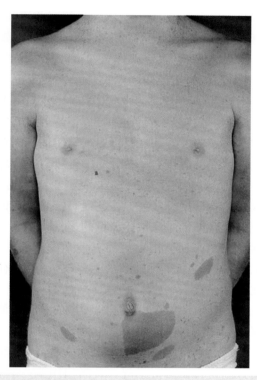

图 15.2　带有多处咖啡牛奶斑点的 6 岁男孩
(图片引自 Burger P, Scheithauer B, Vogel FS: *Surgical Pathology of the Nervous System and Its Coverings*, 4th ed. Philadelphia: Churchill Livingstone; 2002)

● 不正确的诊断。准确诊断是医学遗传学的前提和基本原则之一。这个患者符合美国国立卫生研究院关于 NF1 的确诊标准(详见第四章)。然而,如果这个患者只有牛奶咖啡斑,那么诊断是一个问题。我们需要知道不同牛奶咖啡斑的鉴别诊断。

● 虚假的亲子关系。尽管它相对而言不太可能,但我们必须牢记这种可能性。

我们以一个罹患经典常染色体显性遗传疾病但没有家族史的人开始讨论。这种情况可以有多种解释。"阴性家族史"的表述不能用于完全排除遗传疾患的存在。

史、系谱建立有助于回答患者关于再发风险的问题。此外，还需了解该病的遗传方式。而当探讨某家族中遗传病的发生和发病机制时常需运用到新突变和基因多效性的原理。即使研究家庭中唐氏新生儿的发病原因时，也需充分了解减数分裂的机制（详见第二章和临床评述 15.3）。

临床评述 15.3　与一个患有唐氏综合征的新生儿的父母交谈

对于生了一个患唐氏综合征新生儿的父母来说、他们将会面临许多挑战。通常，婴儿在未出生前不会表现出严重的病症，除非进行产前诊断（详见第十三章），否则其父母在孩子出生前无法知道诊断结果。因此，医生必然要接触正面对始料未及、令人难过的结果的陌生家长。这个家庭会经历一系列的情绪，这些情绪甚至在某种程度上堪比于失去一个亲人的反应：愤怒、拒绝、悲伤，然后再重新认识和接受。家庭背景不同使他们面对这些危机情况的态度也不同：人口和社会经济环境的不同，甚至文化程度的差异都会产生差异。所有这些差异以及很多医生往往没有接受专业训练都使得向家长传递这种坏消息的过程非常具有挑战性。患儿家长会很牢记消息传达的方式，因此医生帮助这些家庭渡过难关既存在机遇，也存在挑战。

已经有很多关于经历了这种事的家长的调查研究，并给出了实用的建议：

* 自身作好准备。事先设想交谈场景，想好如何开始讨论。想好措辞。开场白用"恭喜宝宝出生"将给您的交谈创造一种关心的起始基调。

* 尽可能同时跟患者父母双方进行交谈。这有时候不实际，但是一旦实现，就尤为重要。

* 尽快进行诊断沟通。对患儿父母的所有采访表明，他们更喜欢尽早地进行诊断的沟通。

* 选择一个私密、安静的地方，家长和医生可以坐下交谈。避免医生站着父母坐着。一定要先介绍你自己。从交谈的开始就要规划好交谈模式。

* 要尽可能地人性化。如果宝宝已取名，则医生需事先知道宝宝的名字和性别。注意措辞，

诸如"弱智"这种词会对家长产生有很大的刺激，目前这个词在儿科、心理学和医学遗传学上被看成是不恰当的术语（它已经被智力残疾或认知障碍取代）。"先天愚型"等术语也是不恰当的，因为这个词带有诬蔑和贬低的意思，这是不正确的。

* 培养一种乐观现实主义意识。讨论唐氏综合征患者的发育限制是很重要，但同样重要的是要有一个乐观和积极的态度。这个建议来自在过去 40 年中发展起来的家长组织和宣传机构。

* 回答父母提出的问题，但要避免太过专业。在讨论过程中，生物学和医学方面问题的回答必须准确和及时更新（不能过时）。当不知道如何回答患儿父母的提问时，告知他们将后续进行文献查阅或咨询其他人。

* 用心倾听。要意识到几乎所有的情感都是自然、合理的，父母要与自己的内疚和羞愧做斗争。大多数父母能有效地迎接这一挑战，不需要心理咨询。

* 尽早推荐合适资源给患儿家庭。这包括唐氏综合征患儿家长或个人的互助团体。分享有用的书面材料和网页，但是要确保这些内容是准确和最新的。

最重要的是，要关注这样一个独特家庭的困境情况，并努力花时间和他们在一起。虽然很难用书面形式记录咨询师们与患者家庭沟通中培养的品质如善良和同情心，但是医生在接受专业培训时，他们不但要注意向导师学习，还应注意培养个人交流技巧。很明显，这里提供的建议不仅适用于遗传咨询，也适用于任何需要把困难信息提交给患者或家属的交谈中（参见本章结尾的推荐阅读资料）。

遗传咨询：定义和原理

遗传咨询是医学遗传学的重点，它与精准诊断共同构成了医学遗传学的基础。一眼看去，"咨询"一词好像主要运用于精神健康和治疗、社会服务。但事实上，遗传咨询与传统医学模式息息相关，因为它依赖于精确诊断和医学遗传学知识。因此，从传统来看，遗传咨询衍生于人类遗传学，而非像其他咨

询也一样衍生于行为科学。

1975 年，美国人类遗传学会颁布了遗传咨询的定义。近期该定义随时代变迁加入现代的语言，但以下的原文还是很值得推敲：

遗传咨询是一种就人类疾病的复发率或家族中遗传疾病发病风险的沟通交流过程。在此过程中一名或多名专业人员试图帮助患者或其家属：①理解医学事实：包括诊断、疾病可能的进展和现有的治疗；②了解该疾病的遗传方式及其特定亲属的发病风险；③了解针对复发风险的处理；④权衡风险、家庭目标、伦理和宗教信仰后帮助其作出选择；⑤针对该病及其复发风险作出最佳调适。

该定义诠释了遗传咨询师承担的复杂任务：首先，明确诊断、讨论病史和处理，这一点与其他领域的疾病处理是一样的。

其次，咨询师必须熟练掌握医学遗传学的基本原理，特别是人类遗传学的原理和风险评估的原则。实证数据被用于染色体异常和多基因相关疾病，遗传方式的知识可用于预测孟德尔遗传病的再发风险。但不完全的外显率、可变表达、发病年龄延迟、等位基因和位点异质性均可使临床病例变得很复杂。在某些病例中，用贝叶斯定理（Bayesian probability）可更好地进行评估（框 15.2）。

第三和第四个任务强调遗传模型和传统生物

框 15.2　复发风险和贝叶斯定理

第四和第五章对复发风险的评估有详细的描述。此处列举一位患 X- 连锁血友病 A 的男性和一个正常的女性生育女儿（个体 Ⅱ-1）患病风险的评估：由于该男性一定会提供携带突变的一条 X 染色体给女儿，所以女儿肯定是一个携带者。在第三代中有 50% 的可能性遗传其携带突变的风险染色体。尽管第三代中的女性（个体 Ⅲ-6）已经有 5 个正常的兄弟，她仍有 50% 的风险是一个携带者。

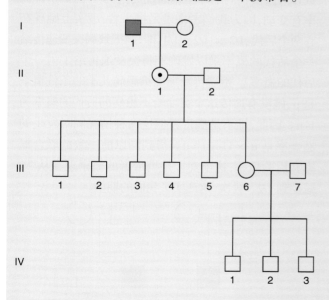

假设第三代的女性生育了 3 个儿子（第 Ⅳ代），但没有一个患血友病 A。我们可能怀疑她根本不是一个携带者。我们如何将这些新的信息纳入我们的复发风险估计中？

一个被称为**贝叶斯定理（Bayes theorem）**的统计原理允许我们能够利用这些信息（贝叶斯定理的应用通常被称为贝叶斯分析或贝叶斯推理）。下

面的表格总结了贝叶斯分析中所涉及的基本步骤。我们先从第三代女性是携带者的**先验概率（prior probability）**开始。我们认为她是一个携带者，但是实际上她生了 3 个正常的儿子。我们已知的是这个女性的母亲是一个携带者，她有 1/2 的携带者的概率，所以她不是携带者的概率是 1/2。

	她是携带者	她不是携带者
先验概率	1/2	1/2
条件概率	1/8	1
联合概率	1/16	1/2
后验概率	1/9	8/9

接下来，我们确定这个女人正常的 3 个儿子的可能的概率（首先这个女人是携带者）。因为这个概率是基于她是一个携带者，所以称为**条件概率（conditional probability）**。如果她是携带者，那么她 3 个儿子均为正常的概率为 $(1/2)^3$，也就是 1/8；如果她不是携带者，我们也可以确定 3 个儿子正常的概率，这个条件概率非常接近 1。

接下来，我们想知道如果这个女人是携带者和她是有 3 个正常儿子的携带者的概率。为了得到这两个事件同时出现的概率，我们将先验概率乘以条件概率得到**联合概率（joint probability，即，两个事件一起发生的概率，这个部分已在第四章讨论过）**。她是携带者且 3 个孩子正常的联合概率是 $1/2 \times 1/8 = 1/16$。相同地，她不是携带者且 3 个孩子正常的联合概率是 $1/2 \times 1 = 1/2$，说明这个女人是携带者联合概率为不是携带者联合概率的 8 倍。

框 15.2　复发风险和贝叶斯定理 - 续

最后一步是使联合概率标准化,以便考虑两个概率(是携带者或不是携带者)和为1。这样的话,我们将这个女人是携带者的概率(1/16)除以两个联合概率和(1/16 和 1/2),可得到她是一个携带者的**后验概率(posterior probability)**为 1/9,她不是携带者的后验概率为 8/9。注意,这个标准化过程允许我们提供风险估计(1/9,或 11%),同时保持由联合概率指示的非携带者与携带者的可能性。

通过贝叶斯分析,我们的直觉被证实:这个女人生育 3 个正常的儿子大大降低了她是一个携带者的风险。最初的估计为 50%,但最终的概率只有 11%。

另一个常用贝叶斯分析分析的如下图的 A 部分所示。第二代的男性患有杜氏肌营养不良(DMD),一种致死性 X 连锁隐性疾病(参见第五章)。要么他没有患病的母亲是致病突变的携带者,要么他从其母处遗传的 X 染色体发生了新突变。确定其母是否携带者很重要,因为这会影响到她后续生育的孩子的健康状况。如果他的母亲只有一个患病的后代,那可以直接评估她是携带者的概率。因为 1/3 的 X 连锁致死性隐性病例是由于新突变而出现(为了理解这点,要知道,女性有两条 X 染色体,男性只有一条,所以 2/3 的 X 连锁致病突变都是在女性人群中会出现的,对于致死性 X- 连锁隐性,男性每一代的 X 染色体都会消失,因此这个突变在一代接一代中的频率依然是一致的。这是因为新致病突变的出现频率与包含突变的 X 染色体的消失频率相同。因为每一代中约 1/3 的含突变的 X 染色会丢失,但出现 1/3 的新突变)。如果患病的儿子新发突变的概率是 1/3,那么母亲可能是携带者的概率一定是 1-1/3 或 2/3。

下面的表格,我们应用贝叶斯定理来分析他的母亲是携带者的概率。像前述例子中,我们先得到她是携带者的先验概率,假设不知道她已经生育了一个患病的儿子。该概率为 4μ,其中 μ 是 DMD 基因座的突变率(即,每一代个体该基因座处发生致病突变的概率),推导的概率 4μ,超出了本文的范围,但它可以在别处找到(Suggested Readings, Hodge, 1998)。因为她是携带者的先验概率为 4μ,那她不是携带者的概率为 $1-4\mu$,非常接近 1,因为 μ 非常小。她是携带者并且遗传了

突变的条件概率为 1/2(也存在这样一个非常小的概率,她遗传给她孩子的正常等位基因发生了突变,但是这个概率是可以忽略的);她不是携带者,但是她遗传的基因发生突变的概率是 μ。然后将她是携带者的先验概率 4μ 乘以相应的条件概率 1/2,得到联合概率为 2μ。同样的步骤,她不是携带者的联合概率为 μ。标准化这个联合突变,得到后验概率。她是携带者的后验概率 $2\mu/(2\mu + \mu) = 2/3$,她不是携带者的后验概率 $\mu/(2\mu + \mu) = 1/3$。如预期地,这些概率与我们通过简单的直接观察获得的值相符合。

	是一个携带者	不是一个携带者
先验概率	4μ	$1-4\mu \approx 1$
条件概率	1/2	μ
联合概率	2μ	μ
后验概率	2/3	1/3

假设,这个女人有一个患病的儿子和一个不患病的儿子(如下图 B),提供了更多的信息支持她不是携带者(即,患病的后代是新突变的结果)。在下表中,我们整合了这些新信息。先验概率保持与以前的一致(即,假设我们不知道她后代的情况)。但是条件概率有变动,因为我们考虑她是携带者,事实上她现在有两个后代:$1/2 \times 1/2 = 1/4$(即,她把致病突变遗传给一个后代的概率乘以她确实将突变遗传了另一个后代的概率)。她遗传新突变给患病儿子的条件概率是 μ,她没有遗传这个突变给不患病的后代的概率为 $1-\mu$。因此,她不是携带者但这两种情况同时发生的额概率是 $\mu \times (1-\mu) \approx \mu$。得到同以前一致的联合概率和后验概率,这个女人是携带者的概率现在从 2/3 减少到 1/2。再次,这证实了我们的期望。

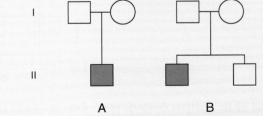

	是一个携带者	不是一个携带者
先验概率	4μ	$1-4\mu \approx 1$
条件概率	1/4	$\mu \times (1-\mu) \approx \mu$
联合概率	μ	μ
后验概率	1/2	1/2

框 15.2 复发风险和贝叶斯定理 - 续

在通过连锁标记或者突变检测进行疾病诊断之前,贝叶斯分析常常是在这些情况下得出风险估计的唯一方法。目前,将尝试鉴定通过直接导致家族中的血友病 A 或 DMD 的 Ⅷ 因子或者 DMD 的突变,否则,采用连锁标记。这是一个更为直接和有效的方式来检测基因携带者。然而,就像在第十三章中所讨论的,并不总能鉴定出致病突变,特别是当有大量突变能够导致这种疾病时(例如血友病 A、DMD 或者囊性纤维化)。贝叶斯推论可以用于这样的病例,结合基因检测的灵敏度(例如,如果 *CFTR* 基因的标准突变分析揭示 85% 的突变,那么被质疑的这个人有 15% 的概率具有突变,即使该测试没有揭示)。此外,连锁分析并不能

总是提供信息。因而,贝叶斯分析仍然是一个风险评估的有效工具。

如这些例子所示,在贝叶斯分析中纳入的其他信息不仅限于亲属的健康状况评估。另一种类信息是生化分析,例如 Ⅷ 因子活性水平,可帮助确定携带者的情况。因为在这种测验中,携带者和正常纯合子之间通常存在重叠,因此,该测定不能确定携带者状态,但它确实能为并入贝叶斯分析提供概率估算。在发病年龄延迟的疾病中,例如成人多囊肾,在某一年龄受到影响的概率可以在贝叶斯分析中使用。在这里,人们认为,如果这个有风险的个体超过了一定年龄仍保持不受影响,那么他 / 她越不可能拥有疾病基因。

医学方法之间的基本差异,还涉及讨论生育方式选择。定义的第四点提到需尊重家庭的自主权和他们自己对风险和疾病的认识。这一方法被称为**非指令性(nondirectiveness)**:咨询师让患者家庭自行选择生育方式。这一点与传统医学不同,传统医学通常会给出更直接的倾向性建议。尤其与预防性医学相悖,后者会认为遗传咨询应该使遗传病再发风险降低。

近年来,随着**共同决策(shared decision making)**概念的出现,传统医学和主流医学在咨询中都采用了类似的方法。共同决策的原则也与我们近 40 年来遗传咨询的原则类似。

从历史上看,非指令性原则是在生育咨询和产前诊断决策中发展起来的。如果首要目的为阻断遗传病或降低其发病率,则直接指令性的方式更符合逻辑。但是,遗传咨询的主要目的是帮助患者家庭了解和应对遗传疾病,并根据他们的个人价值观做出最佳决策,而非降低遗传病的发病率。

实际操作中,由于遗传咨询过程的时间有限以及自身的偏见,临床工作者可能很难做到纯粹的非指令性。例如,针对新生儿筛查到的代谢性疾病时(参见十三章),咨询者会就患儿如何饮食给出指令性建议,而非像讨论再次妊娠生育患儿风险一样给以非指令性建议。此外,在疾病很严重(如高风险癌)时很难保持非指令性(参看近期发布的定义)。而在不同场合下给出信息的方法也可能不同。例如,就唐氏综合征而言,产前和出生后咨询师给出的信息就有可能不同(见临床评述 15.3)。当然,在不同场

合下我们均需权衡利弊。

2006 年,遗传咨询领域的顶级专家们和美国遗传咨询协会就遗传咨询的定义达成共识,颁布以下修改版本。这一举措及时而有价值,因为在最初定义颁布后的 30 年里,这个领域已经显著地发展到包括成人和癌症遗传学的学科:

遗传咨询是一种帮助人们从医学、心理、家庭等各方面了解和适应遗传性疾病的过程。该过程涵括以下各方面:①回顾家族史、疾病史以评估疾病的发病率和复发率;②就遗传性、检测方法、处理、预防、疾病信息资源和相关研究进行宣教;③就知情选择和适应疾病风险进行咨询。

修改版强调教育和咨询的完整的双重作用。

大部分遗传学家在生育咨询中坚持非指令性的原则,就发病风险、病程发展、治疗和结局等内容提供平衡、中立的信息,由患者家庭自行决定生育方式。

不管临床环境如何(即:产前、儿科或肿瘤临床时),围绕生育的决策都是遗传咨询的中心问题。患者家庭在讨论是否继续妊娠时主要受以下因素影响:首先,最重要的是风险的大小、疾病的严重性及对家庭造成的负担。每个家庭作为个体而言,更关心疾病带来的负担(相比咨询者)。但是,这些并不是唯一重要的问题。患儿家庭对疾病影响的感知可能比专业人员对疾病所致的家庭负担的感知更重

要。患儿对家庭的影响由他们的文化、宗教或个人爱好决定,孩子的意义对个别家庭而言尤为重要。此外,该家庭还需要面对再发风险导致的另一个患儿出生带来的一系列后果,因此这些家庭本身也会意见不一。一些家庭从定性而非定量的层面考虑复发风险:他们关注自己处于"有风险状态或无风险状态",而具体的风险评估值则被归为次要因素。事实上,人们对每种因素(风险感知、影响的衡量、孩子的意义以及复发的可能性)的重视程度千差万别,这就决定了专业人员应当是帮助者而非决策者。所以需要充分考虑到患者家庭的意见和价值观,以帮助其完成这一复杂的任务。

遗传咨询的首要任务是帮助家庭应对疾病的发生或其复发风险,或需要同时兼顾两方面,这类似于医生处理所有有慢性疾病、癌症或残疾者家庭时给予的支持一样。或许,唯一不同的是患者家庭对遗传疾病含义的理解(框 15.3 和 15.4)。在许多后天获得性疾病中(如感染或事故),疾病可归因于外部因素。而在遗传病中,疾病更多考虑为个体和家庭本身的内部因素所致;因此遗传病常常呈现为复杂的个人困扰。确认家庭的困惑至关重要,并且可能比单纯地尝试消除愧疚感更为有效。当然也必须了解,在这种情况下内疚和自卑是正常的。这些概念展示了咨询员可以对家庭困境提供同理心的机会。

框 15.3　18 号染色体三体小孩的出生

我们的女儿 Juliett 出生于一个美丽的夏日午后。在妊娠晚期,B 超已显示她有心脏肥大、左肾扩张、小脑很可能畸形。生产时她的心率明显减速,因此我们采取了急诊剖宫产。手术床上挂了一个帘子,我看不到已经出生的宝宝。出生后儿科医生抱着她跑了出去,我的丈夫紧紧跟随。我静静躺在那里,仿佛等待了一个世纪。

Juliett 出生时体重为 4 英镑 6 盎司,身高 18 英寸。我毕业于护士院校,曾经在儿科重症监护室工作。因此我有足够的经验面对 Juliett 的某些严重病情,但还是有很多情况我没预测到。她特别特别瘦,肋骨突出。不过至少她的面容是美丽的,这让我松了一口气。她那无比漂亮蓝色的眼睛,大大地睁开着,非常警觉。她的鼻子和嘴巴都十分娇小。我和丈夫坐在她的身边,一名新生儿科医生进来了。他提到了许多严重病理特征,我记忆最深刻的是用食指紧握的拳头放在中指之上。他说她很可能是 18 号三体。他喋喋不休地说了一大堆,我唯一记得的是说她很可能会是一个植物人,可能几天后就会死去。他走开了,剩下我们呆呆地坐在那里。我特别难过,并试图理解这紧握的拳头为什么可能导致死亡,为什么拥有这明亮又警觉眼睛的女孩子会是个植物人。

随后的日子里,我常常掰开她的拳头,伸直她的手指,希望血液检查的结果与医生的预测不同。我们也许很快就要和 Juliet 永别,在这发生之前,我们最大的愿望是把她带回家。等到她可以离开呼吸机、接受喂食的时候,医生允许我们带她回家了。

我们并没有后续护理计划。每次当她睡着之后,我们就祈祷着她能醒过来,能够继续喂养。3 个月大时,她开始冲我们微笑,这无疑点亮了我们的希望。我们不知道为什么这类型的孩子寿命长短不一,可以庆幸的是,她活得比那些残酷的统计数据更长。Juliett 的心脏存在类似法洛四联症的缺陷,所以她的心脏是增大的。出生时的轻度脊柱侧弯现在已经发育为腰曲线 100° 和胸廓曲线 90°。尽管存在许多生理缺陷,但 Juliette 仍然以较慢速度继续学习和发展新的技能。她的性格是活泼开朗的,她的反应和互动能力往往让大家惊喜不已。

经常有人问我们会不会再生一个孩子。也许别人会说我们疯了,但是我们真地认为如果还有一个像 Juliett 的小孩,也是件愉快的事情。我们后来又生育了 4 个女儿,令人吃惊的是,我们的第 5 个女儿 Camille 患唐氏综合征。生下 Juliett 的时候,我们并没有那么痛苦,更多的是感激她能活着。而生下 Camille,我们经历了更典型的悲痛过程。

记得 Juliett 出生的这一天,儿科医生过来拥抱我们,对我们说她是这样美丽,只要她活着,我们就要好好爱她。接下来的 13 年里,Juliett 看过很多医生。虽然大部分医生都没法治疗她,但是他们给了我们最需要的东西:我们女儿的生命具有宝贵价值,而他们愿意帮助她做任何力所能及的事。

Juliett 于 15 岁时在家中平静地过世。

框 15.4　养育一名患 Bloom 综合征的孩子

汤姆是因预产期前一周胎动明显减少而行急诊剖宫产出生的胎儿。出生时，他只有 4 英镑重。我第一次见到他时，他被放在一个连接着各种管子的温箱里。他在新生儿重症监护病房度过了他生命的第一个月，在这里可以密切监测他的体重。因为他太小了，一直用喂食管喂养了数月，接着他拒绝用瓶子喂养，最终通过充分的训练后他克服了那种厌恶感而用口吃饭，无论如何我们怎么喂养，汤姆一直比他的同龄人小。

在接下来的夏天，汤姆的脸颊上和眼眶下长了深红色的斑点，儿科医生推荐他去看皮肤科，皮肤科医生说汤姆脸上的红斑与他的生长障碍有关，我们非常惊讶，这两者有什么关系呢？当我们被告知汤姆可能患了一种叫做 Bloom 综合征的遗传疾病，我们希望医生弄错了，但是后来，汤姆进行了基因检测，检测每个细胞的姐妹染色单体交换的数目（参见第二章），该检测确定汤姆患上 Bloom 综合征。虽然我坚持认为这是一个假阳性结果，但是我还是接受了我们的儿子患有一种罕见的癌症综合征的事实。

我们面对家人、朋友和医生的问题也很困扰，我们就对我们的儿子和他的隐私进行了保护，然而我们也只能保护他那么多，因为他是一个身处社会的小男孩，他也喜欢和家人朋友们一起玩。

因此，给他选择一所合适的小学对我们来说也是一个艰难的决定，我们期望其他小孩也能接受他的小身材，然而，让我们惊讶的是，他和他的同学建立起了友谊，也很快适应了他的同学们。事实上，他的社交问题主要在于他很淘气，因此，我们努力寻找在保护汤姆和不会因为他的小个子造成他感觉有特权之间的平衡。

在我们家，我试着对待汤姆和对待其他子女一样。我们面临的挑战是因为汤姆的小个子，人们会错误地认为他比他的实际年龄小，我们偶尔也会因为我们对他的安全担忧而加强这个形象，汤姆也会为此而沮丧。例如，汤姆 6 岁时候，他只有 21 英镑重，坐汽车旅行时他必须坐在婴儿座椅，我们就要跟他的朋友解释说这样可方便他看窗户外景。另外一个安全问题，在超市许多传感器的自动感应门不能检测到他的出现而很容易撞到他。

总的来说，汤姆适应得很好，他通过爬或者跳去抓住东西，他经常用跑或者跳代替走路来跟上他的同伴，我们经常担心他的安全，但是我们无法控制发生在他身上的一切。到目前为止，他很健康，虽然我们情绪上像坐过山车，但是养育汤姆的经历是宝贵的、千金不换。

初级保健医生在对患遗传性疾病家庭的持续支持中起着至关重要的作用。其他支持策略还包括将家庭转交遗传支持机构和宣传团体，分发关于疾病的最新印刷品和互联网信息，转诊给心理健康专业人员以进行持续的咨询以及定期随访，包括定期讨论感受和想法。

> 遗传咨询包括许多主题：医学诊断和处理，确定复发的风险，应对风险的方式，生育决策、医疗抉择和支持服务。

在过去 40 年里，许多研究试图评估遗传咨询的有效性。这些研究方法各不相同，所以对结果的评价取决于对遗传咨询目标的定义。但是，有几个基本要点是肯定的：患者家庭容易反馈其遗传病的复发风险。所以，在咨询后发给他们回访邮件能有效提醒他们对复发风险的反馈。如果家庭认为他们后代的情况是严重的，则回访更加有用。大多数研究表明遗传咨询能有效提供关于疾病的医学和遗传风险的信息。而关于遗传咨询在作出决定和心理社会支持问题方面的有效性则更复杂，其评估需进一步的调查研究。

遗传咨询师和遗传咨询服务

随着包括遗传咨询在内的医学遗传学学科在 20 世纪 70 年代发展，很明显，这项服务是多层面的和费时的。遗传学家不仅需要掌握大多数医学专业的技能，还需要促进决策和提供心理支持。由于对医生以外的遗传学专业人员的需求变得明显，在美国和加拿大出现了一些遗传咨询培训项目。目前，北美有 37 个认证课程，提供遗传咨询硕士水平的培训。遗传咨询师已成为医生和其他专业人员提供医学遗传服务的整体合作伙伴。以此发展,分别形成相应的专业协会(国家遗传咨询师协会)、认证机构(美国遗传咨询委员会)和评估机构(遗传咨询认证委员会)。虽然技能范围广泛,不同的医疗中心的工作内容也各不相同,但遗传咨询师已成为确定复发风险、生殖决策和心理社会支持方面的专家(框 15.5)。在产前和癌症遗传学设置中,遗传咨询师相对独立地发挥作用,可就其服务独立收费。最近,遗传咨询师已成为研究团队和遗传学实验室服务的重要专业人员。例如,遗传咨询师经常协助医疗保险公司作出医疗必要性的决定,是直接面向消费者的 DNA 检测公司的重要成员。基因组学的进展也增加了这些不同机构对遗传咨询师的更大需求,并可能为新的护理模式的发展和实施提供信息(参见 *American Journal of Medical Genetics* 2018 年 3 月号的相关文献)。

框 15.5　行内对遗传咨询专业的看法

什么是遗传咨询师

通俗来讲,遗传咨询师是指提供专业遗传咨询的人士。通常,遗传咨询师具有遗传专业的硕士学位,甚至在相关专业还有更高的学位。遗传咨询学位的课程可在医学遗传咨询方面提供临床和理论的培训和学习。在美国,遗传咨询师的执业需要通过由美国遗传咨询委员会或美国医学遗传委员会的考试认证。

遗传咨询师主要做什么

多数遗传咨询师主要从属于一个医疗团队,该团队还包括其他医学遗传学专家以及医生(例如产科医生、肿瘤学专家、神经学专家、社会工作者、心理学家、营养学家和护士等)。遗传咨询师负责收集和评估有助于医学诊断的信息;提供患者教育培训;提供心理支持和咨询;提供遗传咨询及染色体、基因检测的风险评估;协助内科医生处理染色体或基因异常带来的状况;提供患者随访。他们常协调所属医疗机构的咨询、建议和专科就诊推荐。他们可能协调医疗工作者和患者。他们可能会积极参加大众和医疗工作者的遗传推广教育。

遗传咨询师的工作设置

遗传咨询师在产科的工作设置有:为产前诊断和筛查提供咨询;为孕妇复发性流产提供遗传检测;为影像学显示胎儿畸形者提供诊断和管理咨询;给出合适的辅助生殖建议。遗传咨询师在肿瘤遗传学门诊的工作设置有:为怀疑或确诊了遗传性肿瘤的患者及其家庭提供遗传咨询服务。遗传咨询师在儿科、成人医学、多学科诊断(例如:代谢病、颌面部异常、骨发育不良、神经性遗传学疾病和心血管病)及单种疾病(例如:唐氏综合征、神经纤维瘤和血友病等)等方面均有基因和染色体检测的工作设置。

许多遗传咨询师都会参与临床遗传学、基因组学和遗传咨询方面的研究。例如:亨廷顿病和遗传性肿瘤等疾病的预测性检测的研究,旨在评估其医学、伦理、法律和社会后果。近期,遗传咨询师已经开始参与到遗传信息传导方面的临床研究,例如:全外显子测序,它不仅提供了很多测试信息条件,还能提供许多"发挥作用的"遗传特征信息。这些研究正在分析患者偏好以及在临床实践中提供此辅助信息产生的意义。在研究范畴,遗传咨询师可提供咨询、协助科学研究的设计、实施和评估以及研究成果的发布等。

很多遗传咨询师被实验室聘用,其主要的工作是为实验室和客户(执业医师、患者或者两者皆有之)之间提供一个沟通界面,并作为销售团队的成员帮助制定实验室协议、法规以及宣教资料。还有少部分遗传咨询师受聘于私人诊所或在一些州、联邦政府或其他机构从事管理工作。许多遗传咨询师也活跃于国家和地区的专业组织,部分咨询师会为家族性遗传病群体提供组建、维护和忠告建议。

成为优秀遗传咨询师所需的素质和技能要求

作为一个优秀的遗传咨询师需要有深厚的生物学、遗传学背景以及社会心理学的理论和实践训练(例如:家系、危机咨询、咨询技巧、帮助决策和保健养生等)。因为遗传咨询师多数会直接面对患者,所以他们除了要具备常规沟通技巧外,还需有团队合作的技能。在直接或间接照顾患者时以及进行决策时都需要高度的责任心,遗传咨询师必须学会应对所服务家庭面临的压力或是相关机构的困境。

遗传咨询的未来

过去 10 年,临床遗传学和基因组学已经成功融入主流医学。遗传咨询师的人数虽然一直在增加,但是快速增长的遗传和基因检测已经渗透到了医学的各个方面,仍需要大量遗传咨询师和其他遗传学家加入到医疗卫生的教育培训和实践中去。随着基因检测的规范化,遗传咨询师将有助于临床医学大数据的构建。国家遗传咨询师协会正在研究遗传咨询岗位需求的问题,遗传咨询师主任委员会正在探讨遗传咨询师高级培训项目的相关问题。无可争议的是,医学遗传学正从偏门学科发展成为医学主流学科。

遗传支持团体

这些遗传支持和宣传团体可以向有遗传疾病成员的家庭提供重要帮助(例如,参见本章末尾的"互联网资源下的遗传联盟和 UNIQUE")。这些组织以专业人士无法做到的方式给予家庭同行者的感觉。通常伴随遗传疾病(一般是罕见的)的孤立感可以通过遇到同一情况下的他人来减轻。他们会很容易形成纽带感,进而有助于合作。在过去几十年中,专业人员与遗传疾病患者、残疾人之间形成了明确的伙伴关系。这些群体不仅提供了所需的服务,还促进了数据库和研究的建立。转介遗传支持团体和分发其书面信息现在是所有遗传疾病的护理和管理的常规部分。

包含遗传咨询在内的遗传服务,需要基层医生、遗传医生、遗传咨询师和遗传宣传团体的合作。

临床遗传学评价和服务

随着医学遗传学作为专科医学的发展,临床遗传学服务已经成为医疗卫生保健系统的一部分。北美的大多数大学医疗中心会设立遗传学门诊,其主要目标是提供遗传诊断、管理和咨询服务。近年来,成人遗传学和遗传性癌症诊所已经发展成为其一部分。基因组医学的进展(即利用患者的基因组信息作为医疗保健的一部分)导致诊所提供的咨询涉及二代测序结果(包括直接对消费者的研究结果)。

如在所有的医疗看诊中,评估个人或家庭的潜在遗传状况需要系统的病史回顾和体格检查。病史应包括关于家庭状况、产前情况、产程情况、分娩(在评估孩子时)和家庭关系(家系图)的文件信息。体格检查应着重于体格差异或小缺陷,以期提供综合征的诊断思路。此外还需检查其他家庭成员是否亦罹患同样的遗传疾病。照片和某些体格检查记录常规被用于评估遗传综合征。可能需要辅助测试来记录特定的生理特征(如诊断马方综合征时需用超声心动图或磁共振来检测主动脉扩张,诊断软骨发育不全时需用放射学)。

临床数据的一个重要组成部分是家族史的采集(框 15.6)。通过采集家族史获得的数据常被用于精准诊断。例如,几代早发型冠状动脉疾病家族史可能表明存在引起家族性高胆固醇血症的低密度脂蛋白受体缺陷。早发性结肠癌的家族史提示其家族可能存在家族性腺瘤性息肉病或遗传性非息肉性结肠直肠癌的基因。患有先天性感觉神经性听力损失的兄弟姐妹表明存在常染色体隐性遗传性耳聋。家族史信息还可以帮助判断遗传性疾病是遗传自父母还是新发生的突变(这对于具有低外显率的疾病尤其重要),进而指导复发风险的预估。用来获得精确、系统的家庭史所需的知识和技能对于所有临床医生都很重要,而不仅仅只限于临床遗传学家。

通常,临床工作者(临床遗传学家或遗传咨询师)会向家属寄发一封邮件,总结诊断、自然病程和疾病风险信息。这封信对于患者家庭是很宝贵的资源,因为它有助于记录风险信息以供之后的回顾。随着电子健康记录(electronic health record,EHR)的发展,这些书信会被常规录入患者家庭可查阅的数字网络记录。同时还可以提供关于协会的常规信息,包括协会的网页、社交网络联系信息、宣传单和小册子。同时根据个体情况酌情随访。框 15.7 提供了临床遗传学服务的列表。

框 15.6 家族史

医学评估需要十分全面、精确的家族史和家系图。它至少应该囊括以下几点：

- 每个成员的性别以及他与其他家庭成员的关系。用标准的家系符号标明（参见第四章）。
- 三代家族史：例如，研究 X 连锁隐性遗传病时与母亲一方相关的男性亲属的细节记录非常重要。
- 每个成员的年龄：问卷调查报告需涉及个体是否患该遗传病或可能相关的疾病（例如，家族性乳腺癌患者常伴有家族性卵巢癌）。

- 流产和死产。
- 家族血统：因为在不同种族中很多疾病患病率的差别很大。
- 近亲信息：尽管在西方人群中，近亲结婚很少见，但是外来移民人群中近亲结婚的比例还是相对较高（参见第四章）。
- 家族病史的改变：上次系谱绘制后如果有新的疾病被确诊或有新生儿出生，这些改变将影响诊断和风险评估，所以家族史和家系图要周期性更新。

（详见 Bennett 等制定的相关操作规范）。

框 15.7 临床遗传服务和项目类型

遗传学门诊中心
高级诊所
住院患者咨询
专科门诊

- 代谢门诊
- 癌症遗传门诊
- 脊柱裂门诊
- 血友病门诊
- 颅面门诊
- 其他单基因疾病门诊（例如：NF1、结节性硬化症、脆 X 症和 OI 门诊）

产前诊断项目：产前和生殖遗传学检查

- 羊水穿刺和绒毛样本门诊
- 超声检查项目

- 母源性血清筛查项目（参见十三章）
- 胚胎植入前诊断项目
- 家族中症状发生前诊断（例如：家族性乳腺癌诊断）

遗传筛查

- 新生儿筛查项目和随诊
- 其他人口普查项目（例如：Tay-Sachs 病）

教育与培训

- 专业的健康管理，包括临床遗传学和遗传咨询
- 公共服务
- 学校系统
- 畸形学信息服务

临床遗传学评估包括体格检查、详细的家族史、必要的辅助检查，以及通过信函和文献形式向患者家庭分发传递的信息。

遗传性疾病患者的护理包括制定回访和常规护理指南。对疾病病史的了解，加上对筛查试验和干预的慎重审查，可以为健康监督和远期指导提供一个框架。该管理计划随后可以由初级保健提供者使用。为了这个目的，目前已经设立了许多专科门诊，例如 NF1 或血友病专科门诊。另一应用实例就是有关唐氏综合征的婴儿和儿童的健康维持的管理清单（参见第六章）。此外，基因综述（GeneReviews）为所有领域的医生提供重要资源，为数据库中 700 多种遗传病提供这些指南（参见本章末尾的网络资源）。

随着孟德尔疾病的治疗选择变得越来越多（例如，马方综合征中主动脉扩张的治疗；雷帕霉素类似物治疗结节性硬化症，详见第四章），临床遗传学家的作用可能会相应地改变。自 21 世纪以来，遗传学家越来越多地参与临床试验的设计和实施，这种趋势肯定会继续并改变临床试验的性质。

21 世纪头几十年，遗传学界和普通人群都见证了基因组医学的显著发展。由于二代测序（包括临床外显子组测序和全基因组测序）在临床诊

断和研究中的应用,该领域成为医学遗传学的一个组成部分。美国医学遗传学学院(American College of Medical Genetics,ACMG)和美国医学遗传学委员会(American Board of Medical Genetics,ABMG)都在它们的名称中加入了"基因组学"一词(详见第十四章)。

按传统,遗传咨询涉及有关家族中该病的诊断、管理和复发风险问题。因此,在大多数情况下,遗传咨询是回顾性进行的。随着产前、携带者和症状前检测等项目的增加以及个性化医疗保健模式和精准医疗的有规划增长(参见第十六章),前瞻性遗传咨询将变得更加普遍。框15.8列出了转诊进行遗传评估的常见指征。

框 15.8　转诊遗传门诊的常见适应证 *
认知障碍或发育迟缓的患者的评估 单发或多发畸形的评估以及畸形综合征的患者 遗传代谢病患者的评估 确诊或怀疑为单基因病者 染色体病:包括染色体的平衡重排 个体遗传风险评估,例如发病前诊断或癌症风险评估 有遗传病史的个人或家系 有复发性自然流产史的夫妇 致畸咨询 孕前咨询和风险因素的咨询:例如高龄及其他需要进行产前诊断的适应证

*各种门诊,包括普通的医学遗传学儿科门诊、产前遗传学门诊和遗传肿瘤学门诊。

畸形学和临床畸胎学

畸形学在本章开始时被定义为对体格发育异常(**形态发生,morphogenesis**)的研究。先天性缺陷由形态发生改变引起。虽然术语畸形学可能与**致畸学(teratology)**为同义词,但后者通常意味着环境因素的先天性异常,即使其字面意义不是指病因。(术语畸形是从 teras 衍生的,希腊词是"monster"。术语 dysmorphology 由 David Smith 博士提出对畸形的贬义内涵的表达。)

先天性缺陷是婴儿发病和死亡的重要原因。目前的研究显示新生儿期临床诊断的严重畸形发生率

约2%。延长观察时期至1岁时则发生率增加到约3%。在美国,先天性畸形是新生儿出生后一年内死亡的最常见原因。表15.1列出了一些遗传门诊最常见和重要的畸形综合征,也总结了患者就诊时每种综合征可能涉及的不同临床特征。

先天性异常有几种分类方法。最常见的分类是根据器官系统或身体区域(例如:颅面、肢体和心脏)。更多有用的临床分类方法包括:①单个缺陷与多个先天性异常,包括可识别的综合征;②大畸形(医学或手术显著性缺陷)与微小畸形;③通过发病机制分类;④根据病因分类。

关于病因学分类,在北美只有两项调查研究针对一组先天性缺陷婴儿的畸形原因进行了检查(参见在阅读清单上 Feldkamp 等人的内容)。从这些数据中可以得到3个关键信息:近80%的先天性缺陷的病因未知或源于多因素(参见第十二章);确定为环境因素导致的先天性畸形并不多见(约1%);仅约20%的病例中确定有已知的遗传因素。表15.2总结了通过美国出生缺陷登记处确定的5 500多名婴儿畸形的既定原因。这些监控数据库存在于美国的许多州和世界各国。他们的目的是系统地记录特定地理区域内先天性缺陷的患病率,这对于确定某种特定疾病是否增加是至关重要的。例如,最近认识到寨卡病毒是一种新的人类致畸原就展示了这种方法的重要性。

畸形学的原理

在讨论畸形学的基本原则时,须先定义某些关键术语。以下基于发病机制的定义被常规用于临床实践中:

◆ **畸形(malformation)**:是由于原发性发育程序的改变所致的涉及单个器官或部分身体的先天性形态异常(例如:唇裂、多指)。

◆ **发育不良(dysplasia)**:是一种形态异常,涉及特定器官或组织类型(例如:外胚层发育不良)中的细胞成分、组织构建或功能的动态改变。

◆ **序列征(sequence)**:是已知或推测由单一畸形、阻断症、变形或发育不良造成的一种或多种继发性形态异常。序列征的典型例子有皮埃尔罗宾序列征,俗称 Robin 序列征,因下颌骨发育异常的原发性缺陷,进而继发产生小颌症、舌下垂和腭裂的一系列病症。

◆ **综合征(syndrome)**:是已知或可能与病因相关的多种原发性畸形的模式。综合征是一种已知的或被认为是因果(病因)相关的多种异常模式(其中至少有

表 15.1　医学遗传咨询门诊中常见的多发先天性异常和发育不良综合征

综合征	病因	主要的医疗问题
唐氏综合征 *	染色体病	遗传风险、卫生保健监督
神经纤维瘤病 I 型 *	单基因病（AD）	遗传风险、卫生保健监督
Angelman 综合征	15q 微缺失；单亲二倍体	讨论遗传结果、卫生保健监督
成骨发育不全 *	单基因病：异质性（AD,AR）；1 型胶原蛋白基因及相关基因	讨论异质性、遗传风险、卫生保健监督、治疗方案
18- 三体	染色体病	讨论死亡率、遗传风险、卫生保健监督
VATER 联合征	未知	讨论诊断和结局、常规筛查
马方综合征 *	单基因病（AD）	遗传风险、卫生保健监督
Prader-Willi 综合征 *	15q 微缺失；单亲二倍体	遗传风险、卫生保健监督
Noonan 综合征	单基因病（AD）	遗传风险、卫生保健监督
Williams 综合征	7 号染色体微缺失	遗传风险、卫生保健监督
软骨发育不全 *	单基因病（AD）	卫生保健监督
13- 三体	染色体病	讨论死亡率、遗传风险、卫生保健监督
特纳综合征 *	染色体病（45,X）	卫生保健监督
Rett 综合征	X 连锁基因病	遗传风险、卫生保健监督
Rubinstein-Taybi 综合征	单基因病（AD）	遗传风险、卫生保健监督
胎儿酒精综合征 *	饮酒过量	讨论诊断和卫生保健监督；转诊至行为管理
Cornelia de Lang 综合征	单基因病（AD）	遗传风险、卫生保健监督

注：AD：常染色体显性；AR：常染色体隐性；VATER：脊椎异常、肛门闭锁、气管食管瘘、食管闭锁、肾脏异常。* 临床多学科团队提供保健。

表 15.2　先天性畸形的原因（全州登记中患有严重畸形的婴儿，N = 5 504）

原因	%
未知（包括多因素缺陷 *）	79.8
已知病因	20.2
染色体	15.3
单基因	3.8
致畸	0.8
单卵双胎相关	0.3

注：MZ，单卵双胎。

* 详见 Feldkamp, et al., 2017 的第十二章, 建议读原文。

一种是形态学的）（例如：13- 三体综合征）。综合征的概念包含了多效性这一经典遗传原理（参见第四章）。

　　◆ **变形（deformation）**：是由于异常机械力而导致正常形成的身体部位的形状或位置改变。它通常发生在胎儿期，而非胚胎形成期。变形是继发性变化，并且可以是外源性的，如羊水过少（减少的羊水）或内在的（如先天性肌强直性营养不良）（见第五章）。

　　◆ **阻断症（disruption）**：是器官的一部分或身体较大区域的先天性形态学缺陷，它是具有正常发育

潜能的结构被破坏导致的。根据定义，它属于二次畸形（例如，由血管事件导致的继发性肢体缺陷）。

　　必须注意的是，畸形和发育异常是形态异常，其主导事件发生在胚胎形成和组织发生中，而阻断症和变形根据定义是继发性的。最近，一个名为"形态学要素"的国际工作组对所有这些术语进行了更新和澄清（请参阅本章末尾的引文）。

　　当评估患有先天性畸形的儿童时，最重要的问题是区分异常是代表单个孤立的异常还是更广泛

的多发畸形（即综合征）的一个组成部分。如果婴儿具有孤立的、非综合征性的唇裂而不伴其他畸形，则对病史、遗传学、预后和管理的讨论明显区别于13-三体综合征中的唇裂（参见第六章）。前者可以手术治疗，且复发风险相对低（参见第十二章），很少伴有其他症状。13-三体是严重的染色体病，除了口面裂外，患儿通常还伴有先天性心脏缺陷和中枢神经系统畸形。更重要的是，50% 的 13-三体儿在新生儿期死亡，90% 在 1 岁前死亡。因此，在这两个例子中的病程进展和医疗管理的预测是完全不同的。

另一个例子是 van der Woude（VDW）综合征，表现为同时唇腭裂和下唇的双侧凹陷（唇窝），其遗传方式为常染色体显性（图 15.3）。虽然这种综合征的病程发展与非综合征的唇裂类似，但其遗传复发风险是显著不同的。在对 van der Woude 综合征儿童的评价中，确定父母一方是否携带该基因是非常重要的。如果是，同胞复发风险为 50%。这远远大于通常给予非综合征唇裂 4% 同胞复发风险（参见第十二章）。因为 van der Woude 综合征的表型有异质性，并且通常仅显示唇瘘，所以常常被漏诊。因此，仔细的体格检查，结合单个畸形和综合征的遗传学知识，是准确评估复发风险的必要条件。值得注意的是，至少有两个基因的致病性变异（*IRF6* 和 *GRHL3* 基因）可导致常染色体显性 VDW 综合征。

的发展关系。一些公认的病症乍一看似乎是真正的综合征，但经仔细研究其实是一个由主要畸形及其次级局部效应（即序列）组成的。在序列征中，其模式是主要畸形引发后续一系列的继发性病变，继发性病变的发病机制是清晰的。相反，尽管当综合征是单个基因的多效性结果（例如，马方综合征；参见第四章）时可以解释发病机制，但综合征中原发性畸形的致病机制则往往未能得到充分解释。

序列征的一个最佳实例就是 Potter 表型或羊水减少序列征。目前认为导致羊水过少的任何显著、持续的疾病均可以产生该序列征，包括由于肾畸形导致的宫内肾衰竭（例如：缺失肾脏、肾发育不全）和慢性羊水渗漏胎儿将发展为继发性生长缺陷、关节挛缩（变形）、特殊面容和肺发育不全（图 15.4）。在这些症状的原因被充分解释之前，该表型被称为 *Potter* 综合征。现在，由于了解到这些症状继发于羊水过少，现在该病被更恰当地称为羊水过少（或 *Potter*）序列征。与任何畸形一样，肾脏缺陷可以为原发性（自身发生），也可以是很多种综合征的一部分（例如，常染色体隐性遗传的 Smith-Lemli-Opitz 综合征或更常见的非综合征性多因素疾病——双侧肾发育不全）。另一个典型范例就是前文提到过的 Pierre Robin 序列征。区分综合征和序列征对于理解疾病的真实病因和准确预测其预后是非常重要的。

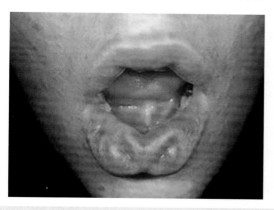

图 15.3　van der Woude 综合征患者。唇部的瘘管（凹陷）（引自 Carey et al., *American Journal of Medical Genetics Part A.* 2009; 149A: 77. Reprinted per Creative Commons License 3.0.）

在评估有先天性畸形的儿童时，最重要的问题是明确缺陷属孤立症状亦或只是综合征的一部分。

对人类先天性缺陷发病机制的越来越丰富的知识使我们能更好地了解多个先天性异常模式中缺陷

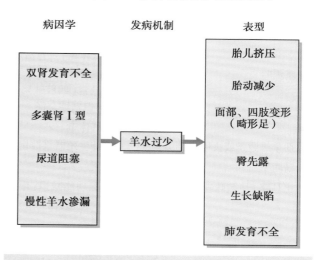

图 15.4　羊水过少序列征很多不同的原因会导致羊水过少，从而产生一系列次级表型特征

区分序列征（其是具有二级结构变化的原发性缺陷）和综合征是非常重要的，所述综合征是畸形的集合，各畸形间的关系体现了基因多效性。

临床畸形学

致畸剂(teratogen)是一种存在于胎儿基因组之外、可导致胎儿出生前发生结构畸形、发育障碍和/或功能改变的制剂。表 15.3 列出了已明确有人类致畸作用的药品或毒品。其他致畸因素包括孕期感染性疾病(例如,巨细胞病毒、寨卡病毒)、孕妇疾病状态(例如母体糖尿病)和电离辐射。

确定致畸物和其致畸作用的推理过程很重要,这个过程是基于流行病学、临床、生化和生理证据的评估。同时动物研究也可以帮助确定其致畸性和发病机制。但这种研究自身不能证明对人类的致畸性。

临床评述 15.4 总结了确定药物是否致畸的关键问题。一个关键的临床观点是,很多家庭会咨询他们的卫生保健专业人员有关孕期某些暴露风险的问题。面临这样的问题时,临床医生可以有几个选择:其一,回顾关于人类致畸原的文献,对风险程度作出判断并提供咨询。本章结尾列出了临床医生可用的各种网络和书面资源。其二,介绍患者到畸形信息中心或临床遗传学中心去咨询。由于这些问题

的复杂性,在美国、加拿大和欧洲都相应设置了畸胎学信息专家组织(European Network of Teratology Services,ENTIS),可提供关于怀孕期暴露的最新、最全面的信息,列出北美可用的畸胎相关的信息服务,并提供与当地资源的链接。

> 致畸剂是一种外源性致畸物,仅导致小比例的先天性畸形,但其致畸作用仍不容忽视。通常很难确凿地证明怀孕期间的任何接触都绝对安全。

预防先天性畸形

因为大多数结构缺陷没有明显原因,所以预防畸形是一个挑战。例如,胎儿酒精综合征(fetal alcohol syndrome,FAS)就是其中一个例子,它在人类畸形中是较常见且可提前预防的(临床评述 15.5)。此外,风疹免疫规划和孕前叶酸补充的实施也验证了预防的有效性(临床评述 15.6)。

另外,孕前咨询是一级预防的模式。患有妊娠前糖尿病、苯丙酮尿症或系统性红斑狼疮(一种产生自身抗体进而累及多器官的自身免疫性疾

表 15.3 已知的人体致畸剂*

药品	可能性损伤	临界暴露期	致病率
血管紧张素转换酶(ACE)抑制剂	肾脏发育不全;羊水过少;头盖骨损伤	中孕期、晚孕期	NE
长期饮用酒精	颜面及中枢神经发育异常;心脏损伤	孕期 12 周内	10~15
	胎儿低体重;发育滞后	>24 周	NE
氨基蝶呤	自然流产	<14 周	NE
	颜面异常;四肢缺陷;颅缝早闭;神经管缺陷;可识别综合征	早孕期	NE
	胎儿低体重	>20 周	NE
大剂量雄激素或去甲孕酮类	女性外生殖器雄性化	>10 周	0.3
卡马西平	脊柱裂	受孕 30 天以内	约等于 1
卡比马唑/甲巯咪唑	甲状腺功能减退;甲状腺肿,后鼻孔闭锁,头皮缺损,其他异常	NE	NE
	胎盘早剥	中、晚孕期	NE
可卡因	颅内出血;早产	晚孕期	NE
己烯雌酚	子宫畸形;子宫腺病;子宫腺癌;男性不育	<12 周	NE
氟康唑(大剂量)	四肢及颜面损伤	早孕期	NE
异维 A 酸	胎死宫内;脑积水;中枢神经系统损伤;小耳或无耳畸形;胸腺小或缺失;心脏缺陷;小颌畸形;可识别综合征	受孕 15 天之后	45~50
甲氨蝶呤	颅缝早闭;头骨僵化;颜面畸形;四肢缺陷	受孕后 6~9 周	NE
霉酚酸酯	畸形耳;唇腭裂;心脏缺陷;可识别综合征	早孕期	NE

续表

药品	可能性损伤	临界暴露期	致病率
青霉胺	皮肤松弛,关节痉挛	NE	NE
苯妥英	颅面异常;指骨和指甲发育不全;可识别综合征	早孕期	10~30
溶剂、滥用(整个孕期)	小于孕龄儿;发育迟缓		NE
链霉素	耳聋	晚孕期	NE
四环素	牙齿和骨骼着色	>20 周	NE
沙利度胺	四肢不全;耳畸形	停经 38~50 天	15~25
硫脲嘧啶	自然流产	早孕期	NE
	死产	>20 周	NE
	甲状腺肿大		NE
三甲双酮	发育迟缓;V 字眉;低位耳;牙齿不齐	早孕期	NE
丙戊酸	脊柱裂;	受孕 30 天内	≈1~2
	颅面异常;前轴缺陷;可识别综合征	早孕期	NE
华法林	鼻发育不全;斑点状骨骼;可识别综合征	6~9 周	NE
			NE
	继发于脑出血的中枢神经系统损伤;	>12 周	NE

注:数据来自 Martinez LP、Robertson J 和 Leen-Mitchell M。造成出生缺陷的环境因素。Rudolph CD, Rudolph AM, Hostetter MK, Lister G, Siegel NM, eds: *Rudolph's Pediatrics*. 22nd ed. New York: McGraw-Hill; 2009。

NE,未明确;LMP,末次月经。

*其他已明确的致畸物包括孕产妇感染(风疹病毒、巨细胞病毒、弓形虫病、水痘、委内瑞拉马脑炎、梅毒、细小病毒、寨卡病毒),孕产妇疾病状态(糖尿病、苯丙酮尿症、系统性红斑狼疮、格雷夫斯病)和电离辐射。

临床评述 15.4 致畸性:确定妊娠暴露是否致畸

在临床畸形学中,用于确定因果关系的推理过程是很复杂的,需要具备从医学文献中评估证据的能力。核心问题是:妊娠期间的特定暴露是否会导致不良结局,包括先天性畸形? 对病因作出判断之前,必须先充分查阅各种文献评论。需要评估两种证据:流行病学调查和临床证据。现有的流行病学研究必须根据其研究方法、研究设计和偏倚进行评估。暴露的定义和临床结局的仔细审查是评估数据的关键。在结果分析时,更好的研究设计中包含了先天性畸形的病因和最新的发病机制。同时要应用畸胎学的基本原理,包括关键时期的评估(例如是否在胎儿畸形结构发育期间确实发生了暴露)。临床证据包括寻找缺陷的独特模式(即特定的综合征),因为大多数公认的致畸剂会产生一致的畸形模式,而不是独立的缺陷(例如胎儿酒精综合征,详见表 15.3 和临床评述 15.5)。动物模型可以作为致病机制支持证据、信息。此外,从生物学角度分析,可能致畸的药物作用应该是合理的(即,在了解机制和现有动物模型的背景下才有意义)。

综述一种常用的抗抑郁处方药的研究结果——选择性 5- 羟色胺摄取抑制剂,氟西汀(百忧解),诠释了药物制畸性分析的流程。目前,流行病学研究表明,在妊娠期暴露于该药并未显示增加先天畸形的风险(详见表 15.3 和推荐阅读中 Briggs 等人文献)。跟大多数这类药物一样,新生儿可能会出现戒断症状,但没有确凿证据表明妊娠期间服用氟西汀会导致胎儿畸形。

在流行病学上,要证明任何暴露的安全性是很困难的。这些研究的统计学意义不能给出没有影响的绝对结论。所有的一切说明没有明确的证据证明某种特定的试剂(比如这里提到的氟西汀)会造成不利的影响,完全安全或者绝对安全的结论是不合适的。另一方面,当证据比较明确时,在讨论妊娠期间暴露时应是放心的(比如这里提到的氟西汀)。

向女性或夫妇介绍有关备孕或妊娠期间有关暴露与畸形的风险,提供专家咨询或服务(详见推荐阅读和网络资源)。

病）的妇女可以通过适当的孕前处理（一级预防模式）降低生育结构缺陷婴儿的风险。二级和三级预防的示例分别包括新生儿听力损失筛查和为先天性畸形儿童提供高质量的医疗护理。制定适当的卫生监督指南和预期指导可以减少这些疾病的一些并发症。同样重要的是，对儿童先天缺陷的家庭进行关于科学知识的局限性和情感困难的公共教育。这些信息有可能会减少焦虑，改善家庭的应对过程，减少对先天畸形和遗传疾病的耻辱感。

生物伦理学和医学遗传学

医学技术的新发现和进步，为患者、家庭和社会带来了新的选择。医学遗传学在过去几十年逐步被定义为医学专业，生物伦理学中的一些新问题也随之出现。由于这些问题的重要性和复杂性，人类基因组计划的相当一部分预算被用于人类遗传学的伦理、法律和社会问题的研究。其中一些议题已经在本教科书中涉及（例如，基因检测、基因治疗、胚胎干细胞研究）。接下来我们的目的是罗列目前医学和

临床评论 15.5　胎儿酒精综合征及胎儿酒精谱系障碍

在已披露的人类致畸剂中，酒精是最常见也是最有可能预防的一种。一个有长期嗜酒史、中度饮酒（平均＞1 杯/d）和频繁酗酒的母亲生育出胎儿酒精综合征（fetal alcohol syndrome，FAS）小孩的风险会显著增加。母亲在妊娠期间嗜酒会造成胎儿在宫内与出生后生长发育障碍，主要表现为小头畸形、多种发育畸形和特殊面容（图 15.5）。这些特殊的面部特征包括睑裂狭小、光滑的人中和朱红色的薄上唇（本章最后的推荐阅读《形态

学基础》中有这些特征的详细解释）。尽管大多数这些体征并不是 FAS 特有的，但是仍可以根据这些共有的表型作为临床诊断根据。对于 FAS 的诊断标准和相关条件［包括指定的胎儿酒精谱系障碍（fetal alcohol spectrum disorders，FASD）］已经建立并被广泛接受。

除此之外，FASD 婴儿和 FASD 儿童还会出现很多组织缺陷，包括先天性心脏畸形、神经管缺陷和肾异常。大多数 FAS 儿童会有轻微的发育

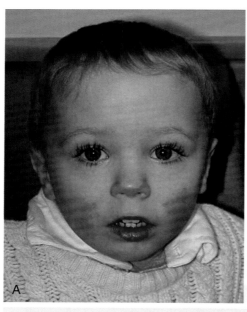
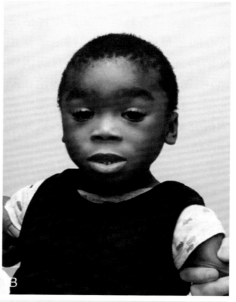

图 15.5　A. 一个 2 岁的胎儿酒精综合征（FAS）的小孩。注意鼻根凹陷，睑裂狭小、光滑的人中和朱红色的薄上唇。B. 非裔美国 FAS 的小孩。注意睑裂狭小，光滑的人中，与下唇相比，上唇朱红相对较薄

（图 B 引自 Courtesy of Dr Stephen Braddock）。

临床评论 15.5　　胎儿酒精综合征及胎儿酒精谱系障碍 - 续

迟缓,包括轻微的认知障碍和学习困难。此外,很多 FAS 儿童还有明显的行为异常,给护理和管理带来很大的挑战。

关于妊娠期间嗜酒的很多问题仍然还没有答案,如 FAS 的遗传倾向、适度和社交饮酒的作用及妊娠期间饮酒的安全量等。尽管没有明确的证据表明在妊娠早期少量饮酒(1~2 次 / 周)有害,但是谨慎起见最好还是避免饮酒。

临床评述 15.6　　叶酸和神经管缺陷的预防

先天性畸形的一级预防是临床遗传学的一个重要目标。因为大多数先天性畸形的基本原因目前是未知的,所以一级预防的机会相对较少。目前较确定的预防先天畸形的方法是围着床期使用叶酸和多种维生素以防止神经管缺陷(NTDs)的发生和复发。

NTDs 包括发育中的神经管畸形并表现为无脑畸形、脑疝和脊柱裂(参见第十二章)。它们的影响是严重的:无脑畸形总是致命的,脊柱裂的并发症(下肢瘫痪、脑积水、尿路梗阻)是显著的。由于营养成分对胚胎发育有潜在影响,自 20 世纪 70 年代和 80 年代始,人们进行了一系列流行病学研究,显示在孕前使用维生素和叶酸减少了既往生育畸形孩子家庭中脊柱裂和无脑畸形的复发风险。1991 年,英国医学研究委员会发表了一项双盲研究[*],对曾生育 NTDs 患儿的妇女加用 4mg 的叶酸(含或不含维生素)。单独接受叶酸的研究组的后代中这些畸形的复发减少了 70%。1992 年,一个匈牙利研究证实维生素和叶酸在预防 NTDs 的初始发生中的有效性。在本研究中,两组妇女,一组接受维生素和叶酸,另一组没有,在其怀孕期间随访。维生素和叶酸组显著降低了 NTDs 的发生。许多其他研究也证实了这些结果。

虽然目前仍不清楚所谓的预防作用是由于叶酸还是叶酸和其他维生素的组合,这些数据仍表明孕前维生素的使用是一个有效的预防策略。具体的影响机制仍未明确。尽管如此,这些研究结果已使美国国家疾病控制与预防中心颁布了关于使用叶酸的两个建议。第一,所有生育过 NTDs 儿童的妇女,如果他们计划怀孕,应该服用 4mg/d 的叶酸。第二,所有育龄妇女在整个生育年份中应服用 0.4mg/d 的叶酸(普通的多种维生素片剂中可获得的摄入量)。后一项建议是谨慎而必需的,因为美国大约 1/2 的怀孕是计划外的。这些建议致使美国和其他国家增加小麦以及其他谷物产品中的叶酸含量。在过去 10 年中,世界各国的研究表明,在启动食品安全计划之后,NTDs 的发生率明显下降。

[*] 双盲研究:指在试验过程中,测验者与被测验者都不知道被测者所属的组别(实验组或对照组)。

遗传学机构面临的主要伦理问题。

20 世纪 70 年代,产前诊断(例如,超声、羊膜穿刺术)的进展、人类染色体核型分析和选择性终止妊娠这些综合措施使产前诊断作为临床项目逐渐崛起。当时发达国家的大多数三级医疗中心为各种适应证提供羊膜穿刺术,最常见的是高龄产妇(参见第十三章)。在早期讨论产前诊断的伦理学时,主要的争议在于女性(或夫妇)终止妊娠的权利。在 20 世纪 90 年代,这个问题引发了一个新的问题,即患者可能会被社会歧视(因为产前诊断可导致残疾胎儿的选择性终止)。类似的关注围绕着是否终止对具有严重先天缺陷(例如,18- 三体、13- 三体和某些严重的神经管缺陷)新生儿支持的问题。针对这些问题的主要咨询原则是考虑儿童的最大利益,并提供遗传咨询,以利于患儿父母能作出明智的决定。在这一类的复杂谈话中,我们之前讨论过的共同决定原则非常有效。

其他类型的遗传检测(如携带者检测和出现症状前的检测)(参见第十三章)也引发了一些伦理问题。遗传检测与其他类型的医学检测不同,因为基因（包括可能导致疾病的突变）可以在家庭中共有（即亲属有相关遗传构成）。因此，在患者身上进行的遗传检测可以揭示其亲属的风险信息，但亲属本人也许并不想知晓这一信息（例如，检测到一对年轻夫妇患常染色体显性疾病可能预测他们的致病突变基因源自父母之一）。此外，许多人认为他们的遗传继承是他们自己（及其家庭）的内在部分。遗传风险通常被误认为"不可改变"。所有这些因素都可能导致个人、家庭甚至整个人群的不公平的歧视。为了帮助解决这个问题，医疗服务者必须关注患者个人及其家人并敏感地了解他们的需求。他们应避免作出可能导致或加强羞辱的价值判断，应该消除遗传决定论的概念，使患者家庭明白基因只是疾病原因的一部分。通常可以改变的非遗传因素也可在疾病病程中发挥重要作用。与所有医疗信息一样，我们必须尊重患者遗传检测信息的隐私性和保密性。

遗传检测也可能增加保险公司或雇主对患者的歧视。长期以来保险公司都很注意收集有关投保者家族史的信息作为评估风险手段。在某些情况下（例如，有遗传 BRCA1 基因突变风险的个体），遗传检测可提供更准确的疾病风险评估。有风险的人可能担心因基因检测结果而失去保险福利或就业。而相应会出现矛盾的现象：有些人选择不进行遗传检测，即使检测结果有助于早期干预以延续生命。保险公司和雇主的理由是，拒绝承保（或增加保险费）给有风险的个人，通过最小化服务成本来保障大部分投保者的群体利益。其他人则认为，与选择吸烟或运动等生活方式不同，人们不能选择自己的基因，因此遗传检测带来的歧视是不公平的。

由于美国对就业和健康保险中歧视的关注，遗传学界和支持立法者在 21 世纪初期一起合作，颁布立法，以确保对遗传检测结果的保密。他们制定了《遗传信息非歧视法》（GINA），以防止雇主或健康保险公司对基因检测结果的歧视性使用。GINA 于 2008 年成为联邦法律，并于 2009 年生效。

胚胎植入前遗传学检测（参见第十三章）也是伦理辩论的焦点。例如，这种形式的检测可以确定胚胎的性别。事实上，早期是应用于避免植入可增加携带 X 连锁隐性突变基因风险的男性胚胎。许多科学家和伦理学家认为仅基于性别选择的植入前诊断是不适当的，目前该方法在英国是被禁止的。植入前诊断也可用于优先选择携带致病突变的胚胎。例如，一个导致常染色体隐性遗传性耳聋的突变纯合子胚胎可以被选择来匹配聋哑父母的表型（一个病例报告中，聋人父母利用人工受孕生育了耳聋孩子）。这种应用可能会使父母的利益和儿童的利益产生冲突。植入前诊断另一个有争议的应用是选择人类白细胞抗原（HLA）匹配的胚胎，以期随后为其罹患范可尼贫血的哥哥 / 姐姐提供骨髓细胞。有人认为，这些人可能感到自己被利用，因为他们是作为骨髓捐赠者的价值而被选择出生的一群人。

此外，关于**儿童遗传学诊断（genetic testing of children）**也产生了很多问题。当遗传检测可以提供有用的诊断结果或干预措施时，理应授权实施检测。例如，针对有遗传风险的儿童进行腺瘤性结肠息肉病（APC）基因突变的基因检测。如第十一章所讨论的，该突变基因的携带者早在 12 岁时就应开始定期做结肠镜检查，进而有效挽救生命。相反，亨廷顿病的儿童诊断目前不能提供预防或治疗等益处，仅仅会增加焦虑和耻辱的感觉。目前已有共识：除非确定基因检测能提供临床有益的干预途径，否则不能实施儿童基因检测。

随着全外显子测序和全基因组测序用于临床（参见第十三章），针对在测序过程中常检测到的**偶然（或次要）发现（incidental findings）**报告，出现了重大争议。这些发现的突变与最初遗传检测的本意无关，但也有潜在医学价值。一些遗传学家认为，所有的突变都应该如实告知患者（或家庭），而其他人则认为只有"医学上有价值的"检测结果才应告知。ACMG 的工作组于 2012 年召开，经过长达一年的协商达成共识，提出了一系列目前在本领域已被广泛应用的建议（参见 Green 等人的相关文献和ACMGG 网站的相关修改建议）。专家组建议，针对58 种特定的基因突变进行检测和报告，同时他们鼓励不断更新指南。

围绕克隆和胚胎干细胞研究的问题有激烈争议（参见第十三章）。主要问题是生殖克隆和治疗性克隆之间的区分。由于其他哺乳动物生殖克隆的失败率很高，且其益处尚不清楚，因此科学界几乎一致反对将生殖克隆用于人类。用于治疗目的的胚胎干细胞克隆的使用（例如，用于治疗糖尿病患者的胰岛细胞或用于患有阿尔茨海默病的神经元细胞）则相对有争议性，像终止妊娠一样，它涉及关于人类生命定义、医疗干预极限等极具争议性的问题。如第十三章所述，这些问题需要科学界、患者宣传团体、伦理学家、哲学家、法学家、神职人员等充分了解和深刻探讨。

基因编辑的出现(特别是通过 *CRISR/Cas9* 的基因编辑技术)强调了这一论述的重要性。美国国家科学院的一个共识小组在 2017 年及时发表了一份报告,建议在改变生殖系和早期胚胎时谨慎使用这些方法,并呼吁公众对此问题进行讨论和投资。然而,一旦社会和安全问题得到解决,该组织并不绝对建议仍严格禁止编辑配子和胚胎细胞。

遗传学的科学争议和滥用在历史上由来已久。20 世纪早期在美国和一些欧洲国家流行的**优生学(eugenics)**运动(希腊语,"优生")主张"积极优生学"(优先繁殖那些被认为在遗传上有优势的人)和"消极优生学"(防止那些被认为遗传上劣势人的繁殖)。优生学与时代的政治思想一致,导致了一系列暴力行为,最终导致纳粹德国的暴行。这些历史事件警醒我们潜在的滥用遗传信息的危害。遗传学家必须帮助确保他们的科学被用于最大的利益,同时坚持古老的格言("首先,不伤害")。

章节问题

1. Allen,男,40 岁,就诊咨询他的家族心脏病史。他的父亲在 45 岁时罹患致命的心肌梗死(MI),他的祖父在 47 岁时有致命的心肌梗死发作。Allen 的父亲有两个兄弟和两个姐妹。其中一个兄弟在 44 岁时有心肌梗死,另一个姐妹在 49 岁时有心肌梗死。Allen 的母亲有兄弟和姐妹各一个,他们都还活着。Allen 的外祖父母都活到了 80 岁,自然死亡。绘制一个家系图,总结您对 Allen 家庭的信息,并提出进一步的研究和 / 或治疗建议。

2. Mary 的两个兄弟和她的舅舅都患有杜氏肌营养不良(Duchenne muscular dystrophy,DMD),现在均已过世。仅基于这些信息,Mary 是这种疾病的杂合携带者的概率是多少? 她生育患儿的概率是多少? 假设 Mary 做过血清肌酸激酶(CK)检测,且检测水平高于正常纯合个体的 95 个百分点。大约 2/3 的 DMD 携带者具有高于正常纯合个体 95 百分点的 CK 水平。给定这个信息,使用贝叶斯定理计算 Mary 是一个携带者的概率和她生育患儿的概率。

3. Bob 的父亲患有亨廷顿病,现在已经死亡。Bob 现在 51 岁,没有亨廷顿病的症状。发病年龄曲线显示,如果父亲是患者、约 85% 的个体在该年龄时会出现症状(如果母亲是亨廷顿病患者,该百分比略低,约 80%)。基于这些信息,使用贝叶斯定理来预测 Bob 从他的父亲遗传亨廷顿病突变的概率。

4. 一名新生女婴在妊娠合并严重羊水过少后分娩,出生后马上发生严重的呼吸窘迫,尽管及时进行了抢救,还是在出生后一天死亡。其外观检查显示有多处先天性异常,包括腭裂、四肢轴后多指畸形,双足 2、3 趾完全蹼缩畸形。尸检证实严重的肺发育不全、双侧肾发育不全,有睾丸、没有卵巢。细胞基因组微阵列分析提示新生儿为男性(46,XY)。最可能的诊断是:

    a. 13- 三体综合征。

    b. Pierre Robin 序列征。

    c. Potter 综合征。

    d. Smith-Lemli-Opitz 综合征。

    e. 18- 三体综合征。

推荐阅读

Aase JM. *Diagnostic Dysmorphology*. New York: Springer; 1990.

Aase JM. Dysmorphologic diagnosis for the pediatric practitioner. *Pediatr Clin North Am.* 1992;39:135–156.

Allanson JE, Biesecker LG, Carey JC, Hennekam RC. Elements of morphology: introduction. *Am J of Med Genet A.* 2009;149A:2–5 (Introduction to issue that includes 6 articles on standardized definitions of morphologic terms).

Baker DL, Schuette JL, Uhlmann WR. *A Guide to Genetic Counseling*. New York: John Wiley; 1998.

Bamshad MJ, Magoulas PL, Dent KM. Genetic counselors on the frontline of precision health. *Am J Med Genet C.* 2018;178C:5–9 (Introduction to an entire issue devoted to genetic counseling).

Baty B, Biesecker B. Evidence-based genetic counseling. (Special issue on genetic counseling). *Am J Med Genet C Semin Med Genet.* 2007;142C:220.

Bennett RL, French KS, Resta RG, et al. Standardization of human pedigree nomenclature. *J Genet Couns.* 2008;17:424–433.

Biesecker BB. Goals of genetic counseling. *Clin Genet.* 2001;60:323–330.

Biesecker BB, Peters KF. Process studies in genetic counseling: peering into the black box. (Special issue on genetic counseling). *Am J Med Genet.* 2001;106:191–198.

Boulet SL, Yang Q, Mai CL, et al. Trends in the postfortification prevalence of spina bifida and anencephaly in the United States. *Birth Defects Res A Clin Mol Teratol.* 2008;82:527–532.

Brent RL. Environmental causes of human congenital malformations: the pediatrician's role in dealing with these complex clinical problems caused by a multiplicity of environmental and genetic factors. *Pediatrics.* 2004;113:957–968.

Briggs GG, Freeman RK. *Drugs in Pregnancy and Lactation*. 10th ed. Philadelphia: Wolters Kluwar; 2015.

Carey JC, Viskochil DH. Status of the human malformation map: 2007. *Am J Med Genet A.* 2007;143A(24):2868–2885.

Cassidy SB, Allanson JE. *Management of Genetic Syndromes*. 3rd ed. Hoboken, NJ: John Wiley; 2010 (4th edition due 2019).

Clarke A. Ethical and social issues in clinical genetics. In: Rimoin DL, Connor JM, Pyeritz RE, Korf BR, eds. *Emery and Rimoin's Principles and Practice of Medical Genetics.* 4th ed. Vol. 1. Philadelphia: Churchill Livingstone; 2002:897–928.

Clayton EW. Ethical, legal, and social implications of genomic medicine. *N Engl J Med.* 2003;349:562–569.

Dent K, Carey JC. Breaking difficult news in the newborn setting: down syndrome as a paradigm. *Am J Med Genet C Semin Med Genet.* 2006;142C:173–179.

Donnai D. Genetic services. *Clin Genet.* 2002;61:1–6.

Feldkamp M, Carey JC, Botto L, et al. The etiology of congenital defects in a population based database. *BMJ.* 2017;357:j2249.

Friedman JM. Editorial: in bed with the devil, recognizing human teratogenic effects. *Birth Defects Res.* 2017;109:1407–1413.

Friedman JM, Polifka JE. *Teratogenic Effects of Drugs: A Resource for Clinicians (TERIS).* Baltimore: Johns Hopkins University Press; 2000.

Gahl WA, Markello TC, Toro C, et al. The National Institutes of Health undiagnosed diseases program: insights into rare diseases. *Genet Med.* 2012;14:51–59.

Green RC, Berg JS, Grody WW, et al. ACMG Recommendations for reporting of incidental findings in clinical exome and genome sequencing. *Gen Med.* 2013;15:565–572.

Harper PS. *Practical Genetic Counseling.* 5th ed. Oxford: Butterworth Heineman; 1999.

Hennekam RCM, Allanson J, Krantz I. *Gorlin's Syndromes of the Head and Neck.* 5th ed. New York: Oxford University Press; 2009.

Hodge SE. A simple, unified approach to Bayesian risk calculations. *J Genet Couns.* 1998;7:235–261.

Hoyme HE, Kalberg WO, Elliott AJ, et al. Updated guidelines for diagnosing fetal alcohol spectrum disorders. *Pediatrics.* 2016;138:e20154256.

Jones KL, Jones MC, del Campo M. *Smith's Recognizable Patterns of Human Malformation.* 7th ed. Philadelphia: WB Saunders; 2014.

Koren G. *Medication Safety in Pregnancy and Breast Feeding.* New York: McGraw-Hill; 2007.

Mahowald MB, Verp MS, Anderson RR. Genetic counseling: clinical and ethical challenges. *Annu Rev Genet.* 1998;32:547–559.

Martinez LP, Robertson J, Leen-Mitchell M. Environmental causes of birth defects. In: Rudolph CD, Rudolph AM, Hostetter MK, Lister G, eds. *Rudolph's Pediatrics.* 22nd ed. New York: McGraw-Hill; 2009:774–779.

McCarthy Veach P, LeRoy BS, Callanan Nancy P. *Facilitating the Genetic Counseling Process: Practice Based Skills.* 2nd ed. New York: Springer; 2018.

Nelson K, Holmes LB. Malformations due to presumed spontaneous mutations in newborn infants. *N Engl J Med.* 1989;320:19–23.

Nowlan W. Human genetics: a rational view of insurance and genetic discrimination. *Science.* 2002;297:195–196.

Polifka JE, Friedman JM. Medical genetics: 1. Clinical teratology in the age of genomics. *CMAJ.* 2002;167:265–273.

Rasmussen SJ, Friedman JM. Issues in teratology. *Am J Med Genet Part C Semin Med Genet.* 2011;157:147–152 (Entire issue or review articles on teratology.).

Resta R. Defining and redefining the scope and goals of genetic counseling. *Am J Med Genet Part C Semin Med Genet.* 2007;142C:269–275.

Rothenberg KH, Terry SF. Human genetics: before it's too late—addressing fear of genetic information. *Science.* 2002;297:196–197.

Schneider KA. *Counseling About Cancer: Strategies for Genetic Counselors.* 2nd ed. New York: John Wiley; 2001.

Walker AP. Genetic counseling. In: Rimoin DL, Connor JM, Pyeritz RE, Korf BR, eds. *Emery and Rimoin's Principles and Practice of Medical Genetics.* 4th ed. Vol. 1. New York: Churchill Livingstone; 2002:842–874.

Weil J. *Psychosocial Genetic Counseling.* New York: Oxford University Press; 2000.

Weiss JO, Mackta JS. *Starting and Sustaining Genetic Support Groups.* Baltimore: Johns Hopkins University Press; 1996.

网络资源

American College of Medical Genetics and Genomics (guidelines for care, list of suggested diseases to report as secondary findings): http://www.acmg.net

Elements of Morphology (definitions and exemplary figures of over 400 phenotypic variations): http://elementsofmorphology.nih.gov

GeneReviews (current and comprehensive review of many genetic condition): https://www.ncbi.nlm.nih.gov/books/NBK1116/

Genetic Testing Registry (directory of genetic tests and laboratories performing them): https://www.ncbi.nlm.nih.gov/gtr/

Genetic Alliance (descriptions of genetic conditions, information on advocacy, and links to advocacy groups and support organizations): http://www.geneticalliance.org/

Genetic and Rare Conditions Site (links to lay advocacy groups for a large number of genetic disorders): http://www.kumc.edu/gec/support/

MotherToBaby, previously Organization of Teratology Information Specialists (reviews of various exposures in pregnancy): http://mothertobaby.org

National Institutes of Health Office of Rare Diseases (information on more than 6000 rare diseases): http://rarediseases.info.nih.gov/

POSSUM (computer-aided diagnosis of genetic disorders and other syndromes; paid subscription required): http://www.possum.net.au/

UNIQUE/rare Chromosomal Disorder Support Group (voluntary organization dedicated to promoting awareness of rare chromosomal abnormalities: https://www.rarechromo.org/

——钟昌高、聂洪川 译

第2章

1. 这一 mRNA 序列是:5′-CAG AAG A AA AUU AAC AUG UAA-3′(需牢记转录沿着 3′-5′DNA 链移动,只允许 mRNA 在 5′-3′ 方向上合成)。该 mRNA 序列在 5′-3′ 方向翻译,产生以下氨基酸序列:Gln-Lys-Lys-Ile-Asn-Met- 终止。

2. 基因组指的是细胞内的所有遗传物质,包含 23 对核染色体和线粒体 DNA。每条染色体包含许多基因(遗传的基本单位)。基因由一个或多个外显子组成;外显子与内含子相互交替。外显子编码 mRNA 密码子,密码子由 3 个核苷酸组成。DNA 相互缠绕形成螺旋结构:染色体由 100kb 的染色质环组成,染色质环由螺线管组成,每个螺线管包含大约 6 个核小体。每个核小体含有约 150 个 DNA 碱基对,包含或不包含编码物质。

3. 大约 55% 的人类 DNA 由重复序列组成,其功能尚不清楚。单拷贝 DNA 包括蛋白质编码基因,它主要由外显子序列和不编码蛋白质的内含子序列组成。因为各类细胞具有特定的功能,大多数只产生有限数量的蛋白质产物,所以在任何时间细胞内都只有小部分编码 DNA 具有转录活性,由转录因子、增强子和启动子元件等控制。

4. 有丝分裂是细胞分裂过程中,一个二倍体细胞产生两个二倍体子细胞的过程。在减数分裂中,二倍体细胞产生的是单倍体细胞(即配子)。减数分裂时,减数分裂 I 期没有着丝粒复制,且在减数分裂 I 期和减数分裂 II 期之间的阶段没有 DNA 的复制,从而产生单倍体细胞。有丝分裂和减数分裂的另一个区别是,减数分裂 I 期有同源染色体间配对和交换,而在有丝分裂期间没有同源染色体的配对,交换亦罕见。

5. 每一次有丝分裂都使胚胎的细胞数量加倍,因此胚胎细胞的数量从 1 到 2 到 4 到 8 个,以至更多。经过 n 次细胞分裂后,有 2^n 个细胞。例如,在 10 次分裂之后,存在 2^{10} 或 1 024 个细胞。如果我们想要一个满足 $2^n=10^{13}$ 的 n 值,一种简单计算方法是直接输入 n 值,直到得到 10^{13}。另一个更简便的方法是取这个方程两边的常用对数,得到 $n\log(2)=13\log(10)$。因为 $\log(10)$ 等于 1,因此 $n=13/\log(2)$,得出 $n=43.1$。这个结果提示大约经过 43 次细胞分裂即可,当然这只是一个平均值。有些细胞系比其他细胞系需要分裂更多次,因为该过程总死亡的细胞数量需要被考虑。

6. 总共会产生 400 个成熟精子和 100 个成熟卵细胞。每个初级精母细胞会产生 4 个成熟精子细胞,每个初级卵母细胞仅产生一个成熟卵细胞(其他产物是退化的极体)。

第3章

1. 突变 1 是第四密码子的无义突变,导致翻译过程的提前终止。突变 2 是第三密码子的移码突变,突变 3 是第二密码子的错义突变。

2. 转录突变通常会使基因产物的产生减少,但不能完全消除。β- 珠蛋白基因的转录突变通常导致 β⁺ 地中海贫血,仍有一些 β- 珠蛋白链产生。β^+ 地中海贫血往往不如 β^0 地中海贫血严重。错义突变仅改变多肽链中的单个氨基酸,并且当它们存在于 β- 珠蛋白链中时,可以导致 β^+ 地中海贫血(但是请记住相对严重的镰状细胞病,也是由错义突变引起的)。相反,移码突变会改变突变位点下游的许多或所有密码子,因此可以改变大量氨基酸。移码突变还可以产生终止密码子。无义突变产生截短的多肽,这些多肽通常是无用的(特别是如果无义突变发生在基因的 5′ 末端附近,会消除大多数多肽链)。供体和受体突变可以导致整个或大部分外显子的缺失。该缺失可以极大地改变多肽的氨基酸组成。综上所述,无义突变、移码突变、供体或受体的突变都倾向于产生更严重的 β^0 地中海贫血(不存在 β- 珠蛋白链)。

3. 地中海贫血患者的 α 或 β- 珠蛋白链的数量

会减少。大多数有害后果是由于产生的蛋白链相对过剩引起的。如果两条链的数量都减少，那么两条链之间可能存在粗略的平衡，从而减少多余链的积累。

4. SNP 是单核苷酸多态性，可以通过微阵列芯片或者 DNA 测序技术来检测。STR 是染色体上特定位置的短小串联重复 DNA 序列，常见的是二核苷酸、三核苷酸或四核苷酸重复序列。使用聚合酶链反应（PCR）或通过全基因组测序可对它们进行检测。由于串联的数目变异性极大，STR 在不同的群体中有很多不同的等位基因。图 3.32 的放射自显影图代表一个 STR。这些表明：存在多个等位基因（要与 SNP 区别开），并且不同等位基因的大小仅相差 4bp（见第 2 章，一般说来，微卫星区域中的串联重复序列长度通常超过 10bp）。indel 是单个（而不是多个串联）插入或删除 DNA 序列，通常 <50bp。CNV（拷贝数变异）是较大的结构变异（500~1 000bp 或更大），可以存在多个拷贝（零到十几个）。

5. 因为致病突变破坏了识别位点，所以致病等位基因拥有更长的限制性片段。该片段在凝胶上迁移更慢，并且在放射自显影图上的位置显示更高。个体 A 具有较长的片段，说明存在两个拷贝的疾病突变，患有 α_1- 抗胰蛋白酶缺乏症。个体 B 仅具有短片段并且在遗传上和生理上不受影响。个体 C 具有两个片段，因此是临床上无表型的杂合子。

6. 在 100 个人的样本中，HbA 纯合子中有 88 × 2 个 HbA 等位基因，杂合子中有 10 个 HbA 等位基因。因此在群体中有 186 个 HbA 等位基因。HbA 的频率，p 值是 186/200=0.93，HbS 的频率，q 值是 1−0.93=0.07。群体中观察到的基因型频率为 88/100=0.88，而 HbA/HbA 为 10/100=0.10，HbA/HbS 为 2/100=0.02。按照 Hardy-Weinberg 比例，预期的基因型频率分别是 p^2、2pq 和 q^2，即 $(0.93)^2$=0.865，$2 \times 0.93 \times 0.07$=0.130 和 $(0.07)^2$=0.005。在这个群体中观察到的和预期的基因型频率数值非常接近。

7. 对于常染色体隐性疾病，发生率（1/10 000）等于隐性基因型频率 q^2。因此 PKU 基因频率 q 由下式给出：$\sqrt{q^2} = \sqrt{1/10\ 000}$=1/100=0.01。携带者频率由 2pq 给出，大约为 2q 或 0.02（即 1/50）。

第 4 章

1. 因为软骨发育不全是常染色体显性疾病，并

且受影响的纯合子在生命早期即死亡，所以这名男子应该是杂合子，将致病基因传递给每个后代的概率是 50%。4 个小孩均受累和不受累的概率都是：$(1/2)^4$=1/16。

2. 家族性视网膜母细胞瘤是常染色体显性疾病，所以后代获得视网膜母细胞瘤易感性等位基因的概率为 0.50。我们还必须考虑此疾病的外显率 0.90。通过将两个概率在一起相乘，就是其子女患该病的风险：0.90×0.50=0.45。

3. 因为该女性的姐妹患有 Tay-Sachs 病，两个父母都必须是杂合携带者。这意味着在出生时其子代的 1/4 受累，1/4 遗传学上正常，1/2 是携带者。但是请注意该女性已经 30 岁。她不可能是纯合子，否则会在 6 岁左右夭折。因此可能存在三种遗传方式：①从母亲遗传致病等位基因，从父亲遗传正常的等位基因；②从父亲遗传致病等位基因，从母亲遗传正常等位基因；③从父母遗传的均是正常等位基因。其中前两种方式产生携带者，因此该女性可能为携带者的概率是 2/3。

4. 因为该男性的母亲有神经纤维瘤病，可以认为母亲是杂合子（这种情况下的纯合子没有报道），母亲的女儿（该男性的姐妹）遗传此病的概率是 1/2。如果姐妹不患病，姐妹将致病等位基因传给她女儿的概率又是 1/2，因此两个事件发生的概率是 $1/2 \times 1/2$=1/4。如果男方姐妹患病，那么他姐妹的女儿患病概率是 1/2。

5. 如果祖母是携带者，致病等位基因传递给她后代的概率是 1/2，该后代将致病等位基因传递给他或她的后代（即孙子）的概率也是 1/2。因此，一个孙子遗传等位基因的概率是 $1/2 \times 1/2$ 或 1/4。类似地，其他孙子遗传等位基因的概率是 1/4。两个孙子都遗传等位基因的概率是 $1/4 \times 1/4$=1/16。如果祖母有 PKU，她肯定是此致病等位基因的纯合子，她的子女都是杂合子（概率 =1）。这些个体将致病等位基因传递给他们后代的概率是 1/2。他们都将致病等位基因传递给他们的后代（即两个孙子都是杂合携带者）的概率是 $1/2 \times 1/2$=1/4。

6. 夫妇二人的亲缘系数为 $(1/2)^6$ 或 1/64。这给出了夫妇的第二个成员携带 PKU 等位基因的概率。这两个携带者出生患病后代的概率是 1/4。这对夫妇生育 PKU 患儿的总概率，是将配偶带有等位基因（1/64）的概率乘以他们将等位基因遗传给它们的后代（1/4）的概率得出的：$1/64 \times 1/4$=1/256。这表

明该近亲婚配中生育 PKU 患病后代的概率实际上相当小。

7. 根据 Hardy-Weinberg 定律，一般群体中杂合子基因型的频率是 *2pq*。因此预测一般群体中第一个基因型的频率为 $2×0.05×0.10=0.01$。类似地，对于第二个基因型，一般群体中的杂合子的频率为 $2×0.07×0.02=0.0028$。犯罪嫌疑人是第三个基因型的纯合子，一般群体中纯合子基因型的频率是 p^2，即 $0.08^2=0.0064$。我们可以假定一般人群中 3 个 STR 基因座是独立的，那么将三种基因型的频率相乘在一起，便获得一般群体中随机选择的个体，具有与犯罪嫌疑人相同基因型的概率。结果是 $0.01×0.0028×0.0064=0.000\,000\,179$ 或 $1/5\,580\,357$ 的概率。另外，我们可以通过插入其他基因座来减小此概率。

8. 如问题 7，我们假设 4 个 STR 基因座是独立的。在这种情况下，我们将 4 个等位基因频率相乘，得到概率：$0.05×0.01×0.01×0.02=0.000\,000\,1=1/10\,000\,000$。注意问题 8 和问题 7 之间的一个关键区别：父亲在每个基因座只提供了婴儿的一半基因型，另一半则由母亲提供。因此我们只检查每个基因座的单个等位基因。相比之下，犯罪嫌疑人将每个基因的两个等位基因贡献给证据样本，因此我们需要知道一般人群中每个基因型的频率。我们使用 Hardy-Weinberg 定律，基于已知的等位基因频率来估计每个基因型的群体频率。

第 5 章

1. 有 4 个 Barr 体，总是比 X 染色体的数量少一个。

2. 这很可能是 X 偏斜失活的结果。肌无力杂合子个体中，携带突变基因的 X 染色体通常具有活性。

3. 此病的发生频率男性为 q，女性为 q^2，男女的比率是 q/q^2 或 $1/q$。因此，随着 q 减小，男女的比率增加。

4. 由于该男性的外祖父患病，他的母亲肯定是一个携带者。他的父亲表型正常，没有致病基因。因此该男性发生血友病 A 的风险是 50%。他的姐妹是杂合子的风险是 50%，但是患病的风险约 5%（X 染色体偏斜失活所致）。

5. 在常染色体显性遗传中可以看到男性到男性的遗传，但在 X 连锁显性遗传中不会出现这种情况。因此 X 连锁显性疾病受累男性的母亲总是患者（除非发生新的突变）。在常染色体显性遗传方式中，男性和女性的患病风险大致相等。但是在 X 连锁显性遗传方式中，患病男性的所有儿子都正常，所有女儿都患病，女性患病率约是男性的 2 倍（除非该疾病在男性中是致死的）。在 X 连锁显性遗传的疾病中，杂合子女性比半合子男性的受累程度更轻。而在常染色体显性遗传中，男性和女性杂合子之间的患病严重程度通常没有差异。

6. 线粒体遗传只能从患病的母亲遗传。与其他类型的遗传方式不同，患病父亲的后代不受累。注意具有 X 连锁隐性疾病的男性与正常女性婚配不会将疾病遗传给他们的后代，但他们的子孙可能患病。

7. 因为贝克肌营养不良相对罕见，所以我们可以假设该女性是正常纯合子。因此她只能遗传正常 X 染色体给她的后代。她的儿子，从父亲遗传 Y 染色体并从母亲遗传正常 X，不受影响。而女儿将从父亲遗传突变的 X 染色体，所以被测人都是杂合携带者。

8. 该男性表型正常，他的 X 染色体不大可能携带进行性肌营养不良突变。女性携带者将突变基因遗传至后代的概率是 50%。因此他们儿子的患病概率是 50%，女儿是携带者的概率也是 50%，携带者一般不患病，但约 8%~10% 的携带者可能因 X 染色体偏斜失活而患病。

9. 男孩的母亲一定是Ⅷ因子突变的杂合携带者。因此母亲的父母之一也一定携带该突变。所以母亲姐妹是携带者的概率是 1/2。

10. 这可以通过基因组印迹来解释。为了正常发育，父母遗传基因的差异性表达是必要的。如果仅遗传一个亲本的表达模式，胚胎则不能正常发育并会死亡。两栖动物的实验证明，他们不会发生基因组印迹。

11. 常染色体显性遗传。可见男性 - 男性遗传（不包括 X 连锁遗传），男性和女性都受影响，每一代均可见患者。第三代未受影响的肯定携带者即父亲，是不完全外显。可以排除常染色体隐性遗传，因为一些杂合携带者必须"嫁入"这个谱系。因为基因频率低，这是极不可能的。

12. X 连锁隐性。只有男性受到影响，没有男性 - 男性遗传，可以看到跳至下一代：受影响的男

性 - 不受影响的女性 - 受影响的男性。

13. 常染色体隐性。两代均未受累,男女均受累,且有血缘关系(双杠),导致第三代中出现两杂合携带者婚配。

14. X 连锁显性。每一代均可见表型,受累雌虫与受累雄虫之比为 2:1,无雄虫与雄虫间遗传。

15. X 连锁隐性。只有男性受累,没有男性 - 男性遗传,可以看到跳至下一代:受影响的男性 - 不受影响的女性 - 受影响的男性。

16. Y 连锁。只有男性受累,遗传方式完全是男性 - 男性。

17. 线粒体(完全外显)。两性都会受累,但只有雌性会将这种表型传递给后代。

18. 常染色体显性遗传。男性和女性受影响的比例大致相同,可见男性 - 男性遗传,并在每一代中看到显性。

第 6 章

1. 整倍体细胞具有 23 的倍数条染色体。单倍体(n=23)、二倍体(n=46)和多倍体(三倍体和四倍体)细胞都是整倍体。非整倍体细胞的染色体条数不是 23 的倍数,包括三体(体细胞中含 47 条染色体)和单体(体细胞中含 45 条染色体)。

2. 常规 FISH 分析使用荧光标记探针与中期染色体进行杂交,最适用于检测非整倍体、染色体缺失和重排。FISH 还可以使用多种不同颜色的探针,可同时检测几种不同的非整倍体。光谱核型分析是 FISH 分析的延伸,每条染色体可视化为不同的颜色,能精确且容易地区分非整倍体、缺失或重复,以及染色体重排如易位。CGH 用于检测染色体物质的增加或减少,但不能检测染色体的平衡重排,例如相互易位。这是因为尽管有重排,但检测标本和参考样品每条染色体区域的 DNA 量是相同的。CMA 有比 CGH 更高的分辨率,可以检测单亲二体和杂合性缺失,以及缺失和复制。

3. 三倍体发生的方式如下:正常卵子可以与两个精子细胞同时受精产生三倍体合子(双精受精是三倍体的最常见原因);卵子和极体可以融合,产生二倍体卵,然后与正常精子细胞受精产生三倍体合子;减数分裂失败形成二倍体精子或卵细胞,随后与单倍体配子结合将产生三倍体合子。

4. 各种染色体异常发生率的差异反映了这样的事实:具有染色体异常的胚胎或者胎儿会在怀孕期间自然流产。胚胎丢失的速率和时间,因染色体异常的具体类型不同而不同。

5. 通过核型分析可确定病症是真三体还是染色体易位引起的。如果三体是染色体易位引起的,那么将来怀孕的复发风险明显增加。核型分析还有助于判断患者是否是嵌合体,可以帮助预测和解释病症的严重性。

6. 风险,从最低到最高依次是:①年龄 25 岁且生过一胎唐氏患儿的女性(约 1%);②年龄 25 岁 der(14;21)男性罗氏易位携带者(1%~2%);③年龄 45 岁且无唐氏综合征家族史的女性(约 3%);④年龄 25 岁 der(14;21)女性罗氏易位携带者(10%~15%)。

7. X 染色体的不分离可以发生在减数分裂 I 和减数分裂 II。如果这两次不分离发生在同一个细胞中,一个卵子可以产生四条 X 染色体。如果该卵子与 X 精子细胞受精,受精卵的核型将是 49,XXXXX。

8. D. 细胞基因组阵列技术。临床上提示为 13-三体,细胞基因组阵列将揭示这一点,以及其他复制或删除(使其优于核型分析技术)。不需要脑部磁共振,外显子组测序和结果分析将比细胞基因组阵列技术更昂贵。

9. 减数分裂的错误一定是发生在父亲身上,因为他的 X 染色体携带有 A 型血友病的基因。因为女儿有正常的Ⅷ因子活性,她一定是从她母亲那里遗传了她的单个 X 染色体。

10. 遗传物质的减少通常比遗传物质的增加产生更严重的后果,所以人们会认为缺失遗传物质的患者会有更严重的后果。46,XY,del(8p),缺失的患者比重复的患者有更重的临床表现。

11. 易位可以在原癌基因附近的序列发生,激活致癌基因导致癌症。也可以中断肿瘤抑制基因(见第十一章),使其失活。因为这些基因编码肿瘤抑制因子,它们的失活也可导致癌症。

第 7 章

1. 在近亲婚配中,后代具有相同基因的可能性更大。相同分数通过亲缘系数测量。常染色体隐性遗传的先天性代谢疾病,如尿黑酸尿症。此病的携带者率非常低。当一个孩子被诊断为尿黑酸尿症时,有理由怀疑他的父母可能为近亲婚配,因为近亲婚配的两人比从一般人群中随机选择的两个人,更有可能同时携带尿黑酸尿症的致病基因。

2. 许多代谢反应可以在完全不需要酶的情况下进行。例如氢氧根离子可以与二氧化碳结合形成碳酸氢盐。然而,如果催化剂(碳酸酐酶)存在,反应效率更高。尽管人体中的许多反应在不存在酶促催化剂的情况下可以进行,但是它们的速率不足以支持正常的新陈代谢和生理技能。

3. 虽然大多数先天性代谢性错误是罕见的,但它们对儿童和成人的发病率和死亡率有很大的威胁。此外,了解罕见代谢紊乱的致病基础有助于帮助医生和科学家了解疾病的病理过程。例如,通过了解葡萄糖激酶中的突变如何引起高血糖,我们可以更好地理解糖尿病的发病机制。

4. 代谢疾病有许多分类方式,在第七章中,我们根据受影响的代谢过程类型对它们进行分类。比如,碳水化合物代谢(例如半乳糖血症、遗传性果糖不耐症、糖原贮积病);氨基酸代谢(例如 PKU、MSUD、酪氨酸血症);脂质代谢(例如 MCAD、LCAD);降解途径(例如 Hurler 综合征、OTC 缺乏、戈谢病);能量生产(例如 OXPHOS 缺陷);运输系统(例如胱氨酸病、胱氨酸尿)。

5. *GAL-1-P* 尿苷酰转移酶突变是半乳糖血症的最常见原因。编码半乳糖代谢所必需的其他酶(例如半乳糖激酶和尿苷二磷酸半乳糖 -4- 差向异构酶)的基因的突变也可导致半乳糖血症,这是遗传异质性的一个例子。也就是说相似的表型可能通过不同基因突变产生。遗传异质性代谢疾病还包括高苯丙氨酸血症、MSUD 和胱氨酸尿症等。

6. 许多先天性代谢疾病的发病率在不同族群中差异很大,可能因为奠基者效应和遗传漂移(见第三章)。例如在芬兰,有 30 多种常染色体隐性遗传疾病的发病率非常高。也可以部分解释仅发现了一个或几个致病突变基因的德系犹太人(溶酶体贮积症)、兰开斯特的门诺社区(MSUD)和法裔加拿大人(酪氨酸血症 1 型)的情况。在其他情况下,可能存在隐性等位基因携带者的选择性优势(隐性疾病的杂合子不受累)。这可能解释了 *LAC*P* 的不同频率分布,其持续赋予的乳糖酶活性能够吸取乳制品中有价值的营养。

7. 虽然线粒体基因组仅从母亲遗传,但线粒体中的大多数蛋白质由核基因组中的基因编码,所以线粒体脂肪酸氧化的疾病以常染色体隐性模式遗传。鉴于这个女性的年龄不大,不太可能受到线粒体脂肪酸氧化紊乱的影响,我们可以假设她是一个杂合携带者,或是正常等位基因的纯合子。因此她是携带者的概率是 0.67,她的伴侣是携带者的概率就是一般人群中 MCAD 的携带者率:$1/70 (\approx 0.014)$。如果携带者与携带者婚配,后代有 25% 的机会受影响(携带突变等位基因联合的两个配子的概率);那么该女性生育患儿的风险为 $0.67 \times 0.014 \times 0.25 = 0.002$ 或 1/500。也就是说,她作为携带者的风险比一般人群高 48 倍($0.67/0.014 = 48$)。

8. 控制尿素循环途径的酶有 5 种。其中 4 种(AS、ASA、精氨酸酶和 CPS)的缺陷以常染色体隐性方式遗传。只有 OTC 缺乏是一种 X 连锁隐性疾病。大多数女性 X 连锁隐性携带者没有症状。对于有症状的女性,至少有两个解释。其一,X 染色体通常在每个体细胞中随机失活,但是有时失活是偏斜的。其二,每个体细胞中仅存在一条 X 染色体(Turner 综合征;见第六章),因为每个细胞必须含有 X 染色体的一个功能性拷贝,所以不会发生 X 染色体失活。如果这条 X 染色体含有突变基因(例如 *OTC*),该女性就会有症状。染色体核型分析是最简单的检测方式。

9. 一个有功能的氧化磷酸化 OXPHOS 系统是有氧代谢丙酮所必需的。氧化磷酸化 OXPHOS 系统的缺陷导致丙酮酸被厌氧代谢成乳酸盐,增加循环乳酸盐的水平。因此循环乳酸的浓度升高可能表示能量产生障碍的存在。由于血液循环减少(例如剧烈运动、休克)导致组织氧合减少,乳酸增加。氧化磷酸化 OXPHOS 缺陷患者通常有其他生化异常,然而诊断可能比较困难。

10. 控制药物代谢基因(例如 *CYP2D6*)中的多态性,可以影响患者的治疗效果。天然食物含有数千种化学物质,其中许多与目前医疗保健中心使用的药物相似的药效,但效力较低。因此基因中的多态性可能使一些猎人群体能够使用其他群体不能用的资源。随着时间的推移,这可能是一个选择性的优势,从而导致这个群体的增长规模比其他人群的更快。

第 8 章

1. 第二代中的患病男性从其患病父亲遗传了

疾病等位基因(标记等位基因 1),并且他从他的母亲遗传了正常等位基因(标记等位基因 2)。因此疾病的等位基因一定在该男性标记等位基因 1(连锁相)的染色体上。他娶了一个标记等位基因 3 和 4 是杂合子的女性,我们预期在连锁假说下,可在患病的后代中观察到等位基因 1。个体 III-5 具有 2,4 标记基因型但患病,个体 III-7 具有 1,3 基因型,却是正常的。它们都说明了重组的存在。在八次减数分裂中观察到两次重组,重组频率是 2/8 或 25%。

2. 对于标记 A,第二代中患病母亲一定携带了等位基因 2。在 θ=0.0 的假设下,如果她的所有孩子受累,必须都遗传等位基因 2。标记 A 提示在个体 III-5 存在等位基因的重组,重组频率为 0.0 的可能性几乎没有。LOD 分数为 – ∞ (0 的对数)。对于标记 B,第二代中受患病母亲一定携带了等位基因 1。所有后代也遗传了等位基因 1,因此不会重组。在 θ=0.0 的假设下,患病母亲只能传递两种可能的单倍型:具有标记等位基因 1 的致病等位基因,和具有标记等位基因 2 的正常等位基因。这些事件的每一个概率都是 1/2。因此,观察到具有所示标记基因型的 6 个后代的概率为 $(1/2)^6$=1/64。这是似然比的分子。在 θ = 0.5(无连锁)的假设下,可以传送四种可能的单倍型,每种概率都为 1/4。在没有连锁的假设下观察具有这些单倍型的 6 个孩子的概率是 $(1/4)^6$=1/4 096。这是似然比的分母。该比率为 $(1/64)/(1/4\,096)$=64。LOD 值是 1.8,由 64 的常用对数得出。

3. 表中显示在 10% 的重组率下的最大 LOD 值是 3.5,因此,这两个基因座最可能以约 10cm 的距离连锁。该 θ 值支持连锁而非连锁的概率是 3 162 (或 $10^{3.5}$):1。

4. 在两个家系中都可以建立连锁相,但在任何一个家系中都没有观察到重组。因此,估计的重组率为 0.0。第一个家系中 θ= 0.0 的 LOD 值 1.5 由 $\log_{10}(1/2)^5/(1/4)^5 = \log_{10}(32)$ 得出。在第二个家系中 θ = 0.0 的 LOD 值 1.8 由 $\log_{10}(1/2)^6/(1/4)^6 = \log_{10}(64)$ 得出。然后可以将这两个 LOD 值相加,从而获得总体 LOD 值 3.3。

5. 我们可以在第 III 代个体的父母 II-1 和 II-2 中建立连锁相。个体 II-1 在同一染色体上的致病等位基因标记为 4,个体 II-2 的标记为 5。假设存在连锁,我们预测遗传标记 4 和 5 的子女为致病等位基因纯合子,遗传 4 或 5 的子女将是杂合携带者,既

不遗传 4 也不遗传 5 的子女是正常纯合子。在估计重组率时需注意常染色体隐性遗传和常染色体显性遗传家系之间的关键差异。本例中,第二代的双亲都携带了致病的等位基因,因此他们都贡献了有信息的减数分裂。我们可以评估第 III 代疾病基因座和标记基因座之间 10 次减数分裂中的重组次数。在前四个子代中没有观察到重组;然而,个体 III-5 是正常纯合子,但从母亲那里遗传了等位基因 5。因此,5 次减数分裂中有 1 次重组发生在母亲身上,而 5 次减数分裂中没有 1 次重组发生在父亲身上。10 次减数分裂产生了 1 次重组,重组率为 1/10 = 10%。

6. 我们可以在个体 II-1 中建立连锁相。在连锁假说下,她的同一染色体上携带了标记为 1 的致病等位基因(标记为 D),单体型是 D1/d2。基于她和她未受累配偶的单体型,我们可以预测遗传 1,1 基因型的后代将发病,而遗传 1,2 基因型的后代不会发病。正如我们看到的,所有后代中只有一个(III-5)患病。这意味着 θ = 0.0 的可能性为零,因此该重组率的 LOD 值为 –∞。为了评估 θ = 0.1 的 LOD 值,我们认为父亲传递每个重组单体型(D2 或 d1)的概率是 θ/2 = 0.05,传递每个非重组单体型(D1 或 d2)的概率是 $(1-θ)/2$ = 0.45(关于该推理过程的细节,见框 8.1)。在后代中有 1 个重组体和 7 个非重组体。观察这 8 个事件的概率是 0.05 × $(0.45)^7$ = 0.000 19,这是似然率的分子。8 个后代 θ = 0.5 的概率是 $(1/4)^8$ = 0.000 015,这是似然率的分母。概率的对数由 $\log_{10}(12.2)$ = 1.09 给出。这是 θ = 0.1 的 LOD 值。

7. 因为父亲是标记等位基因的纯合子,第二代中的配对是没有信息的。在提供任何风险信息之前,选取另一个紧密连锁的标记(优选具有更多等位基因的标记)为该家系划分单体型是必要的。在这一点上,唯一能得出风险信息是,每一个孩子有 50% 的风险遗传受累父亲的疾病基因。

8. 同线性是指在同一染色体上的基因座。连锁是指染色体上相距不到 50cM 的基因座;这些位点的等位基因在家族内往往是一起传递的。因此连锁位点是同线的,但同线位点并不一定连锁。连锁不平衡是指在连锁位点上等位基因的非随机关联,可以在群体中进行染色体单体型研究中观察到。关联表明在一个群体中两种特征同时出现的概率比预期的要高;特性可能会/不会遗传。因此关联不一定与连锁有关,除非我们是指连锁不平衡。

9. 当单个致病的突变首先发生在包含特定邻近标记等位基因的染色体拷贝上时,可能出现连锁不平衡。首先,这种突变只会出现在包含特定标记等位基因的染色体拷贝上。另一方面,如果在诸如 *NF1* 的基因位点存在多种致病突变,它们可能发生在具有不同标记等位基因的染色体拷贝上,很少能在疾病基因型(实际上是指同一基因的不同突变的集合)和特异性标记等位基因之间观察到关联。

第 9 章

1. Ⅰ 类分子几乎在所有体细胞表面呈递多肽。多肽 - Ⅰ 类分子复合物被细胞毒性 T 细胞识别,如果 MHC Ⅰ 类分子呈递了一种外源多肽,这种细胞将被细胞毒性 T 细胞杀死。MHC Ⅱ 类分子也在细胞表面呈递多肽,但仅存在于免疫系统的抗原呈递细胞上(如树突状细胞、巨噬细胞、B 细胞)。如果 Ⅱ 类分子呈递了源于入侵的微生物的外源肽,它们将被辅助性 T 细胞的受体包围;反过来又刺激了相应的 B 细胞增殖,并产生抗体,将有助于杀死微生物。

2. 不同个体 B 细胞的免疫球蛋白存在差异,从而可以对抗多种感染。同一个体每个细胞表面上的 MHC 分子是相同的,但不同个体间差异很大。这种个体间的变异可能已经进化,以防止病原体容易通过群体传播。

3. T 细胞受体和免疫球蛋白的相似之处在于,它们都是细胞表面受体,作为免疫应答的一部分,它们能与外源肽结合。这两种类型分子中的多样性因许多种系基因、VDJ 重组和结合的多样性产生。它们的不同之处在于,免疫球蛋白被分泌到循环血液中(作为抗体),可以直接结合外源肽,而 T 细胞受体不分泌,必须"看到"了结合 MHC 分子的外源肽才能识别它们。此外,在免疫球蛋白中体细胞超突变具有多样性,但 T 细胞受体不同。

4. 单独的体细胞重组可产生 $30 \times 6 \times 80 = 14\,400$ 种不同的这类重链。

5. 兄弟姐妹 HLA 相同的概率是 0.25。两个兄弟姐妹一个基因或单体型相同的概率是 0.50(同胞的关系系数;参见第四章)。所以,他们共享两种单体型并且 HLA 相同的概率为 $0.50 \times 0.50 = 0.25$。

6. 如果一个 Rh- 阳性(DD)纯合子男性与一个 Rh- 阴性的女性结合,那么所有的后代都将是 Rh- 阳性杂合子(Dd),并且与母亲不相容。如果这个男性是 Rh- 阳性杂合子(Dd),平均 1/2 的后代将是不相容的 Rh- 阳性杂合子。但是,如果这对配偶亦是 ABO 血型不相容的,将在很大程度上防止 Rh 血型不相容。

第 10 章

1. 诸如蛔虫、果蝇、青蛙、斑马鱼、鸡和小鼠等动物通常被用来模拟人类发育。这些生物的每一种的世代时间都相对较短,可以有选择地繁殖,并且可以圈养较大的种群。此外,这些动物的胚胎可以在体外或体内通过各种技术操作(例如,细胞或组织的手术切除或移植,天然基因或转基因的异位表达、敲除)。当然,每个有机体都有其优点和缺点,在选择合适的生物模型时都必须加以考虑。一些动物中天然存在的突变株已被证明是人类遗传疾病的宝贵模型。例如,*Pax6* 基因突变的小鼠眼睛异常的小。人类同源基因 *PAX6* 的突变会导致虹膜发育不全或缺失。我们已经从非人类动物模型的研究中获得了对大多数轴决定和模式形成的理解。

2. 尽管发育基因的相同突变可能产生不同的先天缺陷,但是这些缺陷通常在每个家庭中是相同的。一种可能的解释是,其他基因可能改变了每个家庭的表型。换句话说,相同突变发生在不同的遗传背景下,会导致表型不同。到目前为止,只发现少数几种由相同突变引起人类不同疾病的例子。然而,在其他生物体,如小鼠和果蝇中,品系依赖性的表型不同效应有很好的描述。

3. 转录因子通常激活或抑制一个以上的基因。它们常常影响许多基因的转录,这些基因可能是不同发育途径的成员。这保持了发育的灵活性和基因组的经济性。这些发育途径被用来构建许多不同的组织和器官。因此,转录因子的突变可以影响身体许多部位的生长和发育。例如,*TBX5* 基因的突变会导致肢体和心脏的缺陷,这是一种称为 Holt-Oram 综合征的多效性疾病。

4. 模式形成是分化细胞有序的空间排列形成组织和器官的过程。初步建立了动物的躯体模式。然后,形成半自动区域,其将特定器官和附属物模式化。因此,模式的形成要求在细胞发育的不同时期,不同细胞群能够获得复杂的时间 - 空间信息。这些信息通过信号分子在细胞间传递。编码这些信号分子的基因如果突变会破坏信号转导通道,导致异常的模式形成。例如,*Sonic hedgehog*(*SHH*)被广泛应用于许多不同的模式化形成过程,包括大脑的模式化形成过程。*SHH* 的突变可导致前脑分裂失败(全前脑畸形)。模式缺陷也可由编码转录因子(如 Hox、T-box)的基因突变产生,这些基因在对来自其他细胞的信号做出反应时被激活。

5. 由于对发育程序的严格限制,一些元件在发育途径的作用可以由一个以上的分子来发挥,这称为功能冗余。Hox 旁系同源基因似乎就是以这种方式在某些发育途径中起作用的。例如,*Hoxa11* 或 *Hoxd11* 基因突变的小鼠仅有轻微的异常,而 *Hoxa11/Hoxd11* 基因的双突变体的桡骨和尺骨明显缩小。因此,*Hoxa11* 和 *Hoxd11* 基因可能能够在某些发育程序中部分互补。

6. 利用生物体,通过基因敲除来研究功能缺失突变是不切实际的,原因有很多。例如,狒狒的核心家庭很小,繁殖时间长,圈养成本高。功能的完全丧失是通过回交嵌合体,随后让经过基因修饰的杂合体交配从而产生具有纯合基因修饰(即敲除)的动物来实现,所以短的繁殖周期至关重要。有一种方法可以解决这一问题,那就是在繁殖周期短的生物体(例如小鼠)中制备繁殖周期长的模型动物(例如狒狒)的精子。在这项技术中,从幼年狒狒身上提取未成熟的生精细胞植入小鼠的睾丸中,以产生成熟的精子。卵子来自经过基因修饰的雌性狒狒(即嵌合体或杂合子),将以上精子与卵子进行体外授精。通过这种方式,物种的繁殖周期将大大缩短。尽管这项技术即将问世,但这种类型的实验尚未成功。

7. 细胞间通过多种不同的信号通路相互联系。信号传导需要配体与受体分子结合。这就产生了一种可能激活或抑制细胞内各种进程的反应。成纤维细胞生长因子受体(FGFR)基因突变可引起多种颅缝早闭综合征,而成纤维细胞生长因子基因突变与唇裂和 / 或腭裂相关。编码内皮素 -3 及其受体的内皮素 -B 的基因突变导致胃肠道的肠细胞缺陷,导致严重的慢性便秘(先天性巨结肠病)。这表明配体或其受体的突变可以产生同一表型。

8. 用基因疗法治疗出生缺陷有许多障碍。许多发育基因在发育早期表达。因此,表型必须在很小的时候被识别出来。这在已知携带者的配子或受精卵中肯定是可行的(例如,通过植入前检测)。由于许多此类基因参与编码轴、模式或器官的特异性信息,因此必须在发育早期开展基因治疗。此外,治疗必须针对特定区域,在发育的关键时期进行,与其他发育基因存在一定程度的相互作用。因此,如何利用基因治疗新生儿出生缺陷将是一个具有挑战性的课题。

第 11 章

1. 在正常女性的 X 染色体上,*G6PD* 基因的一个拷贝是失活的。因此,任何单细胞都只能表达一个 *G6PD* 等位基因。如果所有肿瘤细胞都表达相同的 *G6PD* 等位基因,这表明它们都起源于一个单一的祖细胞。这个证据被用来支持大多数肿瘤是单克隆的理论。

2. 单个细胞发生两次突变的概率由每个细胞的突变率的平方(即在同一细胞中一次突变和二次突变的概率)得出:$(3 \times 10^{-6})^2 \approx 10^{-11}$。然后我们将这个概率乘以视网膜母细胞的数量,得到个体发展成散发性视网膜母细胞瘤的概率:$10^{-11} \times 2 \times 10^6 = 2 \times 10^{-5}$。因此,我们预计在 100 000 个体中有 2 个发生散发性视网膜母细胞瘤,这与实际观察到的患病率数据一致(即在约 1/20 000 个儿童中发现了视网膜母细胞瘤,且约 1/2 的这些病例是散发性的)。如果一个个体遗传了一个突变型视网膜母细胞瘤基因的拷贝,则肿瘤细胞的数量由每个细胞的体细胞突变(二次打击)的概率乘以靶细胞的数量得出:$3 \times 10^{-6} \times 2 \times 10^6 = 6$,即每一个体带有肿瘤细胞的数量。

3. 原癌基因编码影响细胞生长的物质,当原癌基因被改变时,癌基因就产生了。癌基因通常在细胞水平上作为显性基因,并有助于正常细胞向肿瘤的转化。肿瘤抑制基因也参与生长调节,但它们通常在细胞水平上起隐性基因的作用(即在进展到肿瘤之前必须改变这种基因的两个拷贝)。因为仅需要改变单个癌基因以启动转化过程,所以通过使用转染和逆转录病毒检测以及观察染色体易位的影响可以检测癌基因。这类方法不太适用于肿瘤抑制因子的检测,因为只有这些基因的两个拷贝均改变时,才能在细胞中观察到它们的作用。大多数肿瘤抑制基因是通过研究相对罕见的癌症综合征发现的,即肿瘤抑制基因的一个突变拷贝是遗传的,第二次突变在体细胞发育过程中发生。

4. Li-Fraumeni 综合征是由 *TP53* 基因突变遗传引起的。遗传突变存在于所有细胞中,并大大增加肿瘤形成的倾向。然而,由于癌变的多步骤性,这一遗传事件并不足以产生肿瘤,体细胞中的其他事件也必须发生。这些体细胞事件是罕见的,所以它们在任何给定细胞中发生的概率都很小,这就解释了任何特定肿瘤类型的低发生频率。Li-Fraumeni综合征包括许多不同肿瘤类型的原因是,在许多不同组织中,正常的 $p53$ 活性是生长调节所必需的。因此,个体多种组织中的一种发展成原发性肿瘤的可能性是非常高的。

第 12 章

1. 由于这一特征在女性中比在男性中更常见,因此我们推断女性的阈值比男性低。因此,受累父亲比受累母亲生出受累后代风险更大。女儿的复发风险高于儿子。

2. 对于多因素性状,先证者的远亲复发风险迅速降低(如表 12.2 所示)。相比之下,对于常染色体显性基因,其复发风险随亲缘关系的程度低于 50%,反映了亲缘关系系数(参见第四章)。回想一下来自共同祖先的后裔,一级亲属(父母、子女和兄弟姐妹)的 DNA 有 50% 是相同的,二级亲属(叔叔和侄女、祖父母和孙子)的 DNA 有 25% 是相同的,依此类推。因此,对于外显率为 10% 的致病基因型,其复发风险是通过将外显率乘以亲属之间共享 DNA 的百分比得到的:一级亲属间的复发风险为 5%(10%×50%),二级亲属为 2.5%(10%×25%),三级亲属为 1.25%(10%×12.5%),等等。此外,如果该疾病是多因素的,在该疾病更常见的人群中,复发风险理应增加。常染色体显性遗传病的发病率与复发风险之间通常没有关系。

3. ①由于环境因素等,致病基因型外显率可能会降低;②胚胎分裂后可能发生了体细胞突变,使得双胞胎中的一个患病,而另一个未患病。

4. 这些结果表明,共同的环境因素增加了兄弟姐妹之间的相关性,因为兄弟姐妹的共同环境往往比父母和子女更多。配偶之间的相互关系加强了对共同环境效应的解释,尽管身体脂肪含量相似的人也有可能优先结婚。

第 13 章

1. 该检测的灵敏度为 93%(100 例真实病例中有 93 例被检测出)。特异性为 99%(在 99 900 个未受累的新生儿中,98 900 个被正确识别)。阳性预测值为 8.5%(1 093 例新生儿中有 93 例检测阳性确实

患有该疾病)。假阳性率为 1%(1- 特异性,或 99 900 例中有 1 000 例),假阴性率为 7%(1- 灵敏度,或 100 例中有 7 例)。

2. 因为个体 3 的上位等位基因是纯合的,我们推断该疾病基因与双亲的上位等位基因在同一条染色体上。因此,个体 6 同时遗传了上述上位等位基因的两个拷贝,也同时遗传了 PKU 疾病基因的两个拷贝,为受累者。

3. 患病父亲的 NF1 致病基因与等位基因 1 在同一条染色体上。因此,个体 6 从他的父亲遗传了等位基因 2,应该未患病。请注意,我们对问题 2 和问题 3 的答案的可信程度取决于标记和疾病基因座的密切连锁程度。

4. 第一代婚配是没有信息的,所以我们不能在第二代女性中建立连锁相。因此,她女儿的风险不会高于常染色体显性遗传基因病的通常风险概率 50%。诊断准确性可以通过分析另一种更多态的标记(例如,1 种 STR,它更可能允许准确定义连锁相)来提高。

5. 羊膜穿刺术的主要优点是较低的胎儿流产率(约 0.2%~0.3%,绒毛穿刺活检的为 1%~1.3%),以及能够进行 AFP 测定从而检测神经管缺陷。绒毛穿刺活检具有在妊娠早期诊断和快速的实验室诊断的优点。绒毛穿刺活检诊断可能受限于胎盘嵌合现象而复杂化,有少量证据表明早期(末次月经后的前 10 周)绒毛穿刺活检和肢体短小缺陷之间存在关联。

6. 最好的答案是 b:推荐在 15 周时进行羊膜穿刺术。游离细胞 DNA 检测是一种筛查步骤,应该遵循更明确的诊断流程。羊膜腔穿刺术比产前脑 MRI 检测或四联筛查更灵敏、更专业。

7. 亨廷顿病(HD)不是基因替代治疗的最佳候选者,因为功能获得性突变至少是它的一部分病因,所以简单的基因插入不太可能纠正这种疾病。但,HD 是反转录治疗、核酶、RNA 干扰或 *CRISPR/Cas9* 基因编辑治疗得更好的候选者,其中缺陷基因产物将失效。另一个需要考虑的是,这种病症主要影响的是相对难以操控或定位的神经元。然而,HD 具有延迟的发病年龄的事实是令人鼓舞的,可能因为识别 HD 基因的作用有利于药物治疗,阻断基因产物引起的神经元损伤。

第 14 章

1. 遗传信息可用于评估一个人的患病风险和

对治疗的反应。因此,可以**鼓励高风险人群**改善个人的健康管理以降低发病风险。类似地,遗传信息可用于预测一个人对治疗的反应,以及是否具有较高的严重不良药物反应的风险。患者可以避免使用预期效果不佳或可能引起不良事件的药物。例如,预测具有糖尿病高风险的人可以更频繁地检测高血糖症,更早地开始医疗饮食,并且更积极地治疗糖耐量异常。

2. 具有相同类型癌症的人可能对治疗反应不同,因为他们肿瘤中的遗传异常是不同的,或者由于化疗药物被代谢的方式的差异。

3. 传统上,种族被用于对大群体进行分类,并反映描述群体的地理起源、语言和各种文化属性(例如,美洲原住民或南亚人)。祖先是指一个人的祖先的地理、历史或生物起源,对任何个体来说,都可能是复杂的。

4. 关于人们祖先的遗传信息可以影响该人对自己的生物和 / 或文化身份的认知。例如,一些自认为是非裔美国人的人试图寻找撒哈拉以南非洲的某些特定地理区域,在那里,他们的一些祖先曾经居住过。在某些情况下,该信息暗示了特定的群体,因此也暗示了个人与之认同的文化之间的可能联系。但另一方面,遗传信息有时会发现,一个人几乎没有(如果有的话)来自他或她自己认同的群体的生物学祖先。归根结底,每个人都是许多不同人群的成员,并且具有多重身份——社会的、经济的、宗教的——而且,遗传祖先信息对他们是谁提供不了什么见解,但是能提供一些关于他们来自哪里的信息。

5. 影响药物代谢多态性的实例包括 *CYP2C9* 和 *VKORC1* 基因的变异会影响华法林,一种抗凝药物的代谢;*CYP2D6* 变异型会影响 β- 肾上腺素能受体拮抗剂、精神安定药和三环类抗抑郁药的生物转化;*NAT2* 变体会影响异烟肼(一种常用于治疗结核病的药物)灭活;和 *G6PD* 影响对抗疟药伯氨喹的敏感性。对抗高血压 β- 阻断剂的反应与编码 β- 肾上腺素能受体亚基的基因中的变异型有关。

6. 在个性化医疗中使用遗传信息的潜在障碍包括不能识别那些能够精确预测临床重大风险的遗传和环境风险因素(及其相互作用);缺乏表明个体风险评估能提高诊断准确性和治疗结果的证据;缺乏经济高效地评估个体基因组的技术;需要建立临床医生访问风险数据,解释风险信息,并向患者解释风险估计的基础设施;以及需要明确的如何在临床和研究应用中使用风险评估信息的指导方针和政策。

7. 使用个体遗传变异来预测疾病风险和 / 或对药物的反应可以被认为是基因医学的实践,反之评估许多基因同时作用以预测疾病风险或药物反应是基因组医学。

8. 个体全基因组数据的潜在用途包括筛查先天性缺陷、新生儿代谢病(即新生儿筛查),遗传疾病(例如镰性红细胞病、囊性纤维化病)携带者的检测,评估常见疾病的风险,预测可能引起严重不良反应风险的药物,以及法医鉴定。

第 15 章

1. Allen 的几个家人在较年轻的时候心肌梗死。家系图表明,可能有一个常染色体显性遗传基因使家族成员易患心脏病。这可能是由常染色体显性的家族性高胆固醇血症或一种脂质代谢紊乱引起的。应建议 Allen 检测血脂水平(总胆固醇、低密度脂蛋白、高密度脂蛋白和甘油三酯)。如果他的低密度脂蛋白水平特别高,必须进行干预(例如,饮食调整,服用降胆固醇药物)。

2. 基于 Mary 的两个兄弟和一个舅舅都受累的事实,我们可以确定她的母亲是 DMD 致病突变的携带者(如果 Mary 的兄弟中只有一个受累,我们还得考虑他是新突变的可能性)。如果 Mary 的母亲是携带者,那么 Mary 是携带者的概率为 1/2。正如我们在第五章中所描述的,平均而言,女性携带者会将致病基因传递给她 1/2 的儿子。因此,她的一个儿子将是 DMD 患者的概率是 $1/2 \times 1/2 = 1/4$。肌酸激酶(CK)检测提供了额外的信息。我们可以建立贝叶斯计算如下:

	Mary 是携带者	**Mary 不是携带者**
前概率	1/2	1/2
她的 CK 水平在第 95 百分位数时的条件概率	2/3	0.05
联合概率	1/3	0.025
后概率	0.93	0.07

应该清楚的是,当肌酸激酶(CK)水平高于第 95 百分位数时,作为携带者的条件概率是 2/3。具有该 CK 水平而不是携带者的条件概率一定是 0.05,因为只有 5% 的正常人 CK 值高于第 95 百分位数。因此,来自 CK 检测的结果使 Mary 成为携带

者的概率从 1/2 增加到 0.93。因为她将 DMD 基因传递给她的男性后代的概率是 1/2，所以生出一个受累男性的概率从 0.25 增加到 0.47。目前，诸如筛选 DMD 基因突变和进行肌营养不良蛋白检测等附加检测可能会得到更精确的信息。

3. 鲍勃从他父亲遗传突变的前概率是 1/2。一般来说，从患病父亲那里遗传了基因突变的携带者，其中的 85% 会在 51 岁时出现症状。因为鲍勃遗传了致病基因，其在 51 岁不受累的条件概率为 0.15，概率如下表所示。在本例中，合并发病年龄信息使鲍勃的遗传疾病发生的概率从 50% 下降到仅 13%。随着亨廷顿病基因的鉴定，鲍勃可能会接受 DNA 诊断检测，以确定他是否遗传了父亲的扩展重复突变。

	鲍勃携带了 HD 突变	鲍勃未携带 HD 突变
前概率	1/2	1/2
鲍勃 51 岁时正常的条件概率	0.15	1
联合概率	0.075	1/2
后概率	0.13	0.87

4.（d）Smith-Lemli-Opitz 综合征。基因芯片结果正常，排除了 13- 三体（a）综合征和 18- 三体（e）综合征。多指和并指的存在排除了 Pierre Robin 序列征。患儿有 Potter 序列征（肾 - 面发育不良综合征），这亦是 Smith-Lemli-Opitz 综合征的几个特征之一。

词汇表

——李秀蓉 译

注意：粗体字用于强调某一单词或短语时，它表示在该词汇表其他位置有相同单词或短语的定义。

5′ 端帽(5′cap) 在延伸的 mRNA 的 5′ 端剪切位点加入一个被化学修饰的鸟嘌呤核苷酸。

受体位点(acceptor site) 在内含子 3′ 端,起剪切位点作用的 AG 序列。

乙酰化作用(acetylation) 在分子上加一个乙酰基的过程(例如组蛋白的乙酰化)。

近端着丝粒(acrocentric) 着丝粒接近染色体臂末端的染色体。

激活子(activator) 一种**特殊录因子**,它结合到**辅助激活子**和**增强子**上,以帮助调节某些基因的转录活性。

适应性免疫系统(adaptive immune system) 免疫系统的一部分,它能够通过改变 DNA 序列、更有效地结合外来物质。它包括体液和细胞免疫,与**先天性免疫系统**相对应。

加法规则(addition rule) 一种概率定理,指假设两个事件彼此独立,那么一个或另一个事件发生的概率应该是各自独立发生的概率再加上两个事件共同发生的概率。

腺嘌呤(Adenine) 四种 DNA 碱基之一(缩写:A)。

腺相关病毒(Adeno-associated virus) 一种细小病毒,有时在体细胞基因治疗中被当作载体使用。

腺病毒(Adenovirus) 一种双链 RNA 病毒,有时被用于基因治疗。

相邻分离(adjacent segregation) 一种减数分裂模式,在减数分裂时 2 条相互易位染色体形成不平衡的配子。(与**交互分离**对应)。

患病同胞对分析法(affected sib-pair method) 一种连锁分析方法,该方法评估患相同疾病的同胞在多个标记位点等位基因相同的程度。如果相同的等位基因数明显多于预期的 50%,提示该疾病与这些标记有连锁关系。

亲和力(affinity) 抗体与抗原的结合能力(低亲和力表示结合力差,高亲和力表示精准结合)。

亲和力成熟(affinity maturation) B 细胞发育的一个阶段,在这个阶段中,细胞经历**体细胞超突变**,使得一些细胞在与病原体多肽结合时,获得高亲和力。

等位基因(Allele) allelomorph 的常规缩写。是指人群中一个基因所具有的不同形式 DNA 序列。

等位基因特异性寡核苷酸(Allele-specific oligonucleotide) 一种短的 DNA 序列,通常 18 至 20 个核苷酸,可以与致病或正常 DNA 序列杂交。用于对突变进行**直接诊断**。

甲胎蛋白(Alpha-fetoprotein) 胎儿产生的白蛋白样蛋白。在胎儿神经管缺陷的妊娠中甲胎蛋白水平升高,而唐氏综合征妊娠中甲胎蛋白水平下降。

α 卫星 DNA(Alpha-satellite DNA) 在着丝粒附近发现的一种重复 DNA 序列。

交互分离(alternate segregation) 一种减数分离模式,指在减数分裂时,相互易位染色体配对导致平衡的配子。与**相邻分离**对应。

可变剪切位点(alternative splice site) 某些基因在内含子和外显子之间的剪接切点上存在的多态性可以导致一个基因产生多种不同的蛋白质产物。

Alu 家族(Alu family) 一组大分散的 DNA 重复序列。

氨基酸(amino acids) 多肽的主要结构单元。有 20 个氨基酸,其中每一个均由一个或多个 mRNA 密码子编码。

羊膜穿刺术(amniocentesis) 一种产前诊断技术。在末次月经后的第 16 周左右,经腹穿刺取少量羊水,取胎儿细胞做遗传学诊断。

早期羊膜穿刺术(amniocentesis,early) 在末次月经后,大约 12 至 14 周,做羊膜穿刺。

羊水细胞(amniocyte) 在羊水中发现的胎儿细胞。

后期(anaphase) 细胞分裂的阶段之一。在这个阶段,姐妹染色单体分离并移动到细胞相反的两极。

贫血(anemia)　缺乏红细胞或血红蛋白。

非整倍体(aneuploid)　染色体数目不是 23 倍数的情况,例如三体型和单体型;与整倍体相对应。与**整倍体**对应【名词:非整倍体(aneuploidy)】。

血管生成(angiogenesis)　新的血管生成。

抗体(antibody)　由浆细胞产生的分子;抗体结合外来的抗原。

早现(anticipation)　一种家族谱系特征,在世代遗传过程中,近几代患者发病年龄提前或病情越来越重。

反密码子(anticodon)　tRNA 分子中的三核苷酸 DNA 序列,并且与 mRNA 密码子互补配对的碱基。

抗原(antigen)　激发抗体形成的分子(来自"抗体发生器")。

抗原呈递细胞【antigenpresenting cell(APC)】　一种吞噬并消化外源物体的细胞,能在自己的细胞表面呈现外来抗原,让 T 淋巴细胞进行识别。

反义链(antisense strand)　在双链 DNA 分子中,被 mRNA 转录的 DNA 链。见**正义链**。

反义治疗(antisense therapy)　一种体细胞基因治疗方法,即合成能与突变 mRNA 序列结合的**寡核苷酸**,阻止该 mRNA 序列翻译成蛋白。

细胞凋亡(apoptosis)　程序性细胞死亡。

微阵列比较基因组杂交【array CGH(aCGH)】　见**阵列比较基因组杂交**。

关联(association)　两个性状或事件共同出现的频率比随机出现的频率高,提示这两个形状或事件有关联。

自身免疫(autoimmunity)　一个人的免疫系统攻击自己细胞的状态。

放射自显影图(autoradiogram)　一种利用放射活性标记的物质例如探针,在 X 射线胶片产生图像的成像技术(例如用于检测 RFLP 和原位杂交)。

常染色体(autosomes)　1-22 号染色体,不包括性染色体(X 和 Y)。

胚轴特化(axis specification)　胚胎发育期间,腹侧 / 背侧和前端 / 后端即胚胎主轴形成。

B 淋巴细胞(也称为 B 细胞)【B lymphocyte(also B cell)】　适应性免疫系统的组成部分,生产抗体。

细菌人工染色体【bacterial artificial chromosome(BAC)】　插入到细菌中的一种重组质粒,作为克隆**载体**能够接受 50 至 200kb 的 DNA 插入片段。

噬菌体(bacteriophage)　一种能感染细菌的病毒。在重组 DNA 技术中,噬菌体用作载体携带插入的 DNA 序列。

噬菌体 P1 人工染色体【bacteriophage P1 artificial chromosome(PAC)】　由噬菌体 P1 组成并插入质粒的一种克隆载体,可接受高达 100kb 的 DNA 插入片段。

带(bands)　(1)在**放射自显影图**上可见的深色带纹,代表凝胶上等位基因的位置。(2)某些染色显带技术处理后,染色体上可见的深浅交替的区带。

Barr 小体(Barr body)　无活性的 X 染色体。在正常女性体细胞中,无活性的 X 染色体表现为可见的浓染染色质小体。也称为**性染色质**。

碱基(base)　组成 DNA 分子的四种含氮物质(腺嘌呤,胞嘧啶,鸟嘌呤或胸腺嘧啶)。碱基的组合决定了氨基酸序列。

碱基类似物(base analog)　一种能模拟 DNA 四种碱基中一种碱基化学作用的物质(DNA 四个碱基,参与 DNA 合成)。碱基类似物是一种**诱变剂**。

碱基对(bp)(base pair,bp)　双链 DNA 分子中,一对互补 DNA 碱基组成的单位(A-T 或 C-G)。

碱基对替换(base pair substitution)　一对碱基被另一对碱基替换,是一种突变类型。

贝叶斯定理(Bayes theorem)　一种统计程序,用前概率和条件概率推算出较精确的发生概率或风险值。

良性(benign)　指一个赘生物(肿瘤)不侵入周围组织或**转移**到身体其他部分的性质。与**恶性**肿瘤相对应。

二价体(bivalent)　减数分裂前期 I 中,可见到一对联会的同源染色体,与**四分体**同义。

血型(blood group)　位于红细胞表面的分子,其中一些(ABO 和 Rh 血型)决定了输血的兼容性。

躯体模式(body plan)　在胚胎发育期间,身体各部分形成的一定空间结构。

碱基对(bp)　**碱基对**的缩写。

断点(breakpoint)　在染色体上易位发生的位置。

负荷测试(burden test)　一种疾病风险的统计

检验方法,在一个基因座上将所有与疾病相关变异的个体效应都要被加在一起。

候选基因(candidate gene) 根据已知特性或蛋白质产物,推测一个基因是某种特定遗传病的致病基因。

CAR(嵌合抗原受体)T细胞【CAR(chimeric antigen receptor)T cell】 一种细胞毒性T细胞,通过修饰这种细胞表面表达一种嵌合抗原受体,使其能够靶向和破坏特定的癌细胞。

致癌物(carcinogen) 一种可以诱发癌症的物质【形容词:致癌的(carcinogenic)】。

癌变(carcinogenesis) 癌症发生的过程。

癌(carcinomas) 源于上皮细胞的肿瘤。

携带者(carrier) 携带有一份拷贝的致病等位基因但不表现该疾病症状的人。该术语通常用于表示隐性遗传病基因的杂合子。

催化剂(catalyst) 增加化学反应速度的物质。例如:酶就是一种催化剂的例子。

C显带(C banding) 一种染色体染色技术,该技术突出了位于着丝粒及其附近的结构异染色质。

互补DNA(cDNA) 指从细胞中纯化获得的mRNA进行逆转录形成的DNA。这种类型的DNA仅对应于编码序列(外显子)。

cDNA文库(互补DNA文库,cDNA library) 互补DNA(cDNA)各种片段的集合,这些片段都被克隆到载体中,例如噬菌体或质粒。与基因组文库比较。

细胞周期(cell cycle) 细胞有丝分裂期和间期有序交替形成的生长周期。

细胞命运(cell fate) 在胚胎发育中,细胞按既定的程序,表现出位置和功能的定向发育。

游离DNA【cell-free DNA(cfDNA)】 游离于细胞外的DNA。

细胞免疫系统(cellular immune system) 适应性免疫系统的T细胞组成部分。

厘摩【centimorgan(cM)】 两个位点之间的重组频率的测量单位,也称为图距单位。一个cM对应于1%的重组频率。

中心粒(centriole) 细胞中有助于在减数分裂和有丝分裂期间将染色体分开的结构部分。

着丝粒(centromere) 染色体上分隔两臂的区域;着丝粒是细胞分裂期间纺锤体纤维附着的位点。

CG岛(CG islands) 未甲基化的CG序列,多出现在许多基因的5′端附近。

交叉【chiasma(复数:chiasmata)】 减数分裂期间,两条同源染色体之间交叉的位置。

嵌合抗原受体【chimeric antigen receptor(CAR)】 为了使T细胞与特定癌细胞结合,在实验室生产的一种细胞表面受体(见CAR T细胞)。

绒毛取样【chorionic villus sampling(CVS)】 一种产前诊断技术,吸取少许绒毛组织样品进行遗传学诊断。通常在10至12周妊娠期进行。

染色质(chromatin) 组成染色体的蛋白质(如组蛋白)和核酸的组合。

染色质环(chromatin loop) 由一组DNA螺线管组成的卷曲单位。每个环约为100kb。

染色体(chromosome) 由染色质组成的线状结构(字面的意思是染上颜色的物质)。基因沿染色体排列。

染色体异常(chromosome abnormalities) 一类主要的遗传病,包括在显微镜下可见的染色体数目或结构的改变。

染色体显带(chromosome banding) 用特殊染色剂对染色体进行染色处理,产生有特征性区带的过程(例如:吉姆萨染色)。

染色体断裂(chromosome breakage) 指染色体断裂的过程。断裂剂诱导下可以增加染色体断裂。

染色体病(chromosome disorders) 与染色体相关的疾病。

染色体不稳定综合征(chromosome instability syndrome) 以大量染色体断裂或交换为特征的疾病,例如姐妹染色单体交换(例如:Bloom综合征)。

染色体特异文库(chromosome specific library) 来自单个染色体的DNA片段的集合。

类别(class) 见"同型"。

类别转换(class switching) 在淋巴细胞分化过程中,B淋巴细胞的重链从一种,或同型,转换为另一种的过程(例如:IgM变为IgG)。

断裂剂(clastogen) 能诱导染色体断裂的物质(例如:辐射)。

临床遗传学(clinical genetics) 直接临床应用的遗传学,与患者诊疗密切相关。

克隆(clone) (1)通过重组DNA技术产生的一系列相同的DNA片段。(2)来自单个共同祖先的相同细胞。

功能克隆（cloning, functional） 一种分离基因的方法，根据已知蛋白质功能及其与某一特征或疾病的**候补基因**进行克隆的方法

定位克隆（cloning, positional） 先确定一个致病基因的大概物理位置，再测定该基因产物的一种基因克隆的方法。以前称为"反向遗传学"。

成簇的有规律地间隔交织的短回文重复【clustered regularly interspersed short palindromic repeat（CRISPR）】 使用 Cas9 核酸酶和非编码导向 RNA 分子在特定基因组位置产生双链断裂的基因编辑系统。一旦断裂形成，在这个位置上可以删除或添加 DNA 碱基来设计疾病动物模型或进行基因治疗。

共激活因子（coactivator） 一种特异性转录因子。它与**激活因子**和一般的**转录因子复合物**结合，调节特定基因的转录。

共显性（codominant） 在杂合子个体中，一对等位基因的作用能够表现出来的现象（例如：ABO 血型系统的 A 和 B 等位基因）。

密码子（codon） 一个密码子包含三个 mRNA 碱基，每个密码子翻译一个指定的氨基酸。

亲缘系数（coefficient of relationship） 一个统计学指标，衡量两个有共同祖先的个体，遗传到相同基因的比例。

辅助因子（cofactors） 与酶相互作用可以产生化学反应的物质，例如各种代谢过程（例如：饮食微量元素，维生素等）。

秋水仙胺或秋水仙素（colcemid or colchicine） 一种作用于纺锤丝的毒素，在分裂中期阻滞细胞分裂，使得它们在显微镜下容易辨别。

比较基因组杂交【comparative genomic hybridization（CGH）】 一种将待测样本的 DNA（例如肿瘤）和正常对照的 DNA 分别标记，混合，然后与正常细胞分裂中期染色体或微阵列阵列（array CGH）进行杂交的检测分析技术。颜色的差异揭示了待测样本 DNA 中染色体的丢失或重复。

补体系统（complement system） 免疫系统的一个组成部分，由Ⅲ类 MHC 区域中的基因编码，可以破坏外来的生物体。补体系统也与免疫系统的其他组成部分如抗体和吞噬细胞相互作用。

碱基互补配对（complementary base pairing） 一种 DNA 结构形成的基本过程；腺嘌呤仅与胸腺嘧啶配对，鸟嘌呤仅与胞嘧啶配对。有时也被称为沃森克里克配对。

复合杂合子（compound heterozygote） 指个体在一个基因座上带有两个不同致病突变的杂合子。与**纯合子**相对应。对于具有隐性遗传病突变的复合杂合子个体，通常都会发病。

一致的（concordant） 指两个个体具有相同的性状（例如：单卵双胞胎都患有糖尿病）。与**不一致**相对应【名词：不一致性（concordance）】。

条件性敲除（conditional knockout） 用实验的方法（例如：在小鼠模型中），使某个基因在机体发育时不能在特定组织、细胞或时间段表达。

条件性概率（conditional probability） 指一个事件需要在另一个事件先发生的情况下才会发生的概率。例如：在贝叶斯定理中使用的条件概率。

限制性胎盘嵌合体（confined placental mosaicism） 仅在胎盘中观察到、不存在于胎儿中的**嵌合体**。

先天性（congenital） 出生时就存在的。

近亲（consanguinity） 有血缘关系的个体之间的婚配【形容词：近亲的（consanguineous）】。

共有序列（consensus sequence） 表示在某个特定部位经常出现的 DNA 碱基序列。在**供体**和**受体位点**附近都发现有这种保守序列。

保守性（conservation） 不同生物体中保留存在高度相似的 DNA 序列的现象；保守序列通常存在于功能基因中。

保守的（conserved） 见**保守性**。

恒定区（constant region） 免疫球蛋白分子的组成部分，决定分子的主要类型。

组成型（constitutional or constitutive） 属于身体正常细胞中的 DNA，通常与肿瘤的 DNA 形成对比。

组成型异染色质（constitutive heterochromatin） 见**异染色质，组成型**。

相邻基因综合征（contiguous gene syndrome） 相邻基因综合征是指由多个相邻基因的缺失或重复引起的疾病。参见**微缺失综合征**。

拷贝数变异【copy number variant（CNV）】 在不同个体中存在的、不同拷贝数的 500-1 000 或更多个碱基对的 DNA 序列。

脐带穿刺术（cordocentesis） 参见**经皮脐血取样（PUBS）**。

黏粒（cosmid） 一种噬菌体质粒杂交体，能够

比噬菌体或质粒接受更大的 DNA 插入片段（高达 40~50kb）。

共刺激分子（costimulatory molecule） 一种细胞表面分子，参与 T 细胞受体与 MHC 抗原复合物的结合。

杂交（cross） 在遗传研究中，生物之间的交配。

交叉或交叉互换（crossing over or crossover） 在减数分裂期间（有时也罕见于有丝分裂期间），同源染色体之间的遗传物质**交换**。

交叉反应（cross-reaction） 抗体与抗原的结合，该抗原非最初刺激抗体产生的相应抗原。这种抗原通常与最初刺激产生抗体的抗原非常相似。

隐匿剪接位点（cryptic splice site） 这些位点一般不发生剪切位点作用，当正常的剪切位点发生改变时，这些位点可以发生内含子外显子剪接。

周期蛋白依赖性激酶【cyclin-dependent kinases (CDKs)】 一种在细胞周期的特定阶段与特殊的**细胞周期蛋白**形成复合物，从而磷酸化调节蛋白的酶（例如 pRb）。

周期蛋白依赖性激酶抑制剂【cyclin-dependent kinase（CDK）inhibitors】 使周期蛋白依赖性激酶失活的蛋白质。其中许多是肿瘤抑制因子。

细胞周期蛋白（cyclins） 一种与特殊的**周期蛋白依赖性激酶**相互作用，在特定阶段调节细胞周期的蛋白质。

细胞遗传学（cytogenetics） 对染色体及其异常的研究。结合细胞生物学，细胞研究和遗传学。

染色体微阵列（cytogenomic microarray） 一种识别整个基因组的拷贝数变异的高通量方法。

细胞因子（cytokine） 引起细胞增殖的生长因子。例如：白细胞介素。

胞质分裂（cytokinesis） 在有丝分裂和减数分裂期间发生的细胞质分裂。

胞嘧啶（cytosine） 四种 DNA 碱基之一（缩写：C）。

细胞毒性 T 淋巴细胞（cytotoxic T lymphocyte） 一种 T 淋巴细胞，当细胞表达 MHC I 类分子和外源肽的复合物时起破坏细胞的作用。细胞免疫系统一部分也称为**杀伤 T 淋巴细胞**。

子细胞（daughter cells） 由亲本细胞分裂产生的细胞。

变形（deformation） 通过机械力改变正常身体部位的形成，形状或位置（例如：羊水过少综合征）。

简并（degenerate） 多个遗传密码子可以编码相同的氨基酸。

缺失（deletion） 染色体片段的丢失，可以是在末端或中间。与**重复**相对应。

中间缺失（deletion, interstitial） 染色体中段部分丢失。

末端缺失（deletion, terminal） 染色体长、短臂末端缺失，包括端粒的缺失。

树突细胞（dendritic cells） 一种高效摄取、加工处理、呈递抗原到细胞表面，有效激活 B 和 T 细胞的专职抗原呈递细胞。

新发突变（de novo mutation） 由于父母中一方生殖细胞突变导致的一个家庭中第一次出现的 DNA 序列改变【有时也称**新突变**（new mutation）】。

脱氧核糖核酸（deoxyribonucleic acid）（See DNA） 参见 **DNA**。

衍生染色体（derivative chromosome） 一种由易位导致的染色体改变【例如：衍生 9，或 der（9）】。

双脱氧法（dideoxy method） 一种将双脱氧核苷酸加入正在复制的 DNA 链末端，从而终止 DNA 链延伸的 DNA 测序技术。

二聚体（dimer） 由两个结构相似的亚基组成的分子。

二核苷酸（dinucleotide） DNA 序列中的两个连续的核苷酸。

二倍体（diploid） 每个染色体有两个拷贝。在人类中，二倍体数为 46 条。与**单倍体，多倍体**对应。

直接诊断（direct diagnosis） 一种针对 DNA 的疾病检测方法，直接检查相关变异位点。与**间接诊断**相对应。

不一致的（discordant） 指两个个体不具有相同的性状。与**一致性**相对应。

疾病靶向测序（disease-targeted sequencing） 针对已知导致某种疾病的基因进行测序的方案。

双精受精（dispermy） 两个精子与单个卵子受精。

散在重复 DNA（dispersed repetitive DNA） 一类单个重复的 DNA 序列，分布于整个基因组中。与**串联重复**相对应。

阻断（disruption） 由于正常发育过程被破坏而引起的形态学缺陷（例如：由于血管分化差导致

的肢体发育不良）。

异卵（dizygotic）　一种孪生，其中每个双胞胎由不同的卵子受精产生。与异卵双胎同义。与**单卵**相对应。

DNA（脱氧核糖核酸）【DNA（deoxyribonucleic acid）】　一个双螺旋分子，由一个糖磷酸骨架和四种含氮碱基（A，C，G 和 T）组成。DNA 碱基编码**信使 RNA**（mRNA），其进一步编码氨基酸序列。

DNA 结合基序（DNA-binding motifs）　转录因子上的一部分，能让转录因子与特定 DNA 序列相互作用（例如：螺旋环状序列，锌指序列）。

DNA 芯片（DNA chips）　参见**微阵列**。

DNA 微阵列（DNA microarrays）　见**微阵列**。

DNA 错配修复（DNA mismatch repair）　一种 **DNA 修复**类型，某些特殊的酶可以纠正核苷酸错配（即违反 GC、AT 互补碱基对规则）。

DNA 聚合酶（DNA polymerase）　参与 DNA 复制和修复的酶。

DNA 图谱（DNA profile）　具有个人信息的一系列 DNA 多态性（通常是 VNTR 或微卫星）。因为这些多态性具有高度可变性，所以综合分析这些的基因型可用于法医目的鉴定。

DNA 修复（DNA repair）　DNA 序列中的错误被改变以恢复到原始序列的过程。

DNA 序列（DNA sequence）　染色体上 DNA 碱基的顺序。

显性（dominant）　在单拷贝杂合子与双拷贝纯合子中以相同的方式表达的等位基因。与**隐性**相对应。

显性负效应（dominant negative）　一种突变类型，在突变杂合子中突变基因产生的异常蛋白产物与同源正常基因产生的正常蛋白产物形成复合物，从而使正常蛋白失去活性。

供体位点（donor site）　位于内含子 5′ 端剪切位点的 GT 序列。

剂量补偿（dosage compensation）　由于 X 染色体失活，使得女性中 X 染色体基因编码的产物的数量大致等于雄性 X 染色体基因编码的产物数量。

剂量定位（dosage mapping）　一种利用基因产物过量或缺乏与染色体片段重复或缺失的关联性，进行基因定位技术。

剂量敏感性（dosage sensitivity）　一种基因产物水平的改变（例如某种**缺失**导致 50% 的表达或某种**重复**导致基因产物 150% 的表达）导致表型改变（包括疾病）的特性。

双交换（double crossover）　在相对彼此接近的位置上发生的两次交换，使得双交换的任一侧上的基因座不再发生重组。

双螺旋（double helix）　双链 DNA 分子的"旋转梯形"状态。

双链 DNA 断裂（doublestranded DNA breaks）　DNA 双链在特定位置的断裂。

下游（downstream）　沿着基因序列的方向，特别是 DNA 或 RNA 分子的编码链的 3′ 方向。与**上游**相对应。

驱动基因（driver genes）　可以赋予肿瘤生长优势的基因，使它们成为癌症的主要原因。与**乘客基因**相对应。

重复（duplication）　染色体水平上存在额外的相同片段。与**缺失**相对应。

畸形学（dysmorphology）　对身体发育异常的研究。

发育不良（dysplasia）　细胞形成组织过程中出现的缺陷例如：骨发育异常。

异位表达（ectopic expression）　基因在异常位置或组织类型中表达。

电泳（electrophoresis）　将带电的分子置于某种介质中、并通电形成电场，使这些分子根据电荷、分子大小长度或其他属性以不同速率迁移而分离这些分子的技术。参见**蛋白质电泳**。

胚胎干细胞（embryonic stem cell）　在早期胚胎中、具有变成任何细胞类型潜力（**多能性**）的细胞。

经验风险（empirical risk）　基于数据直接观察的一种风险估计。

内吞作用（endocytosis）　分子被转运到细胞内部的过程。

增强子（enhancer）　与**特定转录因子**相互作用，以增加基因转录的调控 DNA 序列。与**沉默子**相对应。

均等分裂（equational division）　减数分裂的第二个主要周期：减数分裂Ⅱ。与**减数分裂Ⅰ**相对应。

赤道板（equatorial plane）　细胞中期同源染色体在纺锤体中间，同源染色体排列成一个平面上。

常染色质（euchromatin）　在分裂间期染色，着色比较浅的染色质。这部分染色质倾向于具有转录活性。与**异染色质**相对应。

优生学（eugenics） 用控制育种的方法来增加"期望"遗传性状（正向优生学）的发生率并降低"不想要的"性状（负向优生学）的发生率。

真核生物（eukaryotes） 细胞具有真正细胞核的生物。

整倍体（euploid） 指染色体数目为 23 的倍数的细胞（在人细胞里）。（名词：euploidy）

表达数量性状基因座【expression quantitative trait loci（eQTL）】 与细胞或组织中表达 mRNA 水平相关的一段 DNA 或 DNA 位点。

外显子组（exome） 用于编码蛋白质的基因组部分。

外显子组测序（exome sequencing） 只对编码蛋白质的基因的外显子部分进行 DNA 测序。

外显子（exons） 编码氨基酸并在初级 mRNA 转录剪切后仍被保留的基因部分。与**内含子**相对应。

外显子跳跃（exon skipping） 一种除去含致病突变例，如移码突变外显子的基因治疗方法。

扩大的新生儿筛查（expanded newborn screening） 见新生儿筛查。

重复序列扩增（expanded repeat） 一种串联三核苷酸重复数增加的突变类型（例如：亨廷顿病）。

表达序列标签【expressed sequence tag（EST）】 数百 bp 的已知 **cDNA** 序列，侧翼为 **PCR** 引物。因为它们来源于 **cDNA** 文库，所以这些序列代表表达基因的部分。

假阴性（false negative） 患者被检测方法诊断为正常人。与**假阳性**相对应。

假阳性（false positive） 根据检测结果，正常人被错误地认为是患者。与**假阴性**相对应。

家族（Family） 见**基因家族**。

流式细胞术（flow cytometry） 一种可以将染色体单独分类的技术。

荧光原位杂交【fluorescence in situ hybridization（FISH）】 标记的探针与染色体杂交后在荧光显微镜进行分析的一种分子细胞遗传学技术。

奠基者效应（founder effect） 当从较大的群体中分离出一个小群体，其中最初的人带有的某些遗传变异导致这个新群体中基因频率的大幅度变化。奠基者效应可以认为是**遗传漂移**的一种特殊情况。

移码突变（frameshift mutation） 发生重复或缺失改变的 DNA 碱基数不是 3 个碱基对的倍数，可以导致阅读框架的改变。

融合基因（fusion gene） 由两个基因或两个基因的片段组合产生的衍生基因。

G1 期（G1） 分裂间期的间隙 1 期。

G2 期（G2） 分裂间期的间隙 2 期。

功能获得（gain of function） 一类突变，其导致蛋白质产物的数量增加或具有新功能。与**功能丧失**相比较。

配子（gamete） 单倍体生殖细胞（精子和卵子）。

配子发生（gametogenesis） 配子形成的过程。

原肠胚形成（gastrulation） 一种囊胚继续发育的胚胎阶段，囊胚细胞重排并形成由内胚层、中胚层和外胚层组成的三胚层结构。

基因（gene） 遗传的基本单位。

基因 - 环境相互作用（geneenvironment interaction） 基因和环境因子的共同表型效应大于单独的任一因素的单一影响（例如：a1 抗胰蛋白酶 /a1-antitrypsin 缺陷和吸烟对肺气肿的影响）。

基因家族（gene family） 一组在 DNA 序列上相似并且从单个共同祖先基因进化而来的基因；它们可以是在相同位置上也可以在不同的染色体区域。

基因流（gene flow） 在不同人群之间的基因交换。

基因频率（gene frequency） 在群体中某特定等位基因的数量占该基因座全部等位基因总数的比率。

基因治疗（gene therapy） 插入或改变基因达到纠正疾病的治疗方法。

基因治疗，生殖细胞（gene therapy，germline） 改变机体所有细胞包括生殖细胞的基因治疗。与**体细胞基因治疗**相对应。

基因治疗，体细胞（gene therapy，somatic cell） 通过改变体细胞而不是生殖细胞的基因治疗。与**生殖细胞基因治疗**相对应。

遗传起源（genetic ancestry） 个体祖先的起源；最常用于指祖先的地理起源。

遗传密码（genetic code） 与蛋白质中氨基酸相对应的 mRNA 核苷酸三联体**密码子**。

遗传咨询（genetic counseling） 向患者及其家人传递关于遗传疾病信息（风险，自然病程和疾病管理）的过程。

遗传漂变（genetic drift） 一种进化过程,随着基因从一代到下一代的传播,其基因频率呈随机波动而改变。较小的人口漂移较大。

遗传工程（genetic engineering） 改变基因的遗传操作;它通常涉及**重组 DNA** 技术。

遗传致死突变（genetic lethal mutation） DNA 序列的改变导致胚胎死亡,阻止个体将他或她的 DNA 传递给下一代。

基因定位（gene mapping） 根据重组频率在染色体上进行基因定位。与物理图距相对应。

遗传学筛查（genetic screening） 对一个确定的群体进行大规模检测,以鉴定哪些人具有致病基因伴有发病的高风险。

基因检测（genetic testing） DNA、RNA 或蛋白质的分析,以检测是否存在可能导致遗传性疾病的变异。

基因组（Genome） 生物体 DNA 的总体。

基因组编辑（genome editing） 像 CRISPR/Cas9（参见）这样可以对生物体的基因组进行精确的改变（如单碱基的改变、删除、插入）的技术。

基因组扫描（genome scan） 从全基因组的遗传标记中寻找与疾病表型连锁的标记物,并在染色体上定位相关基因的方法。

基因组关联分析【genomewide association studies（GWAS）】 一种研究设计,其原理是比较疾病病例和正常对照的大量基因座的等位基因频率（一般是**单核苷酸多态性,SNPs**）。在病例和对照之间显示有明显频率差异的 SNP 可能位于致病基因中或附近。

基因组不稳定性（genomic instability） 在整个基因组中突变显著增加的异常状况。例如:当 DNA 修复系统丧失功能时可能发生这种情况。

基因组文库（genomic library） 来自生物体整个基因组的 DNA 片段的集合。它包括 cDNA 以及非编码 DNA。与 **cDNA 文库**相对应。

基因型（genotype） 个体在基因座的等位基因构成。

基因型频率（genotype frequency） 携带特定基因型的个体数与群体总数的比例。

基因型 - 表型的相关性（Genotype-phenotype correlation） 在一个基因座不同的等位基因和个人表型之间的关系。由于**等位基因异质性**,同一基因座的不同等位基因可以产生严重程度不同疾病表型,（例如错义与无义突变的表型不同）。

种系细胞（germline） 负责生产配子的细胞。

吉姆萨显带（G 显带）【Giemsa banding（G-banding）】 一种在染色体中产生 G 带的染色类型。

神经胶质瘤（gliomas） 源于神经胶质细胞的肿瘤。

球蛋白（globin） 血红蛋白分子的主要成分。球蛋白也存在于脊椎动物肌红蛋白分子中。

生长因子（growth factor） 能够刺激细胞增殖的物质。

生长因子受体（growth factor receptor） 生长因子可以结合得细胞表面上的结构。

鸟嘌呤（guanine） 四种 DNA 碱基中的一种,缩写:G。

鸟苷二磷酸或二磷酸鸟苷【guanosine diphosphate（GDP）】 部分脱磷酸形式的鸟苷三磷酸。

鸟苷三磷酸或三磷酸鸟苷【guanosine triphosphate（GTP）】 在翻译过程中合成肽键所需的分子。

引导 RNA（guide RNA） 一个短（约 20bp）的 RNA 序列,通过互补碱基对与一个特定的 DNA 序列结合（guide RNAs 是 CRISPR 基因组编辑技术的重要组成部分）。

单倍体（haploid） 指每号染色体一个拷贝的细胞,例如:典型的是配子。在人类,单倍体数为 23。

单倍剂量不足（haploinsufficiency） 基因表达为正常水平的 50%（例如杂合子）,未能达到发挥正常功能的情况。

单倍型（haplotype） 单染色体上多个位点的等位基因组合。来源于"单倍体基因型"。

Hardy-Weinberg 原 则（Hardy-Weinberg principle） 指定种群中基因频率和基因型频率之间的平衡关系。

重链（heavy chain） 免疫球蛋白分子的主要结构部件,比轻链具有较高分子量。人有五种主要类型的重链分别为:y,μ,μ,α,和 ε。

辅助性 T 淋巴细胞（helper T lymphocyte） 一种 T 淋巴细胞,它的受体能结合到由 MHC Ⅱ类分子和抗原提呈细胞表面上的外源肽形成的复合物上。是细胞免疫系统的一部分。

血红素（heme） 血红蛋白分子与氧结合的含铁组分。

半合子（hemizygous） 指只有一个拷贝的基因

（hemi＝一半）。最常是指在雄性单条 X 染色体上的基因，也可以指在单倍体状态的其他基因，如同源染色体的缺失区域的基因。

遗传度（heritability） 人群中某一性状的**变异**可归因于遗传因素的部分。

异染色质（heterochromatin） 深染的染色质，通常没有转录活性和大多由重复的 DNA 组成。与**常染色质**相对应。

单亲异二体（heterodisomy） 在一个细胞中的两条染色体均来自一个亲本，没有一条来自另一个亲本（二体）。在单亲异二体中，两条染色体是不同的同源染色体。与**单亲同二体**相对应。

等位基因异质性（Heterogeneity,allelic） 在一个位点上不同的等位基因可以有不同的疾病表型。根据表型的定义，等位基因异质性可能会导致两种不同的疾病，如假肥大型肌营养不良症的 DMD 和 BMD。

基因座异质性（Heterogeneity,locus） 不同基因座突变能产生同样的疾病表型（例如：成骨不全症，视网膜色素变性）。

异质性（heteroplasmy） 在一个细胞内，一个基因座有不同的 DNA 序列存在。在线粒体基因中常见。

异源四聚体（heterotetramer） 包括四个亚基的分子，其中至少一个亚基的不同于其他的亚基。与**同源四聚体**相对应。

杂合子（heterozygote） 拥有两个不同等位基因的个体。与**纯合子**对应。

高分辨显带（high-resolution banding） 对前期或前中期染色体进行显带分析。因为前期或前中期染色体比中期染色体更加长，从而得到更多区带和更高的分辨率。

高通量 DNA 测序（high-throughput DNA sequencing） 大规模同时产生几百万短的 DNA 序列，平行对这些 DNA 进行分析。

组蛋白（histone） 在染色体结构中，成为核心、周围被 DNA 缠绕的蛋白质。

HLA-A，HLA-B，HLA-C 见**人类白细胞抗原**。

限雄性遗传的（holandric） 指 Y 连锁遗传的形状；完全由父亲传给儿子。

同源异型域（homeodomain） 参与胚胎发育过程的转录因子蛋白中的 DNA 结合部分。

同源物（homologous） （1）指的是高度彼此类似 DNA 或氨基酸序列。（2）描述的减数分裂中的配对的染色体，一个来自父亲和另一个来自母亲。

同源染色体（homologs） 指同源的染色体。

同源四聚体（homotetramer） 这种分子由四个完全相同的亚基组成。与**异四聚体**相对应。

纯合子（homozygote） 具有两个相同等位基因的个体。与 **杂合子**相对应。

管家基因（housekeeping genes） 产生细胞维持或代谢所必需的蛋白产物的基因。因为它们在细胞的生命中起核心作用，管家基因在所有细胞中都是有转录活性的。

人类人工染色体（human artificial chromosome） 由人造的着丝粒、端粒并插入一段 5-10Mb 人类 DNA 片段组成的合成染色体。

人类白细胞抗原【human leukocyte antigen（HLA）】 旧版的术语，现为**主要组织相容性复合体 MHC**。

体液免疫系统（humoral immune system） 适应性免疫系统的 B 细胞成分。因为抗体被分泌到循环系统中亦称为体液免疫。

免疫缺陷病（immunodeficiency disease） 一类免疫反应功能不足的疾病（例如：重症联合免疫缺陷）。

原发性免疫缺陷病（immunodeficiency disease, primary） 由于免疫系统组分或细胞的缺陷（通常是遗传性的）直接导致的免疫系统疾病。

继发性免疫缺陷病（immunodeficiency disease, secondary） 起源于免疫系统以外的因素或缺陷诱导的免疫系统疾病（例如：感染、辐射、药物）。

免疫遗传学（immunogenetics） 对于免疫系统进行遗传基础研究的学科。

免疫球蛋白（immunoglobulin） 在 B 细胞表面上的受体。当 B 细胞成熟变为浆细胞时，这种蛋白受体被分泌到循环系统中，免疫球蛋白被称为**抗体**。

免疫治疗（immunotherapy） 为了对抗感染、癌症和其他疾病，对免疫系统进行刺激或抑制，达到治疗或预防疾病的方法。

印迹控制区【imprinting control region（ICR）】 对甲基化信号作出反应并确定其附近的基因是否表达的调控 DNA 序列，这取决传递基因的亲本（见印迹）。

印迹,基因组(imprinting,genomic) 指来自母亲的遗传物质与来自父亲的遗传物质表达不一样的过程。

体外受精【in vitro fertilization(IVF)】 在实验室将一个卵细胞和精子细胞进行受精的过程。然后将胚胎植入母亲的子宫。

近交系数(inbreeding coefficient) 由于亲代血缘关系,子女在某个基因座为纯合子的概率。

乱伦(incest) 血缘密切相关的个体之间的交配,通常指一级亲属之间的结合。

偶然发现(incidental findings) 在患者检测中发现了送检原因(例如:在基因检测中)不相关、但对病人诊疗有潜在意义的结果。

得失位(indel) (来自插入/缺失)由小于50bp大小的插入和缺失序列导致的异常小片段(较大的变异称为结构变异,参见)。

独立性(independence) 在统计分析中常用的一种原则,特指一个事件的发生,对另一个事件的发生概率没有影响【形容词:独立的(independent)】。

自由组合定律(independent assortment) 孟德尔遗传基本定律之一;即在不同基因座的等位基因彼此独立地遗传传递。

先证者(index case) 见 **proband**。

间接诊断(indirect diagnosis) 基因诊断的一种方式;通常是指使用连锁标记物而不是直接检测致病突变的方法进行诊断。与直接诊断相对应。

诱导多能干细胞【induced pluripotent stem (IPS)cells】 通过基因重编程技术,使细胞(例如成纤维细胞)变成具有类似于胚胎干细胞的特性,即有分化成任何类型细胞的能力(即多能性)。

诱导(induction) 一组细胞对另一组细胞发育产生的影响或决定作用。

先天(或固有)免疫系统(innate immune system) 免疫系统中不会因对感染应答而改变其特征的部分。初始免疫应答的主要部分。与**获得性免疫系统**相对应。

插入片段(insert) 利用重组DNA技术,插入到载体(如质粒或黏粒)的DNA序列。

插入(insertion) 一个或多个核苷酸碱基插入DNA序列的过程。与**缺失**相对应。

分裂间期(interphase) 细胞周期中与**减数分裂**或**有丝分裂**(细胞分裂)交替的时段。在此阶段,DNA被复制和修复。

组内相关系数(intraclass correlation coefficient) 在 -1 和 1 区间变化的一种统计测量方法,明确在一个样本或总体中两个量的相似程度。

内含子(intron) 两个**外显子**之间的DNA序列。它被转录成初级mRNA,但在形成成熟的mRNA转录过程中被剪切掉。

倒位(inversion) 一条染色体两个位点上发生断裂,断裂的染色体片段再以相反的顺序重新插入,造成染色体的结构重排。它可以是臂内倒位或臂间倒位。见**臂内倒位**和**臂间倒位**。

臂内倒位(inversion,paracentric) 倒位的片段不包括着丝粒。

臂间倒位(inversion,pericentric) 倒位的片段包括着丝粒。

等臂染色体(isochromosome) 由于着丝粒横向断裂再异常连接产生的一种染色体结构重排,衍生的染色体不是两个短臂就是两个长臂。

单亲同二体(Isodisomy) 一个细胞内一对染色体来自同一个亲本并完全一样,没有来自于另一个亲本的染色体。与**单亲异二体**比较。

亚型(Isotype) 免疫球蛋白分子的类型(例如:IgA,IgE,IgG),由分子中的重链类型决定。

联合概率(joint probability) 两个事件都发生的概率。

核型图或染色体组型(karyogram) 见**核型分析**。

核型(karyotype) 全部染色体按长度排列的图像。

杀伤细胞免疫球蛋白样受体【killer cell immunoglobulin-like receptors(KIR)】 存在于自然杀伤细胞(见**自然杀伤细胞**)表面上的分子;它们的功能是与正常细胞表面上的 MHC I 型分子结合,起抑制杀伤细胞的作用。

杀伤T淋巴细胞(killer T lymphocyte) 见**细胞毒性T淋巴细胞**。

千碱基对【kilobase(kb)】 一千个DNA碱基对。

敲除(knockout) 将特定基因失活的动物模型。

慢病毒(lentivirus) 能够进入非分裂细胞的一种逆转录病毒。

白血病(leukemias) 起源于造血干细胞的肿瘤。

易患性分布(liability distribution) 一种疾病易感性的理论评分,由于遗传和环境危险因素的影响,评分因人而异。

轻链(light chain) 抗体分子的主要结构部件,由一个 κ 链或一个 λ 链组成。轻链比重链具有较低分子量。

可能性或似然率/似然比(likelihood or likelihood ratio) 测量一个事件或一系列事件发生概率的统计信息。

长散在重复元件【LINEs(long interspersed elements)】 一类分散重复的 DNA 片段,其中每个重复相对较长,可达 7KB。与**短散在重复片段**相对应。

连锁(linkage or linked) 描述在同一染色体的关联。与**连锁平衡**相对应。

连锁平衡(linkage equilibrium) 在一个位点的等位基因之间不存在特殊关联。与**连锁不平衡**相对应。

连锁相(linkage phase) 在染色体上连锁的等位基因的排列方式。

脂质体(liposome) 一种脂肪体,有时用作体细胞基因治疗的载体。

基因座(locus) 特定基因在染色体上的位置(复数:loci)。

基因座控制区(locus control region) 珠蛋白基因簇 5′ 区域的 DNA 序列,起转录调控作用

优势对数计分法(LOD score) 一种用于计算特定的重组片段中,两个基因座连锁的可能性与它们不连锁的可能性之比的常用对数。

长链非编码 RNA(long noncoding RNA) 长度超过 200 个碱基的 RNA 转录本,不被翻译成蛋白质产物。

功能缺失(loss of function) 一类导致无功能的蛋白产物的基因突变。与**功能获得**相对应。

杂合性丢失(loss of heterozygosity) 描述了由于基因座的缺失或其他原因而导致该位点杂合子变为纯合子或半合子。

低拷贝重复序列(low-copy repeats) 拷贝数较小的基因组 DNA 重复序列。与 **Alu 重复序列**或**短串联重复序列**相对应。

淋巴瘤(lymphomas) 源于淋巴系统细胞的肿瘤。

里昂假说(Lyon hypothesis) 关于正常女性胚胎的体细胞中,一条 X 染色体被随机失活(莱昂化作用)的学说。(现在已被证实)

巨噬细胞(macrophage) 一类吞噬细胞,它摄取外来微生物,并将其暴露于细胞表面供 T 细胞受体识别。

主基因(major gene) 具有显著表型效应的单基因(有时与多基因作用相对应)。

主要组织相容性复合体(MHC)Ⅰ类【major histocompatibility complex(MHC)class Ⅰ】 几乎存在于所有细胞表面上一种的跨膜糖蛋白,作为抗原供细胞毒性 T 淋巴细胞识别。与 **MHC Ⅱ类**相对应。

主要组织相容性复合体(MHC)Ⅱ类【major histocompatibility complex(MHC);class Ⅱ】 只存在于**抗原提呈细胞**表面的一种跨膜糖蛋白,可作为抗原辅助性 T 细胞识别。

畸形(malformation) 胚胎发育过程中产生原发性的形态缺陷(例如:多趾)。

恶性(malignant) 形容能够侵入周围组织和转移性到身体其他部位的肿瘤。与**良性**相对应。

显示杂合子(manifesting heterozygote) 隐性遗传性状的杂合子个体表现出相应的性状。最常用于描述携带有 X 连锁隐性遗传病变异的女性杂合子发病的情形。

标记(markers) 与疾病位点连锁的多态性标记,如 STRs 和 SNPs。

质谱分析法(mass spectrometry) 分子的质量和电荷比例关系的分析;可用于 DNA 测序和检测突变。

串联质谱法(mass spectrometry,tandem) 质谱的一种形式。使用两个质谱仪,其中第一个质谱仪根据质量分离分子,第二个质谱仪分子片段化后分析其质量和电荷。

母体血清甲胎蛋白【maternal serum alpha-fetoprotein(MSAFP)】 孕妇血清中的甲胎蛋白;用于对胎儿疾病的产前筛查,如神经管畸形和唐氏综合征。

成熟转录本(mature transcript) 被剪切掉内含子的 mRNA。剪切前的 mRNA,称为**初级转录本**。

最大似然估计(maximum likelihood estimate) 一种统计程序,对各种参数值的可能性进行估计,然后进行比较,以确定哪种可能性最大。例如:在评

估 LOD 评分时使用，以确定最可能的重组频率。

兆碱基【MB（megabase）】　一百万个碱基对。

减数分裂（meiosis）　细胞分裂的过程中，二倍体的生殖细胞分裂形成单倍体配子的过程。

减数分裂失败（meiotic failure）　异常的**减数分裂**，产生二倍体配子，而不是正常的单倍体配子。

记忆细胞（memory cells）　在免疫应答反应结束后仍在身体中保留的一类具有高结合亲和力的 B 或 T 细胞；这些细胞第二次遇到同一种致病抗原时，会产生相对快速的结合反应。

孟德尔的（mendelian）　参见格雷戈尔.孟德尔描述了可归因于单个基因的性状。

间质（mesenchyme）　胚胎发育过程中形成结缔组织、淋巴管和血管的间质组织。

信使 RNA【messenger RNA（mRNA）】　mRNA 是从 DNA 转录形成的 RNA 分子。内含子剪接前的 mRNA 被称为**初级转录本**；剪切后为**成熟转录本**（或成熟 mRNA），然后进入到细胞质中，被翻译成氨基酸序列。

中着丝粒（metacentric）染色体　着丝粒大致位于染色体臂中间的染色体。

中期（metaphase）　有丝分裂和减数分裂中，同源染色体沿细胞的赤道平面或中期板分布的阶段。在这阶段，染色体最大程度浓缩，最容易在显微镜下看见。

转移（metastasis）　恶性细胞的扩散，从一个肿瘤发生的原发部位转移到其他部位（动词：metastasize）。

甲基化（methylation）　甲基的加入；在遗传学中，特指在胞嘧啶碱基加入甲基，形成 5′甲基胞嘧啶。甲基化与基因的转录减少相关。

甲基化组（methylome）　基因组或细胞中 DNA 甲基化修饰的模式

MHC 限制性（MHC restriction）　限制与 MHC 介导相互作用的免疫反应功能（例如：与 T 细胞受体的结合有 MHC 限制性，因为它需要由 MHC I 类或 MHC Ⅱ类分子表达的呈递抗原）。

微阵列（microarrays）　由大量正常和突变的寡核苷酸的序列在载玻片上或硅芯片（DNA 芯片）上排列。这些寡核苷酸可以与标记的 DNA 片段杂交来检测是否有突变，也可以进行 DNA 测序，或分析基因表达模式。

微缺失综合征（microdeletion syndrome）　显微镜下不能发现的染色体微小缺失导致的疾病（例如：迪乔治综合征；Prader-Willi 综合征）。也见**邻近基因综合征**。

微小 RNA/microRNA（miRNA）　非编码的小 RNA 序列，能结合并调节 mRNA 序列。

微卫星（microsatellite）　一类**卫星 DNA**，由串联的小重复单元组成（通常为 2、3、4 或 5 个碱基对）。

微卫星重复序列多态性（microsatellite repeat polymorphism）　见**短串联重复序列（STRs）**。

小卫星（minisatellite）　一类卫星 DNA，由 20~70bp 串联重复单元组成。小卫星重复序列数目的变化是 VNTR 多态性的基础。

错配（mismatch）　在 DNA 双链上，一条链的碱基与另一条链相应位置上的碱基不互补。又称 mispairing。

错配修复（mismatch repair）　改变错配的核苷酸，使它们成为互补 DNA 的修复过程。

错义突变（missense mutation）　一种突变类型，可导致该基因编码产物中单个氨基酸改变。与**无义突变**相对应。

线粒体（mitochondria）　细胞质中的细胞器，在细胞呼吸中起重要作用。线粒体有自己独特的 DNA。

线粒体病（mitochondrial disorders）　线粒体的疾病。

有丝分裂（mitosis）　从单一的亲本细胞产生两个相同的子代细胞的细胞分裂过程。与**减数分裂**相对应。

可移动元件（mobile elements）　能够将自身的序列（或自身的拷贝数）插入到基因组中的其他位置的 DNA 序列。

修饰基因（modifier gene）　一种可以改变其他位点基因表达的基因。

分子遗传学（molecular genetics）　在分子水平上研究基因的结构和功能的学科。

单克隆（monoclonal）　指一组由单个克隆形成的细胞（即所有细胞都来自同一个祖细胞）。

单基因的（monogenic）　形容单个基因或孟德尔遗传特征。

单体（monosomy）　一种非整倍体的形式。某个特定的染色体只有一个拷贝，导致该个体核型为 45 条。

同卵（monozygotic） 从单个受精卵发育而来的两个胎儿。与 identical twin 同义。与**异卵双胎**相对应。

形态发生（morphogenesis） 细胞、器官或生物体的发育过程。

嵌合体（mosaicism） 在一个个体中存在两个或多个遗传上不同的细胞系。

生殖腺嵌合（mosaic，germline） 指一种**嵌合体**，在一个个体的生殖细胞内，存在与体细胞不同的等位基因。

多因子的（multifactorial） 多种遗传和环境因素的相互作用而产生的性状或疾病（例如：神经管缺陷）。

多因子疾病（multifactorial disorders） 见**多因子的**。

癌变的多重打击学说（Multihit concept of carcinogenesis） 大多数肿瘤产生于一个细胞内的一系列的错误或"打击"的学说。

乘法法则（multiplication rule） 指两个或多个独立的事件一同出现的概率，可通过每个事件的单个概率相乘来获得的法则。

多点定位（multipoint mapping） 一种同时估计三个或更多个基因座之间重组频率的遗传定位法。

诱变剂（mutagen） 引起**突变**的物质。

突变（mutation） DNA 序列的改变。

突变热点（mutation hot spots） 突变频率明显升高的核苷酸序列。

诱发突变（mutation，induced） 受外源因素造成的突变，如辐射。与**自发突变**相对应。

自发突变（mutation，spontaneous） 不清楚什么外源因素造成的突变。与**诱导突变**相对应。

突变 - 选择平衡（mutation-selection balance） 在一个群体中，消除一个人群中等位基因（由于自然选择）的速度等于引进（由于突变）该人群中等位基因的速度的情况。突变选择平衡可以预测一个等位基因在群体的**基因频率**。

自然杀伤细胞（natural killer cell） 一类淋巴细胞，早期阶段参与针对外来微生物和肿瘤防御，不是 MHC 限制性淋巴细胞。

自然选择（natural selection） 带有优势基因型的个体产生较多后代的进化过程。

阴性预测值（negative predictive value） 在疾病筛查中，检测结果阴性的真正没有病的受试者所占百分比。与**阳性预测值**相对应。

赘生物或肿瘤（neoplasm or tumor） 不受控制而增殖的一组细胞（可能是**良性**或**恶性**的）。

神经胚形成（neurulation） 胚胎发育过程中神经管的形成。

新生儿筛查（newborn screening） 对刚出生的新生儿进行某些疾病的检查，如苯丙酮尿症。**扩展性新生儿筛查**是指利用能检测更多疾病的技术（如**串联质谱**）对新生儿群体进行筛查。

非指令性（nondirectiveness） 指提供给就诊者家庭遗传病信息，让这些就诊者家庭自己决定是否生育的遗传咨询方法。

不分离（nondisjunction） 同源染色体（在有丝分裂或减数分裂Ⅰ期）或姐妹染色单体（在减数分裂Ⅱ）未能正确分离到不同的子代细胞。可产生**非整倍体**。

无创产前筛查【noninvasive prenatal screening（NIPS）】 一种不侵入或破坏靶组织的产前筛查或检测的方法。

非孟德尔遗传方式（nonmendelian） 格雷戈尔.孟德尔未研究过的、非常染色体遗传方式的遗传模式。

无义介导的 mRNA 衰变（nonsense-mediated mRNA decay） 通过识别含有提前终止密码子，使得 mRNA 转录本降解的自然细胞过程。

无义突变（nonsense mutation） 一种突变类型，即突变产生 mRNA 终止密码子，导致翻译的过早终止；或终止密码子缺失突变导致产生一个延长的蛋白质产物。与**错义突变**相对应。也参见**终止密码子获得**（stop-gain）和**终止密码子丢失**（stop-loss）。

Northern 印记（Northern blotting） 用标记探针与 mRNA 的斑点杂交技术，进行基因表达分析。

核小体（nucleosome） 一种染色质的结构单元，包括由 140~150bp 的 DNA 链围绕由八个组蛋白分子组成的核心上。

核苷酸（nucleotide） DNA 或 RNA 的一个基本单元，由一个脱氧核糖（在 RNA 为核糖），一个磷酸基团和一种含氮碱基组成。

核苷酸切除修复（nucleotide excision repair） 一种去除变异核苷酸基团的 **DNA 修复**方法，例如由正常的核苷酸取代嘧啶二聚体。

肯定携带者（obligate carrier） 一个已知有一

个致病基因的个体(通常基于家系调查),可能患病或可能不患病。

寡核苷酸(oligonucleotide) 由少量核苷酸碱基组成的 DNA 序列。

癌基因(oncogene) 可以使细胞进入高度增殖状态,导致癌症的基因。

卵子发生(oogenesis) 卵子产生的过程。

卵原细胞(oogonia) 二倍体的生殖干细胞,最终发育为成熟卵子。

器官形成(organogenesis) 胚胎发育的过程中器官的形成。

卵子(ovum) 成熟的雌性生殖细胞。

回文序列(palindrome) 一种互补序列。从正向和反向阅读,都是相同的 DNA 序列(例如:5′AATGCGCATT3′)。

随机交配(panmixia) 描述一个群体中,个体交配以某个特定的基因型随机性的方式进行的状态。

旁系同源基因(paralog) 在一个物种中,一组同源基因的成员(例如:*HOXA13* 和 *HOXD13*)。

部分三体(partial trisomy) 一种染色体异常。染色体的一部分出现了三份拷贝;可以通过相互易位或不对等交叉生产。也见**易位**,**互换和交叉**。

乘客基因(passenger genes) 在肿瘤发生过程中表现出的体细胞突变,但不引起生长优势。与**驱动基因**相对应。

图式形成(pattern formation) 胚胎发育过程中,已经分化的细胞形成组织和器官时的空间排列。

家系(pedigree) 描述家庭关系、性别、疾病状况以及其他属性的图表。

外显率(penetrance) 个体遗传到可表达的基因,出现相对应表型的概率。如果此概率小于 1.0,这个疾病基因型被认为是不完全外显。

年龄依赖性外显率(penetrance,age-dependent) 随着带有发病高风险基因个体的年龄增大而发病的概率增高的现象(例如:亨廷顿病,家族性乳腺癌)。

经皮脐带血取样【percutaneous umbilical blood sampling(PUBS)】 通过脐带穿刺获得胎儿血液做样本检测的产前诊断技术。也被称为**脐带血穿刺**。

个体化医学(personalized medicine) 针对患者个体而设计的医疗保健治疗的方法。在遗传学中,目标是要结合患者个体的遗传档案做出诊断和治疗的决策。另请参见**精准医学**和**预测医学**。

吞噬细胞(phagocyte) 吞蚀外来颗粒的细胞。

药物遗传学(pharmacogenetics) 对药物反应的遗传变异进行研究。

药物基因组学(pharmacogenemics) 利用整个基因组检测获得的多个基因数据,对药物反应的遗传变异进行研究(与**药物遗传学**相对应)。

拟表型(phenocopy) 类似于由特定基因产生的表型,但实际是由其他因素,一般是非遗传的因素引起的表型。

表型(phenotype) 由基因与环境的相互作用而产生的,在个体可观察到的特性。

费城染色体(Philadelphia chromosome) 在体细胞由 9 号和 22 号染色体长臂之间产生的染色体相互易位;导致慢性髓细胞性白血病。

物理图谱(physical mapping) 利用细胞遗传学和分子技术确定基因之间的物理距离。与预估【重组频率的**基因定位**相对应】。

浆细胞(plasma cell) 能分泌抗体的成熟 B 淋巴细胞。

质粒(plasmid) 在细菌中发现的一种环状的能够独立复制的双链 DNA 分子。质粒通常用作重组 DNA 技术的克隆载体。

多效性(pleiotropy) 指基因有多个表型效应(例如:马方综合征,囊性纤维化)【形容词:多效性:(pleiotropic)】。

多能性(pluripotency) 一个细胞具有发展成多种类型、分化成熟的细胞类型的能力。

点突变(point mutation) (1)在分子遗传学中,单个核苷酸变为一个不同的核苷酸。(2)在经典遗传学中,在光学显微镜下因为太小不能被检测到的 DNA 序列的改变。

极体(polar body) 在卵子成熟过程中形成的一种细胞,有一个细胞核,但很少细胞质。

极体诊断(polar body diagnosis) 一种用分子技术,取极体 DNA 进行 PCR 扩增的孕前诊断技术。

极性(polarity) 方向(例如:在确定了**胚轴特化**的条件下,定义前和后)。

多聚腺苷酸尾巴(poly-A tail) 初级 mRNA 转录物 3′ 端额外的几个腺嘌呤核苷酸。

多基因的(polygenic) 由多个基因的累加效应产生的性状。

多基因风险评分（polygenic risk score） 通过将基因组中多个致病等位基因的风险效应相加而获得的、对常见疾病风险相对增加（或减少）的估计（有时也称为遗传风险评分）。

聚合酶链反应【polymerase chain reaction (PCR)】 一种由两个寡核苷酸引物，连接特定的DNA序列，扩增大量拷贝的技术。该方法在DNA聚合酶和游离核苷酸的存在下，利用温度交替加热和冷却，使特定的DNA片段变性，并与引物杂交，并通过DNA聚合酶延伸产生大量复制片段。

多态性（polymorphism） 在人群中，同基因组上有两个或更多的等位基因，其基因频率都大于0.01的现象。如果不符合这个标准，就是单态的。

多肽（polypeptide） 一系列由肽键连接在一起的氨基酸。

多倍体（polyploidy） 一种染色体异常，在一个细胞中染色体数目是23的倍数且大于二倍体数目。（例如：**三倍体【**在人类为69条染色体**】**和**四倍体【**在人类为92条染色体**】**）。

群体遗传学（population genetics） 研究遗传变异和种群遗传进化的一个遗传学分支。

人群筛查（population screening） 对某种疾病的大规模人群测试。

定位候选基因（positional candidate） 一种基因定位法。用连锁分析来确定一个基因的大致位置，然后对该区域的**候选基因**导致相应的性状或疾病的可能或所起的作用进行分析。

定位克隆（positional cloning） 见**克隆（cloning），定位（positional）**。

阳性预测值（positive predictive value） 对某个疾病检测时，鉴定为患者的人群中，实际上是患者的人数所占百分比。与**阴性预测值**相对应。

后概率（posterior probability） 在贝叶斯分析中，在计算了前验概率，条件概率和联合概率后，综合考虑事件发生的最终概率。

翻译后修饰（posttranslational modification） 成熟mRNA转录物翻译成多肽后，对这些多肽的各种添加和改变（例如：羟基化，糖基化，多肽部分的切割）。

精准医学或预测医学（precision or predictive medicine） 根据患者个人特殊需求而定制的医学诊疗方案。同义词**个性化医疗**。

植入前遗传学诊断【preimplantation genetic diagnosis（PGD）】 从早期胚胎（采用**IVF**）获得1-2个细胞，进行染色体异常通常采用**FISH**或单基因突变检测（通过**PCR**扩增DNA）的一种遗传学检测方法。【译者：同PGT（preimplantation genetic testing）；现在大多于囊胚期活检取5个左右的细胞】

产前诊断（prenatal diagnosis） 对胎儿或胚胎疾病进行诊断。

症状前诊断（presymptomatic diagnosis） 临床上还没有观察到相应表型之前，对某种疾病进行鉴定。

初级卵母细胞（primary oocyte） 卵原细胞的二倍体产物。在女性胎儿发育过程中，就产生了所有的初级卵母细胞。它们经过减数分裂I期，在开始排卵期时生成次级卵母细胞。

初级精母细胞（primary spermatocyte） 精原细胞二倍体产物，经过减数分裂I期产生次级精母细胞。

初级转录物（primary transcript） DNA转录后直接产生的mRNA分子。当剪接掉内含子后，初级转录物形成一个成熟的mRNA转录物。

引物（primer） 用来进行**聚合酶链反应**扩增的、DNA两侧的寡核苷酸序列。

引物延伸（primer extension） **聚合酶链反应**过程的一部分。在这个过程中，DNA聚合酶从寡核苷酸引物开始延伸DNA序列。

原条（primitive streak） 哺乳动物**原肠胚**形成过程中形成的结构，由沿前后轴增厚的外胚叶组织组成。

前概率（prior probability） 在贝叶斯分析中，在考虑任何附加信息（如生化携带测试）之前估计的一个事件发生的概率。

概率（probability） 一系列试验中特定事件发生次数的比例。

先证者（proband） 在一个家系中，临床鉴定为有疾病的第一个人。同义词：**先证者：（propositus**和**index case）**。

探针（probe） 在分子遗传学中，一种被标记的物质，例如一个DNA片段，用于识别一个基因、mRNA转录物或基因产物（通常通过与靶探针的杂交）。

原核生物（prokaryote） 任何无明确细胞核的生物。

启动子（promoter） 位于基因5′端的DNA序

列,与 RNA 聚合酶结合,是转录 mRNA 的起点。

启动子突变(promoter mutation) 在基因启动子区中发现的 DNA 序列的改变。

校正(proofreading) 对发生在复制、转录或翻译期间的错误进行校正。

前期(prophase) 有丝分裂和减数分裂的第一阶段。

先证者(propositus) 见 proband。

蛋白电泳(protein electrophoresis) 不同的氨基酸带不同的电荷,因此在带电介质中多肽出现不同的迁移率;以此为基础,鉴定氨基酸变化的技术。

蛋白激酶(protein kinase) 一种使蛋白质中丝氨酸,苏氨酸或酪氨酸的基团产生磷酸化的酶。

蛋白截短检测(protein truncation test) 一种突变检测测试。在该测试中,通过人为编码蛋白质,来探究是否存在导致截短的突变(例如无义或移码突变)。

原癌基因(proto-oncogene) 一类参与细胞生长调节的蛋白质编码基因,当发生突变时,原癌基因就变为**致癌基因**。

拟常染色体区(pseudoautosomal region) 在男性减数分裂过程中,Y 染色体短臂的远侧末端与 X 染色体短臂的远侧末端发生交叉的染色体区域。

假基因(pseudogene) 一个基因在序列上与另一或多个基因高度类似,但由于突变已失去了转录或翻译的活性。

假性嵌合(pseudomosaicism) 由于细胞培养中出现的人为错误,导致的胎儿嵌合体的误判。

庞氏表(Punnett square) 一种确定基因型的表格。通过来源于亲本的配子,交配产生合子的方法来估计基因型。

嘌呤(purine) 两种 DNA(及 RNA)碱基,腺嘌呤和鸟嘌呤,即由双碳氮环组成。与**嘧啶**相对应。

嘧啶(pyrimidine) 由单碳氮环形成的碱基(在 DNA 中为胞嘧啶和胸腺嘧啶胞;在 RNA 中为胞嘧啶和尿嘧啶)。与**嘌呤**相对应。

四联筛查(quadruple screen) 对胎儿唐氏综合征和其他疾病的筛查,在怀孕期间进行可以取孕妇血清做筛查。四联筛查是检测孕妇血清中游离雌三醇、人绒毛膜促性腺激素、抑制素 A 和母体血清甲胎蛋白的水平。

数量性状(quantitative trait) 可以连续测量的特征(例如:身高,体重)。

数量性状位点(quantitative trait loci) 产生数量性状变异的基因,如身高。

类显性(quasidominant) 貌似常染色体显性遗传,但实际上是常染色体隐性遗传的一种遗传方式。常见于患病的纯合子和杂合子之间产生的后代。

喹吖因显带/Q 显带【quinacrine banding(Q-banding)】 一种染色体染色技术。将一个氟铬染料(奎纳克林化合物)加入到染色体中,然后在荧光显微镜下观察到带纹。

种族(race) 基于地理起源,语言或其他属性对人类群体进行分组。最常见的分组方式为人类种族与大陆的起源相一致。

电离辐射(radiation, ionizing) 一种能够从原子中去除电子,从而导致离子形成的能量发射类型。(例如:X 射线)。

非电离辐射(radiation, nonionizing) 一种不会释放电子但改变它们的轨道的能量发射类型(例如:紫外线辐射)。

随机配对(random mating) 见 panmixia。

受体(receptor) 一种细胞表面的结构,可以与细胞外的分子结合。

隐性(recessive) 表型只有在纯合子或半合子状态表达的等位基因。一个显性等位基因和一个隐性等位基因组成的杂合子,只表现显性基因的性状,隐性等位基因的作用被掩蔽。与**显性**相对应。

重组 DNA(recombinant DNA) 由两个非同源的 DNA 分子,通过重新组合生成一个新的 DNA 分子(例如:将人 DNA 小片段插入一个质粒载体)。

重组酶(recombinase) 有助于实现体细胞(尤其对 B 和 T 淋巴细胞特别重要)重组的酶。

重组(recombination) 由于亲本减数分裂过程中出现的交叉反应,在后代中产生等位基因的新组合。

重组频率(recombination frequency) 通过减数分裂观察到的两个基因座之间重组的百分比。用来估计基因座之间的遗传距离。又见**厘摩**。

重组热点(recombination hot spot) 染色体上的重组频率升高的一个区域。

复发风险(recurrence risk) 在一个已有一个或多个患者的遗传病家系中,再出现下一代患儿的概率。

减数分裂期 I(reduction division stage) 在减

数分裂第一阶段(减数分裂 I),染色体数目从二倍体减少到单倍体。

遗传冗余(Redundancy, genetic) 当一个机制或途径不起作用时,存在一些替换的遗传机制和途径可进行补偿。

调节 T 细胞(regulatory T cell) 一类对免疫反应其他组分具有调控功能的 T 细胞。

重复 DNA(repetitive DNA) 在基因组中发现有多拷贝 DNA 序列。它们可分散或**串联**重复。

复制(replication) 双链 DNA 分子被复制的过程。

复制泡(replication bubble) 为了使复制进行得更快,在染色体的多个位置上形成的一种复制结构。

复制起始点(replication origin) 在 DNA 链上,复制开始的起点;在真核生物中,每条染色体上有许多复制起始点。

限制性消化(restriction digest) 用限制性内切酶,将 DNA 切割成**限制性片段**的方法。

限制性内切酶(restriction endonuclease) 一种细菌酶,在一个特定的 DNA 序列(限制性酶切位点)切割 DNA。

限制酶(restriction enzymes) 在特定核苷酸序列切割 DNA 的酶。

限制性片段(restriction fragment) 被限制性内切酶切割的 DNA 片段。

限制性片段长度多态性【restriction fragment length polymorphism(RFLP)】 用限制性内切酶消化 DNA,对产生的限制性片段进行电泳,将片段转移至固体培养基中(印迹点),并用一个标记的探针进行印迹杂交,从而检测到人群 DNA 序列变化的方法。

限制性酶切位点(restriction site) 被一个特定的限制性内切酶切割的 DNA 序列。

逆转录病毒(retrovirus) 一种 RNA 病毒,可以反向转录 RNA 为 DNA,并插入到宿主细胞的基因组中;可用作基因治疗的载体。

R- 显带【reverse banding(R-banding)】 一种染色体显带技术,即染色体在磷酸盐缓冲液加热,产生与 G 显带相反的亮光带与暗光带图案。

逆转录酶(reverse transcriptase) 转录 RNA 到 DNA 的酶(因此"反向")。

核糖核酸【ribonucleic acid(RNA)】 一种由一个糖(核糖),一个磷酸基和一系列的碱基(腺嘌呤,胞嘧啶,鸟嘌呤和尿嘧啶)组成的单链分子。有三种基本类型的 RNA:**信使 RNA(mRNA),核糖体 RNA(rRNA),和转运 RNA(tRNA)。**

核糖体 RNA【ribosomal RNA(rRNA)】 与蛋白质分子结合组成**核糖体**。

核糖体(ribosome) 成熟的 mRNA 翻译成氨基酸序列的场所。

核酶(ribozyme) 具有催化活性的 mRNA 分子。在体细胞基因治疗中,某些核酶可用于切割 mRNA。

环状染色体(ring chromosome) 当一个染色体的两端都丢失了、新的断端结合在一起,所形成的一种异常的染色体结构。

RNA 干扰【RNA interference(RNAi)】 一种由蛋白质复合物识别、破坏特定 mRNA 序列的方法,这种蛋白质复合物天然存在于真核细胞中。RNAi 可用于阻断特定基因的表达,或用于功能获得突变的基因治疗中。

RNA 聚合酶(RNA polymerase) 能结合到启动子位点,从 DNA 模板合成 mRNA 的酶。

RNA 测序【RNA sequencing(RNA-seq)】 测定 RNA 分子序列的方法,通常采用高通量测序技术。可参见**高通量 DNA 测序**。

S 期(S) 间期中的 DNA 复制阶段。

肉瘤(sarcomas) 起源于结缔组织细胞的肿瘤。

卫星 DNA(satellite DNA) 高度重复的 DNA 序列。由于这一部分的 DNA 的碱基组成有足够的差异,在氯化铯梯度离心能形成一条清楚狭窄的 DNA 带。

次级卵母细胞(secondary oocyte) 在女性减数分裂 I 后,从初级卵母细胞生产的含有 23 条染色体的生殖细胞。

次级精母细胞(secondary spermatocyte) 在男性减数分裂 I 后,经过初级精母细胞产生的含有 23 条染色体的生殖细胞。

分离定律(segregation) 减数分裂过程中,位于同源染色体上的基因分布到不同的配子中。

选择系数(selection coefficient) 针对特定基因型的自然选择程度进行计量的测量方法,通常是计算某特定基因型个体生育后代的数量,与同一位置其他基因型的相比较。系数为 0 代表没有针对基因型的选择,系数为 1 表示该基因型为致死性。

衰老(senescent) 老化(如老年的人或衰老的细胞)。

有义链(sense strand) 在一个双链 DNA 分子,信使 RNA 未转录的链。因为互补碱基配对的原理,有义链在序列上与转录的 mRNA 相同(尿嘧啶代替胸腺嘧啶除外)。见**反义链**。

灵敏度(sensitivity) 正确地检测出的患者与实际患者数(真阳性)的百分比。与**特异性**相对应。

序列征(原名"畸形综合征")【sequence (formerly "anomalad")】 在发育过程中,具有次级结构变化的主要缺陷(例如:羊水过少序列,PierreRobin 序列)。

序列标签位点【sequence tagged sites(STSs)】 由 PCR 引物侧接几百个碱基对的 DNA 序列。其染色体位置已经确立,这使得它们可用作在基因组上物理位置的标示。

严重药品不良反应(serious adverse drug reaction) 治疗性用药后出现的严重的临床药物反应。

性染色体(sex chromosomes) 在人类,指 X 和 Y 染色体。与**常染色体**相对应。

伴性的(sex-influenced) 受个人性别影响而呈现不同表达的性状。

限性的(sex-limited) 即只在一种性别中表达的性状。

性 - 连锁(sexl-inked) 在性染色体(X 或 Y)上的基因表达引起的性状。

共同决策(shared decision making) 一种医疗模式,在这种模式下,病人和临床医生共同做出有关护理和治疗的决策。

短串联重复序列【short tandem repeat(STR)】 一个 DNA 序列包含一个接一个串联排列的多个重复短序列。这些序列可以是多态的,因为个体之间有不同重复的次数。

信号转导(signal transduction) 生化信息从细胞表面传递到细胞核的过程。

沉默子(silencer) 与**特定的转录因子**结合,减少或抑制某些基因活性作用的 DNA 序列。与**增强子**相对应。

沉默替换(silent substitution) 因为遗传密码的简并性,一个 DNA 序列改变而氨基酸序列不变。

短散在重复元件【SINEs(short interspersed elements)】 一类分散重复 DNA 序列,其中每个重复相对较短。与 **LINEs** 相对应。

单拷贝 DNA(single-copy DNA) 在基因组中只出现一次的 DNA 序列。与**重复 DNA** 相对应。

单基因病或性状(single-gene disorder or trait) 由单个基因引起的疾病或性状。与**多基因**和**多因素**相对应。

单核苷酸多态性【single nucleotide polymorphisms(SNPs)】 由单个核苷酸变化导致多态性。与**短串联重复**、**单核苷酸变异**和**插入缺失标记**相对应。

单核苷酸变异【single-nucleotide variant(SNV)】 影响单核苷酸的 DNA 变异。SNPs(见上)是 SNV 的子集,其较不常见的等位基因在人群中的频率超过 1%。

姐妹染色单体交换(sister chromatid exchange) 姐妹染色单体之间的交叉;可以发生在减数分裂过程中四分体的姐妹染色单体之间或复制的体细胞姐妹染色单体之间。

姐妹染色单体(sister chromatids) 一条染色体复制产生的两个完全相同的单链,由一个着丝粒连接。

小干扰 RNA【small interfering RNA(siRNA)】 一种短的(20-24bp)双链 RNA 分子,通过与表达的 mRNA 结合并降解,干扰有互补核苷酸序列基因的表达。

螺线管(solenoid) 螺旋状的 DNA 结构,包括大约六个核小体。

体细胞(somatic cell) 生殖细胞以外的细胞。在人类中,大多数体细胞是二倍体。

体细胞核移植(somatic cell nuclear transfer) 将一个体细胞的核移入另一个不同的细胞内(后者通常是被移除了细胞核的卵子)。

体细胞高频突变(somatic hypermutation) 在体细胞中突变率大大增加的现象,通常当 B 淋巴细胞对外来抗原的亲和力大大增强时可以观察到的。

体细胞重组(somatic recombination) 体细胞有丝分裂过程中同源染色体之间遗传物质的交换;比减数分裂重组少很多。

Southern 转移(Southern 印迹法)【Southern transfer(Southern blot)】 通过凝胶电泳将 DNA 片段转移到一个固体膜如硝酸纤维素膜,然后与标记的 DNA 探针杂交,再暴露于 X 射线胶片,在胶片上形成特定 DNA 条带(放射自显影)的实验过程。

空间共线性(spatial colinearity) 在发育过程中,染色体上基因的 5′ 端到 3′ 端,和它们的空间表达存在着一定关系(比如,从前到后)。

特异性(specificity) 在检测中,真正没有疾病的个体(真阴性)占所有检测未发现异常疾病个体的百分比。与**敏感性**相对应。

光谱核型(spectral karyotype) 使用带有专用摄像头和图像处理软件加上荧光探针组合,使每个染色体具有独特的色彩,形成染色体图谱(**核型**)。

Spemann-Mangold 组织者(Spemann-Mangold organizer) 在两栖动物胚胎发育中,最早启动向中枢神经系统发展的一组细胞。

精子(sperm) 成熟男性生殖细胞。

精子细胞(spermatid) 精子形成过程中,从一个初级精母细胞形成四个单倍体的精子细胞。精子细胞发育成熟为精子。

精子发生(spermatogenesis) 雄性配子形成过程。

精原细胞(spermatogonia) 男性的二倍体生殖系干细胞,精原细胞最终形成精子。

纺锤丝(spindle fiber) 在细胞内形成纺锤体的纤维细丝。

剪切位点突变(splice site mutation) 在**供给**或**接受位点**,或这些位点附近保守区发生的 DNA 序列改变;该突变产生内含子剪切位点的改变,例如外显子的部分缺失或在成熟 mRNA 转录本插入内含子片段。

散发的(sporadic) 指在一个家庭中发生的某种疾病没有明显的遗传模式(往往是新发生突变的结果)。

终止密码子(stop codon) mRNA 上三个碱基组成的密码子,起指定 mRNA 停止翻译位点的作用。

终止子获得突变(stop-gain) 在 mRNA 中产生的一种突变,导致提前出现终止密码子(见上)。

终止子丢失突变(stop-loss) 一种突变改变了正常终止密码子,导致 mRNA 转录延长。

结构变异(structural variant) 基因组中大于 50bp 区域拷贝数的变异。

亚中着丝粒(submetacentric)染色体 着丝粒位于短臂上靠近末端的染色体,与**中间着丝粒**和**近端着丝粒**相对应。

亚端粒重排(subtelomeric rearrangements) 染色体改变,主要是发生在接近端粒位置上的缺失和重复,能导致遗传性疾病。

联会(synapsis) 在减数分裂前期 I 的同源染色体配对。

综合征(syndrome) 由单一潜在原因造成的多个主要畸形或缺陷(例如:唐氏综合征,马方氏综合征)。

同线的(syntenic) 描述位于同一条染色体上的两个基因座;它们可以是连锁的或不连锁的。

T 淋巴细胞或 T 细胞(T lymphocyte or T cell) 获得性免疫系统的一个组成部分,其受体结合 MHC 分子和外来抗原形成的免疫复合物。T 淋巴细胞有两个主要类型:**辅助性 T 淋巴细胞**和**细胞毒性 T 淋巴细胞**。

串联重复(tandem repeat) 多个拷贝彼此直接首尾相连的 DNA 序列。与**分散重复 DNA** 相对应。

靶向破坏(targeted disruption) 破坏特定的基因,使它不能表达。

端粒酶(telomerase) 在细胞分裂过程中,在端粒位置上能延长 DNA 序列的一种转移酶。

端粒(telomere) **染色体**的末端。

末期(telophase) 有丝分裂和减数分裂的最后主要阶段。在这个阶段,子代染色体分别位于细胞的两端,新的核膜形成。

模板(template) 在新链的复制过程中,当模板的 DNA 链。也指被转录为 mRNA 的那个 DNA 链。

时间共线性(temporal colinearity) 在发育过程中,染色体上 5′ 到 3′ 的基因排列位置,和它们表达的时间之间有高相关性。

致畸物(teratogen) 环境中的一种物质,可导致出生缺陷。

致畸学(teratology) 研究导致出生缺陷或先天畸形的环境因素的学科。

终止序列(termination sequence) 指示着转录终止的 DNA 序列。

四分体(tetrad) 一组 4 条相同的染色单体(两个姐妹染色单体分别来自一个同源染色体),在减数分裂前期 I 期和中期 I 被观察到。同义词**二价体**。

四倍体(tetraploidy) 一种多倍体状态,这样的个体所有细胞中,每号染色体有四个拷贝,总共 92 条染色体。

易患性阈值(threshold of liability) 一种疾病

或性状发生的阈值（见**易患性分布**）。低于这个数值的个体不受影响，高于这个数值的个人受到疾病的影响。

胸腺嘧啶（thymine）　DNA 碱基的四种之一（简写：T）。

组织特异性嵌合体（tissue-specific mosaicism）　这种**嵌合体**仅限于身体的特定组织。

转录或转录的（transcription or transcribed）　从 DNA 模板合成 mRNA 序列的过程。

转录激活子样效应物核酸酶【transcription activator-like effector nuclease（TALEN）】　一种人工构建的限制酶，由转录激活子样效应物（TALE）和核酸酶（N）组成。TALE 能被人为地改造，使其能与任何特定的 DNA 序列结合，而核酸酶成分可以裂解特定的 DNA。因为它们可以在基因组精确的位置上切割 DNA，所以 TALENs 用于编辑目标 DNA 序列，以建立疾病或其他表型的动物模型。

转录因子（transcription factor）　能结合到 DNA 上，影响和调节转录的蛋白。

通用转录因子（transcription factor，general）　一种所有结构类基因转录都需要的转录因子。

特异性转录因子（transcription factor，specific）　一类只有在特定的时间点激活特定基因的转录因子。

转录组（transcriptome）　一个细胞或一组细胞中存在的所有 mRNA（转录组是 DNA 基因组的 mRNA 等价物）。

转导（transduction）　通过载体如**质粒**或**噬菌体**将 DNA 从一个细胞转移到另一个细胞的过程。

转染（transfection）　直接将 DNA 序列转入细胞中。

转运 RNA【transfer RNA（tRNA）】　在翻译过程中，帮助组装多肽链的一类 RNA。tRNA 反密码部分结合互补 mRNA 密码子，而 tRNA 分子的 3′末端装载着一个特定的氨基酸。

转化（transformation）　正常细胞变化到生长失控的致癌状态的过程。

转基因（transgenic）　将基因从某一物种的生物体引入另一物种生物体的过程（例如：转基因小鼠可以被插入一个人类基因）。

翻译（translation）　根据成熟 mRNA 转录物携带的遗传信息，组装氨基酸序列的过程。

易位（translocation）　在非同源染色体之间的遗传物质的交换。

相互易位（translocation，reciprocal）　在两个不同染色体之间发生断裂，再交换连接形成的易位。相互易位携带者保持正常的染色体数目，且没有染色体物质的缺失或增多。

罗伯逊易位（translocation，Robertsonian）　发生在着丝粒位点上的两个近端着丝粒染色体的长臂之间的融合和每个染色体短臂的丢失。该易位携带者有 45 条染色体，而不是 46，但表型正常的，因为短臂没有包含有功能的遗传物质。

转座子（transposon）　见 mobile element。

三倍体（triploidy）　在每个细胞中每一条染色体都有三份拷贝，在人类中为共计 69 条染色体的多倍体。

三体（trisomy）　一种非整倍体，在每个细胞内额外多一个染色体，导致每个细胞总共 47 条染色体。

真阴性（true negative）　在一个检测中，被正确检测为不具有某种疾病的受试者。又见**特异性**。

真阳性（true positive）　在一个检测中，被正确鉴定为患有疾病的受试者。又见**灵敏度**。

瘤（tumor）　见**肿瘤**。

肿瘤发生（tumorigenesis）　形成或产生肿瘤的过程。

肿瘤抑制基因（tumor suppressor gene）　其产物有助于控制细胞生长和增殖的基因；**肿瘤抑制基因**的突变可导致癌症（例如：视网膜母细胞瘤基因 *RB1*）。

癌症发生的二次打击模型（two-hit model of carcinogenesis）　一种肿瘤发生的模型，即同一个基因的两份拷贝必须都改变才能形成肿瘤。

超声检查（ultrasonography）　一种胎儿的可视化技术。发送的声波经过胎儿，在监视器上显示出胎儿的反射图形。

不等交换（unequal crossover）　在错误位点上 DNA 序列之间的交换，产生遗传物质的**缺失**或**重复**。

无信息交配（uninformative mating）　无法建立连锁相的交配。

单亲二体（uniparental disomy）　一个染色体的两份拷贝都遗传自一个亲本，没有从另一亲本来的同源染色体指一个基因序列的方向，尤其是编码链 DNA 或 RNA 分子 5′端方向上的序列，与下游序列相对应。

有效度（validity）　预期测量的准确程度。

可变表达（variable expression） 在同一基因型可产生不同程度性状的表达（例如：神经纤维瘤病1型）。

可变数目串联重复【variable number of tandem repeats（VNTRs）】 一类多态现象，由某些特定区域的微卫星重复序列数目变化所致。

可变区（variable region） 免疫球蛋白分子中识别并结合特定抗原的部分。

方差（Variance） 一种数量变化的统计方法：计算平均值的平方差的总和。（计算差值平方总和的平均值）

意义不明变异（variants of unknown significance） 功能或临床意义不明确的DNA序列变异。

载体（vector） 用于携带DNA片段进行实验的工具（例如：噬菌体，质粒，粘粒，BAC或YAC等）。

X染色体失活（X inactivation） 在雌性胚胎的每个细胞中，有一个X染色体上的基因失去了转录活性。

X染色体失活中心（X inactivation center） X染色体上的一个区段（包括XIST基因），从这里向X染色体发出失活信号。

X连锁（X-linked） 指位于X染色体上的基因。

酵母人工染色体【yeast artificial chromosome（YAC）】 能携带较大DNA插入片段（可高达1 000KB）的人工合成的酵母染色体。

合子（zygote） 二倍体受精卵。

索引

α 卫星 DNA（alpha-satellite DNA） 22

5′ 端帽（5′cap） 12

B 淋巴细胞（B lymphocytes，简称 B 细胞） 191

CAR-T 细胞（CAR T cells） 301

CG 岛（CG islands） 179

C 显带（C-banding） 111

DNA 错配修复（DNA mismatch repair） 39, 237

DNA 结合基序（DNA-binding motif） 14

DNA 聚合酶（DNA polymerase） 8

DNA 图谱（DNA profile） 43

DNA 微阵列（DNA microarray） 55

DNA 芯片（DNA chips） 55

DNA 修复（DNA repair） 39

DNA 序列（DNA sequence） 49, 51

Hardy-Weinberg 原则（Hardy-Weinberg principle） 58

MHC Ⅰ类分子（class Ⅰ MHC molecule） 195

MHC 限制（MHC restriction） 200

microRNA（miRNA） 14, 17

Northern 印迹（Northern blotting） 180

Q 显带（Quinacrine banding） 111

RNA 测序（RNA sequencing，RNA-seq） 181

RNA 干扰（RNA interference RNAi） 300

RNA 聚合酶（RNA polymerase） 12

R 显带（Reverse banding） 111

Southern 转移（Southern transfer） 44

Spemann-Mangold 组织者（Spemann-Mangold organizer） 217

T 淋巴细胞（T lymphocytes，简称 T 细胞） 191

X 连锁（X-linked） 84

X 染色体失活（X inactivation） 84

X 染色体失活中心（X inactivation center） 85

A

癌（carcinoma） 229

癌变（carcinogenesis） 229

癌变的多重打击原则（multi-hit concept of carcinogenesis） 232

癌基因（oncogene） 235

癌症发生的二次打击模型（two-hit model of carcinogenesis） 232

氨基酸（amino acid） 15

B

巴氏小体（Barr bodies） 85

靶向破坏（targeted disruption） 219

白血病（leukemia） 229

半合子的（hemizygous） 84

伴性（sex-influenced） 97

胞嘧啶（cytosine） 7

胞质分裂（cytokinesis） 22

保守的（conserved） 179

保守性（conservation） 161

贝叶斯定理（Bayes theorem） 321

比较基因组杂交（comparative genomic hybridization，CGH） 113

臂间倒位（pericentric inversion） 136

臂内倒位（paracentric inversions） 136

变形（deformation） 330

标记（markers） 166

表达数量性状基因座（expression quantitative trait loci，eQTL） 261

表型（phenotype） 63

补体系统（complement system） 191

不等交换（unequal crossover） 92

不分离（nondisjunction） 116

不一致的（discordant） 257

部分三体（partial trisomy） 128

C

参考病例（index case） 66

插入（insertion） 29

产前诊断（prenatal diagnosis） 288

长链非编码 RNA（long noncoding RNA，lncRNA） 17, 86

长散在重复元件（long interspersed element，LINE） 22

常染色体（autosome） 7

常染色质（euchromatin） 14

超声检查（ultrasonography） 292

沉默替换（silent substitution） 29

沉默子（silencer） 13

成簇的有规律地间隔交织的短回文重复（clustered regularly interspersed short palindromic repeat，CRISPR） 219

成熟转录本（mature transcript） 15

乘法法则（multiplication rule） 57

乘客基因（passenger gene） 239

赤道板（equatorial plate） 23

重复（duplications） 29

重复 DNA（repetitive DNA） 21

重复序列扩增（expanded repeats） 31

重链（heavy chains） 196

重组（recombination） 165

重组 DNA（recombinant DNA） 47

重组酶（recombinases） 197

重组频率（recombination frequency） 165

重组热点（recombination hot spot） 167

初级精母细胞（primary spermatocyte） 27

初级卵母细胞（primary oocyte） 27

初级转录物（primary transcript） 12

串联质谱法（tandem mass spectrometry） 281

串联重复（tandem repeat） 31

纯合子（homozygote） 28

次级精母细胞（secondary spermatocyte） 27

次级卵母细胞（secondary oocyte） 27

催化剂（catalysts） 145

错配（mismatches） 39

错义突变（missense mutation） 29

D

带（bands） 44

单倍剂量不足（haploinsufficiency） 32

单倍体（haploid） 7

单倍型（haplotype） 164

单核苷酸变异（single nucleotide variant，SNV） 42

单核苷酸多态性（single nucleotide polymorphisms，SNPs） 42

单基因（single-gene、monogenic） 63

单基因病（single-gene disorder） 2

单拷贝 DNA（single-copy DNA） 21

单克隆（monoclonal） 229

单亲二体（uniparental disomy） 100，135

单亲同二体（isodisomy） 135

单亲异二体（heterodisomy） 135

单体（monosomy） 116

蛋白电泳（protein electrophoresis） 41

蛋白激酶（protein kinase） 231

蛋白质截短检测（protein truncation test） 243

倒位（inversion） 136

等臂染色体（isochromosome） 136

等位基因（allele） 28

等位基因特异性寡核苷酸（allele-specific oligonucleotides） 285

等位基因异质性（allelic heterogeneity） 73

低拷贝重复序列（low-copy repeats） 133

电离辐射（ionizing radiation） 36

奠基者效应（founder effect） 60

调节 T 细胞（regulatory T cell） 196

定位候选基因（positional candidate） 182

定位克隆（positional cloning） 177

独立的（independent） 57

端粒（telomere） 110

端粒酶（telomerase） 238

短串联重复序列（short tandem repeats，STRs） 42，167

短散在重复元件（short interspersed element，SINE） 22

断点（breakpoints） 139

断裂剂（clastogen） 127

多倍体（polyploidy） 116

多点定位（multipoint mapping） 169

多基因（polygenic） 252

多基因风险评分（polygenic risk score） 275

多聚腺苷酸尾（poly-A tail） 12

多能性（pluripotency） 303

多态性（polymorphisms） 28

多肽（polypeptide） 15

多效性（pleiotropic） 78

多因子（multifactorial） 252

多因子疾病（multifactorial disorders） 2

E

恶性（malignant） 229

二倍体（diploid） 7

二核苷酸（dinucleotide） 39

二价体（bivalent） 25

二聚体（dimer） 36

二磷酸鸟苷（guanosine diphosphate，GDP） 237

F

发育不良（dysplasia） 329

翻译（translation） 16

翻译后修饰（posttranslational modification） 17

反密码子（anticodon） 16

反义链（antisense strand） 12

反义治疗（antisense therapy） 300

方差（variance） 258

纺锤丝（spindle fiber） 23

放射自显影图（autoradiogram） 44

非电离辐射（nonionizing radiation） 36

非孟德尔遗传方式（nonmendelian） 84

非整倍体（aneuploid） 116

非指令性（nondirectiveness） 323

费城染色体（Philadelphia chromosome） 138

分离定律（principle of segregation） 63

分裂间期（interphase） 22

分子遗传学（molecular genetics） 2

辅助性 T 淋巴细胞（helper T lymphocytes） 191

辅助因子（cofactor） 145

负荷测试（burden test） 261

复发风险（recurrence risk） 68

复合杂合子 compound heterozygotes） 35

复制（replication） 8

复制泡（replication bubble） 10

复制起始点（replication origin） 10

G

概率（probability） 57

高分辨显带（high-resolution banding） 111

高通量 DNA 测序（high-throughput DNA sequencing） 53

功能获得（gain of function） 31

功能克隆（functional cloning） 177

功能缺失（loss of function） 31

供体位点（donor site） 30

共刺激分子（costimulatory molecules） 192

共激活子（activator） 13

共同决策（shared decision making） 323

共显性（codominant） 57

共有序列（consensus sequences） 21

固有免疫系统（innate immune system） 191

寡核苷酸（oligonucleotide） 50

关联（association） 174

管家基因（housekeeping gene） 13

光谱核型分析技术（spectral karyotyping） 113

H

合子（zygote） 22

核苷酸（nucleotide） 7

核苷酸切除修复（nucleotide excision repair） 39

核酶（ribozymes） 300

核糖核酸（ribonucleic acid，RNA） 11

核糖体（ribosome） 17

核糖体 RNA（ribosomal RNA，rRNA） 17

核小体（nucleosome） 8

核型（karyotype） 110

恒定区（constant） 196

后期（anaphase） 23

后验概率（posterior probability） 322

候选基因（candidate gene） 173

互补 DNA 文库［cDNA（complementary DNA）library］ 181

环状染色体（ring chromosome） 136

回文序列（palindrome） 47

J

基因 - 环境相互作用（gene-environment interaction） 287

基因（gene） 2，6

基因定位（gene mapping） 164

基因家族（gene family） 94

基因流（gene flow） 60

基因频率（gene frequency） 57

基因型 - 表型的相关性（genotype-phenotype correlations） 73

基因型（genotype） 28，63

基因型频率（genotype frequency） 57

基因治疗（gene therapy） 295

基因组（genome） 2

基因组编辑（genome editing） 299

基因组不稳定性（genomic instability） 237

基因组扫描（genome scan） 260

基因组文库（genomic library） 181

基因座（locus） 28

基因座控制区（locus control region，LCR） 35

基因座异质性（locus heterogeneity） 77

畸形（malformation） 329

畸形学（dysmorphology） 316

激活子（activator） 13

吉姆萨显带（Giemsa banding） 111

极体（polar body） 26

极体诊断（polar body diagnosis） 295

极性（polarity） 208

疾病靶向测序（disease-targeted sequencing） 286

记忆细胞（memory cells） 194

剂量补偿（dosage compensation） 84

剂量定位（dosage mapping） 177

剂量敏感性（dosage sensitivity） 29

继发性免疫缺陷病（secondary immunodeficiency） 204

加法法则（addition rule） 57

家系（pedigree） 66

家族（family） 22

甲基化（methylation） 14

甲基化组（methylome） 54

甲胎蛋白（α-fetoprotein, AFP） 255, 317

假基因（pseudogenes） 200

假嵌合（pseudomosaicism） 290

假阳性（false-positive） 280

假阴性（false-negative） 280

间接诊断（indirect diagnosis） 284

间质（mesenchyme） 217

减数分裂（meiosis） 7, 24

减数分裂期（reduction division phase） 25

减数分裂失败（meiotic failure） 116

剪接位点突变（splice-site mutation） 29

简并的（degenerate） 15

碱基（base） 7

碱基对（base pairs, bp） 8

碱基对替换（base-pair substitution） 29

碱基互补配对（pairing） 8

碱基类似物（base analog） 37

浆细胞（plasma cells） 194

交叉（chiasmata） 26

交叉反应（cross-reaction） 202

交叉互换（crossover） 164

交互分离（alternate segregation） 129

交换（crossing over） 26, 164

酵母人工染色体（yeast artificial chromosomes, YACs） 47, 178

校对（proofreading） 8

结构变异（structural variants） 43

姐妹染色单体（sister chromatid） 23

姐妹染色单体交换（sister chromatid exchange） 23

近端着丝粒（acrocentric） 110

近亲婚配（consanguinity） 68

经验风险（empirical risks） 254

精细胞（spermatid） 27

精原细胞（spermatogenous cell） 25

精准或预测医学（precision or predictive medicine） 307

精子（sperm） 27

精子发生（spermatogenesis） 27

巨噬细胞（macrophages） 192

聚合酶链反应（polymerase chain reaction, PCR） 49

均等分裂（equational division） 25

K

抗体（antibodies） 191

抗原（antigens） 194

拷贝数变异（copy number variation, CNV） 43

可变表达（variable expression） 73

可变剪接位点（alternative splice site） 15

可变区（variable） 196

可能性（likelihood） 167

可移动元件（mobile element） 30

克隆（clone） 47

空间共线性（spatial colinearity） 218

扩大的新生儿筛查（expanded newborn screening） 281

L

类别（class）（或亚型，isotype） 196

类别转换（class switching） 196

类显性（quasidominant） 69

厘摩（centimorgans, cM） 165

里昂假说（Lyon hypothesis） 84

连锁不平衡（linkage disequilibrium） 173

连锁平衡（linkage equilibrium） 173

连锁相（linkage phase） 166

联合概率（joint probability） 321

联会（synapsis） 25

邻近分离（adjacent segregation） 129

邻近基因综合征（contiguous gene syndrome） 133

临床遗传学（clinical genetics） 316

淋巴瘤（lymphoma） 229

灵敏度（sensitivity）　280

流式细胞术（flow cytometry）　181

卵原细胞（oogonium）　25

卵子（ovum）　27

卵子发生（oogenesis）　27

罗伯逊易位（Robertsonian）　127

螺线管（solenoid）　8

M

慢病毒（lentivirus）　297

孟德尔的（mendelian）　63

密码子（codon）　15

嘧啶（pyrimidine）　7

免疫球蛋白（immunoglobulins）　192

免疫缺陷病（immunodeficiency disease）　204

免疫遗传学（immunogenetics）　191

免疫治疗（immunotherapy）　301

模板（template）　8

末端缺失（terminal deletion）　129

末期（telophase）　24

母体血清甲胎蛋白（maternal serum AFP，MSAFP）　293

N

内含子（intron）　15

内吞作用（endocytosis）　263

拟表型（phenocopies）　260

拟表型（phenocopy）　143

拟常染色体区（pseudoautosomal region）　125

逆转录病毒（retroviruses）　236

逆转录酶（reverse transcriptase）　181

年龄依赖性外显率（age-dependent penetrance）　72

黏粒（cosmid）　47

鸟嘌呤（guanine）　7

O

偶然（或次要）发现（incidental findings）　336

P

庞纳特方格（Punnett square）　28

庞氏表（Punnett square）　66

旁系同源基因（paralogs）　218

胚胎干细胞（embryonic stem cell，ESC）　303

胚轴特化（axis specification）　207

配子（gamete）　7

配子发生（gametogenesis）　27

嘌呤（purine）　7

贫血（anemia）　33

Q

脐带穿刺术或经皮脐血取样（cordocentesis，or percutaneous umbilical blood sampling，PUBS）　291

启动子（promoter）　12

启动子突变（promoter mutation）　29

器官形成（organogenesis）　207

千碱基对（kilobase，kb）　8

前期（prophase）　23

嵌合/嵌合体（mosaicism）　71

嵌合抗原受体（chimeric antigen receptors，CAR）　301

敲除（knockout）　219

亲和力（affinity）　192

亲和力成熟（affinity maturation）　197

亲缘系数（coefficient of relationship）　78

轻链（light chains）　196

秋水仙胺（colcemid）　110

秋水仙碱（colchicine）　110

驱动基因（driver gene）　239

躯体模式（body plan）　207

全基因组关联分析（genome-wide association studies，GWAS）　182

缺失（deletion）　29，110，129

确定携带者（obligate carrier）　72

R

染色体（chromosome）　6

染色体病（chromosome disorders）　2

染色体不稳定综合征（chromosome instability syndrome）　139

染色体断裂（chromosome breakage）　127

染色体特异文库（chromosome-specific library）　181

染色体微阵列（cytogenomic microarray，CMA）　116

染色体显带（chromosome banding）　111

染色体异常（chromosome abnormality）　110

染色体组型（karyogram）　110

染色质（chromatin）　6，14

染色质环（chromatin loops）　8

人类白细胞抗原（human leukocyte antigens）　200

人类人工染色体（human artificial chromosome） 47

人类人工染色体（human artificial chromosomes） 299

人群筛查（population screening） 278

绒毛膜绒毛取样（chorionic villus sampling，CVS） 290

冗余（redundant） 226

肉瘤（sarcoma） 229

S

三倍体（triploidy） 116

三磷酸鸟苷（guanosine triphosphate，GTP） 237

三体（trisomy） 116

散发的（sporadic） 185

散在重复 DNA（dispersed repetitive DNA） 21

杀伤 T 淋巴细胞（killer T lymphocytes） 195

杀伤细胞免疫球蛋白样受体（killer cell immunoglobulin-like receptors，KIR） 200

上游（upstream） 8

神经管缺陷（neural tube defects，NTDs） 255

神经胶质瘤（glioma） 229

神经胚形成（neurulation） 216

生长因子（growth factor） 231

生长因子受体（growth factor receptor） 231

生殖细胞基因治疗（germline gene therapy） 302

生殖腺嵌合（germline mosaicism） 71

时间共线性（temporal colinearity） 218

适应性免疫系统（adaptive immune system） 191

噬菌体（bacteriophage） 47

噬菌体 P1 人工染色体（bacteriophage P1 artificial chromosomes，PACs） 178

受体（receptor） 191

受体位点（acceptor site） 30

树突细胞（dendritic cells） 192

数量性状位点（quantitative trait loci） 253

衰老（senescent） 238

双交叉互换（也称双交换，double crossover） 165

双精受精（dispermy） 116

双链 DNA 断裂（double-stranded DNA breaks） 39

双螺旋（double helix） 7

双脱氧法（dideoxy method） 51

四倍体（tetraploidy） 116

四分体（tetrad） 26

四联筛查（quadruple screen） 293

似然比（likelihood ratio） 167

随机交配（panmixia） 58

T

探针（probe） 44

特异性（specificity） 280

特异性转录因子（specific transcription factor） 13

体外受精（in vitro fertilization） 294

体细胞（somatic cell） 7，28

体细胞高频突变（somatic hypermutation） 194

体细胞核移植（somatic cell nuclear transfer，SCNT） 303

体细胞基因治疗（somatic cell gene therapy） 295

体细胞重组（somatic recombination） 197

体液免疫系统（humoral immune system） 191

条件概率（conditional probability） 321

条件性敲除（conditional knockout） 219

通用转录因子（general transcription factor） 13

同卵（monozygotic） 257

同线座（syntenic） 165

同源染色体（homologous chromosome） 7

同源四聚体（homotetramers） 34

同源物（homolog） 7

同源异型域（homeodomain） 217

突变（mutation） 7，28

突变热点（mutation hot spot） 39

突变选择平衡（mutation-selection balance） 60

图式形成（pattern formation） 207，215

吞噬细胞（phagocytes） 191

脱氧核糖核酸（deoxyribonucleic acid，DNA） 2，6

W

外显率（penetrance） 72

外显子（exon） 15

外显子跳跃（exon skipping） 300

外显子组（exome） 54

外显子组测序（exome sequencing） 184

微缺失综合征（microdeletion syndrome） 131

微卫星（micro-satellite） 22

微阵列（microarray） 42

微阵列比较基因组杂交（array CGH，aCGH） 115

卫星 DNA（satellite DNA） 21

无创产前筛查（noninvasive prenatal screening，NIPS） 294

无义介导的 mRNA 降解（nonsense-mediated mRNA decay） 29

无义突变（nonsense mutation） 29

物理图谱（physical mapping） 164

X

细胞凋亡 apoptosis） 229

细胞毒性 T 淋巴细胞（cytotoxic T lymphocytes） 191

细胞毒性 T 细胞（cytotoxic T lymphocytes） 195

细胞免疫系统（cellular immune system） 191

细胞命运（cell fates） 215

细胞遗传学（cytogenetics） 110

细胞因子（cytokines） 192

细胞周期（cell cycle） 22

细胞周期蛋白（cyclin） 23

细菌人工染色体（bacterial artificial chromosome，BAC） 47，178

下游（downstream） 8

先天性（congenital） 4

先验概率（prior probability） 321

先证者（proband） 66

显性的（dominant） 28

显性负效应（dominant negative） 32

显示杂合子（manifesting heterozygotes） 96

限性（sex-limited） 97

限雄遗传（holandric） 97

限制性酶（restriction enzyme） 44

限制性酶切位点（restriction site） 44

限制性内切酶（restriction endonuclease） 44

限制性片段（restriction fragments） 44

限制性片段长度多态性（restriction fragment length polymorphism，RFLP） 47

限制性胎盘嵌合体（confined placental mosaicism） 124，290

限制性消化（restriction digest） 44

线粒体（mitochondria） 16

线粒体病（mitochondrial disorders） 2

腺病毒（adenovirus） 297

腺嘌呤（adenine） 7

腺相关病毒（adeno-associated viruses，AAVs） 297

相互连锁（linked） 164

相互易位（reciprocal） 127

小干扰 RNA（small interfering RNA，siRNA） 17

小卫星（small satellite） 22

携带者（carrier） 59

血管生成（angiogenesis） 229

血红素（heme） 32

血型（blood group） 40

新发突变（de novo mutation） 71

信号转导（signal transduction） 231

信使 RNA（messenger RNA，mRNA） 12

信息不足婚配（uninformative mating） 169

形态发生（morphogenesis） 329

性 - 连锁（sex-linked） 84

性染色体（sex chromosome） 7

胸腺嘧啶（thymine） 7

修饰基因（modifier gene） 73

序列标签位点（sequence-tagged site，STS） 178

序列征（sequence） 329

选择系数（selection coefficient） 60

Y

亚端粒重排（subtelomeric rearrangements） 134

亚中着丝粒（submetacentric） 110

严重药物不良反应（serious adverse drug reaction，SADR） 308

衍生染色体（derivative chromosome） 127

羊膜穿刺术（amniocentesis） 288

羊水细胞（amniocytes） 288

阳性预测值（positive predictive value） 281

药物基因组学（pharmacogenomics） 308

药物遗传学（pharmacogenetics） 308

一致的（concordant） 257

移码突变（frameshift mutation） 29

遗传度（heritability） 258

遗传工程（genetic engineering） 47

遗传检测（Genetic testing） 278

遗传密码（genetic code） 15

遗传漂变（genetic drift） 60

遗传学筛查（genetic screening） 278

遗传致死突变（genetic lethal mutation） 60

遗传咨询（genetic counseling） 281

遗传祖先（genetic ancestry） 313

乙酰化（acetylation） 14

异卵（dizygotic） 257

异染色质（heterochromatin） 14

异位表达（ectopic expression） 207

异源四聚体（heterotetramers） 34

异质性（heteroplasmy） 98

易患性分布（liability distribution） 253

易患性阈值（threshold of liability） 253

易位（translocation） 127

意义不明变异（variants of uncertain significance） 286

阴性预测值（negative predictive value） 281

引导 RNA（guide RNA） 299

引物（primer） 50

引物延伸（primer extension） 50

隐匿剪接位点（cryptic splice site） 30

隐性（recessive） 28

印迹（imprinting） 84, 99

印迹控制区（imprinting control region, ICR） 99

荧光原位杂交（fluorescence in situ hybridization, FISH） 112

优生学（eugenics） 337

优势对数计分法（logarithm of the odds score, LOD 值） 167

游离 DNA（cell-free DNA, cfDNA） 294

有丝分裂（mitosis） 7, 22

有效度（validity） 280

有义链（sense strand） 12

诱变剂（mutagen） 35

诱导（induction） 208

诱导多能干细胞（induced pluripotent stem cells, 简称 IPS 细胞） 303

诱发突变（induced mutation） 35

原癌基因（proto-oncogene） 235

原肠形成（gastrulation） 216

原发性免疫缺陷病（primary immunodeficiency diseases） 204

原核生物（prokaryote） 21

原条（primitive streak） 216

原纤维蛋白（fibrillin-1） 213

Z

杂合性丢失（loss of heterozygosity） 238

杂合子（heterozygote） 28

杂交（crosses） 28

载体（vector） 47

早期羊膜穿刺术（early amniocentesis） 290

早现（anticipation） 84, 102

增强子（enhancer） 13

兆碱基（megabase） 84

真核生物（eukaryote） 15

真阳性（true positives） 280

真阴性（true negatives） 280

整倍体（euploid） 116

症状前诊断（presymptomatic diagnosis） 283

脂质体（liposome） 299

直接诊断（direct diagnosis） 285

植入前遗传学诊断（preimplantation genetic diagnosis, PGD） 294

质粒（plasmid） 47

致癌物（carcinogen） 230

致畸剂（teratogen） 332

致畸学（teratology） 329

中间缺失（interstitial deletion） 129

中期（metaphase） 23

中心粒（centriole） 23

中着丝粒（metacentric） 110

终止密码子（stop codon） 15

终止序列（termination sequence） 12

终止子丢失突变（stop-loss） 29

终止子获得突变（stop-gain） 29

肿瘤（tumor） 229

肿瘤发生（tumorigenesis） 229

肿瘤抑制基因（tumor suppressor gene） 234

种系细胞（germline） 28

种族（race） 313

周期蛋白依赖性激酶（cyclin-dependent kinases, CDKs） 23

周期蛋白依赖性激酶抑制剂［cyclin-dependent kinase（CDK） inhibitors］ 248

珠蛋白（globin） 32

主基因（major gene） 256

主要组织相容性复合体 II 类（class II major histocompatibility complex, MHC） 192

转导（transduction） 296

转化（transform） 235

转基因（transgenic） 219

转录（transcription） 12

转录激活子样效应物核酸酶（transcription activator-like effector nucleases, TALENs） 219

转录因子（transcription factor） 14

转录组（transcriptome） 54

转染（transfection） 236

转移（metastasize） 229

转运 RNA（transfer RNA, tRNA） 16

转座子（transposon） 21

赘生物（neoplasm） 229

着丝粒（centromere） 23, 110

子细胞（daughter cell） 24

自发突变（spontaneous mutation） 35

自然杀伤细胞（natural killer cells） 191

自然选择（natural selection） 59

自身免疫（autoimmunity） 202

自由组合定律（principle of independent assortment） 63

综合征（syndrome） 329

阻断症（disruption） 330

组成型（constitutional） 232

组成型异染色质（constitutive heterochromatin） 111

组蛋白（histone） 8

组内相关系数（intraclass correlation coefficient） 258

组织特异性嵌合体（tissue-specific mosaicism） 120

最大似然估计（maximum likelihood estimate） 169